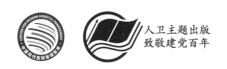

U0613730

# 党建引领
# 文化铸魂

## 医院发展经验谈

主　编　刘玉村

**副主编**（按姓氏笔画排序）

王兴鹏　方建宁　吴　菁　吴沛新　汪　昕

张　伟　张　欣　骆　腾　梁廷波　潘义生

人民卫生出版社
·北　京·

**图书在版编目（CIP）数据**

党建引领文化铸魂医院发展经验谈 / 刘玉村主编
. —北京：人民卫生出版社，2021.6
ISBN 978-7-117-31679-8

Ⅰ. ①党… Ⅱ. ①刘… Ⅲ. ①中国共产党－医院－党的建设－经验②医院文化－建设－经验－中国 Ⅳ. ①D267.6②R197.3

中国版本图书馆 CIP 数据核字（2021）第 094033 号

| 人卫智网 | www.ipmph.com | 医学教育、学术、考试、健康，购书智慧智能综合服务平台 |
| --- | --- | --- |
| 人卫官网 | www.pmph.com | 人卫官方资讯发布平台 |

**党建引领文化铸魂医院发展经验谈**

Dangjian Yinling Wenhua Zhuhun Yiyuan Fazhan Jingyantan

主　　编：刘玉村
出版发行：人民卫生出版社（中继线 010-59780011）
地　　址：北京市朝阳区潘家园南里 19 号
邮　　编：100021
E - mail：pmph @ pmph.com
购书热线：010-59787592　010-59787584　010-65264830
印　　刷：北京顶佳世纪印刷有限公司
经　　销：新华书店
开　　本：710×1000　1/16　印张：27　插页：20
字　　数：401 千字
版　　次：2021 年 6 月第 1 版
印　　次：2021 年 6 月第 1 次印刷
标准书号：ISBN 978-7-117-31679-8
定　　价：98.00 元

打击盗版举报电话：010-59787491　E-mail：WQ @ pmph.com
质量问题联系电话：010-59787234　E-mail：zhiliang @ pmph.com

# 编 者 名 单

**北京大学医学部**

刘玉村　陈子豪　李海峰　田祎娴

**国家卫生健康委人才交流服务中心**

方建宁

**上海申康医院发展中心**

王兴鹏

**北京大学第一医院**

潘义生　张　静　田清平　武骁飞

**北京协和医院**

吴沛新　段文利　祝金晶　董　琳　焦　静

**华中科技大学同济医学院附属同济医院**

吴　菁　闫　明　蔡　敏　袁　权　谭　飞

**复旦大学附属中山医院**

汪　昕　樊　嘉　李　耘　杜楚源　朱　卫　白　燕

**浙江大学医学院附属第一医院**

梁廷波　王其玲　吴李鸣　戎　斌　吕国才　王　蕊

**中南大学湘雅医院**

张　欣　胡建中　吴希林　唐　艳　严　丽　武海亮　王　洁

**四川大学华西医院**

张　伟　罗凤鸣　廖志林　姜　洁　郑　源　杜　晨　曾　锐

**中山大学附属第一医院**

骆　腾　彭福祥　郭忠华


**编写秘书**

**中国现代医院管理智库办公室**　初　磊　张欢欢

# 前　言

国家卫生健康委人才中心、上海申康中心和无界进修发起成立的中国现代医院管理智库有四个专门委员会，我很荣幸受邀担任党的建设与医院文化专委会的主任委员。在一次参加关于智库工作的小型研讨会上，我边听其他主任委员和专家的高见，边思考自己负责的党的建设与医院文化专委会来年及今后一段时期的工作设想，于是突发奇想——2021年是中国共产党建党一百周年，可不可以以《党建引领　文化铸魂》为题编写一本书，为建党百年献礼呢？于是写下了书名和提议参编的八家医院名称，并与在场的专家们交换了意见，没想到一拍即合，此事就这样看似简单地确定了下来。随后，顺理成章地筹备启动，组织了拟任副主编和参编人员、出版人员的几次会议。

大家一致认为，在建党百年的历史节点，编辑出版这样的一本书，恰逢其时、意义重大、影响深远。中国的公立（官办）医院早有雏形。在1949年以前，即有多种形式的医院，这些医院基本上都是西医医院，深受西方宗教思想文化的影响。中华人民共和国成立以来，我国公立医院大规模布局兴建，时至今日仍方兴未艾。医院的管理体制几经变化，但始终不变的主题是如何为人民群众提供更好的医疗服务。

大家的共同体会是，医院的社会声誉、口碑如何，受社会大众的关注程度怎样，与医院文化传统的形成与传播密切相关。医院文化回答了"怎样服务"这个问题；党的建设则确定着医院的发展方向，回答了"为了谁"的命题。

我们第一批选定的这八家委属委管医院，是中国公立医院杰出的典型代表。她们位于中国版图的不同地域，有不同的出身背景、不同的风格特点，但都有着深厚的文化底蕴，党的建设都有着很浓重的一笔。请她们介绍经验，无疑会成为中国公立医院学习的榜样、发展进步的范例。

当然，还有一大批像她们一样优秀，可以成为典范的不同层级的医院。我们将推出《党建引领文化铸魂医院发展经验谈》系列丛书，以分享大家的经验，也希望提早做好出书的准备。

我没有想到的是，八家医院的书记、院长对出版此书给予了热情关注、大力的支持，参编人员具有极高的积极性，才有了此书的顺利成稿。我相信，大家起草整理稿件的过程，也是对自己医院建设和发展的反思梳理的过程，同时也是对医院未来再定向、再定位的过程。成为范本既是美誉也是压力，没有永远的榜样，只有永远的再塑发展。方向由党建引领，发展靠文化铸魂。前进的动力源自内生，发展的推力来自社会的进步。

感谢参与此书编写出版工作的所有同道，感谢无界进修为此书的编写做的大量工作。

以此书献给党的百岁生日。

刘玉村

2021 年 5 月

# 目　　录

# 第三章　建强党建文化体系，引领百年时代风尚
## ——北京协和医院的世纪荣光

# 第五章　党建引领促发展，文化铸魂中山情
## ——复旦大学附属中山医院的党建品牌与文化密码

第六章　七十载春华秋实，新时代再谱新篇
　　　　——浙江大学医学院附属第一医院的情怀和担当

# 第七章　大道公心一百年，红色薪火永流传
## ——中南大学湘雅医院百年发展实践

## 第八章　百年华西扬帆再启航，传承创新时代新担当
### ——四川大学华西医院百年奋斗史

【党风廉政与行业作风建设】

【党建与意识形态】

【党建与立德树人】

【党建与工团建设】

【党建与文化建设】

【文化与品牌塑造】

【文化与核心竞争力】

【文化与职业精神】

# 第九章　医病医身医心，救人救国救世
## ——中山大学附属第一医院百年公医之路

【党建与抗疫工作】

第一章

我国公立医院党建溯源

百年来，中国共产党始终坚持人民至上、生命至上，带领中国人民创造一个又一个令世界瞩目的奇迹，我国医疗卫生事业在党的领导下，取得了显著的进步和发展。公立医院作为我国医疗服务体系的主体，是守护人民生命安全和身体健康的主阵地，是党联系人民、服务群众的重要窗口。党的十九大报告提出了新时代党的建设总要求，在全面推进健康中国建设中，公立医院党建工作迎来了新的使命和挑战。

承时代使命，回看沿途步履。我国公立医院党建工作经历一个不断探索和发展的过程，特别是党组织在公立医院的地位和作用随着国家政治、经济、文化的改革进程历经几番起伏，风雨同路，奋进同行。结合中国共产党百年波澜壮阔的历史，将公立医院党建溯源分为四个时期：1921—1949 年为新民主主义革命时期，1949—1978 年为社会主义革命和建设时期，1978—2012 年为改革开放和社会主义现代化建设新时期，2012 年至今为中国特色社会主义新时代。

新民主主义革命时期，党的发展和壮大为公立医院党建工作孕育了基础；社会主义革命和建设时期，随着党的八大顺利召开，党组织在公立医院的地位和作用逐渐彰显；改革开放和社会主义现代化建设新时期，伴随着国家经济体制和医疗卫生改革，公立医院党建在医院领导体制的几经变化中探索前进；中国特色社会主义新时代，在坚持党的全面领导和提高党的建设质量引领下，公立医院党建赋予了新时代使命。

当前，正值实现"两个一百年"奋斗目标的历史交汇期，围绕党组织在公立医院的地位和作用，探历史脉络，溯源公立医院党建，旨在从中国共产党的百年砥砺奋进中获得启发，以更好地开辟发展新格局，绘就公立医院党建新画卷。

# 第一节　新民主主义革命时期

1921 年，在马克思列宁主义同中国工人运动的结合过程中，中国共产党应运而生。新民主主义革命时期，中国共产党越过激流险滩，穿过惊涛骇浪，由幼小走向成熟，开辟了中国特色革命道路，取得了新民主主义革命的伟大胜利。

　　受动荡局势和战争环境等的多重影响，在革命根据地以外的地区，党组织在医院的许多工作无法公开进行，只能以隐蔽的方式开展。随着中国共产党的发展壮大以及党的群众工作的深入，医院党建工作得到丰富和发展，为在社会主义革命和建设时期开展党的建设工作孕育了思想条件、组织力量和群众基础。

**一、当时医疗卫生体制及机构情况**

　　新民主主义革命时期是中国医疗卫生体制变化的重要阶段。清末开启了医疗卫生体制改革，百姓的医疗与社会卫生等事项开始逐步纳入国家管理范围，由于事属初创，社会动荡，这一进展曲折。虽然在这个时期，初步构建了从中央到地方的现代医疗卫生体系，但医院性质类型混乱，情况复杂，加上饱受战乱，有些医院"昙花一现"，创办没多久就面临关停；有些医院历经多次改组，性质几经变化。总的来说，当时的医院大致可以分为以下几类：

　　官办医院。这个时期，政府推行构建从中央到地方的现代医疗卫生体系，在这个过程中催生了中央医院、省立医院、市立医院、县立医院等官办医院，如北京中央医院（现北京大学人民医院）、湖北省立医院（现湖北省人民医院）。受多方因素影响，大多数公办医院运作混乱、运行不畅，有些医院因经营不善而停废，甚至有些县立医院有名无实，名虽定但实际并未开业。

　　医学校附设医院。由于当时医学人才极度紧缺，进入二十世纪以后，开办的医学校数目逐步增多，如国立北京医学专门学校（现北京大学医学部）、南通医学专门学校（现苏州大学医学部）。医学校附设医院成为当时医疗机构的重要组成部分，在救死扶伤的同时培养医学人才，充实医学人才队伍。追溯各家医院历史，不少都与当时医学校及其附设医院有着千丝万缕的联系，有些省立医院就是在当时医学校附设医院基础上改设的，例如河北省立医院（现河北省人民医院）是由河北省立医学院附设医院改组成立的。另外，因对医学教育的强烈需求，部分医院也成立了医学校，如北京协和医学院、湘雅医学院等。

　　民办/教会医院。随着国门开放，当时出现了许多国民个体、团体创办的医院以及传教士开办的教会医院等私立医院，如仁济医院（现上海交通大学医学院附属仁济医院）、广慈医院（现上海交通大学医学院附属瑞金医院）等。在初期，政府对私立医院未有统一的登记和管理，到1933年，开始制定和实行具体的管理措施。

军队医院。随着军队建立和作战需要，军队医院逐步发展。中国共产党领导下的红军医院，在极其艰辛的环境下创建，从1928年5月建立的第一所正规医院——小井红四军医院，到1949年，中国人民解放军共有医院450多所（含分院），党领导下的军队医院在革命烽火中发展壮大。这些医院是中国共产党领导下的军队医疗卫生事业的重要组成部分，为红军的成长和壮大以及人民群众的疾病防治作出了贡献。在这过程中，医院的领导和组织体系逐步完善，各类型医院逐步建立，并于1931年11月成立了第一所军医学校。

受当时环境影响，大多数医院从创办、运行到发展都经历诸多变革，医院性质也多番变化，如有些教会医院改为市立医院，有些军医医院改为省立医院，部分医院甚至没能存续下来。加上党在医院的工作多为隐蔽进行，相关资料难以查找，也无法做进一步的查证。因此，在这个时期主要围绕北京大学医学部（以下简称"北医"）来讲述党的建设工作。

### 二、北京大学医学部党的建设工作

北医创建于1912年，前身是国立北京医学专门学校，是中国政府依靠自己力量开办的第一所传授西方医学的国立医学校。1915年2月，北医附设的诊察所正式开诊，这就是北京大学第一医院的前身。经过百余年的发展，北医现如今拥有6家直属附属医院，4家共建附属医院。

作为我国第一所国立医学校，在新民主主义革命时期北医涌现出一批先进人物，他们投身时代洪流，与人民同甘苦共命运，积极向党组织靠拢。二十世纪二十年代有贺诚等先进分子加入中国共产党，并曾经以医生身份为掩护从事党的地下交通工作；二十世纪三十年代涌现出黄树则、马彩云（马旭）等先进青年，通过不同渠道奔赴延安，投入军队卫生工作；二十世纪四十年代党员队伍日渐庞大，建立了北医第一个中国共产党的基层党组织；四十年代后期，彭瑞骢等一批党员同志在党的直接领导下开展工作，建立什坊院保健站，将其发展为党培养干部、团结群众的基地。随着党的工作不断深入，北医在经受革命风雨洗礼的过程中焕发新生。

**（一）奔赴革命，向党组织靠拢**

1925 年，五卅运动爆发，在中国共产党的带领下，掀起了反对帝国主义的民族运动浪潮。党在五卅运动中得到很大发展，党员从 1925 年年初不足 1 000 人发展到年底 1 万人，也是在此期间，在北医诞生了第一位共产党员贺诚。

贺诚于 1922 年考入北医，1925 年底由左道之（贺诚同乡，北京农业大学学生，中共党员）主持，加入中国共产党。1926 年，贺诚作为军医被党组织派到广东参加北伐战争和广州起义，后辗转来到上海开设达生医院，医院里专设了传染病房。达生医院的开设实际是受党中央委派，来院的病人主要有周恩来、邓小平、李立三等，主要作用是掩护地下党活动。在中央根据地工作期间，贺诚任军委总军医处处长，成为红军最高卫生机关的领导人。

说到以医生身份作掩护从事党的工作，不得不提到的是另一位北医的毕业生，被称为中共隐蔽战线"龙潭三杰"之一的钱壮飞。钱壮飞 1915 年考入北医，毕业后在北京京绥铁路医院工作。1926 年加入中国共产党。钱壮飞以医生身份为掩护，将党的文件以及情报信息装在医用包或医药箱里，以出诊为名送到党组织及其他党员同志的秘密住处。2009 年，钱壮飞被评为 100 位为新中国成立作出突出贡献的英雄模范人物之一。

"七七事变"后，北医学生黄树则、马彩云（马旭）、刘韶久、陈淇园、沈克敏、田际华、徐鸿图等，通过不同渠道奔赴延安，投入革命行列，有的以教员的身份开展卫生教学工作，有的作为军医救治伤员，有的投笔从戎直接参与战斗。1933 级学生王少奇，在学校上学期间接受了马列主义思想，1936 年加入中国共产党，抗战爆发后毅然奔赴前线，在顺义县境内的一次战斗中光荣牺牲，是民政部公布的第一批抗日英烈。

**（二）合办重伤医院，利用所学抗日救国**

九一八事变的炮声以及东北三省的沦陷，激发了全国人民的爱国热情，北医师生也走上了抗日民主运动的第一线，开展抗日救亡斗争。

1933年3月，日寇攻占热河逼近关内，中国守军在长城各口同日军展开激战，众多伤员急需救治。北医与军事委员会北平分会和人民自卫指导委员会联系，三方决定合办一所规模较大、设备较好的重伤医院，全院设9个病室、2个手术室及1个药局。北医负责全部医疗任务，全体医务人员均为义务性质，不支薪金。

重伤医院从1933年4月4日开始收容伤员起到4月底，不到一个月时间就收治重伤员三百多人。北医不仅办起了当时规模较大的重伤医院，还组织了两批红十字救护队上前线救护伤员，到战斗激烈的前线救护伤员，为抗击日本侵略者作出贡献。

**（三）地下党组织在北医发展壮大**

在全民族抗日战争的推动下，中国共产党迅速发展壮大，中国共产党北平地下党组织在极端困难条件下开展工作，争取和团结进步力量，在北医点燃了火种。

1941年11月，朝鲜族学生金英爱（徐彦）经地下党员林锦双（傅秀）介绍，成为北医在抗日战争时期入党的第一位共产党员。1942年金英爱被派往晋察冀边区参观学习，回校后秘密联系一批进步同学，并陆续介绍一些同学到晋察冀解放区学习工作。到1945年日本投降前夕，北医中已有十余名共产党员，他们是林锦双（傅秀）、金英爱（徐彦）、朱学琨（朱昆）、彭瑞骢、孙振洲、饶毓菩、李勤麟（李风）、万玉娴（陈竟）、王源昶、张克勤、卢小庵（甘英）、戚天庆等。在党组织的指挥下，北医地下党员以卫生工作为掩护，多次协助地下工作人员转移。

抗日战争胜利后，北医党员队伍进一步扩充，并在1946年9月成立了医学院第一个学生党支部，同年12月成立了医学院第一个教员党支部，彭瑞骢任支部书记。支部成立后十分活跃，发展了一批进步教授加入中国共产党，团结了一批进步力量。同时，在医院由地下党学委负责人崔月犁领导地下党员和进步医生成立了住院医师联合会和护士会。在地下党组织的发动下，为抗议国民党政府打伤学生举行罢诊，在社会上引起很大震动。

**（四）建立什坊院保健站，培养干部、联系群众**

1946年，中共北医教师支部成员方亮、王志超、王锦江、彭瑞骢共同商定，结合医学的特点，在北京西郊的什坊院建立保健站，为附近农民义诊，以团结更多师生投入爱国民主运动。

除了开展义诊为农民治病外，地下党支部还组织党员和进步学生学习进步书刊，如《大众哲学》《中国革命和中国共产党》《新民主主义论》等，并组织相关讨论。到 1947 年暑假，参加什坊院保健站活动的师生累计达到四五百人，保健站成为了党培养干部、联系群众的基地。

# 第二节　社会主义革命和建设时期

新中国成立，百废待兴，中国共产党带领全国人民发愤图强，掀起建设社会主义热潮。卫生工作在"面向工农兵""预防为主"和"团结中西医"的方针指引下飞速发展，各级党和政府通过对旧有医疗机构接收、恢复、整顿以及建设新的医疗卫生组织，使得全国卫生面貌大有改观。公立医院党建工作在卫生事业发展中摸索前进，期间交织着经验和教训，一系列的探索和尝试为改革开放和社会主义现代化建设新时期党建工作提供了宝贵经验。

## 一、中华人民共和国成立初期，发挥政治领导作用

中华人民共和国成立初期，我国的卫生机构、卫生技术人员和医疗设施设备极度匮乏。1949 年全国卫生机构只有 3 670 个，医院约 2 600 个，卫生技术人员 50 万人，床位 8 万张。医院作为承担医疗任务的主体，党和政府在这期间接收接管了一批旧有医院，如 1951 年 1 月 20 日正式接管了北京协和医院，同年 7 月 1 日接管了北京同仁医院。当时无论是公立医院还是刚接管的私立医院，多数医院存在设备简陋、业务水平低、医院内部混乱、工作人员思想情绪复杂等问题。对公立医院进行恢复和初步整顿，提高医院管理水平和医疗质量是当时的重点工作之一。

受列宁经典理论和苏联企业管理经验影响，二十世纪五十年代，我国国有企业单位普遍实行"一长制"。面对亟须提高医疗业务水平、改变医疗卫生落后的情况，公立医院沿袭了国有企业管理模式，在多数医院实行"一长制"，即院长负责制，院长全面负责医院工作，院党委（支部、总支）不直接领导医院。党在公立医院主要是领导医院的思想政治和群团

组织工作，发挥政治领导作用，从政治上保证党和政府的各项方针政策在医院贯彻执行以及对旧医院改造工作的推进。党组织的主要工作是进行思想政治教育，宣传群众、动员群众、组织群众，改进医务人员的思想和作风，提高医务人员的思想认识，增强团结。

## 二、党的八大召开，彰显党组织的领导作用

1956 年 9 月，中国共产党第八次全国代表大会召开，会议提出了执政党建设的问题，强调要坚持民主集中制和集体领导制度，反对个人崇拜，发展党内民主，加强党和群众的联系。随着党的八大的召开，党组织在公立医院的地位和作用发生了变化，特别是党的八大通过的修改后的《中国共产党章程》（这是中国共产党在全国执政后的第一部党章，人们习惯上称之为八大党章）以及医院领导体制的改变对医院党建工作产生了深远的影响。

大会报告明确提到："应当建立以党为核心的集体领导和个人负责相结合的领导制度。凡是重大的问题都应当经过集体讨论和共同决定，凡是日常的工作都应当由专人分工负责。"由此，公立医院的领导体制为党委领导下的院长分工负责制，党组织的领导作用彰显。

同时，在八大党章中，首次将基层党组织进行具体功能划分。针对企业、农村、学校和部队中的基层党组织，党章规定要"领导和监督本单位的行政机构和群众组织积极地实现上级党组织和上级国家机关的决议"。这一规定具体到公立医院的管理中，明确赋予了公立医院党委（支部、总支）领导和监督职责，党对医院重大问题要发挥领导和监督作用。

这个时期，按照八大党章的要求，公立医院逐步建立健全各级党组织，推进党建工作在公立医院向纵深发展。党组织的工作不再集中于做好思想政治教育和群团组织工作，而是需要确立院党委（支部、总支）在公立医院的领导地位，明确公立医院的工作要在院党委（支部、总支）的领导下进行。随着对医院整顿和改造的推进，公立医院党员队伍壮大、思想建设卓有成效，在大多数医院里党领导医院的条件已基本具备，但受医院规模、性质、任务等差异的影响，各医院院党委（支部、总支）的地位和发挥的作用不一。如部分高校附属医院的院党委（支部、总支）是在上级党组织领导下，对医院工作实行监督保证。

### 三、贯彻"八字方针"，起保证监督作用

面对严重经济困难以及"大跃进"带来的影响，1961年1月召开的党的八届九中全会决定，对国民经济实行"调整、巩固、充实、提高"的八字方针，同经济工作调整相配合，科学、教育、文化等其他领域也进行了调整。

1962年7月，卫生部下发《关于改进医院工作若干问题的意见（草案）》（以下简称《意见》）。《意见》进一步明确了医院工作为政治服务、为生产服务、为人民服务和勤俭办事业的方向，提出医院实行院务委员会领导下的院长负责制，党委书记参加院务委员会，党组织"在上级党委的领导下对医院工作起保证监督作用"。

卫生部下发的《意见》主要是针对医院在"全民大办"风潮下出现的问题，提出稳定秩序、调动积极因素、提高医疗质量等改进意见，院务委员会制度以及医院党组织起保证监督作用也是围绕这一任务作出的调整。这一调整没有改变医院在党的领导下的基本原则，医院的工作要遵循党的方针政策，党组织保证监督医院在党指引的方向上前进。

### 四、"文化大革命"时期，党建工作受到削弱

"文化大革命"的发生使党和国家受到严重的挫折和损失，卫生事业也受到了严重破坏。经过初期的混乱之后，在公立医院里相继成立了革命委员会，实行一元化方式，取消了党政分别，党政权力集于一身，逐步形成以党代政的局面，这反过来削弱了医院党本身的建设。

## 第三节　改革开放和社会主义现代化建设新时期

党的十一届三中全会后，为进一步增强党的凝聚力和战斗力，发扬党的优良传统和作风，党中央采取切实措施，健全党规党法，整顿党的作风。随着对内改革、对外开放政策的实施，医院领导体制在不断探索和演变，党组织在公立医院的地位和作用也随之发生变化。在这过程中，公立

医院党建工作，特别是党组织的工作任务在探索和调整中逐渐清晰明朗，迈入新的发展历程。

## 一、恢复正常秩序，尝试理顺党政关系

"文化大革命"结束后，卫生事业同其他事业一样开始复苏。随着党的十一届三中全会胜利召开，党中央提出在坚持党的领导下，党和政府着力解决党政职责不清，党委包办一切等问题，为公立医院党建工作明确了指导思想。公立医院恢复了党委（总支、支部）领导下院长分工负责制的领导制度，进行厘清党政职责的尝试。

1978 年 12 月，卫生部颁布《综合医院组织编制原则（试行草案）》，明确医院实行党委（总支、支部）领导下的院长分工负责制，在医院党委（总支、支部）领导下，院长负责全院的业务和行政工作，副院长协助院长分别负责人事、医疗、护理、门诊和总务工作。党委（总支、支部）设办公室，负责组织、宣传、群众团体、统战、武装和保卫等工作。

在此期间，卫生部对医疗卫生事业及医院管理和整顿发布了一系列指示、规定和条例。根据中央和卫生部有关指示和规定，公立医院明确各级人员职责，逐步恢复和健全各项管理制度。各级党组织也得以恢复或重新成立，党政不分、职责不明的混乱局面得到扭转，党建工作在整顿中前进，走上正确的发展轨道。

## 二、加强和改善党的领导，突出政治思想领导

经过前期的整顿与调整，医院医疗工作基本恢复正常，各级党组织逐步建立健全，公立医院党建工作已具备向前发展的基本条件，确立了医院领导体制，明确了党组织的两重形式和任务，明晰了党组织的主要工作，强调了党的政治思想领导。

### （一）实行党委领导下的院长负责制

1982 年 1 月，卫生部颁布《全国医院工作条例》（以下简称《条例》）。《条例》在总则第一条就指出，"医院是治病防病、保障人民健康的社会主义卫生事业单位，必须贯彻党和国家卫生工作方针政策"，明确了医院的社会主义性质，医院的一切工作要在党的领导下进行。《条例》同时对医院的领导体制做了明确规定，医院实行党委领导下的院长负责制，党的领

导主要是政治思想领导；医院科室实行科主任负责制，科室党支部保证监督各项任务的完成。

这个时期提出的党委领导下的院长负责制，是一种在坚持党的领导的前提下，党组织要改变包揽一切的领导方法，是落实十二大党章关于保证行政负责人充分行使自己职权的实践探索。一方面，强调院党委要发挥集体领导，重大问题须经党委集体讨论决定，另一方面要让院长有职有责有权，上对党委负责，贯彻执行党委的决议，下对医院负责，领导全院行政和业务工作，发挥指挥效能。

**（二）明确党组织五项主要工作**

在系列文件指导下，公立医院党组织的工作任务逐渐明晰，管理职权逐步规范化，并确立了通过两重形式和任务来落实相关工作：一是院级党组织的集体领导，二是科室党组织的保证监督。

公立医院党组织主要工作包含以下五个方面：

一是贯彻执行党的路线、方针、政策；

二是发挥党组织的战斗堡垒作用和党员的模范作用；

三是做好全院职工经常性政治思想工作和对工会、共青团等群众组织的领导；

四是讨论和决定管理范围内的人事任免、奖惩工作；

五是审议医院长远规划、年度计划、总结和重要工作部署等。

**（三）做好政治思想领导**

加强思想领导，切实抓好政治思想工作，是当时公立医院党建工作的重要课题。在1981年10月卫生部发布的《关于加强城市医院管理的几点意见》中提到，当前医院工作仍存在许多问题，突出的是思想领导涣散软弱；《全国医院工作条例》也强调了思想政治工作是经济工作和其他一切工作的生命线。

加强思想政治工作不仅是当时公立医院党建工作的重要内容，也是积极整顿和建设医院的必然要求。《关于加强城市医院管理的几点意见》指出，加强和改善党的领导最主要的就是加强思想政治工作，实行思想领先的原则，管理首先要抓思想领导；同时，要求医院党组织要有统一的坚强的思想领导，努力改变涣散软弱的状态。《全国医院工作条例》里也专章对政治思想工作提出了要求，要积极主动地宣传马列主义、毛泽东思想，宣传党的路线、方针、政策和四项基本原则，调动员工的积极性；政治思想工作一定要与业务工作结合，与解决实际问题结合，与经济手段结合，一定要和建设社会主义精神文明，"五讲""四美"，医德教育结合起来。

### 三、扩大医院自主权，发挥政治核心和监督保证作用

随着改革开放序幕的拉开，卫生工作提出了"放宽政策，简政放权，多方集资，开阔发展卫生事业的路子，把卫生工作搞活"的改革，以加快卫生事业的发展。在改革政策的指导下，之后一段时间里，党建工作重点放在了医务人员的思想和组织建设方面，医院的决策、运行等具体事务参与度较少，党组织在公立医院的地位和作用发生了新的变化。

### （一）院（所、站）长负责制的提出

1985年4月，国务院批转了卫生部《关于卫生工作改革若干政策问题的报告》，报告提出要扩大全民所有制卫生机构的自主权，各级卫生机构要积极创造条件实行院（所、站）长负责制。之后系列文件也提出卫生机构实行并完善院（所、站）长负责制：1997年1月，《中共中央 国务院关于卫生改革与发展的决定》提到，卫生机构实行并完善院（所、站）长负责制，要进一步扩大卫生机构的经营管理自主权；2000年3月，中共中央组织部、人事部、卫生部联合印发《关于深化卫生事业单位人事制度改革的实施意见》提到，卫生事业单位实行并完善院（站、所）长负责制，明确院（站、所）长的责、权、利。至此，明确了之后一个时期内医院领导体制改革方向。

### （二）院长负责制为主，多元化领导体制并存

随着卫生改革逐步深化，在相当长一段时间里，公立医院多种领导体制并存，呈现多元化格局。

在政策指导下，多数医院实行院长负责制。院长负责制是当时医院领导体制改革的主要方向，《关于卫生工作改革若干政策问题的报告》发布后，各地卫生机构开始实行院长负责制的尝试。如1987年，北京市卫生局起草了院长负责制工作条例、党委工作条例和职工代表大会条例，并在

同仁医院、妇产医院、口腔医院、第二传染病院、结核病院、回龙观医院等单位首批实行院长负责制。

受多重因素影响，部分医院实行党委领导下的院长负责制。例如，1990 年 7 月，《中共中央关于加强高等学校党的建设的通知》提出，高等学校实行党委领导下的校长负责制；2000 年 6 月，中共中央组织部、人事部、教育部联合印发《关于深化高等学校人事制度改革的实施意见》，文件提出高等学校实行党委领导下的校长负责制。在高等学校相关文件的指导下，部分高校附属医院陆续恢复实行党委领导下的院长负责制。

少数医院实行董事会领导下的院长负责制。部分公立医院借鉴国外非营利性医院的组织模式，建立法人治理机构，实行董事会领导下的院长负责制，如浙江省东阳市人民医院等。

### （三）发挥政治核心和监督保证作用

自 1985 年卫生改革启动，医疗机构经营管理的自主权逐步扩大。在院长负责制为主要改革方向的情况下，医院运营管理权主要掌握在院长中，院长对医院行政业务统一领导和全面负责。医院党委处于政治核心地位，领导思想政治工作和群众组织，对医院工作保证监督。

在 1997 年 1 月发布的《中共中央 国务院关于卫生改革与发展的决定》中提到，"党和政府的领导是发展卫生事业的根本保证""要加强党的建设，充分发挥基层党组织的政治核心作用和共产党员的先锋模范作用，有针对性地做好卫生队伍的思想政治工作。党员领导干部要密切联系群众，以身作则，廉洁奉公"；2000 年 3 月发布的《关于深化卫生事业单位人事制度改革的实施意见》也指出，"要充分发挥党组织的政治核心和监督保证作用，依靠职代会实行民主管理和民主监督，建立有效的监督保障机制。"

文件的发布明确了公立医院党组织要发挥政治核心和监督保证作用，主要是保证监督党和国家方针政策在医院的贯彻执行，落实党管干部原则和党管人才原则，参与医院重大问题决策，领导医院思想政治工作和群众组织工作等。

这个时期，公立医院党建把主要精力集中在抓好党的自身建设及思想政治工作上，在"政治核心"和"保证监督"这一定位上发挥的效能较单一。2009 年 4 月，《中共中央国务院关于深化医药卫生体制改革的意见》公布，强调要推进公立医院管理体制改革，强化公立医院公益性。在新医改形势下，公立医院党建工作缺乏合适的抓手，更多是从加强党的自身建设出发，强调加强自身思想、政治、组织建设，通过发挥党组织战斗堡垒作用以及党员先锋模范作用，深化公立医院改革，贯彻执行党的路线、方针和政策。

# 第四节　中国特色社会主义新时代

随着卫生事业发展，我国公立医院发展壮大，在医疗卫生工作中发挥重要作用。《2012 年我国卫生和计划生育事业发展统计公报》显示，2012 年末，全国医疗卫生机构总数达 950 297 个，医院 23 170 个，其中公立医院 13 384 万个；公立医院诊疗人次 22.9 亿人次，占医院总数的 90.2%；入院人数 11 331 万人，占医院总数的 89.0%；病床使用率 94.3%，高于全国医院病床使用率。

党的十八大以来，以习近平同志为核心的党中央旗帜鲜明地坚持和加强党的全面领导，强调"党政军民学，东西南北中，党是领导一切的"，并指出党的全面领导是具体的，不是空洞的、抽象的，必须体现到治国理政的方方面面，体现到国家政权的机构、体制、制度等的设计、安排、运行中。公立医院党建也在健全党的全面领导制度的过程中发生了深刻变革。

## 一、把方向、管大局、保落实，发挥领导核心作用

2017 年 7 月，国务院办公厅印发《关于建立现代医院管理制度的指导意见》。文件从建立现代医院管理制度角度出发，指出公立医院党委要充分发挥领导核心作用，要抓好对医院工作的政治、思想和组织领导，把方向、管大局、保落实。由此，公立医院党委的地位和作用开始发生变化，具体表现在以下几个方面。

首先，在治理机构层面，明确要求把党的领导融入公立医院治理结构，医院党组织领导班子成员应当按章程进入医院管理层或通过法定程序

进入理事会，医院管理层或理事会内部理事中的党员成员一般应当进入医院党组织领导班子。

其次，在医院管理制度层面，提出医院在制定章程时，要明确党组织在医院内部治理结构中的地位和作用：在公立医院党委层面要充分发挥领导核心作用；在医院内设机构党支部层面，要发挥党支部的政治核心作用。

再次，在决策程序上，明确规定公立医院发展规划、"三重一大"等重大事项，以及涉及医务人员切身利益的重要问题，要经医院党组织会议研究讨论同意，保证党组织意图在决策中得到充分体现。

同时，文件对全面加强公立医院基层党建工作，从工作机构设置、人员配备、考评体系、促进党务与业务有机融合等方面做了相关要求。

**二、明确领导体制，实行党委领导下的院长负责制**

2018 年 6 月，中共中央办公厅印发《关于加强公立医院党的建设工作的意见》，这是坚持和加强党的全面领导在卫生健康领域的贯彻落实，为新时代公立医院党建工作指明了前进方向，提供了基本遵循。《关于加强公立医院党的建设工作的意见》作为建立健全现代医院管理制度的重要内容，与 2017 年印发的《关于建立现代医院管理制度的指导意见》相比，对公立医院党委的领导作用提出了更高的要求。

其一，明确公立医院实行党委领导下的院长负责制，院长在医院党委领导下，全面负责医院医疗、教学、科研、行政管理工作。根据 2017 年国家卫生计生委的调查，参加调查的 328 家医院中，实行院长负责制的占 50.9%，实行党委领导下的院长负责制的占 37.2%。党委领导下的院长负责制的确立，从体制层面对公立医院党委的地位和作用予以充分保障。

其二，明确提出要充分发挥公立医院党委的领导作用，党委等院级党组织要发挥把方向、管大局、作决策、促改革、保落实的领导作用。公立医院党委的领导核心作用从三个方面扩展到了五个方面，增加了"作决策"和"促改革"。

其三，要求把党建工作写入医院章程。医院章程相关内容也有所扩展，在章程中不仅要明确党组织在医院的地位和作用，还需要明确党组织的设置形式、职责权限和党务工作机构、经费保障等内容要求，明确党委研究讨论医院重大问题的机制。

其四，在议事决策制度上做了更为详细的要求。党委会议研究和决定医院重大问题，院长办公会议是医院行政、业务议事决策机构；重要行政、业务工作应当先由院长办公会议讨论通过，再由党委会议研究决定；明确各自决策事项和范围，不得以党政联席会议代替党委会议。

同时，文件进一步明确公立医院党委9项职责，对公立医院领导班子、干部队伍和人才队伍建设，公立医院基层党建工作以及思想政治工作和医德医风建设都提出了相关要求。

《关于加强公立医院党的建设工作的意见》旨在解决公立医院党的领导体制机制同全面加强党的领导、全面从严治党的要求还不完全适应，同全面深化公立医院综合改革、健全现代医院管理制度的要求还不完全适应，公立医院党的建设方面还存在一些薄弱环节等问题，为新时代公立医院党建工作做了最为系统、全面的部署，开启了公立医院党建工作新篇章。

栉风沐雨一路走来，从开天辟地到百年风华，党组织在公立医院的地位和作用波浪起伏。在新民主主义革命时期种下火种，到社会主义改革和建设时期，党组织的领导作用逐渐彰显；在改革开放和社会主义现代化建设新时期，发挥政治核心和监督保证作用，到中国特色社会主义新时代，发挥领导核心作用。

从萌芽到发展，公立医院党建在历史长河中，感受时代共振，秉承时代使命。回望过去，从中国共产党百年历史中汲取力量；展望未来，公立医院党建在新时代引领下起航新征程。

第二章

厚积淀耕耘一百载，新时代筑梦三十年
——北京大学第一医院的百年岁月

# 第一节　医院历史与文化传承

北京大学第一医院（以下简称北大医院）创建于 1915 年，是中国政府创办的第一家国立医院。踏着前人足迹，医院秉承"厚德尚道"之心与"水准原点"之范铿锵前行，在一百年的历史长河中，经历了 1915—1965 年"学科开创期"、1976—2005 年"学术积淀期"、2006—2015 年"总体布局期"，正昂首阔步走进 2016—2025 年"战略规划期"、2026—2035 年"战术深化期"、2035—2050 年"梦想共筑期"，最终实现到二十一世纪中叶将医院建设成为"扎根中国大地，富强民主文明和谐美丽的世界一流大学附属医院"的北大医院梦。

## 一、百年风雨路

从 1915 年到 2021 年，北大医院经历了一个多世纪的风风雨雨，积淀下厚重的历史与文化。一百多年来，北大医院展现着他博大的情怀、精深的医术和亲民的风格，每一个脚印都在踏实那份厚道的德性。让我们从一组时间密码去揭开北大医院的百年历程："12、15、46、52，58、62、76、80，00、05、08、15，17、19、20、21"。

## （一）西医萌芽

一百年前，辛亥革命之后，西医萌芽之时，中国政府建立的第一所国立医院——北京医科专门学校附设诊察所在历史大潮中应运而生。后孙公园胡同的几间平房里，十三位医护，没有先进的设备，开诊之日仅有三位患者。在这样的环境下，医院一步步发展——外科手术室、内科检查室等接连落成，耳鼻喉科、皮肤花柳科等相继创办。从萌芽到起步，科室逐渐完善、教学同步发展；医院迁址背阴胡同后进入兴盛时期，在不断提高诊疗水平、学术声誉的同时，不忘施诊平民，深受百姓拥戴；抗日战争爆发，带来了动荡与不安，但医院不忘己任，在磨砺中成长——创办重伤医院、地下党积极运动，为了祖国的命运奋起抗争。协和医院关闭，一批名师、学生的加入也为战争时期的医院带来了生机。经历了西迁、伪政府时期，1946 年医院随学校重归北京大学，"北大医院"由此得名，成为百姓心中威望较高的医院；随着战争局势的明朗，解放时刻的临近，北大医院迎来了蓬勃发展的曙光。而这一时期的时间密码就是"12、15、46、52"。

1912年10月26日，中国政府在北京创建了国立北京医学专门学校，这是中国人自己创办的第一所传授西方医学的西医学校。

1915年2月15日，农历大年初二，国立北京医学专门学校设立附设诊察所（北大医院前身）正式创建并于当日开诊，"北大医院"就此诞生，而这也是中国政府创办的第一家国立医院。

1946年7月，医学院合并于北京大学，成为北京大学医学院附属医院，"北大医院"由此得名，院长为胡传揆教授。同年9月，医学院建立了第一个党支部。在北大医院，由地下党学委负责人崔月犁领导地下党员、住院总医师祝寿河、住院医师唐懈泰、孙燕华组织成立了住院医师联合会；地下党员护士李维琴、张式瑜等组织成立了护士会。

1952年，全国进行院系调整，北京大学医学院脱离北京大学，独立建院，改称北京医学院，成为了国家主办、隶属中央卫生部的高等医学院。医院随之更名为"北京医学院附属医院"。

**（二）蓬勃发展**

刚刚诞生的新中国，百废待兴。医院很多在国外深造的医生冲破重重阻力回到祖国，成为新中国医学事业的中坚力量。中华人民共和国成立初期，抗美援朝手术队不惧严寒炮火，奔赴前线救治伤员；抗梅工作队不畏艰难困苦，远赴大西北为当地人民防病治病；走过十年浩劫之后，医院坚定地踏上了改革创新之路。门诊楼、妇儿楼相继建成，提高了医院的硬件水平；泌尿外科研究所成立，成了新中国泌尿外科事业的发源地；临床药理研究所成立，标志着医院成为国内临床药理事业的先行者；人工晶状体植入术的引进、首例冠心病介入性治疗技术的开展……一大批国内的"第一""率先"，借着改革开放的春风吹向祖国大地。这一阶段医院各学科不断完善，继口腔科之后、肿瘤科和神经精神科独立建院，作为如今北京大学口腔、肿瘤、精神三家专科医院的前身，有着特殊的意义，另外医院还为建设兄弟医院输送了大批学科骨干。中国工程院院士、学科带头人、医药卫生先锋者，亦有医院的血脉，北大医院为中国医药卫生事业的蓬勃发展输送了人才无数。改革之路，仁心有术，耀德无声。而这一时期的时间密码就是"58、62、76、80"。

1958年，为促进国内医疗事业的蓬勃发展，医院参与创建北京大学第三医院、首都医科大学宣武医院、北京积水潭医院。

1962年，医院口腔科独立建院，发展成为北京大学口腔医院；同年4月，中共北京市委批复同意成立医院党委，这是北大医院党的事业发展的里程碑。

1976年，医院肿瘤科独立建所，发展成为北京大学肿瘤医院。

1980年，医院神经精神科独立建所，发展成为北京大学精神卫生研究所（北京大学第六医院）。

（三）世纪新篇

伴随着二十一世纪的到来，北大医院的发展也揭开了新的篇章。打造文化软实力，夯实基础硬实力，医院实现硬件建设的"改三建三"，完成了从背阴胡同到平安大街的华丽转变；作为离中南海"最近"的医院，北大医院人勇于承担、敢于担当，在各项国家任务中不辱使命；作为有着百年底蕴的老院，医院在发展中不断夯实文化根基，医院发展的核心价值观也逐渐凝练。新世纪、新起点，北大医院的医疗服务能力、服务水平有了质的提升；医学人才培养开创性地进行探索并取得了阶段性成果；科学研究处于国内领先水平，并逐渐与国际接轨；全院职工工作热情高涨，工作满意度大大提升。此时，走过近一个世纪的北大医院也将迎来他的第一个百年华诞，芳华百年的北大医院也将重回"原点"再次启航。新世纪，新起点，共圆北大医者梦！而这一时期的时间密码就是"00、05、08、15"。

2000年，北京医科大学与北京大学二次联姻，更名为"北京大学医学部"，医院至此更名为"北京大学第一医院""北京大学第一临床医学院"。

2005年，在北大医院90年院庆之时，医院凝练出"厚德尚道"的核心价值观，寄语全体北大医院人"厚道"行医。

2008年，医院凝练出"水准原点"的愿景，希望全体北大医院人努力追求成为医疗卫生行业的水准原点。同年，医院被批准成为"中央保健基地医院"。

2015年，北大医院迎来百年华诞，走过百年风雨的北大医院结硕果累累，育英才代代。此时，也开启了第二个百年的崭新篇章。

### （四）崭新时代

2017年党的十九大胜利召开，十九大报告提出了中国发展新的历史方位——中国特色社会主义进入了新时代。这个新时代，是承前启后、继往开来、在新的历史条件下继续夺取中国特色社会主义伟大胜利的时代；也是全体北大医院人不忘初心、牢记使命、不懈奋斗、走向卓越，继续凝心聚力实现医院二次创业、筑梦启航的新时代。随着国家发展踏上新的征程，北大医院发展的新蓝图也徐徐铺展。全体北大医院人与党和国家同向同行，携手筑梦；与祖国和人民同心同德、砥砺前行。无论是新中国七十华诞为祖国守岁，还是抗击新冠肺炎疫情为人民逆行，一路走来，北大医院人只争朝夕、不负韶华，应对变局、寻觅新机、开创新局，用担当、奉献、奋斗、自强，写下了浓墨重彩的篇章。而这一时期的时间密码就是"17、19、20、21"。

2017年，党的十九大胜利召开，中国特色社会主义进入新时代，原点启航的北大医院也迈入新征程。

2019年，北大医院与密云区人民政府签订了深度融合统筹共建密云区医院合作框架协议，北大医院密云院区定位于"医疗先行，学科统筹"；同年，北大医院大兴院区破土动工，大兴院区定位于"国际视野，北大模式"。一南一北与中心院区"国家任务，学术引领"形成北大医院"一体两翼"的新格局。

与此同时，医院党委凝聚全院职工智慧，擘画医院发展新蓝图。

历史基调：厚积淀耕耘一百载，新时代筑梦三十年。

行动纲领：立德树人为本，学术引领未来。

战略使命：国家任务医学基地，世界一流学术医院。

战略布局：聚焦学术竞争力，打造医学中轴线。

2020年，北大医院西南楼落成并投入使用，继续发挥"国家队"作用；

同样在这一年，新冠肺炎疫情战场上，北大医院人逆行而上，无惧无畏，弘扬了"敬佑生命、救死扶伤、甘于奉献、大爱无疆"的职业精神，彰显了医者担当和家国情怀。

2021 年，北大医院大兴院区封顶；与此同时，路在脚下，继续前行……

从民国政府的百废待兴，到新中国升起的朝阳；从改革开放的蓬勃气息，到气势磅礴的复兴之梦；北大医院走过百年的芳华，穿越于一个世纪的变迁，作为中国第一家国立医院，与民族共命运，与人民同呼吸。回顾医院一百年砥砺前行、一百年春华秋实，不只是跃动于纸上的笔迹，更是夯实在时空里的足迹；一百多年的历程，不仅在风雨中踏出希望，更加在沧桑里拓进理想。这里拥有着一批国内的首创专业学科以及在我国率先开展的诊疗技术，国内首创儿科教研室（1929 年）、泌尿外科（1946 年）、肾脏病专业（1950 年）、综合医院心血管病房（二十世纪五十年代）、儿科神经专业（1961 年）等；在国内率先开展改进静脉麻醉（1951 年）、先心手术（二十世纪五十年代）、肾移植（1960 年）、引进人工晶状体植入术（1983 年）、冠心病介入性治疗（1986 年）、胸腔镜手术（1992 年）、第一台自体血液回收机（1997 年）、微创切口肺移植（2005 年）、经皮心室重建术（2013 年）等。一百多年的历程，步履由慢及快，足印由浅入深，唯方向不变，唯厚道不改。

**二、文化传新篇**

人生百年为期颐，医术百年更精湛。从社会动荡民生疾苦的旧中国，到如今国富民强和谐安康的新世纪，北大医院见证了华夏大地现代医学横跨一个世纪的沧桑和革新。一个多世纪的栉风沐雨，医院的发展日新月异；砥砺奋进的新时代，北大医院与党和国家同向同行。北大医院特有的文化符号，在历经一百年的历史沿革中，代代相传，弥足珍贵。下面让我们从医院的历史底蕴中探寻百年老院的"文化名片"。

**（一）一百年文化传承：以"厚德尚道、水准原点"为核心价值**

"厚德尚道"是北大医院的核心价值观。"厚德"体现人文情怀，心胸宽广，施以厚泽；"尚道"体现科学精神，崇尚科学，尊重规律。医德求厚，医术重道，这是医院浓缩的仁医精神。不仅仅是无形的精神指引，更是变成了医生们实实在在的身体力行。

"水准原点"是一座仿古希腊神庙建筑的小石屋，曾是计算测量北京地区乃至整个华北地区海拔高度最原始的基准点，与北大医院同时诞生，建于1915年，被医院打造成昭示医院文化精髓和内涵的有形载体，也是北大医院人不懈追求的目标。1915年，北大医院从"原点"出发。

回忆那段民生疾苦，烽火连天的岁月。1919年"五四"爱国运动之时，后来的放射学专家和儿科学专家，当时还是学生的梁铎、颜守民等投入到爱国运动之中，并参加了"火烧赵家楼"行动；1925年中国人民反抗帝国主义侵略，掀起了工人运动的高潮，诊察所在这样动荡的社会环境下依然努力为平民百姓提供医疗服务；1933年，医院院长吴祥凤、外科主任刘兆霖、军事委员会北平分会与人民自卫指导委员会联系，合办了一所救治抗日伤员的重伤医院；1937年，抗日战争全面爆发，国民政府教育部令国立北平大学、国立北平师范大学和国立北洋工学院西迁，院长吴祥凤立即召集在校教授开会，提出"愿去西安的签名"并带头立状……

"厚道"精神是济世为民的高尚情怀，是无所畏惧的大医担当。抗美援朝手术队不惧严寒炮火，奔赴前线救治伤员；抗梅工作队不畏艰难困苦，远赴大西北为当地人民防病治病；全院老中青医护人员齐心协力，为降低危重病儿死亡率彻夜奋战；多学科齐心协力，为促进国家医疗水平的发展奔走各地。正是有着这样的积淀，才有了北大医院明仁济世的情怀。传承至今，北大医院人还牢记着前辈们的谆谆教导——"为祖国的医药卫生事业奋斗终身"。当凶猛的SARS病毒肆虐着中华大地，无数白衣战士众志成城，他们不顾个人安危，冲锋在前，把希望留给人民；当汶川、雅安灾难突如其来，抗震医疗队第一时间赶赴灾区，奋战在抗震救灾的第一线，争分夺秒地开展医疗救治工作，用自己的行动诠释着北大医院的精神，心系着国家的存亡、人民的安危；当举国上下隆重庆祝中华人民共和国成立70周年时，千余位北大医院人坚守岗位，圆满完成医疗保障任务，接受了祖国和人民的检阅；当新冠肺炎疫情肆虐祖国大地，北大医院人闻令而动、全员作战，以"疫情就是命令，防控就是责任"的政治自觉，坚决按照习近平总书记提出的"坚定信心，同舟共济，科学防治，精准施策"的十六字方针，与全国人民一道，打响疫情防控的人民战争。

进入新时代，北大医院人将这种精神凝练为"厚积淀耕耘一百载，新时代筑梦三十年"并作为奋斗基调。在横跨一个世纪的风雨历程中，"厚道"精神不仅内化为医院的一种文化，更成为医院屹立于中国医学界的独特气质！

**（二）一百年仁者追求：以"健康所系，性命相托"为职业理念**

从不起眼的诊察所，到无数名医的摇篮。岁月变迁，时代发展，北大医院不断积累，循序渐进，一步步走入公众视野，并逐步奠定自己在医疗界的地位。

1916 年诊察所的科室逐渐完善，外科手术室、三等病室、内科检查室、产室相继建成；1920 年，耳鼻喉科、皮肤花柳科随之筹建；1923 年 11 月成立 X 线室。曾在居里夫人亲自指导下工作过的梁铎教授在北大医院首先开展了中国放射治疗工作，也使北大医院放疗科成为放疗专业人才的摇篮。1942 年 2 月，医院的齿科诊疗室开诊；1943 年，我国现代儿科学的奠基人诸福棠教授主编的中文《实用儿科学》首次出版，这是我国第一部儿科学教材和参考书，当时几乎人手一册，奉为经典。烽火连三月，战乱中的北大医院，技术发展于波涛之中，事业进步在风浪之间，可谓：踔步迈进，功在难抹。

刚刚诞生的新中国，百废待兴。麻醉科于 1961 年自筹资金建立起国内第一个麻醉学实验室，并开始了麻醉方法学、麻醉药理学等多方面的研究。由谢荣教授首创的静脉普鲁卡因复合全麻、小儿硫喷妥钠基础麻醉、连续硬膜外麻醉这几种方法在新中国成立不久的年代里，广泛流传，并在之后几十年经久不衰；1960 年 2 月，吴阶平、沈绍基完成我国首例临床肾移植手术，这项具有历史意义的成就为我国今后的肾脏病学发展奠定了夯实的基础。随着改革开放的春风吹进祖国大地，医院的发展也开始日新月异。1978 年，北京医学院泌尿外科研究所成立，吴阶平任所长，这是医院最早成立的两个研究所之一，更是新中国泌尿外科事业的发源地和先行者；1980 年，北京大学临床药理研究所成立，这是全国第一个临床药理研究所，更是开启我国临床药理事业的先河。1983年，李美玉教授在全国率先开展白内障囊外摘除加人工晶状体植入术，效果优异，取得了国内外同行专家的一致认同；二十世纪八十年代末，北大医院不仅成为国内率先开展冠脉造影和介入治疗以及电生理检查和射频消融治疗的医疗机构之一，还在全国范围内进行推广普及，这为心脏介入诊疗在全国展开作出重大贡献。全国第一家小儿眼科的创建，"神经病学研究中心"的成立等，正是有着前辈们不懈的奋斗和努力，才有了医院今天的继承和创新。如今的北大医院学科齐全，综合诊疗水平高，拥有临床重点专科建设项目共19个，为国家卫生健康委员会、世界卫生组织审定的三级甲等医院和爱婴医院，同时作为全国唯一一个中华医学会推荐的科普教育基地。从13名医护人员、3位患者、几间平房，到70张床位、44名医务人员、月门诊量1 778人次，现如今的北大医院开放床位1 800张，年门诊量300余万人次；新门诊楼、第二住院部、妇儿病房楼、科研楼旧景换新颜，"大兴院区－中心院区－密云院区"打造北大医院中轴线，我们不仅完成了从背阴胡同到平安大街的华丽转变，也打造了北大医院发展新格局，助力北大医院再次腾飞。

**（三）一百年从善如流：以"立德树人为本"为教育根基**

1914年12月，民国教育部批准国立北京医学专门学校设立附设诊察所，从此，这所年轻的医院就开始鉴证我国医学教育的发展和改革。

1917年3月，国立北京医学专门学校第一届22名学生毕业，这也开启了我国现代医学教育的序幕。随着新中国的成立，国家以解放区卫生工作的经验为基础，同时借鉴苏联的经验，奠定了新中国医学教育的发展基础。十年动乱期间也是医学教育灾难性的十年。"四人帮"给学校造成了极大的败乱，教师下放劳动，设备仪器损坏、学校元气大伤，医学教育质量大大下降。改革开放以后，国家在教学制度上有了新的发展，教学计划、教学方法、教学设备都有了新的制定，医院的教学质量和各项研究水平迅速得到恢复和提高。无论是研究生教育的开展还是逐步建立的医师资格认可制度，这一切都说明了我国医学教育正在发生深刻的变化。

北大医院为医学教育而生，人才培养是北大医院未来发展的基石，而教育是确保高素质医学人才培养的基础。进入二十一世纪，医院教学工作的目标是成为中国先进医院教育理念的实践者和引领者，要成为中国临床医院教育的国际化窗口。2012 年医院与加拿大皇家内科及外科医师学院（简称 RCPSC）合作建立"北京大学第一医院 –RCPSC 毕业后教育合作中心"，在国内首倡并实践"胜任力导向"的毕业后教育；2014—2017 年，医院与 RCPSC 等单位主办了第一至第三届"中国住院医师教育大会（简称 CCRE）"和 8 期胜任力导向医学教育师资培训班，建立了"北京大学第一医院外科学校"，在国内引起强烈反响；因在医学教育方面的杰出贡献，2016 年刘玉村教授在第三届"CCRE"上被授予 RCPSC 荣誉院士称号；2016 年北大医院正式获得 RCPSC 住院医师培训国际机构认证，该认证是医院在借鉴国际医学教育标准方面积极探索的成果，也标志着北大医院住院医师培训质量达到国际水平，时任副总理刘延东在全国医学教学改革发展工作会议上肯定了医院"为国际医学教育标准本土化作出了积极探索"。大学附属教学医院是青年医务工作者开始临床生涯，由医学生向临床医务工作者身份转变的起点，因此不仅要培养科学素质，同时也应加强人文教育。北大医院每年的新生白大衣授予仪式就是创新职业伦理教育的实践；近年来陆续开展的"与时代同行""厚道故事会""讲好一个小故事"等系列活动，将思政教育融入学生教育日常，使得社会大课堂与学校小课堂同向而行。北大医院用他的勇气和智慧深化教学改革，创造北大医院医学教育品牌，使之成为中国医学教育的"样板间"、政府医学教育管理层的智库、医学教育国际合作的典范。

作为北京大学历史最悠久的附属临床医学院，1977 年恢复高考以来，医院累计培养本科生近 3 100 余人，累计培养八年制博士研究生近 600 人，培养研究生 3 400 余人，近十年来为北京市培养住院医师 2 500 余人。此外，医院每年还承担国家级继续医学教育项目近百期，为全国 200 多家医院培养进修医师千余名。一批批青年医务工作者崭露头角，在医疗、教学、科研、管理等各个领域挥洒青春的汗水，取得了骄人的成绩。医院举办了青年科普能力大赛，为青年人搭建"出彩"的平台，也为医院文化建设开辟了新的舞台。一代又一代年轻人走向大江南北，为医药卫生事业的发展贡献力量。

### （四）一百年的发展革新：以"学术引领未来"为科研态度

一百年的大医精诚汇聚为传承与创新的理念，也鞭策着一代代北大医院人用严谨的态度开拓创新，勇攀医学高峰。

百年来，北大医院不断追求医学技术攻坚克难，医学科研精益求精。王叔咸教授在国内首先发表应用馒头餐代替葡萄糖耐量试验，解除了病人因怕引起血糖升高而畏惧饮糖水的顾虑，同时也解决了临床的难题，该方法被学界所广泛接受；心内科技师杨虎与工程师李放成功研制出"心脏脚踏车功量计"，并在邵耕教授亲自主持下开展了优于传统 Master 二阶梯试验的次极量踏车运动试验，该仪器的研制和临床应用获北京市科技成果奖；心脏外科张明礼教授主持研制了我国第一台自体血液回收机，可以回收外科手术中 90% 以上的出血，这项研究也获批"国家级重点新产品"证书，并获得国家科技进步二等奖……一项项举世瞩目的成就，赢得了医院的社会地位，让北大医院一路高歌猛进。

北大医院的科学研究水平多年来一直居于国内临床研究领先地位，学术带头人、科研大家们也一直致力于医学科技的深耕。皮肤性病科朱学骏教授研究团队在副肿瘤性天疱疮发病机制研究上取得了重大突破，学术论文在世界顶级医学学术期刊《柳叶刀》发表，这是我国皮肤科学界迄今为止在国际上发表的影响因子最高的学术论文，这项具有重要理论价值和实际意义的国际先进成果塑造了我国皮肤界的丰碑；2008 年秋，当三聚氰胺事件吵得沸沸扬扬，北大医院在争分夺秒诊治患儿的同时还积极开展相关科研工作，2009 年 2 月 4 日，一篇基于此次事件的研究论文发表于《新英格兰医学杂志》；2016 年，时任心血管内科主任霍勇教授作为第一完成人，带领团队完成的"中国脑卒中精准预防策略的转化应用"，获得国家科技进步二等奖。作为北大医院的拳头科室，肾脏内科多年来更是带领国内肾脏病领域在国际上披荆斩棘，一批又一批重大项目获批，一个又一个杰出人才孵化出巢。2019 年 5 月，科学技术部、国家卫生健康委、中央军委后勤保障部、国家药监局联合发布文件，正式认定第四批国家临床医学研究中心，北大医院作为唯一被公示的皮肤科领域单位，正式获批成为国家皮肤与免疫疾病临床医学研究中心，而这也为北大医院打造临床医学研究的高地迈出了坚实的一步。

科学研究突飞猛进，这支锐意进取、不断创新的科研团队亮点频现，成果喜人。医院拥有多个高峰学科与高原学科，其中国家临床医学研究中心 1 个，国家重点学科 11 个，国家中医药管理局重点学科 1 个，北京市重点学科 3 个，国家卫生健康委员会重点实验室 1 个，教育部重点实验室 1 个，北京市重点实验室 5 个，还拥有国家药品临床试验机构 35 个专业和 I 期研究室。医院现拥有中国工程院院士 1 人，国家高层次人才特殊支持计划科技创新领军人才 4 人、青年拔尖人才 2 人，长江学者特聘教授 3 人、青年学者 1 人，国家自然科学基金创新研究群体 1 个、国家杰出青年科学基金 7 人、优秀青年科学基金 6 人，教育部创新团队 2 个。

**（五）一百年的大医风范：以"勇担责任，家国情怀"回馈社会**

作为一家百年名院，北大医院以守护人民健康为己任，始终与国家命运系在一起，为祖国的医药卫生发展默默奉献。

中华人民共和国成立后，国家提出把医疗卫生的工作重点放到农村去，北大医院响应国家号召，开展了大量下乡工作，到京郊农村为贫下中农防病治病，培养农村卫生人员。"文化大革命"开始，医院发展也面临很大困难和挑战，面对这种情况，广大干部和医务人员，本着对病人负责的精神，顶住压力，排除干扰，坚守岗位，坚持门诊和病房的医护工作。1971—1981 年，医院共派出了十余批医疗队赴西藏、云南等地，为边疆人民防病治病、培养基层卫生人员做了大量工作，他们精湛的医术受到了当地人民的欢迎；随后，在各项国家任务中，北大医院人的身影从未缺席，成为国家队的一支重要力量。

发挥"国家队"职责，承担"国家队"使命。北大医院以守护人民健康为己任，始终与国家命运系在一起，勇担责任，驰援八方。作为中央保健基地医院，北大医院站在新的起跑线上树立"大保健观"，时刻牢记"使命光荣、责任重大"的嘱托；作为中国科协唯一一家被授予"全国科普教育基地"的医疗机构，多位医疗专家活跃在各大媒体平台，院长、书记亲自带团队录制健康节目，向百姓传播健康理念，提高全民健康素养；作为国家卫生健康委员会对口支援项目的一员，医院对口支援内蒙古、山西、安徽、河南、贵州等多家医院，曾三下武乡"送医送药"，助力基层"精准扶贫"；援藏、援疆医疗队持续接力，送技术、育人才，在雪域高原发挥"缺氧不缺精神"价值观，在天山脚下传递"厚德尚道"的传统，北大医院人的担当在高原、边疆充分体现。医院参与"健康快车"公益项目20年，共有30余位医生参与，走遍近20个省市，治疗2.5万余人，光明列车从塞上西北开到雪域高原；2014年、2015年，代表中国的北大医院"光明行"医疗队走出国门，两次赴加勒比地区开展白内障复明活动，白衣使者将大国形象展现世人面前；2020年的新冠肺炎疫情，医院派出建院史上规模最大、人数最多、学科最全的医疗队出征一线，用北大标准向党和人民上交了满意的答卷。践行"厚道"精神，这是他们向百年老院给予的生命礼赞，更是他们向人民群众作出的庄严承诺。

医诚换得四方誉，仁术博得万人和。北大医院曾获得"全国抗击新冠肺炎疫情先进集体""时代楷模"荣誉称号、"全国三八红旗集体""北京市抗击新冠肺炎疫情先进集体""北京市先进基层党组织"；也曾荣获"全国模范职工之家红旗单位""全国模范职工之家"；还曾多次被授予"全国卫生计生系统先进集体""首都文明单位标兵"等荣誉。岁月回眸，世纪沧桑，不变的是百年传承的水准原点，是一脉相承的厚德尚道，更是新纪元下北大医院人肩头沉重的历史责任，走在新时代的北大医院，将继续"以文化为根基"，努力践行医学"原点"愿景，最佳诠释北大"厚道"精神。

# 第二节　党建与文化促进医院高质量发展

## 【党建与机制创新】

### 新时代公立医院党建工作的机制创新与实践探索

习近平总书记在十九大报告中提出"党政军民学，东西南北中，党是领导一切的"，"提高党把方向、谋大局、定政策、促改革的能力和定力，确保党始终总揽全局、协调各方"成为各行各业的新时代课题。十九大之后公立医院改革以健全现代医院管理制度、推进实施健康中国战略为目标，不断摸索着加强党对公立医院领导的路径。2018 年 6 月 17 日，中共中央办公厅下发了《关于加强公立医院党的建设工作的意见》（以下简称《意见》），随后国家和北京市都相继出台了工作意见和实施办法，明确提出了公立医院全面施行"党委领导下的院长负责制"，提出了公立医院党委要起到"把方向、管大局、作决策、促改革、保落实"的领导作用。

在这一系列政策文件的指引下，北大医院党委作为北京大学最大的基层党组织，坚持以习近平新时代中国特色社会主义思想为指导，以"两个维护"为首要政治任务，全面贯彻落实中共中央办公厅《意见》，结合医院"国家任务医学基地，世界一流学术医院"的战略目标，在创新公立医院党建工作机制上总结出"八字方针"：组织结构做到"实、稳、优、正"，即地基实、梁柱稳、材料优、结构正，工作机制做到"高、严、清、好"，即政治站位高、落实举措严、工作思路清、取得成效好，并以党管干部、支部建设、廉政建设、思政工作等多个方面为实践抓手，作出了一些探索，取得了一定成效。

## 一、党管干部，构建更加卓越的组织堡垒

党管干部是新时代中国特色社会主义制度体系的重要内容，是彰显中国共产党治理效能和执政优势的重要支撑。北大医院党委具有"材料优、结构正"的干部队伍：领导班子中党员占 90%，中层干部中党员占 83%，干部队伍中大学及以上学历超过 95% 以上。而要构建更加卓越的组织堡垒，就必须坚持党管干部原则，创新党管干部机制，选拔任用过硬的干部队伍。

北大医院党委以制度建设为起点，构建了系统全面的党管干部制度体系。具体做法包括：成立"干部人事工作小组"；制定《北京大学第一医院中层干部选拔任用办法》《北京大学第一医院干部交流轮岗工作办法》《北京大学第一医院关键岗位干部及工作人员交流轮岗工作办法》等规章制度。北大医院党管干部制度顺应新时代发展，在选人用人导向上严格把关、在选人用人程序上严格把关、在选人用人监督上严格把关，努力实现

干部工作的制度化、规范化、科学化，从而为进一步落实医院的发展战略提供了重要的组织保障。在责任清晰、流程完整、举措细化的制度框架基础上，构建了以下党管干部工作的创新机制。

### （一）推行"学科诊断"，为干部选拔把脉问诊

北大医院党委将学科建设和人才培养作为"一把手"工程，建立了"学科诊断"举措，由全体院领导下到科室，与学科骨干共同分析研判，找到学科发展的瓶颈，规划学科发展的未来，同时在谋篇医院学科发展中布局干部人才梯队的建设，为干部选拔把脉问诊。干部选拔过程采用了三级公开透明机制，经过无记名民主推荐、科室核心组推荐、党委民主讨论后票决确定。在大约一年的时间里，医院党委在"学科诊断"过程中对干部进行梳理调整，累计个别谈话各级各类干部、人才超过 200 位。在经历了动议、推荐、考察、公示等一系列流程后，一大批政治合格、敢于担当、清正廉洁的新干部走上管理岗位。

### （二）落实"双带头人"，为基层党建打造堡垒

《意见》明确"党支部书记一般应当由内设机构负责人中的党员担任"。北大医院党委根据《意见》要求，在充分调研的基础上于 2018 年开始摸索建立落实"双带头人"的工作机制，确定把政治过硬、业务精湛的一批青年骨干作为"双带头人"培养对象。其具体举措是将"双带头人"的培育有目标、有计划、有步骤地融入"学科诊断"之中，使"学科诊断"这一举措成为物色选拔"双带头人"的重要平台。与此同时，还需加强对"双带头人"进行基层党建业务培训，并通过干部选拔任用、基层党支部换届予以落实。

### （三）完善考核机制，为干部任用把关

医院党委对履新职务的中层干部实行任职试用期制及任期制，试用期满和任职期满后均需实行考核制度，且考核体系不断丰满。以干部试用期满考核为例：当一位履新的中层干部试用期满一年后，医院党委将组织对其进行试用期满意度测评。测评人角色分为院领导/党委委员、中层干部、测评科室的一线员工共三级。测评内容从最初的只单一进行总体评价和任用建议，而后经过不断完善，逐渐形成了从政治方向、领导能力、工作实

绩、作风状况 4 个一级指标和科学决策、管理驾驭、目标任务、发展状况
4 个二级指标及补充建议共同组成的对于有履新干部的领导班子的民主测
评表，此外，还包括德、能、勤、绩、廉 5 个一级评价指标，正职 12 个、
副职 13 个二级评价指标，以及总体评价、任用建议、补充建议共同组成
的对于正、副职中层干部的试用期测评表，这"三级""三表"形成了一
套完整的干部试用期考核体系，为正确选人用人提供了科学依据。北大医
院党委对干部的考核机制为干部的任用把关，为学科的发展负责，为建立
一个能上能下、科学发展的干部人才队伍提供有力支撑。

### （四）实践成果

医院党委实施党管干部工作新机制以来，已经完成共计 50 个科室/处
室的学科诊断，其中临床、医技科室的完成率达 85% 以上；2019 年选拔
任用了 79 名中层干部；2020 年选拔任用了 26 名中层干部。临床医技科室
的"双带头人"覆盖率已达 87.5%；截止到 2020 年 12 月完成了对 73 名
中层干部的试用期测评及相应科室领导班子的民主测评。图 2-1 是对北大
医院党委创新党管干部工作机制成效和基层党支部战斗堡垒作用提升的佐
证。党管干部争"优"守"正"成为实现"高、严、清、好"工作机制的
坚强保障。

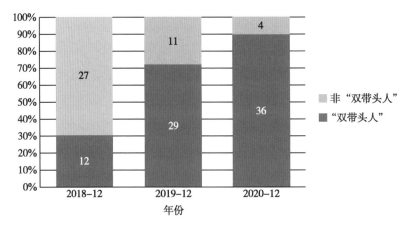

图 2-1　2018—2020 年北京大学第一医院"双带头人"党支部书记数量变化趋势
（临床医技科室）

注："双带头人"标准为党支部书记在其科室内兼任行政班子成员。

## 二、基层支部，筑牢更加坚强的党建之基

万丈高楼平地起，追求卓越首先要有稳固之基。这也是北大医院党委组织结构的最根本优势——"地基实"，党员规模大，科室党支部应建尽建；"梁柱稳"，组织、宣传、统群工作和纪委监督执纪主要工作，搭配便于开展工作的党总支或学科类别等八大体系构成的组织结构稳。这两个根本优势依靠的就是北大医院党建工作的战斗力基础：6 个党总支，80 个党支部，2 105 名党员（截至 2020 年 12 月）。如何准确落"实"求"稳"，把党支部建设成为更加坚强的战斗堡垒？这是北大医院党委努力探索的实践性问题。

### （一）对接支部，深入基层

北大医院党委建立了"党委委员联系支部制度"。党委委员定期（每季度）联系其所负责的 6～8 个党支部，通过组织谈话、指导党支部定期开展组织生活以及党内监督等形式，对接基层党支部，并定期向党委会汇报。这一制度保证了医院党委深入基层，及时了解支部建设过程中的需求、困难与不足，并给予支持、指导与督促，也同时保证了基层党支部与上级组织沟通的渠道畅通，落实各项任务的准确高效。

### （二）双向述职，强化培训

北大医院的基层党支部书记每年都需要做到向上向下双向述职，向上述职多采取书面形式，党委统一设置述职模板；向下述职结合民主评议，充分开展批评与自我批评。双向述职机制强化了党支部书记的责任意识，也加强了上级党组织的监督作用。

党支部书记培训也是加强党支部建设的一项重要工作。医院党委组织每年一次的党支部书记培训成为特色活动，其形式多样，内容务实，效果良好。2018 年 6 月，党的十九大后的第一次党支部书记培训，以"寻访初心、承载使命"为主题，瞻仰了上海一大会址和嘉兴南湖红船，开展了回顾建党历史、重温入党誓词、专题报告学习等活动，使支部书记们能够更加坚定政治信念，更加强化使命责任；2019 年一批党务干部又来到延安革命老区，通过革命传统教育、延安精神教育、梁家河初心教育等一系列培训，牢记使命、锤炼党性、砥砺心志。

### （三）互学互鉴，打造样板

党支部建设中一个瓶颈就是如何持续创新组织活动形式，开展有特色的"三会一课"。医院党委为了督促党支部做好"三会一课"，通过在官方网站开辟专栏等形式加大对基层党支部活动的宣传力度，帮助支部汇集素材、互学互鉴；组织党支部书记开展讲党课比赛，提高支部书记的讲党课水平和综合竞争力。医院党委要求各支部将"三会一课"详细记录在《党支部工作手册》上，鼓励图文并茂，《支部工作手册》按季度上交后由支部所联系的党委委员进行评价，监督"三会一课"的落实。

北大医院党委在基层党支部建设中还注重树立典型、打造样板。泌尿外科党支部是教育部首批"全国党建工作样板支部"培育创建单位之一，开展了一系列培育创建工作，组织了很多既有政治高度，又形式新颖的党日活动。例如在科室老一辈领军人郭应禄院士倡导下开展了"政治生日醒身份，不忘初心创新篇"的主题党日活动，激励党员不忘初心、牢记使命，不懈奋斗；儿科党支部是"北京大学党建工作样板支部"，党支部书记侯新琳作为 2016—2017 年"组团式"援藏医疗队员，给支部带来了多场感人至深的援藏专题党课，并将援藏工作的"接力棒"不断传递下去。典型样板支部为全院基层党支部树立了标杆，也激发了各支部间争优创先的活力。

### （四）实践成果

北大医院党委在基层党支部建设中的创新举措，使得各党支部的政治功能愈加突出，党委与支部上传下达沟通顺畅，支部之间互学互鉴形成合力，党支部书记核心竞争力不断增强，党支部对党员直接教育、管理、监督的工作得到加强，"三会一课"形式多样、内容生动，坚强稳固的战斗堡垒正在全面形成。

### 三、廉政建设，树立更加严明的政治规范

北大医院党委履行"高、严、清、好"工作机制的基础之一就是将党风廉政建设作为重大的政治任务一以贯之。为了树立更加严明的政治规范，医院党委通过完善全面从严治党责任制度，推动党委主体责任和纪委监督责任协调贯通、层层落实，创新相关工作机制。

**（一）关口前移，制度保障**

预防为主是开展党风廉政教育取得成效的基本方针，这就需要做到关口前移。警示教育就是北大医院"关口前移"开展廉政建设的一大特色。谈话教育、廉政美文、专题培训都成为警示教育的有效措施。

医院为严把廉政审核关坚持"凡提必谈"，防止干部"带病提拔"和"带病上岗"，2019年，由党委牵头，党委书记、纪委书记和主管副院长共同对拟提拔任用的133名干部进行了任前审核，对新上岗的39名领导干部进行廉洁从政教育、警示教育，签署领导干部任职廉政承诺书。2020年，对26名提拔干部进行廉政审核，对82名中层任职干部或者试用期满一年的干部及4个科室核心组成员进行党性教育、规章制度培训、廉政谈话，并把权力识别、风险控制融入其中，真正做到关口有效前移。

制度的完善也保证了党风廉政建设的实施。针对如进一步推进科室"三重一大"工作常态化、规范化，医院完善了《北京大学第一医院党政领导班子落实"三重一大"决策制度的实施办法》《科室核心组落实"三重一大"制度实施细则》等制度，使集体决策成为制约权力的手段和方式，让权力运行在阳光下。

**（二）"三延一考"，责任到人**

"三个延伸、一个考核"是北大医院廉政建设责任到人的另一特色模式，即："三重一大"制度向科室延伸，强化集体决策；党风廉政责任制向科室延伸，强化"一岗双责"的制度落实；民主生活会制度向科室延伸，促进科室领导班子自我完善和团结；"一个考核"是指民主考核纳入核心组测评中，强化民主监督。

更进一步，廉政建设通过医院对各级法律法规的宣传教育延伸到个人。2020年根据国家对行风建设的要求，北大医院下发了《医疗行业作风建设工作专项行动实施方案》，在重申"九不准"的基础上，颁布了"十禁止"，这一医院内部行风准则为每一名员工树立了自律准绳，规范了医务人员廉洁行医行为，维护了人民群众的合法权益。

**（三）聚焦重点，内控风险**

医院党政领导班子高度重视内部控制建设工作，特别加大了对预算管理、收支管理、采购管理、资产管理、建设项目管理、合同管理等重点领域、关键环节的内控。北大医院由党委书记、院长牵头主抓，成立内部控制管理委员会，从领导体系，内控组织架构的建设，到制定医院内部控制年度计划、组织政策宣讲、业务培训，组织指导各处室深入细致梳理权力事项、高风险点。通过加强内控，医院管理流程、责任、风险更加明晰，通过开展各种业务流程的风险评估，完善了管理制度，进行了业务流程再造。

**（四）实践成效**

北大医院在党风廉政建设中实施的工作机制和举措，其实践成效达到了内化于心、外化于行。从医院党政领导班子率先垂范，清正严明，到廉洁意识、内控意识深入学科处室，从医德医风、行风建设的持续强化到"九不准""十禁止"的宣传教育，北大医院组织政治规范更加严明、工作思路更加清晰，每一位员工也更加自律。

**四、思政工作，夯实立德树人的教育生命线**

"思想政治工作是学校各项工作的生命线"。习近平总书记在学校思想政治理论课教师座谈会上强调："办好思想政治理论课，最根本的是要全面贯彻党的教育方针，解决好培养什么人、怎样培养人、为谁培养人这个根本问题。"习近平总书记这一重要论述，为新时代办好思想政治理论课指明了方向、提供了遵循。作为思想政治建设重要阵地，高校要坚持把立德树人作为根本任务，把思想政治工作贯穿教育教学全过程，因事而化、因时而进、因势而新，努力培养担当民族复兴大任的时代新人，培养德智体美劳全面发展的社会主义建设者和接班人。北大医院党委履行"高、严、清、好"工作机制的另一基础是不断夯实的"思政感召力"。

北大医院承载了北京大学和北大医学的新时代育人使命和"立德树人"的根本任务，医院党委以"立德树人为本，学术引领未来"作为行动纲领，将不忘初心、牢记使命的政治要求与扎根中国大地、铸魂育人的办学实际紧密结合，打造了具有鲜明特色的一系列思政教育活动品牌。

**（一）思政课堂有机融合**

医院党委在思政工作上的创新举措是做到"有机融合"：一方面积极用好课堂教学主渠道，使专业课堂与思想政治理论课同向同行，开展了

"学前一课"活动；一方面推进思政小课堂与社会大课堂相互呼应，开展了"厚道故事会""与时代同行""讲好一个小故事""红色'1+1'及社会实践"等系列活动。汇聚"厚道"医者人生故事的"厚道故事会"两年时间共举办了 17 期，在学生中引起热烈反响；由医院党委书记及一系列名医大家亲自授课的"与时代同行"系列思政课激励学生们将个人理想融入"中国梦"的时代伟业，以梦想为伴，为青春喝彩。

### （二）师德师风常抓不懈

除了加强课堂及各类思想文化阵地建设工作，医院还有针对性地持续深化思想政治理论课改革创新以及开展教师的思想政治教育，准确把握教师思想动态，加强师德师风建设，努力打造一支政治强、情怀深、思维新、视野广、自律严、人格正的思政课教师队伍。其具体举措包括：每年开展两次教师思政教育业务培训；加强教师教学课件的政治审核，做到政治审核全覆盖；在教师教学绩效的评估中，加入师德师风的评价，且为一票否决。

### （三）实践成效

创新思政工作机制的实践成效之一就是使课堂思政学时占到了总学时10% 以上（表 2-1），其中"红色 1+1"学生党支部主题活动入围北京高校示范活动；与此同时师德师风的强化也使教师队伍风清气正，提高了教师队伍的思想政治觉悟。不断强化的"思政感召力"为北大医院党建工作具有更高政治站位，作出更好工作实绩提供有力支撑。北大医院党委将筑牢党建和思政的"根与魂"、不断绘就"三全育人"的"施工图"作为目标，不断提升思政教学水平，努力写好教学医院思政教育"奋进之笔"，培育担当民族复兴大任的时代新人，培养"充满人文情怀，爱党爱国的医学人才"。

表 2-1　2017—2020 年北京大学第一医院思政教育活动学时情况

| 思政教育活动 | 学时数 /h |
| --- | --- |
| 厚道故事会（2017—2019 年） | 17 |
| 与时代同行（2019—2020 年） | 14 |
| 讲好一个小故事（2019 年） | 30 |
| 红色"1+1"及社会实践（2017—2019 年） | 215 |
| 总计 | 276 |

第二章

"实、稳、优、正""高、严、清、好"这八字方针是北大医院党建工作一直秉承的思路和不断追求的目标，经过近几年的探索与努力，北大医院党委已经获得了较为显著的实践成果。在 2020 年抗击新冠肺炎疫情中，北大医院党委带领全员抗疫、逆行出征，成立"北京大学第一医院援鄂抗疫国家医疗队临时党支部"，让党旗高高飘扬在防疫上空，出色地完成了国家任务，这一生动案例再一次印证北大医院的党的建设是经得住考验的。接下来北大医院党委将继续以习近平新时代中国特色社会主义思想为指导，在全面贯彻党的十九大和十九届二中、三中、四中、五中全会精神，全面落实《意见》中关于公立医院党的建设的重要指示，结合实际、不断探索、大胆实践，按照"厚积淀耕耘一百载，新时代筑梦三十年"的奋斗基调，为实现中华民族伟大复兴的中国梦不懈奋斗、努力前行！

## 【党建与品牌】

## 党建引领下医院文化品牌的塑造

以党建为引领的医院文化建设是建设健康中国的必然要求，是提升医院软实力、推进行业发展的必然之路。如何将党建工作与医院品牌建设有机结合，塑造医院特色文化及形象建设，值得我们深入探讨。作为一所有着百年传统的老院，北大医院的文化有其固有的特点，不仅是百年积淀的底蕴与精华，同时具有行业特色、富有时代特征，也融合了新时代发展的理念。多年来，北大医院党委坚决贯彻执行党的基本路线、方针、政策，全面坚持党的领导，党建引领、共促发展；不断夯实文化根基，思想建设，凝聚人心；积极创新党建形式，增添活力、筑牢基石。扎实实现了党建与医院发展同频共振、同步推进的良好局面。

### 一、医院文化建设的特点

#### （一）深刻理解医院文化的内涵

文化理念融入血脉，凝聚发展建设磅礴力量。医院文化是医院在长期医疗活动中逐渐形成的以人为核心的文化理念、价值理念、管理方式和行为准则，发挥着导向、凝聚、激励、约束、教化的作用。医院文化是医院的灵魂，是一种强大的内在驱动，是医院可持续发展的动力源泉。文化建设对于提升医院形象具有重要的意义，需要注意的是，医院文化建设是一个循序渐进的过程，需要长期的积累、完善和改进。北大医院是中国第一家国立医院，作为有着 105 年历史的老院，经过一个多世纪的耕耘，已经形成自己独特的文化，并在一百多年的历史沿革中，让这种文化传承至今。

### （二）重视党建对医院文化建设的引领作用

医院党委充分发挥对医院文化的政治引领作用，着重从党建思想指导、制度落实、基层党组织作用的发挥、医院文化平台的建设、以人为本的文化激励等角度出发，把握医院文化建设的方向。2018 年，中共中央办公厅印发了《关于加强公立医院党的建设工作的意见》，文件下发后，医院党委认真学习精神、对标要求，切实加强党对公立医院的领导，健全现代医院管理制度。在党建引领之下，医院党委通过对历史经验、历史传统的总结，对战略目标、战略方向的探索，擘画医院的宏伟蓝图，为医院持续健康发展提供精神动力和文化支撑，形成了"党建有根、文化有魂"的良好态势。

### （三）与时俱进的文化建设机制

医院文化的核心不仅要有内涵和意义，有创新和特色，在时代快速发展的浪潮中，还要有与时俱进的文化建设机制，顺应行业趋势，顺应时代发展。北大医院通过不断结合自身与区域文化特点，积极探索、不断创新，打造了特色的医院文化雏形。其文化建设机制主要体现在文化建设与医院管理融会贯通、相互支撑、互相促进、共同发展。北大医院党委深刻认识到文化战略在医院发展中的重要性，并积极倡导医院文化理念，促使医院文化战略得以有效推行。

### 二、党建"文化溯源"，厚积淀耕耘一百载

### （一）以"厚德尚道"为核心价值观，让无形的文化有形化，内化于心

"厚德尚道"是北大医院的院训。"厚德"体现人文情怀，"尚道"体现科学精神。如今，全院所有医护人员将"厚德尚道"印刻于瓦当式的院

徽上、白衣上、名片上，也印刻在了每一个医务人员的内心。这是北大医院百年浓缩的仁医精神，不仅是无形的精神指引，更是医生们实实在在的行动。二十世纪五十年代，北大医院抗美援朝手术队不惧严寒炮火，奔赴前线救治伤员；六十年代，抗梅工作队不畏艰难困苦，远赴大西北为当地人民防病治病；七十年代，抗震救灾医疗队火速驰援，赶赴灾区参与救援；世纪之初，抗击非典医疗队不畏艰险挑战，共克时艰……传承至今，厚德尚道的精神仍然不折不扣。2020年的新冠肺炎疫情，北大医院党委充分发挥党组织的政治核心作用和战斗堡垒作用，全体医务人员在鲜红的党旗指引下，以"疫情就是命令，防控就是责任"的政治自觉，逆行出征、奔赴前线，勇于担当、甘于奉献，我们一同见证了在以习近平同志为核心的党中央的坚强领导下，中国人民历经抗疫大考铸就而成的伟大抗疫精神，亲身经历了这场艰苦卓绝的生死战"疫"，也共同目睹了全体北大医院人"生命至上、举国同心、舍生忘死、尊重科学、命运与共"的医者担当和家国情怀。用自己的行动诠释着"厚德尚道"，让无形的精神有形化。

**（二）以"水准原点"为愿景，让有形的建筑无形化，外化于行**

"水准原点"本是一座建筑，伫立在北大医院第一住院部院内，是一座仿古希腊神庙建筑的小石屋，其原本的功能是计算测量北京地区乃至整个华北地区海拔高度最原始的基准点，非常巧合的是和北大医院同年诞生，共同成长。经过百余年的风雨洗礼，"水准原点"在今天成了北大医院"做医疗卫生服务的水准原点"的文化价值符号。二十一世纪初，时任北大医院领导班子探索医院文化精髓，认为"原点"就是一个标准，是事物的参照，因此将"做医疗卫生服务的水准原点"作为北大医院的愿景，希望北大医院在各个方面能够成为医疗行业的标准，从而成了昭示医院文化精髓和内涵的最佳载体，也成了新一代北大医院人不懈追求的目标。多年来，北大医院人也在以此不断地激励自己快速向前，一项项医疗新技术、新突破在这里诞生，一个个教育成果、示范项目从这里引领全国，一批批科研成果、科研人才在这逐渐孵化。北大医院人将"水准原点"的标准扎根于心，并不断地付诸于实践中的每一步，从"水准原点"的建筑到北大医院人的共同愿景，这就是将有形的建筑无形化。

### （三）植于心的文化名片：以"尊敬的来者"为医院承诺

在北大医院各院区的门急诊大厅立柱上都有这样一段话："尊敬的来者，不论您是因为什么来到北大医院，您都是我们尊贵的客人，您都应受到礼遇。北大医院的院训是'厚德尚道'，简称'厚道'；我们追求的目标是成为医疗行业的'水准原点'。"北大医院从诞生之日起，就是一所为百姓服务的"平民医院"，为人民群众提供从妇产科、儿科到老年病内科等全方位、全生命周期的医疗卫生服务，以守护人民群众的生命健康为己任，发扬首善精神，实现医疗惠民。"尊敬的来者"这句话朴实却充满诚意，既有热情欢迎的姿态，又有"客随主便"的淡定和稳妥，同时也体现了北大医院这所百年老院应有的自信，这是北大医院对患者的承诺，也是北大医院的文化名片。

### （四）专业化的人文照顾：以"爱心浇灌，生命之花"为护理真谛

北大医院每一位护理工作人员的胸前都佩戴一朵红色的小花，这是一朵给了病人灿烂笑容，给予患者生命希望的鲜花；也是一朵让我们的护理服务更有温度，护理工作更有情怀的鲜花。多年来，北大医院的护理工作在各级领导的关怀下取得了突出的成绩，护、教、研、管，协同发展。北大医院的护理是行业内的先锋，多年来积极探索，科学实践，在优化护理服务流程、创新护理服务模式、提升护理质量安全、改善患者就医感受等方面开展了一系列工作，尤其是在"加强人文关怀"方面取得了显著的成效，医院先后获得"全国优质护理服务表现突出医院""北京市优质护理服务表现突出医院""全国加强人文关怀优质服务示范科室"等多项重要荣誉，患者满意度第三方调查近年来在全国及北京市内一直名列前茅。十年砥砺，白衣天使默默奉献，"人文情怀"患者满意至上，"专业品质"优质护理领航。在2017年护士节之时，医院则凝练出"爱心浇灌，生命之花"的护理工作真谛，这也让北大医院护理工作的内涵建设更加突出。未来北大医院仍将继续努力，用充满"人文情怀"和"专业品质"的优质护理工作，诠释"爱心浇灌，生命之花"的护理精髓，让"生命之花"处处灿烂。

### 三、党建"铸魂立根"，新时代筑梦三十年

"德育共同体"是教育的中国特色所在，全员育人、全过程育人、全

方位育人是实现德智体美劳内在统一的路径要求。新时代呼唤更多民族复兴所需要的时代新人，作为大学的附属医院，广大党员教师和干部职工的责任和使命，就是要坚守育人本分，让大家进一步坚定中国特色社会主义道路自信、理论自信、制度自信、文化自信，认真开展医疗、教学、科研和管理工作，全面提升办院质量和水平。北大医院党委以"立德树人为本，学术引领未来"的行动纲领为指引，将"不忘初心、牢记使命"的政治要求与扎根大地、铸魂育人的办学实际紧密结合，坚持从政治高度和时代全局深刻把握中国特色社会主义大学人才培养的鲜明特点。

## （一）承担家国使命

北大医院时刻以守护人民健康为己任，始终与国家命运系在一起，勇担责任，驰援八方。新中国成立 70 周年庆典，作为国家队医院，北大医院逾千位专家参与了系列活动，并承担了医疗保障任务。在连续多次演练和正式庆典过程中，保障人员配合整体工作部署，坚守岗位。这次医疗保障任务全面检阅了北大医院医疗安保后勤系统协调统筹能力，显示出北大医院人的政治站位；多年来，北大医院援藏援疆工作持续开展，自 2002年以来，共计 18 人赶赴新疆参与医疗支援，自 2015 年以来共计 48 名专家先后六批赴藏参加"组团式"援藏，先进技术成功移植、科学理念落地生根、民生改善成果显著。他们将技术、理念留在当地，并培养了一批带不走的医疗队。在各级部门的高度重视和共同努力下，边疆医疗卫生事业的面貌发生了深刻变化；作为国家队医院，北大医院持续对接并落实国家卫生健康委健康扶贫任务，医院多年来连续组建国家医疗队赴内蒙古、山西、安徽、河南等地开展巡回医疗工作，通过加强临床专科建设、培养合格专业人才、提高医院管理水平等形式提升县级医院的医疗服务能力，为提高当地诊疗水平，发挥大型公立医院的辐射能力和带动作用作出贡献；今年年初，在新冠肺炎疫情来势汹汹的危急时刻，医院党委举旗定向、精准预判、主动担当，第一时间就有 1 700 多名医护人员主动请战。全院各基层党组织积极响应，前后联动，筑起抗击疫情的最强战线。136 人的整编队伍逆向而行，在抗疫前线奋战 72 天，累计收治新冠肺炎患者 115 例，治愈出院 100 例，实现了危重患者"高治愈"，医务人员"零感染"。

### （二）立德树人为本

党的十八大报告指出，"坚持教育为社会主义现代化建设服务、为人民服务，把立德树人作为教育的根本任务，培养德智体美全面发展的社会主义建设者和接班人。"党的十九大报告进一步强调，"新时代贯彻党的教育方针，要坚持马克思主义指导地位，贯彻新时代中国特色社会主义思想，坚持社会主义办学方向，落实立德树人的根本任务。"北大医院党委把立德树人内化到医院建设和管理各领域、各方面、各环节，做到以树人为核心，以立德为根本。为促进全院师生员工紧跟时代步伐，医院开展"与时代同行"系列活动，推进思政小课堂与社会大课堂的深度融合，邀请党政领导、科研领军、医学大家围绕时代发展，因时而进、因势而新，与同学分享时代最强音，引导青年"有理想、有本领、有担当"；为传承百年文化精髓，医院开展"厚道故事会"系列讲座，近 20 期的活动中邀请临床大家、医学前辈、青年才俊讲述医路故事，分享精彩人生，为同学们指点迷津；为培养医学生的人文情怀，医院开展"学前一课"活动，每位老师在上课前与同学们分享一个医患故事，无论经历还是见闻，加强医学生对医学温度的理解和认识，通过积极用好课堂教学这个主渠道，使得专业课堂与思想政治理论课同向同行，形成协同效应。此外，医院通过加强教师们的思政意识，进一步增强讲好思政课的责任感、使命感与紧迫感，不断增强思政课的思想性、理论性和亲和力、针对性，从而进一步提升思政课的育人功能，为建设一支政治强、情怀深、思维新、视野广、自律严、人格正的思政课教师队伍不断努力。

### （三）学术引领未来

北大医院的科学研究水平多年来一直居于国内领先地位，注重临床研究是医院一贯传统。医院的科研考核评估"投入/产出"评价体系，以其开拓性的思维和管理理念，多年来受到国内同行的认可、效仿和借鉴。近年来，在医院党委的领导下，加大了对科研绩效工作的投入，通过研究平台建设、青年人才培养等促进学科建设，在近几年科研工作"厚积薄发"中取得佳绩，为医院从"医术、医生、科室"到"学术、学者、学科"发展路径奠定坚实基础。为匹配"国家任务医学基地，世界一流学术医院"地位，医院继续打造学术高地，厚植学术沃土，打出挖掘潜力人才、优势学科引领，学科交叉融合、项目培育转化的"组合拳"。近十年来，医院累计获得国家级、部（市）级、校级奖励 70 余项，其中包括国家科技进步奖、教育部高等学校科学研究优秀成果奖、中华医学科技奖等；累计获批国家级、部（市）级、校级课题 2 300 余项，获批经费近 11 亿元；发表论文总数近 1.4 万篇，SCI 收录论文 3 400 余篇，20 余篇发表在 *New Engl J Med*、*Lancet*、*JAMA* 等影响因子大于 30 的顶级国际期刊上，这些文章基于大型多中心临床试验，多项研究结果被国际指南所引用。科研之路充满艰辛和挑战，也远没有尽头，目前在医院党委的统一部署下，北大医院正在全力搭建全链条的临床研究大平台，全方位培养科研新星和科研领军人。北大医院人不断创新、勇攀高峰的精神为医院科研发展注入强大的力量。

北大医院党委坚决贯彻执行党的基本路线、方针、政策，在党的十九届四中全会提出的坚持和完善中国特色社会主义制度推进国家治理体系和治理能力现代化方针的指引下，在"学术型世界一流大学附属医院"的战略使命统领下，医院党委吹响"面向未来、解放思想，找准定位、二次创业"的号角，深入开展"不忘初心、牢记使命"主题教育，刀刃向内、取得实效；全面坚持党的领导，党建引领、共促发展；不断强化基层党建工作，增添活力、筑牢基石；落实全面从严治党责任制度，坚决贯彻、永葆先进。站在历史新起点上，全体北京大学第一医院人将紧跟时代步伐，在中华民族伟大复兴中国梦的指引下，在"立德树人为本，学术引领未来"的医院行动纲领的推动下，不忘"厚积淀耕耘一百载"的从医初心，开启"新时代筑梦三十年"的时代使命，为民族复兴、为健康中国做出自己的贡献。

## 【党建与文化】

### 党建引领，文化创新，扎实推进公立医院管理

为深入贯彻习近平新时代中国特色社会主义思想，深入贯彻党的

十九大精神，切实加强党对公立医院的领导，健全现代医院管理制度，推动实施健康中国战略，2018 年 6 月，中共中央办公厅印发了《关于加强公立医院党的建设工作的意见》（以下简称《意见》）。《意见》明确了公立医院实行党委领导下的院长负责制，明确了公立医院党委职责，明确了加强医院文化建设等思想政治工作是公立医院党组织的重要任务。北京大学第一医院（以下简称北大医院）作为北京大学最大的基层党组织，医院党委认真落实党中央和上级党组织的部署要求，坚持党的建设与医院改革发展同步谋划，在发挥党委的政治核心作用、强化党支部的战斗堡垒作用、激发党员充分发挥模范带头作用方面取得了显著成果，党建工作持续扎实稳步推进。《意见》出台后，医院积极落实党委领导下的院长负责制，党委发挥把方向、管大局、作决策、促改革、保落实的领导作用，各项工作由党委集体讨论研究决定，由分管同志负责具体落实。

北大医院历经沧桑，经过百余年的洗礼和积淀，凝练出了"厚德尚道，水准原点"的核心价值观和发展愿景。与时代同行，与人民同心的北大医院立足"厚积淀耕耘一百载，新时代筑梦三十年"的奋斗基调，凝心聚力、开拓进取、砥砺前行。2019 年，医院党委提出"立德树人为本，学术引领未来"的行动纲领，成了医院发展的行动指南。医学不仅是一门科学，更是一门艺术，不仅要以专业技能施救，还需要科技的支撑，更需要人文的滋养。医疗救治是医学的本质，人文关爱让医学更有温度，科技进步让医学更有活力。党委书记潘义生用"三原色"诠释了医学的真谛：绿色是生命礼赞，红色是人文关爱，蓝色是科技发展。

**一、生命礼赞，医疗有品质**

"三原色"中的绿色象征生命礼赞。庚子年初，新冠肺炎疫情席卷之下江城沦陷，冲锋的号角即刻吹响，北大医院第一时间响应国家号召，先后派出三批次共计 135 名医疗队员分别于 1 月 26 日、2 月 1 日、2 月 7 日火速集结奔赴一线。在疫情来势汹汹的危急时刻，北大医院党委充分发挥"把方向、管大局"的领导作用，在后方火速成立疫情防控"指挥部"；在前方，派出第一批医疗队时，即成立了临时党支部，党旗始终高扬在战疫一线。在这场抗疫战争中，医院始终坚持"人民至上、生命至上"的价值引领，通过前后方联动，筑起抗击疫情的最强战线。

援鄂抗疫医疗队自1月26日火速集结抵达武汉，48小时内开辟了第一个收治新冠肺炎患者的病房；2月1日，北大医学三家医院共同接管一个病区；2月8日，北大医院独立接管的病房正式开张收治病人。一时间危重症患者从四面八方转来，50张病床很快就全部住满了。"降低危重症病亡率，提高治愈率"，此次国家任务的目标时刻不能松懈。面对尚属未知的病毒，面对诸多高龄合并基础疾病的危重患者，医院派出的最强阵容覆盖呼吸、重症、感染、心血管、肾脏、免疫、泌尿等专业，给予了患者最权威最全面的生命守护。医疗组结合诊疗方案，在充分评估基础病的前提下，为每位患者选择最佳的治疗手段，制定最优化的治疗方案，动态监测，实时调整。2月9日，北大医学三家医院共同建立的会诊中心投入使用，专家组每日对危重病例进行讨论，在患者较多的一个多月时间里，这一阵地发挥了极大作用。护理组不仅承担了疾病专业护理工作、大量的生活护理工作，还时刻关注着患者的心理变化。2月16日，战疫形势逐渐焦灼之时，北大医院医疗队第一位治愈患者顺利出院，这位88岁高龄的老奶奶成为当时出院最年长的患者，这一喜讯大大提振了士气，点亮了前方的微微曙光……渐渐地更多的患者可以撤掉氧气面罩、可以下床走路……直至顺利出院。经过70余个日夜的接续奋战，医疗队最终治愈出院100位患者，实现了危重患者"高治愈"，医务人员"零感染"，向党和国家上交了一份满意的答卷。

值得一提的是，在此次组建的医疗队中，"80后""90后"是主力军，青年一代已经堪当重任。3月16日医疗队组织召开学习《习近平给北京大学援鄂医疗队全体"90后"党员的回信》座谈会，习近平总书记的谆谆嘱托，激励着广大青年勇挑重担，让青春在党和人民最需要的地方绽放绚丽之花。在与病魔的较量中，涌现出了一批勇于担当、敢于担当的积极分子，在党员同志率先垂范和时代使命的感召下，先后共有12人在抗疫一线"火线入党"，口罩下都还是稚嫩的脸庞，但穿上白衣他们就是守卫人民的战士，戴上党徽更是无愧于人民的共产党员。

后方的抗疫战场，同样平行上演着与病毒的分秒较量。大年初一发热门诊重新开诊，随后诸多病房关闭，全员投入抗疫。在党委领导下，医院坚持"精准防控，学科联动，综合保障，统一指挥，阶段调整"的总原则，各部门一盘棋，根据疫情防控形势变化，及时启动各项工作机制和应急预案。通过实地调研，头脑风暴，规范院区空间布局合理化，完善安检制度，入院防疫流程持续梳理改进，兼顾方便患者的同时，最大程度严防死守，将病毒拒之门外，为首都市民和医院职工营造最安全的就医和工作环境。在这场与新冠肺炎的斗争中，北大医院人勠力同心，践行守护生命的从医信仰，用一流水准的医疗服务体现了首善标准，谱写了一支动听的生命赞歌。

### 二、人文关爱，服务有温度

"三原色"中的红色象征人文关爱。北大医院现有护士近 1 900 名，这支朝气蓬勃、训练有素的队伍是医院各项事业不可缺少的强大力量。护士的工作 24 小时都需要面对病人，每一位护士都是医院的一张名片。来到北大医院，可以看到护士们言谈温柔、面带微笑，胸前佩戴着一枚娇艳似火的小红花。在 2017 年党的十九大召开前夕，医院党委提出了"爱心浇灌，生命之花"的护理真谛，全院护士在胸前佩戴一枚小红花，喜迎党的十九大。这枚小红花正是"三原色"中红色——"人文关爱"的具象化和缩影，象征着温馨的助人之心，同时凝结着北大医院护理人在工作中践行的"五心工程"——爱心、耐心、细心、诚心和责任心，彰显着护理服务的温度。

护理事业需要传承，北大医院护理教育的核心是"人文情怀，专业品质"。卓越的护理服务应当是人文与专业相辅相成，人文激发专业进步，专业滋养人文提升。新护士从入职伊始，不论是入职培训，还是规范化培训，都将"人文情怀"的内容纳入课程体系；通过拜师仪式，为每位新护士找到一名德才兼备的护士老师，言传与身教相结合，传授专业知识，交流从业经验，分享心得体会。

为了加强护理工作的内涵建设，2010 年以来医院扎实推进"优质护理服务示范工程"，护理服务满意度持续居于全国大型三甲医院前列。医院提出包括"一病一品""两点关注""呼叫器三声应答""四项操作核对"等十项具体举措，在一次次的重复操作中不断锤炼护士的专业能力。通过做好二十余个专科护理的发展定位，加大重点项目专科护士认证培训的力度，2020 年专科护士人数突破 500 人，整体提升了护理团队的专业水平。自新冠肺炎疫情以来开设中心静脉通路护理专科护士门诊，方便患者来院，杜绝疫情防控隐患，共完成中心静脉维护近8 000 次，疑难置管 500 余次，并发症会诊 50 例次，护理专业水平在实践中稳步提升。

2020 年，北大医院护理人除了将人文情怀、专业品质留在武汉抗疫主战场外，在疫情防控常态化背景下，病房护理管理毫不松懈。为了严密防控疫情，严格陪护探视制度，基础护理工作和人文关怀落实进一步加强。以患者满意度调查为启发，大处着眼，小处着手，持续推进护理服务质量稳步提升。完善护士人力紧急调配机制，在北京市爆发的多次疫情中，及时快速抽调核酸采样储备力量，精准支援首都抗疫。从严寒到酷暑，战胜酷暑再战严寒，这支全部来自临床一线的 320 名护士组成的采样队伍，主战场遍布发热门诊、应检尽检哨点岗位和多个区县的社区露天广场。为了缩短核酸采样的排队等待时间，根据需要动态调整采样点位数量，为了应对极端天气，医院加急购置核酸采样方舱，保证来院采样人员有较好的体验。每分钟采样 2 人的硬核手速，更是跑出了抗击新冠肺炎的加速度。岁末年初之际，新型冠状病毒疫苗接种队伍再次展示专业水准，通过合理设计接种区域，优化接种流程，明确岗位职责，最终安全、规范、有序、高效地完成接种任务，为守护首都市民健康再添佳绩。

### 三、科技发展，宣传有深度

"三原色"中的蓝色象征科技发展。随着近年来新媒体的迅速成长，医院宣传工作的手段和方式也发生了巨大的变化。在新媒体的洪流巨浪中，北大医院紧握时代脉搏，始终坚持服务患者的根本目的，深耕医学科普领域，传递行业最新动态，大力弘扬社会正能量，助力构建和谐医患关系。在医院党委领导下，医院围绕着"大宣传"理念，搭建并完善了包括官方网站、微信公众号、官方微博、直播平台以及院刊院报为一体的全媒体宣传矩阵，持续更新现有传统展示平台，积极拓宽服务形式，满足各类人群需求，让宣传工作更有深度广度，不断地给医学发展增添活力。

2017 年 10 月，为迎接党的十九大召开，医院新版官方网站正式上线。为了实现"让信息多跑路，让患者少跑腿"，新版官方网站特设置大众版、员工版以及英文版。大众版侧重服务功能，从患者视角出发，通过"就医导航"及"患者服务"等版块，提供包括出诊信息、出诊专家特长简介、门诊及住院常见问题解答、医保咨询、新技术速递和特色医疗等内容，便于患者获取和掌握最新最亟须的信息。几年来陆续推出了"聚焦两会""不忘初心跟党走，情系百姓护健康""壮丽西藏画卷，精彩医者人生""厚道故事会""与时代同行""抗疫行动"等专题版块，将线下活动搬到线上，系统梳理宣传工作思路，彰显医院政治属性。

北大医院的"微信双子星"创立于 2015 年及 2016 年，经过多年耕耘已形成品牌效应。微信服务号除了具备挂号就医等功能，坚持每周五推送新鲜资讯，注重传播医学科普知识，宣传推广首创技术及特色医疗，讲述正能量有温度的医患故事。微信订阅号主打时效性，向院内职工及业内同行传递最新医院动态、新闻资讯，提供优质的学习内容。新冠肺炎疫情期间，微信公众平台发布的多篇文章阅读量达到 10 万 +，屡创新高，微信公众号成为医院回应社会关切的良好平台，大众表达主观看法的畅通渠道。除此以外，医院积极拓宽宣传平台服务领域，增加智慧服务功能，医疗在线咨询、自助寻车系统等"互联网 +"功能，服务广大患者。

官方新浪微博创立已近十年，目前已成为传递最新官方资讯、接受社会监督的公开平台，至今累计拥有粉丝 100 余万。在新冠肺炎疫情期间，官方微博焕发新的活力，利用其信息"短、平、快"的特点，通过图文形式直播援鄂抗疫医疗队的日常工作以及撤离武汉平安返回北京这一重要历史时刻，为援鄂英雄在人民群众中赢得赞誉。

医学科普传播是作为一名医者的重要使命。2019 年，为了充分利用资源优势，惠及更广大的人民群众，医院将已在院内举办百余期的门诊健康大讲堂搬上网络，通过视频同步直播的形式，线上线下共同探讨医学问题,让远在外地的社会大众获得同等品质的科普知识,有机会得到专家的耐心解答,这一形式也得到了社会大众的广泛认可。

2020年,为了顺应互联网诊疗发展趋势,发挥医疗资源优势,同时减少疫情期间患者不必要的出行,新冠肺炎防控期免费在线咨询平台上线,患者通过访问微信服务号中该版块内容,根据实际需要选择咨询专家,目前已有近30个临床、医技科室以及护理专家团队参与该项工作,诸多临床专家纷纷参与其中,及时为患者答疑解惑,2020年全年共计完成6 000余人次的线上咨询服务。

宣传工作屡屡创新的同时,医院也不忘最传统的展示平台。2021年年初,结合医院形象工程工作推进,连通第二住院部和门诊楼、急诊楼的文化长廊全面更新,着力以全新内容展示北大医院的精神风貌。通过梳理医院105年的发展历程,纪念几辈先人积淀耕耘的光荣足迹;通过描绘由密云院区 – 中心院区 – 大兴院区组成的北大医院"医学中轴线",展望新时代北大医院的光荣梦想;习近平总书记嘱托的"16字"职业精神不断感召,新时代发展战略逐渐浮现;援鄂抗疫主题展区将伟大抗疫精神定格,每张奖状、每个字眼都诉说着携手并肩抢救生命的画面,以此纪念武汉和大后方共同奋战70余个日夜的感人瞬间。学科主线也即将迎来全新改版,各学科精心设计,力争为广大患者全方位展示学科优势和特色,凸显学科风貌的同时,发挥指导患者服务患者的基本职能。此外,以《北大医院》为名的院刊每月两期,"党旗飘扬""医海撷英""科研高地""立德树人""管理之道"等栏目成为展现北大医院风貌的第二窗口。

公立医院是中国医疗服务体系的主体,是党领导的卫生健康战线的生力军,是党联系人民、服务群众的重要窗口,党建工作在公立医院管理中发挥着不可忽视的作用。与此同时,党建与文化更是密不可分,两者的融合是人本管理的最好诠释。北大医院通过党建工作引领,打造凝聚人心、符合时代背景的医院文化,通过不断锤炼医疗水平、提升职工人文素养、顺应科技进步发展趋势搭建全媒体宣传矩阵等方式,扎实推进服务质量提升,打造高效、安全、高质量的医疗服务,更好发挥改善民生、服务民生的根本职能。

## 【党建与业务】

# 党建引领改革，提升患者就医体验

公立医院承担着维护人民健康的重要责任，是我国医疗服务体系的主体，是党领导卫生健康战线的主力军，也是党联系人民、服务群众的重要窗口。近年来，公立医院党建工作围绕中心、服务大局，体现了党建引领医院发展大局的作用。与此同时，在医院实际工作中，重业务轻党建、党建推动业务作用发挥不充分等问题也不容忽视。如何创新公立医院党建工作，使党建工作与业务工作更好地结合，是新形势下公立医院党建工作者要思考的问题。

针对当前公立医院一些体制机制同全面加强党的领导、全面从严治党的要求不完全适应，同全面深化公立医院综合改革、健全现代医院管理制度的要求不完全适应以及公立医院党的建设方面存在的一些突出问题和薄弱环节的问题，从根源分析：一是主观思想上重业务、轻党建，对党建工作认识存在误区，错误地认为医院是一个业务单位，其发展建设主要以行政决策为主，党建工作是软任务、软指标，造成这项工作在文件中提得多，行动上落实得少，发生以业务代替党建的现象，没有给党建活动赋予行业特色；二是客观实际中医院承担着繁重医疗、教学、科研、保健等工作，业务工作占据基层医护人员大量时间；三是缺乏对党务干部系统的、专业的培养计划。基层党务干部对党的理论学习不足，对新时期党建规律认识不足、研究不透、把握不准，不懂得如何结合业务实际加强党的建设，其理论水平、思想观念、创新能力等无法满足实际工作需要。

为了解决医院党建、业务"两张皮"的问题，实现党建和业务工作同频共振，使党建优势转化为最大的发展优势，首先，要加强党建引领，使党建工作与医院业务工作深度融合，对医院医疗质量、服务水平的不断提升有着巨大的推动作用。其次必须深刻认识医药卫生行业基层党组织建设重要意义，创新基层党建工作的方法与路径，确保组织建设与事业发展同步、党员作用发挥与事业发展同步，进而提升医改攻坚克难的组织优势。

作为一所有着一百多年传统的"百年老店"，北大医院于 1962 年成立党委，五十多年来，医院党政同责，齐抓共管，下面通过实例分析医院如何把党建与业务发展相结合。

为深入贯彻习近平新时代中国特色社会主义思想，深入贯彻党的十九大和十九届二中、三中、四中、五中全会精神，切实加强党对公立医院的领导，北京大学第一医院（以下简称北大医院）党委组织了对中共中央办公厅印发《关于加强公立医院党的建设工作的意见》的深入学习领会，在上级党委领导下，调整形成分工明确、责权清晰的新领导班子，进一步严格贯彻党委领导下的院长负责制。与此同时，医院以"不忘初心、牢记使命"主题教育常态化为契机，以"全面加强公立医院党的建设"为主线，紧密结合实际，大胆探索，勇于实践，在贯彻落实党委领导下的院长负责制的进程中强化政治引领，聚焦重点难点，抓住关键环节，全面推动党建工作向纵深发展。

结合当前医院工作开展实际情况，围绕寻找党建与业务发展深度融合的切入点，北大医院秉承"厚德尚道"的核心价值观，坚持"以患者为中心"的发展理念，通过提标准、抓整改、强服务、出实招，着力解决群众就医过程中的服务短板和难点痛点，不断打造优质高效的就医环境，以务实之举增强人民群众就医的满意度、舒适度、便捷度，提高服务社会、服务大众、服务患者的能力，回报人民群众对医院的信任。为此，结合"不忘初心、牢记使命"主题教育，针对患者反馈较多的院区内及楼宇间动线标识不够清晰明确的问题，医院党委高度重视，坚持以党建引领改革，立查立改、即知即改、刀刃向内，取得实效。

## 一、思想引领，深刻认识

医院是一种特殊的公共环境，具有科室繁多、人员复杂、廊道纵横等特征，人流进入医院建筑空间后，在医院建筑空间内寻找各自所需的功能区，医院标识系统便是这个建筑空间的说明书。医院标识系统的应用从二十世纪八十年代后期才开始在我国推广，此前医院标识仅停留在功能标识牌阶段，没有把医院标识导向系统纳入整体环境标识系统工程。随着医疗行业的不断发展，现代医院标识系统不再是简单的指示标牌，也不是孤立的单项设计制作项目，而是整合品牌形象、融入物业运行的系统设计项目。

医院标识系统在现代医院管理中的重要作用日益凸现，医院标识系统的建设也受到越来越多的关注。标识系统是医院文化的重要组成部分，健康、和谐、人性化的医院文化早已成为医院能否在竞争中立于不败之地最为关键的因素。一套完善的医院标识系统能在第一时间给予患者及其相关方清新、大方、高效的第一印象，将医院的形象、风格、文化品位和人性关怀深植于患者心中，同时有利于患者和来访人员更容易找到目的科室，了解各部门及相关工作流程，其最终目的是为患者营造良好、方便的就医环境；此外人性化的标识设计也能体现出医院的厚道的文化、良好的形象和优质的服务，提升患者就医体验，提高患者满意度。因此，标识系统作为医院形象战略的重要组成部分，不但是提升医院社会形象的重要手段，更是建立良好医患关系的基础。不仅如此，由于目前很多医院院区分散，建设年代不尽相同，老院区或不同时期建筑的院区在功能布局上必然存在一定程度的不一致、不统一、不合理性，而科学规划设计标识标牌，则可以最大限度地减少功能、空间布局不合理带来的就医流线不顺畅问题。规范和发展医院的"导向标识系统"是医院现代化建设中不可或缺的环节。在倡导"以人为本""以患者为中心"的服务理念的今天，医院标识系统的人性化设计，是医院医疗环境设计所追求的目标。

### 二、刀刃向内，检视问题

#### （一）功能布局改变

北大医院门诊楼的标识系统件建设于 2012 年，急诊楼标识系统建设于 2015 年。随着医院整体建设和学科发展，其功能布局较建设之初已有较多改变，但现有标识系统更新不够及时，逐渐难以满足方便大众就医的目的；同时对于职工工作也存在诸多不便。长期以来采用的临时贴纸、临时标识等方式，不仅无法解决根本问题，还影响了医院整体形象，同时给患者就医带来麻烦，"迷路"情况时有发生。

#### （二）楼层错层问题

2015 年，医院开通了地下文化长廊，连通门诊楼、急诊楼、第二住院部，极大便利了患者和医院职工在各院区之间的往来。但由于各个建筑建设时期不同、情况不同、楼层设置不同（门诊楼地下共四层、第二住院部地下共三层），导致地下文化长廊在门诊和第二住院部连接的楼层不同；此外，2015 年医院开通连接门诊楼和急诊楼的空中连廊，也由于两个建筑地上楼层设置不同而导致空中连廊两端楼层各不相同（连廊门诊楼一侧连接的是门诊楼地面上第三层，连廊急诊楼一侧连接的是急诊楼地面上的第四层）。长期以来，这一错层问题给来院就诊的患者带来了很多困惑，甚至影响了病人转运效率。

上述问题已多次有患者反映，医院教职工代表大会也有多人多次提案建议对以上建筑内的标识进行重新梳理和设计，因此医院标识系统的建设势在必行。作为医院形象工程的重要环节，医院党委高度重视标识系统的改造，在医院党委统一部署下，启动了门、急诊楼标识系统更新项目。

### 三、全面剖析，厘清思路

针对上述问题，在医院党委的领导下，委派专职党委副书记主抓，由党院办牵头，医疗、总务、后勤、保卫等多个管理部门组成专项工作组，进行深入调研，分析问题原因，讨论整改方案，构建解决思路：

首先，修正或增设指示牌及门牌。在保留原有设计风格基础上，一是对于部分房间和功能有所调整的办公房间重新制作指示导引牌及门牌，保证相关标识及时更新，并与原设计风格保持一致；二是针对门诊楼、急诊楼、地下机动车库等区域路径指向不明确和不清晰的问题，在关键区域、岔路等处设立统一明确的路标指示牌，为患者提供明确清晰的动线提示，减少"问路"，提高就医体验。

其次，修改楼层错层，实行楼层统一命名。统一连通门诊楼、急诊楼、第二住院部的地下文化长廊，以及连通门诊楼、急诊楼空中连廊两端的楼层，彻底改变长期以来困扰患者的各区域楼层错层问题，方便患者及院内职工的就医和办公。

最后，更新"补丁"标识。针对门诊楼、急诊楼各区域新设旧立的标识大小、材质、颜色、字体、规格等不统一的进行重新统一设计制作，保证院区标识系统的一致性，提升医院的整体形象。

### 四、真刀真枪，立即整改

根据上述提出的三种解决思路，医院各部门立即开始分工行动。党院办统筹协调，医务处调研科室需求，总务处梳理房间布局，后勤保卫清理补丁标识，宣传办公室对接标识设计公司。

虽然总体原则已经明确，但在修改楼层错层问题方面，由于建筑存在时间较长，职工已形成原有使用习惯，解决问题的主要难点在于彻底解决因为建筑本身构造设计问题造成的楼层错层问题。

针对这一难点，首先，在医院党委的指导下，专项工作组经过详细的现场踏勘和讨论，提出了具体解决方案。针对地下文化长廊：决定将文化长廊连接门诊楼侧、急诊楼侧、第二住院部侧统一调整为"B3层"，但由于门诊楼地下共有4层，为此将门诊楼原"B2层"调整为"M（夹层）"；针对空中连廊：将门诊楼、急诊楼之间的空中连廊连接楼层统一调整为"3层"，为此，急诊楼原"B1层"调整为"G（0层）"，急诊楼楼层整体下调一层。

其次，为了进一步确定具体方案的可行性和科学性，医院党委深入贯彻集体领导、民主集中、会议决定的原则，在全院干部会和教代会常设主席团会等广泛征求意见，不断讨论，吸纳完善，形成了最终方案。

之后，整改方案确定后，专项工作组根据方案制定了详细到天的工作时间表，同时做好风险评估，尽可能将可能发生的问题和困难想在前面，做好相关预案，以确保方案能够按时完成。

最后，各相关部门按计划和分工对门诊楼、急诊楼各功能单位进行重新梳理，规范和更新了楼层及科室分布导示、各就诊路标指引、窗口科室的标识等，所有标识经过重新设计制作和安装，各种标识均采用醒目的颜色和字体设计并做到了与原有风格保持一致，体现了北大医院的整体文化和形象。医院标识系统以统一明确的面貌重新示人。在此基础上，医院还完善了各功能单位发生变化时需要更新标识的流程，以保证未来标识系统的及时更新和有序管理。

### 五、扎实推进，取得实效

至2019年末，门诊楼、急诊楼标识系统完成了整体错层修改及试运行阶段。在此期间，医院通过来院患者以及院内职工的满意度调查，检验标识系统更新后的成效。有些患者提出个别位置标识应该突出醒目，有些院内职工提出某些位置应适当增加，通过大家提出的宝贵建议，专项工作组又进行了持续不断的查缺补漏，最终顺利完成了全部调整。

完成标识系统的改造后，在最初使用过程中也遇到了一些问题。例如有一些医务人员及负责配送的工作人员反映由于医院楼层的整体调整与原来固有的工作习惯不一致，可能会给日常工作造成一定的不便。但是随着医院各协同部门的宣传以及员工工作习惯的建立，大家逐渐接受了新的标识系统，且越来越方便。

新的标识系统清晰、明确、统一，不仅迅速获得了本院职工的高度认可，更为广大患者提供了更加便捷、流畅的就医体验，大大提升了患者满意度。新的标识系统极大改善了医院的就医环境和医院的整体形象，成为改善医患关系的基石，获得了患者和职工的一致好评。

患者满意度是评价医院服务管理的重要组成部分，提升患者满意度，不仅需要提高服务质量，还需要优化就医环境。医院环境代表着医院形象，它为患者服务体验奠定了整体基调。人性化的服务设施、合理的区域划分以及清晰统一完善的标识，可以提高患者的就诊效率，并使其真切感受到医院以人为本的服务理念。日后，北大医院还将继续梳理医院其他院区的标识系统，不断完善、持续改进，并以此为起点，从细节做起，聚焦患者就医的急事难事，着眼于解决患者关切的"难点、痛点、堵点"问题，注重实际效果，为百姓提供更加安全、温馨、高效、便捷的医疗服务。

坚持问题导向抓整改，坚持为民服务解难题。一直以来，北大医院坚持党委领导下的院长负责制，在党委领导下北大医院人"不忘初心、牢记使命"，以问题为导向，以患者为中心，在优化就医流程、减少堵点等方面不断改进，大胆创新，把"改"字贯穿始终，抓整改、解难题、求实效。北大医院始终坚持改革与改善服务同步推进，这既是对百姓日益增长的就医需求的回应，也是北大医院作为大型公立医院的责任与担当。

公立医院党建，常做常新。推动党建与业务相互融合、共同发展，使党员更加有为、党组织更加有力、党建工作更加有效、业务发展更加高质，是各级党组织面临的共同课题，也是党建工作的一项长期任务，需要立足实践不断研究探索，并形成长效机制。未来，北大医院将继续严格落实党委主体责任，抓好党委领导下的院长负责制这个新常态，立足实际，围绕中心，不断探索行之有效的机制与方法，不断提升医疗技术水平和服务能力，把为人民群众提供高质量医疗健康服务、满足人民群众对健康的需求、促进医疗卫生事业发展作为检验党建工作成效的根本标准，从理论到实践、从框架到操作、从内涵到载体，在坚持全面从严管党治党的基础上，积极探索党建与业务高度融合，不断增进融合的密度深度，为医院党建肌体注入新鲜血液，促其茁壮成长、焕发生机活力、保持旺盛生命力。

## 【党建与领导力】

## 抗疫凝心聚力，练就卓越领导力

习近平总书记在十九大报告中指出，中国共产党人的初心和使命，就是为中国人民谋幸福，为中华民族谋复兴。这个初心和使命是激励中国共产党人不断前进的根本动力。中国共产党的领导是中国特色社会主义最本质的特征，是中国特色社会主义制度的最大优势。十九大报告强调要"坚持党对一切工作的领导。"

北大医院深入学习贯彻党的十九大精神，落实中共中央办公厅印发的《关于加强公立医院党的建设工作的意见》，积极贯彻执行公立医院实行党委领导下的院长负责制，制定了"党委领导下的院长负责制"组织构架。党委发挥把方向、管大局、作决策、促改革、保落实的领导作用；院长在医院党委领导下，全面负责医院医疗、教学、科研、行政管理工作。

在习近平新时代中国特色社会主义思想和十九大精神的指引下，北大医院党委认真贯彻执行党的路线、方针和政策，积极探索科学、优质、高效的党建管理模式。组织结构做到"实、稳、优、正"，工作机制做到"高、严、清、好"，党建工作全面扎实，卓越领导力凸显。紧紧依靠北大医院"党委领导下的院长负责制"完善的组织构架，依靠《北京大学第一医院党委会议事规则》《北京大学第一医院院长办公会议事规则》《北京大学第一医院全院干部会议议事规则》《北京大学第一医院党委委员联系支部制度》《北京大学第一医院党支部考核评估暨支部书记述职制度》等制度的保障落实，北大医院基层党建取得了显著成果。在全面学习贯彻党的十九大和十九届二中、三中、四中、五中全会精神、深入贯彻落实习近平新时代中国特色社会主义思想、认真贯彻落实中央重大决策部署和上级党组织重要工作部署情况下，不断抓好基层党组织基本建设、思想政治工作、党风廉政建设工作，北大医院医疗、教学、科研、经营、行政管理工作统筹兼顾，重点突出，各项工作齐头并进，充分展现了北大医院党建卓越领导力。

2020 年，新冠肺炎疫情肆虐祖国大地，自新冠肺炎疫情防控阻击战打响以来，北大医院党建卓越领导力体现得淋漓尽致。党旗所指，就是冲锋所向，在疫情来势汹汹的危急时刻，北大医院党委举旗定向、精准预判，在后方成立疫情防控"指挥部"，党政领导班子全体成员靠前指挥；在前方，成立医疗队临时党支部，让党旗高高飘扬抗疫一线。全院各基层党组织积极动员，前后联动，筑起抗击疫情的最强战线。充分体现了医院党委把方向、管大局、作决策、促改革、保落实的卓越领导力，充分发挥了党支部的战斗堡垒和共产党员的先锋模范作用，彰显出医者仁心、大爱无疆、勇者重任、逆行向前的精神风貌。

### 一、以大局为重，彰显感召力

来势汹汹的新冠肺炎疫情是对全体共产党人的又一次重大考验，把人民群众生命安全和身体健康放在第一位的北大医院人责无旁贷。2020 年 1 月 25 日是大年初一，18:30 医院接到国家卫生健康委通知要求组建国家医疗队赴鄂支援，20:30 医院紧急召开党委会，部署抗疫工作安排，21:30 向全院医护人员、教职员工发出《倡议书》，共 1 700 余名职工报名请战，23:30 抗击疫情医疗队物资准备就绪，24:00 抗击疫情医疗队集结完毕，20 名医护名单上报，第二天大年初二即刻出征；2020 年 2 月 1 日下午，1 小时内，北大医院 4 名专家再次集结完毕，出发赴鄂；2020 年 2 月 7 日，响应国家紧急召令，北大医院 111 人的"百人天团"再出发赴鄂，135 人组成的北京大学第一医院援鄂抗疫国家医疗队会师。在这些紧凑有序的时间节点中，无不凝聚着党建的力量，在党、国家和人民亟须之时，全体党员、干部身先士卒、率先垂范，同志们向党组织主动请战，自觉赶赴抗疫一线工作岗位，快速分工后形成了战斗集体，发挥了科学、精准、坚强的抗疫力量。在党委的领导下，受党员同志们的感召，全体北大医院人坚守岗位、恪尽职责，树立大局意识，坚决服从组织安排。

在突如其来的疫情面前，医务人员与病毒狭路相逢，短兵相接。白衣执甲，火速集结，援鄂抗疫，布控支援，北大医院抗疫英雄第一时间赶赴医疗救治和感染防控一线，以生命赴使命，以大爱护众生，无私奉献，连续作战。北大医院人以国家的名义，书写着人间的大爱情怀；以人民的名义，点亮了患者的生命之灯。

**二、党心不临时，展现感染力**

这场严峻的战斗中，医院党委充分发挥战斗堡垒作用，医疗队出发前夕，医院党委批准成立"北京大学第一医院援鄂抗疫医疗队临时党支部"。临时党支部共有正式党员 37 人，预备党员 16 人。临时党支部，党心不临时。在抗疫一线，医疗队员们奋勇抗疫的同时，心灵受到了洗礼，思想得到了升华。12 名同志一线入党，50 余份入党申请书，一封封入党申请书就像一封封请战书，字里行间流露出听党指挥的坚定信念，他们用钢铁意志和血肉之躯筑起守护生命安全的坚强防线。在前线的党员发展大会上，大家再次感受到初心与使命之重，感受到砥砺前行、继续奋斗的时代责任。在疫情期间，虽然会场门窗洞开，人人佩戴口罩并保持距离，但同志们诚挚而欣喜的眼神透露了他们热烈如火的内心，团结如一的亲密。大家的心情格外激动，面向鲜艳的党旗，全体党员举起右手，一同重温入党誓词。初心不改，矢志不移，越是艰难越向前，坚定信心盼凯旋！"对党忠诚、坚守岗位、尽职尽责，为打赢疫情防控攻坚战作出最大贡献……"面对党旗，12 位同志郑重宣誓，立下"军令状"，展现了作为一名共产党员在关键时期、特殊节点甘于奉献、勇于担当的政治信念！

全体党员带着极大的使命感和责任感投入了医疗救治工作中，团结拼搏，严谨细致，不抱怨任何一种困难，不计较任何一项付出，不放过任何一个疏忽，不丢下任何一个病人，高标准、高水平地完成了任务，用忠诚和担当书写着共产党人的品格。作为国家队，降低危重症病亡率、提高治愈率是我们义不容辞的责任。虽然一线的救治工作不断面临困难和挑战，但医疗队员们毫不畏惧、英勇出战。医疗队充分发挥专业特长和多学科诊疗优势，根据病程特点，周密严谨地开展了监护监测、呼吸支持、循环支持、器官保护、免疫营养、抗炎抗病毒等救治工作，精心科学地制定了严谨的诊疗、护理和康复方案。特别是，在祛除疾病的同时全面地疗愈身心。医生用乡音"话疗"患者，疾病无情，但医疗有了温度；护理团队从基础到生活再到心理的全方位照护，对待病患如亲人，诠释了"爱心浇灌，生命之花"的护理真谛；中年骨干们，依靠着多年累积的扎实经验，全盘思考、科学施治；青年突击队，初生牛犊不怕虎，越是艰险越向前，用行动彰显青春力量。72 天一线奋战，累计收治患者 115 例，治愈出院100 例，医疗队实现了危重患者"高治愈"，医务人员"零感染"。

北大医院的核心价值观是"厚德尚道"，在新冠肺炎疫情防控这样的重大历史关头，我们的党员干部从不畏惧，勇挑重担，家国情怀时刻在肩。这种"厚道"文化的传承离不开党的坚强领导、离不开北大医院人的万众一心。

### 三、前后方联动，体现凝聚力

千里之外，北大医院 135 人的团队英勇奋战，与病毒抗争；而在"老皇城"内，后方的北大医院人同样日夜坚守，与时间赛跑，承担起守卫首都人民平安健康的职责。发热门诊的同志们竭尽全力做好抗疫工作；急诊科的同志们日夜不休守护京城百姓健康；职能后勤部门全员在岗全力保障。疫情初起，迅速组队；疫情严峻，日夜坚守。发热患者筛查、风险评估、核酸检测，他们严防死守；同时科研攻关、科普传播，开展全民防控。疫情尚未结束，大家将继续不遗余力完成排头兵的角色，为疫情防控继续努力。

"春山在望，最后坚守；佳期可期，医者荣光"，这是党委书记潘义生在北京写给全体北大医院援鄂抗疫国家医疗队队员的家书。收到来自家人的问候和祝福，抗疫前线的队员们备受感动和鼓舞。在武汉，他们也用最诚挚的语言、最真挚的情感表达了对"大后方"的思念和感谢。2020年4月6日下午，北京大学第一医院援鄂抗疫国家医疗队完成各项医疗救治任务后返回北京。135名医疗队员不负众望，不辱使命，70个日夜的坚守，100位患者康复出院。这支医疗队的专家横跨了呼吸、重症、感染、心血管、肾脏、免疫、泌尿等多个专业，在抗疫一线，他们承担着危急重症患者的救治，充分发挥多学科联合、科学精准施治的优势。作为国家队，北大医院医疗队承担的是危重患者的救治，而降低危重症病死率、提高治愈率就是他们义不容辞的责任。从进驻医院开始，这支专业、有序、科学、精细的救治团队就开始了高效运转，严格落实习近平总书记提出的"科学防治、精准施策"重要指示精神，制定"一人一案"治疗策略，推动建立北大医学会诊中心，建立多平台多维度多学科合作模式，例会制度常态化、病例讨论常态化、学科会诊常态化，他们用精细管理、全能护理，与全国人民一道，打赢湖北疫情阻击战。

### 四、发挥国家队职责，提升影响力

除了医疗队的前后作战，北大医院多位临床专家作为国务院联防联控机制专家组成员参与新冠肺炎疫情防控和医疗救治任务。李六亿作为院感专家先后赴湖北、黑龙江、吉林、新疆、云南、河北等地开展疫情防控，参与医疗队员院感培训、方舱医院流程设计、定点医院改造改建、国家层面政策制定等工作；王贵强作为国务院联防联控机制医疗救治专家组成员、科技攻关专家组成员等，曾前往安徽、新疆等指导危重症新冠肺炎患者救治，作为核心专家参与《新型冠状病毒肺炎诊疗方案》第五、六、七版修订工作，提出诸多建设性意见并写入诊疗方案，并作为专家主持科技部应急攻关项目，作为国家卫生健康委指派的专家参与数十场新闻发布，向国际社会介绍中国诊疗经验，覆盖200余个国家和地区；王广发作为医疗救治专家在疫情初期即赴武汉，调研疫情态势、参与形势研判、制定诊疗方案、指导医疗救治，随后又赴辽宁、吉林等地参与疫情防控工作，作为久经沙场的抗疫老兵，哪里有疫情，哪里就有王广发的身影。此外，应国家指派，医院急诊科四名医护人员随同外交部赴境外参与驻外人员的疫苗注射工作。他们都代表着北大医院为疫情防控作出自己的贡献。

### 五、疫情防控常态化，体现领导力

为贯彻落实新冠肺炎疫情防控相关规范和《北京市医院安全秩序管理规定》，切实保障医务人员人身安全和患者就医体验，在常态化疫情防控背景之下，医院加强各院区管理工作。

预检分诊，筑起第一道屏障。医院在各院区严格规范设置预检分诊点，安装安检系统，增设信息化检测设施，搭建方舱保证"应检尽检"，制定制度、优化流程、动态调整，使预检分诊更科学化、流程化、规范化，确保入院人员测温登记无盲点，安全检查无漏点。

预约就诊，减少人群聚集。为了做好疫情防控工作，医院是实行全预约就诊，患者只需按照预约就诊时段提示提前到院即可，实现错峰就诊，减少院内人群聚集，保障院感防控，筑牢健康防线。

发热门诊改造完成，切实落实新冠肺炎筛查"1+3"。为进一步落实新冠肺炎疫情防控工作，根据国家、北京市对综合医院发热门诊的相关要求，切实筑牢抗击疫情的坚固防线，经过 37 天的工程建设，发热门诊于 11 月 30 日升级改造完成准时开诊。作为传染病防治的"第一道关口"，严格落实"早发现、早报告、早隔离、早治疗"的"四早"原则，以及核酸检测加血清抗体检测、影像学检测、血液检测的"1+3"筛查模式。

### 六、抗击疫情在路上，展现前瞻力

2021 年开年伊始，面对首都新冠肺炎疫情出现新变化的冲击，北大医院积极投身疫情防控阻击战，以高效优质的服务书写了"国家队"医院的责任与担当。

医院党建练就的领导力之前瞻力，再次充分体现出来。为适应疫情防控常态化管理，医院早期即做了充分的准备，党政领导靠前指挥、及时部署，按照"平战结合"的原则，前期就组建了后备团队随时待命，按照疫情防控工作动态变化随时出发。医院加强宏观统筹，修炼扎实内功，坚持"精准防控，学科联动，综合保障，统一指挥，阶段调整"的总原则，在疫情防控形势发生变化时，及时启动了各项工作机制和应急预案，在保证正常医疗需求的前提下，保质保量保速完成疫情防控和突发的应急任务。医院已探索出了一套应对秋冬疫情的实践方案，从重点人群核酸采样与检测、到大范围人群核酸采样与检测、到环境核酸采样与检测、到高风险物品外包装核酸采样与检测，再到新型冠状病毒疫苗接种与不良反应处置，全方位抗击新冠肺炎疫情。

**核酸采样：跑出防控加速度**。2021 年 1 月 8～11 日，医院派出采样队支援顺义区核酸检测；2021 年 1 月 22～23 日，医院派出采样队支援西城区核酸检测。霜寒风冷，凉冬萧索，采样队丝毫没有懈怠，认真规范地为所有人采集了样本，从曙光初盛的清晨到寒星遍天的夜晚，采样队寒风中坚守，圆满完成了采样任务。采样队带回的除了样本，还有满满的好评和感谢。社区志愿者向他们学习布置场地、简化流程、个人防护、环境消杀；小朋友在他们和善轻柔的安慰中不再害怕，勇敢地配合完成采样；年长者在他们温暖体贴的关爱下，安全无碍地完成了采样。

**核酸检测：高通量实验室的硬核支撑**。2020 年 1 月起，医院先后多次提速核酸检测的实验室建设。承担这项工作任务的检验科从制度、场地、设备、人员等几番更新改造、提升能力，以优质、高效为目标。一年来，医院可承担的核酸检测工作量一再扩容，每日最大检测能力可达 1.5 万人次，检测结果及时上传国务院客户端和北京健康宝，这样的容量和速度是医院高通量实验室和全市高速联网信息系统联手打造出的，硬核的技术力量是让首都市民安心、舒心的可靠保障。

**疫苗接种：全流程管理的示范方案**。新型冠状病毒疫苗接种是疫情防控的有力武器，启动全市疫苗接种工作以来，医院选派人员组建了两支共90 人的"市级机动接种队"，接种队包含接种组、医疗救治组、保障组及管理组，全方位保障疫苗接种工作。2021 年 1 月 5 日起，医院陆续接到多项北京市卫生健康委关于疫苗接种的任务。先后共计三批次、135 人次的医护人员承担了社会任务，共计接种 1.6 万剂次，未发生明显不良反应。接种队合理设计接种区域，优化接种流程，明确岗位职责，安全、规范、高效地完成接种任务。

一年前，北大医院人寒冬逆行，援鄂抗疫；一年后，我们不忘初心，依然坚守。全院上下将齐心协力，继续做好人员和技术储备，立足本职，勇于担当，坚决守住冬春季疫情防线，巩固来之不易的防控成果，为人民群众构建可靠的公共卫生安全屏障，为经济社会高质量发展保驾护航。身为北大医学人，身为首都市民，我们不负重托，不辱使命：援鄂抗疫国家医疗队实现了危重患者"高治愈"，医务人员"零感染"；在医院后方打造首都疫情防控的"水准原点"；派出专家赴湖北、黑龙江、吉林、辽宁、新疆、云南、河北等地指导防控工作，实现各地反弹疫情"清零"；探索云医疗、智慧医疗，全力复工复产复能，线上线下结合全面开展工作……在医疗救治和疫情防控两条战线上，在复工复产的全力奋战中，"厚德尚道"的北大医院人一次次用高效有力的工作组织和扎实亮眼的工作成效交出了令党和人民满意的答卷。全国抗击新冠肺炎疫情表彰大会于 2020 年 9 月 8 日上午 10 时在北京人民大会堂隆重举行。中共中央总书记、国家主席、中央军委主席习近平向国家勋章和国家荣誉称号获得者颁授勋章奖章并发表重要讲话。北京大学第一医院援鄂抗疫国家医疗队荣获全国抗击新冠肺炎疫情先进集体，北京大学第一医院院长刘新民、感染管理 – 疾病预防控制处处长李六亿、感染疾病科主任王贵强、呼吸和危重症医学科副主任、党支部书记马靖、大外科科护士长王玉英荣获全国抗击新冠肺炎疫情先进个人。

2021 年是建党一百周年，是"十四五"开局之年，也是乘势而上向第二个百年奋斗目标进军的开局之年。作为公民，我们深刻地感受到祖国的日益强大与繁荣。尤其是在抗击疫情这一场没有硝烟的"战争"中，我们淋漓尽致地体会到了祖国强大的战斗力和执行力，而这一切离不开"坚持党对一切工作的领导"。作为国家队，北京大学第一医院援鄂抗疫国家医疗队在上级各级党委与医院党委的全力保障与卓越领导下，以实际行动展现了"敬佑生命，救死扶伤，甘于奉献，大爱无疆"的崇高精神。"生命至上、举国同心、舍生忘死、尊重科学、命运与共"，习近平总书记强调，"伟大抗疫精神，同中华民族长期形成的特质禀赋和文化基因一脉相承，是爱国主义、集体主义、社会主义精神的传承和发展，是中国精神的生动诠释。"

在伟大复兴中国梦的指引下，北大医院人也有着自己的梦想，"国家任务医学基地，世界一流学术医院"是我们的战略目标。我们要认真对照十九届五中全会文件要求，对标对表中央作出的一系列新判断、新要求、新部署，继续开门问策、集思广益，最大限度凝聚共识、统一思想，在健康中国、科技兴国、教育强国的背景之下，立足"立德树人为本，学术引领未来"的行动纲领，以高质量的规划建议为医院"十四五"发展谋篇布局，将"聚焦学术竞争力，打造医学中轴线"作为总体目标，早日形成"中心院区：国家任务，学术引领；密云院区：医疗先行，学科统筹；大兴院区：国际视野，北大模式"的一院三址、一体两翼的格局，不忘"厚积淀耕耘一百载"的从医初心，开启"新时代筑梦三十年"的时代征程。走过105年的北大医院，历经世纪风雨，情系万民健康，我们始终与国家和人民同呼吸、共命运；在新时代的征程中，北大医院人一定会用我们的行动去诠释爱国主义和时代精神的深刻内涵，用昂扬的斗志、勤勉的脚步，为国家和医院的可持续发展注入不竭的力量！

第
三
章

建强党建文化体系，引领百年时代风尚
——北京协和医院的世纪荣光

2021 年 9 月 16 日，是北京协和医院建院 100 周年纪念日。医院成立于 1921 年，由美国洛克菲勒基金会创办，1951 年中央人民政府接管，1953 年正式成立党委，开始了在党的领导下蓬勃发展的壮阔征程。医院秉持"严谨、求精、勤奋、奉献"的协和精神，坚守"三基三严"的教育理念，培养造就了张孝骞、林巧稚、曾宪九等一代医学大师和众多中国现代医学领军人，创建了当今知名的数十家医疗科研机构，对我国医药卫生事业发展产生了深远影响。

今日北京协和医院是国家卫生健康委指定的全国疑难重症诊治指导中心，是最早承担外宾医疗的机构，是高等医学教育和住院医师规范化培训国家级示范基地、临床医学研究和技术创新的国家级核心基地。目前，医院共有 4 个院区，国家级重点学科 20 个、国家临床重点专科 29 个，是疑难重症及罕见病国家重点实验室的依托单位。"转化医学国家重大科技基础设施（北京协和）"是我国"十二五"期间优先安排的重大科技基础设施之一。以学科齐全、技术力量雄厚、专科特色突出、多学科综合优势享誉海内外。医院连续 11 年蝉联复旦大学医院管理研究所发布的"中国医院排行榜"榜首，在全国三级公立医院绩效考核中连续夺冠。协和经验作为国务院建立现代医院管理制度的先进典型和公立医院党建标杆向全国推广。

医院党委成立于 1953 年。68 年来，在党委坚强领导下，医院党的建设工作得到进一步加强，形成党委下设 11 个党总支、85 个党支部的三级组织设置，共有党员 2 876 名。2020 年发展党员 71 名，常规党员发展中高知比例群体达 50%，培训发展对象 89 人，均达历史之最。

医院荣获"全国文明单位""全国先进基层党组织""全国民族团结进步模范集体""全国抗击新冠肺炎先进集体""全国三八红旗集体""中央国家机关先进机关党组织"等多项表彰，医院党委入选教育部全国高校党建双创"标杆院系"，护理党支部工作入选《中央和国家机关党建创新案例选》。

# 第一节　医院历史与文化传承

建院之初，北京协和医院就志在"建成亚洲最好的医学中心"。百年弹指一挥间，协和这座记载文明和荣光的殿堂，走出了近百位影响中国现代医学发展进程的医学大家，他们攻克了无数疑难杂症，完成了大量高水平的研究，穿越世纪的风雨韶华和淬火洗礼，这座中西合璧的现代化医院，历久弥新，正迸发出勃勃生机。

## 一、百年激荡的协和

百年恰是风华正茂，从 1921 年到 2021 年，在这块孕育着无限希望的土壤中，协和人以执着的医志、高尚的医德、精湛的医术和严谨的学风奉献心智、播种希望、创造辉煌。

### （一）协和诞生，铸就典范

二十世纪初，洛克菲勒基金会领导下的美国中华医学基金会创办了远东乃至亚洲最好的医学学府——北京协和医院。1917 年，协和奠基。1920 年 4 月 14 日召开了协和医学院董事会会议，确定协和的办院宗旨和发展方向——"聘请世界一流学者、创建远东第一流医学院、培养第一流人才"。由此产生的"协和模式"延续至今，影响广泛而深远。1921 年 9 月 16 日，北京协和医院在万众瞩目中举办了隆重的开幕典礼。

协和在建院之初就设有内科（包括神经精神科、儿科、皮肤科）、外科（包括骨科、泌尿外科、牙科）、耳鼻喉科、眼科、妇产科、放射科、病理系、公共卫生系、营养科、病案科等科室，内科又包含传染病、心脏病、胃肠病、结核病、血液病等专业，共 250 张床位。协和创办之初就将科学研究确定为重要任务之一，对中国现代医学的发展起到了重要的推动作用，对世界医学也作出重要贡献。

协和医学院在国内最早开创八年学制，教学传统集中表现为全院从院长、主任、专家、医师到后勤员工人人关心教学，将培养一流医学人才视为己任。医院遵循"高起点、高标准、高水平"的原则，形成了以教师为主导、学生为中心，重视床旁实践和自学能力培养、精雕细刻、严格要求、重视个性化教学的氛围和特征，具体体现在医预科、医本科及毕业后教育的各个环节。淘汰制、导师制、客座教授制、住院医师制、总住院医师制、大查房、临床病理讨论会（CPC）等长期形成的独特而优良的教书育人传统是协和成功和辉煌的重要基础。

1920 年创办北京协和医学院护士学校，学制四年或五年，是我国最早也是唯一一所本科水平的高等护理学校，教育水平等同于当时西方国家顶级护校水平，开创了我国高等护理教育的先河。

1921 年，协和成立了社会服务部（Social Service），并开办了职工社会服务部、怀幼会、调养院及救济部等几个附属机构。社会服务部搭建起医生和病人之间的桥梁。1925 年，公共卫生系主任 J. B. Grant（兰安生）与北京市京师警察厅共同创办了京师警察厅公共卫生事务所（1928 年更名为北平市卫生局第一卫生事务所），这是世界上第一个以城市居民、学校、工厂为对象，包括医疗、预防、卫生宣教、社会服务、卫生统计等工作的城市卫生示范区。1929 年兰安生、晏阳初、陈志潜等创建了河北定县公共卫生实验基地，至 1935 年年初建成了一个包含区、乡、村三级的医疗保健体系。协和的成功经验曾推及至全国并为欧美所效仿，因此协和被誉为中国公共卫生事业的起源地。抗日战争期间，协和师生积极行动，先后成立军事医官训练班及学生医疗队，奔赴前线开设战地医院，救治伤员数以千计。院内接治负伤的国民革命军第二十九军官兵 300 余名及部分八路军将领，为晋察冀军区送去亟需的药物与手术器械。

1941 年 12 月，日军占领协和，学校被迫关闭。国难当头，协和师生纷纷奔赴全国各地继续行医和教学。张孝骞出任湘雅医学院院长，带领全校师生辗转贵阳、重庆，在战火中将这一名校保存下来。协和护校聂毓禅校长带领全体师生在成都复建协和护校。相当一部分医护员工在北平和天津自由结合，组设医院、诊所及化验室等，如北平的中和医院、儿童医院、道济医院，天津的恩光医院、天和医院等，把协和的优良传统和办学经验带到了全国各地。谢元甫、钟惠澜、关颂韬、孟继懋、卢观全、林巧稚等相继应聘北平中和医院，并带去曾宪九、周华康、冯传汉、胡懋华、吴阶平、黄萃庭、张安、葛秦生等一批青年医生，将这所原由法国修女管理的医院，改造成"小协和"，这也为协和在 1948 年复院保留了业务骨干。

1948 年 5 月，协和正式复院。协和复院的消息就像一块磁石，把散在各地的协和人重新凝聚到一起。受李宗恩院长的邀请，张孝骞教授回到协和主持内科工作。夜深人静，他伏案给旧日的同事、学生、留居海外的医学工作者写了一封又一封充满着热情和希望的信件，劝说他们到协和来，共同开创医疗和教学工作的新局面。内科、外科、妇产科、儿科、神经科、皮肤科、眼科、耳鼻喉科、放射科、营养部、社会服务部等相继恢复。张孝骞、娄克斯、林巧稚、诸福棠、许英魁、李洪迥、罗宗贤、刘瑞华、谢志光、周璿、张中堂等担任主任肩负起科室筹建工作，使协和在复院以后的两年间历尽风霜而光华愈炽。

**（二）栉风沐雨，坚韧前行**

1949 年新中国诞生，1951 年中央人民政府接管"私立北平协和医学院"和"北平协和医院"，开启了协和在党的领导下、由中国人自行管理和建设的历程。

医院于 1953 年正式成立党委，任命罗诚为党委书记，医院党委工作得到进一步加强。1956 年 3 月，国务院决定将中国协和医学院划归中央卫生部，9 月 1 日协和医学院和协和医院正式归中央卫生部领导。1957 年 11 月 25 日，卫生部决定：中国协和医学院与中国医学科学院（由中央卫生研究院 1956 年更名而来）合并，医院更名为中国医学科学院北京协和医院。

中华人民共和国成立初期，由于抗美援朝战争和全国卫生体系建设的需要，协和培养和积蓄的大批医学领军人才被输送到全国军队和地方各主要医学院校、科研机构和医院。他们担负起创办医院或创建学科的重任，把协和的传统、作风、教育与科学理念、组织体制和管理经验带到了全国，在新中国医疗卫生事业发展和医疗卫生服务体系建设中起到了不可替代的重要作用。如军队系统的解放军总医院（301 医院）、中国军事医学科学院、解放军胸科医院，中国医学科学院系统的阜外医院、整形外科医院、肿瘤医院、血液病研究所、皮肤病研究所，首都医科大学系统的北京妇产医院、北京儿童医院、首都儿童研究所、北京积水潭医院、北京第二传染病医院（今佑安医院）等医院，都是由协和人创办的。此外，许多协和名家分赴上海、广州、浙江、山东、天津、四川、贵州、福建、云南、湖北等担任数十家著名医院的院长及学科创始人。

建院伊始的协和即以学科齐全、名师云集、多学科综合优势享誉海内外，但这一时期大量的人才输出客观上造成了协和自身学科不全与人才断档，北京协和医学院办学一度中断，也使协和医师队伍培养青黄不接。1957年，张孝骞本着对中国医学教育的历史责任感和巨大的政治勇气，上书中央建议恢复协和八年制的医学教育，同年被国务院批准。中央指示，"只要有党的领导，可按照老协和医学院的办法办"，该方针后来被简化为"党的领导加旧协和"。1962年，协和总结办学经验提出著名的"三基三严"，这一提法很快传遍全国。

医院各学科补充了大量骨干人才，规章制度逐步恢复，医教研工作步入正轨，为学科、学组的深化发展奠定了基础。在张孝骞领导下，大内科成立呼吸、胃肠、心肾、传染以及血液等五个专业组，各专科实验室逐步建立并开展工作，恢复内科大查房制度、住院医师培养制度。吴英恺、曾宪九先后主持外科学系，大外科设基本外科、胸心外科、骨科、泌尿外科、神经外科、整形外科以及麻醉等专业组。协和外科强大的人才梯队逐步形成，完成多项国内首次开展的高难手术，部分达到当时国际最高水平。林巧稚在国内首先对妇产科进行学科规划，先后成立了生理产科、病理产科、妇科、妇科肿瘤、妇科病理、妇科内分泌、计划生育等专业组。医院在二十世纪五十年代开始滋养细胞肿瘤的研究，后取得突破性治疗效果，使初治病人死亡率由过去的90%以上下降至15%以下。五十年代末六十年代初，医院新建了内分泌科、同位素室、检验科和中医科等学科。同时根据临床教学需要，从外院调回部分技术骨干，完善了学科布局。儿科、眼科、口腔科、皮肤科、神经科、耳鼻喉科、病理科、放射科等科室都努力进取，完成了一些高水平、开创性的工作。

在党的领导下，协和人以极大的爱国热情投身社会主义建设，为新中国的医学研究、疾病防治、学科筹建、人才培养及主要医疗机构的建立作出了历史性贡献。虽历多次政治运动，几经辛苦遭逢，协和人始终恪守信念，坚韧前行。

### （三）继往开来，追求卓越

党的十一届三中全会之后，中央确立了"尊重知识、尊重人才"的国策，全党将工作重点转移到社会主义现代化建设上来之后，改革、开放成为时代主旋律。协和人受到巨大鼓舞，医院焕发出盎然生机。

凭借协和享有的盛誉和医生良好的业务及外语素质，医院派遣大批骨干到国外一流院校和科研机构长期进修，引进大量领先技术、设备并推广使用。医院同欧洲、美洲、亚洲的30多个国家和地区的上百家机构建立了联系，与国际机构、民间组织建立了多个国际合作中心，在多个领域开展合作，促进了医院与国际同行的学术交流和友好往来。

二十世纪八十年代，卫生部指定协和为"全国疑难重症诊治指导中心"，协和向着建成学科齐全、优势突出、综合实力强大、国际一流、国内榜首的现代化医院迈进。1983年，卫生部选择协和医院作为城市医药实体改革的第一块试验田，借此推动全国卫生系统的改革。医院党委在实践中总结出六方面的成效和经验，包括：院长负责制；强调责权利相统一、三结合的目标管理责任制；打破"大锅饭"、向第一线倾斜的按劳分配制；开展专家门诊；试行新技术设备按成本收费；发展横向联合、扩大服务功能。协和的实践为指导全国卫生系统改革的方向和思路提供了新的依据。同时医院紧紧把握临床医学多学科交叉融合、相互渗透的发展趋势，一方面继续保留和强化内科、外科、妇产科三大学系以形成合力，综合协调医、教、研全面发展；另一方面有计划、有重点地引进和发展新兴和前沿学科；部分专业组根据需要深化发展，脱离二级学科独立成科，保证医院朝着既定目标可持续发展。密切结合临床实际需要立题，多学科通力协作，开展重大疑难疾病的病因机制和诊疗方法的创新研究，是协和科研工作的传统与特色。经过几代人、几十年不懈努力，一大批高水平的研究成果已直接转化为临床诊治方法，获得了25项国家科技进步奖和百余项省部级科技成果奖。

改革开放为协和医院提供了前所未有的发展机遇。几代协和人不懈努力、多学科协作，结出累累硕果。医疗为根本，教研作双翼，继承优良传统，锐意改革进取，赢得百姓和业内的良好口碑。协和人以忠于科学的职业情操、忠于人民的奉献精神，在中华民族伟大复兴的进程中，勇攀医学事业新高峰。

**（四）砥砺奋进，筑梦百年**

1985 年 3 月 18 日，医院几度更名后，再次恢复为中国医学科学院北京协和医院，并沿用至今。在近百年的历史进程中，医院名称先后变更八次，每次更名都打着很强的时代烙印，最终回到起点：

1921 年 9 月 16 日　　北京协和医院

1929 年　　　　　　私立北平协和医院

1951 年 1 月 20 日　北京协和医院

1951 年 4 月 20 日　中国协和医院

1957 年 11 月 25 日　中国医学科学院北京协和医院

1966 年 9 月 29 日　中国医学科学院北京反帝医院

1972 年 1 月 1 日　　首都医院

1978 年 12 月 27 日　中国医学科学院首都医院

　　　　　　　　　中国医学科学院临床医学研究所

1985 年 3 月 18 日　中国医学科学院北京协和医院

党的十八大以来，在实现中华民族伟大复兴的"中国梦"的征程中，全体协和人放眼未来，紧扣时代脉搏，以激情、智慧与担当提出了"协和梦"，凝练出"百年协和内涵"，以建设学术协和、品质协和、人文协和为实现宏伟愿景的现实路径。坚持"以人民为中心，一切为了患者"的办院方向，着力推进医疗服务、人才培养、科技创新、精细管理、开放协作、党建文化"六大体系"建设，引领医学创新发展，守护人民生命健康。

百年来，医院学科大树成荫，古干添枝绿意盎然。从建院初期的 13 个学科，不断培养学科带头人，建设人才梯队，规划学科方向，打造顶尖学科，发展为 2021 年的 57 个学科，学科数量不断增加，规模不断扩大，实力不断增强，新兴学科不断分化。医院深入开展学科建设专项督导，设立"学科发展基金"，首批新技术项目先行落地。大力推动疑难病多学科诊疗，牵头成立"中国罕见病联盟"，首个疑难重症及罕见病国家重点实验室获批，国家转化医学重大科技基础设施协和项目即将建成启用。与中国科学院、清华大学、北京航空航天大学、华为等开展战略合作，积极推进跨学科交叉融合。

蔚为壮阔的"协和医学城"使病人就诊环境和医护人员工作条件得到极大改善，为"协和梦"的实现奠定了硬件基础。从协和医学堂及原豫王府的全部房产到1921年的协和建筑群，从1974门诊楼的奠基到1995年内科楼、2012年新门急诊、外科楼相继建成投入使用，百年来，医院建筑面积从6万多平方米增加至现在的60万余平方米，形成东单院区、西单院区、帅府院区、大兴院区四大院区的规划布局，就医环境全面提升。

在首届临床实践教学质量评价中，北京协和医院荣登榜首。临床医学博士后项目的"协和经验"上升为国家高端医学人才培养制度化安排。协和也是迄今国内唯一一家坚持住院医师培训制度近百年的医院。

每一项荣誉都凝结着心血、智慧与奉献，每一块奖牌都闪耀着汗水浇灌的光芒。在协和人的努力下，所有的梦想都会成为现实的荣光，所有的荣光都是协和人共有的精神食粮。在党的领导下，北京协和医院在近百年的发展实践中，积淀形成了底蕴深厚的协和文化，引领推动医院持续健康发展，构筑了医院迈向百年辉煌的新起点，向着中国特色、世界一流医院加速迈进。

**二、璀璨的百年协和文化**

面对建设百年协和的目标要求，二十世纪九十年代初，协和在全国率先开展医院文化建设。医院党委带领各党总支支部、全体党员干部，秉承优良传统，创新工作方法，实现了思想教育、文化建设和医院中心工作的紧密结合、相互促进，构筑成协和的文化优势，为医院坚持内涵建设、医教研管全面协调可持续发展保驾护航。

**（一）协和精神**

协和文化理念形成于1962年，《老协和医学院教学工作经验初步总结》中提出了在医疗、教学、科研中普遍适用的著名的"三基三严"原则，这一提法很快传遍全国。"三基"是指基本理论、基本知识和基本技能，"三严"是指严格要求、严谨态度和严肃作风。"三基""三严"原则至今仍是协和医学教育和人才培养的准则。"教授、病案、图书馆"被誉为协和"三宝"。老教授更像是一种精神的风向标，从病历的严谨工整到对患者观察的一丝不苟，都为青年医生们作出了表率。让优良传统与崇高医德风范走进新时代，从老一辈传承到青年医护人员，这是医院持之以恒的一项重要工作。

1991年，在协和建院70周年之际，医院召开协和精神研讨会，确定"严谨、求精、勤奋、奉献"为协和精神的表述。严谨指科学的态度和科学的方法，求精是指高标准、严要求，追求卓越，勤奋指的是对工作的投入和执着追求，奉献是指对病人和医学事业的责任和爱。北京协和医院董炳琨老院长曾这样总结：我认为所谓协和精神，追求其渊源，则是两大主意识流汇合的结晶，一是忠于科学的事业精神，一是忠于人民的奉献精神。

**（二）办院理念**

2011年，在协和建院90周年之际，全院上下广泛讨论，总结提炼出"待病人如亲人，提高病人满意度；待同事如家人，提高员工幸福感"的办院理念。这是以人为本、科学发展理念在医院工作中的具体体现。2014年又凝练出"学术协和、品质协和、人文协和"为表述的协和百年内涵价值体系。

落实办院理念，医院坚持服务患者，持续改善就医体验。"全国人民上协和"，这既是人民群众对协和的信任与厚爱，也使医院面临严峻挑战。医院始终坚持"改革与改善同步"，全面促进医疗服务提质增效，靠精湛的医术免除病人的痛苦，不断满足并超越病人的期望，是协和从未偏离的专业道路和执着追求。

医院坚持服务员工，营造"协和一家亲"的氛围。没有幸福的医务人员，就不会有满意的患者。医院致力于改善员工的工作生活条件，建设职工健身中心、值班公寓、协和1921咖啡吧等，将"快乐工作，健康生活"的理念融入日常工作中，满足员工多层次需求，解决员工后顾之忧。医院推出"爱心卡"制度，为全院600多位75岁以上离退休老同志每人安排1～2位爱心联络人，积极帮助其解决实际困难。医院也高度重视青年工作，在全国医疗机构中首先成立青年工作部、住院医师委员会，为青年工作搭建了畅通的上情下达、下情上传的沟通机制，帮助解决实际问题，用精心服务和人文关怀筑牢"协和家人"的保障线。

### （三）典范人物

典范人物某种程度上就是医院精神的化身，协和重视对典范人物思想的传承和发扬。"如临深渊，如履薄冰""病人是医生最好的老师""我是一辈子的值班医师""看病人不是修理机器，医生不能作纯技术专家"，这些名言是张孝骞、林巧稚等老一代协和人一生都在践行的行医理念，更是协和精神的生动注解。医院定期举办纪念老专家的活动，如"张孝骞诞辰100周年纪念活动""林巧稚诞辰100周年纪念活动""曾宪九诞辰100周年纪念活动""纪念林巧稚大夫诞辰论文报告会"等等。通过出版人物传记、老专家纪念画册和纪念文集，倡导"医生为患者开出的第一张处方是关爱"。医院组织了书香协和读书会、名家讲坛、"老教授话协和""老专家口述历史文化传承教育项目""主任话科史·薪火传百年"等活动，还举办了"缅怀先辈伟绩、开创协和未来"已故知名老专家、老院领导事迹展览，新华社配专题评论"遥望协和先贤，呼唤妙手仁心医生回归"，让全体员工学有榜样、行有楷模。

### （四）文化符号与载体

文化符号是高度凝练的医院历史，多维度彰显了协和华彩。著名艺术家韩美林设计了医院Logo，画面是一群雨燕迎着象征生命的绿色十字飞翔，三只雨燕与绿色十字巧妙地构成了北京协和医院繁体的"協"字，寓意协和人救死扶伤的神圣使命和勤奋奉献的职业精神。张宏誉教授填词、著名作曲家谷建芬作曲，创作了院歌《雨燕》，青年医生王雪霏创作了献礼协和百年华诞的歌曲《百年协和》。

医院不断强化宣传载体建设，定期举办病历展；建成院史馆，用大量珍贵实物及历史图片生动再现了协和人的艰苦奋斗历程和取得的辉煌成就。在学术会堂设立协和专家柱，在医院各楼间的连廊开辟专家墙，在病房走廊和职工活动中心展出协和老照片和历届摄影大赛优秀作品。每年编发院报近20期、约80万字；制作展板500余张、视频短片100余部；建成覆盖全院的近400个视频终端，创建"北京协和医院""协和医生说"

公众号品牌，形成完善的文化传播体系。此外，医院出版了一系列反映协和人做人从医治学为师的书籍，如董炳琨老院长著的《老协和》、医院党委编著的《协和人讲传统话医德》、张之南教授著的《治学与从业》等。

### （五）文化实践与传播

协和重视理念教育，做到每年有主题、活动成系列，如医德医风教育系列活动、"和谐医院·真情服务"主题教育活动等。结合白求恩逝世70周年，开展"做白求恩式的医务人员"座谈会及学习活动；2011年，全院开展《心术》读书活动，各总支各科室纷纷举办《心术》读书报告会"，号召做"仁心仁术"式的医务工作者。2013年组织"老教授话协和"系列活动，老专家讲述他们亲历的协和故事，以及他们对协和精神的体悟。此外，医院还开展了"当一天患者"、学雷锋日、急诊志愿服务等实践教育活动。

医院每年"七一"都要举办党的生日主题教育活动，已成为协和的文化品牌。在顶层设计上不仅是一次庆祝纪念活动，更是一次深刻的思想教育活动。2017年举办了被协和人亲切地称为"协和奥斯卡"的首届微电影大赛。活动共收到10个党总支选送的21部作品，内容丰富、题材广泛。离退休党总支制作的微电影《协和之路》，讲述了老专家献身医疗卫生事业、一生鞠躬尽瘁的光荣历程，感人至深，催人泪下，作品获得评委会特别奖。这些作品被爱奇艺、优酷等知名视频网站在首页置顶推荐，被大量转发，向全社会展示了协和的文化内涵和协和人的精神风貌。一位员工感慨地说："这是我看到的一堂最生动的党课。"医院还通过组织"协和生日"院庆系列活动、"协和春晚"年度总结表彰大会、"协和奥运"职工运动会等品牌活动，为实现协和百年梦想积蓄激情和力量。

### （六）科室亚文化

医院积极支持科室根据自身特点，发展科室亚文化。如妇产科提出"大树小树和森林"理念，将专家、教授比作大树，青年医师比作小树，团队比作森林。大树要剪枝，小树要成长，只有这样才能形成茂盛的森林。也就是说，老教授要给年轻人足够的成长空间，等年轻人都成长起来，整个团队的力量也就壮大了。医院加强科室亚文化建设，进一步提高了针对性和指导性，同时也丰富和完善了医院的文化体系。

### （七）安全文化

医院建立了"容易做对、不容易做错"的医疗安全保障体系。1986 年，医院在全国率先开展医疗成果奖评审，迄今坚持 35 年，对提高医疗质量、鼓励多学科协作等起到积极导向作用。药事委员会自二十世纪八十年代初成立以来一直在医院药品遴选、使用和管理方面发挥重要作用。2005 年起优化药品遴选方式，医院大部分专家纳入药事专家库。每次遴选讨论会之前随机抽取专家进行评选，建立了廉政建设长效机制。医院恢复和新建了病案委员会、药事委员会、手术与输血委员会、预防和控制医院内感染委员会等，充分发挥了专家在医院管理中的作用。2009 年起，医院在全国率先推行不良事件主动上报、手术安全核对及医生工作站高危药品警示等举措，为保障病人安全构筑起坚固防线。医院感染管理办公室、护理部、检验科微生物室、药剂科、感染科等多学科合作，建立临床兼职感控队伍，开展院内感染监测，为抗菌药物临床合理应用提供科学依据，这一工作模式及成效受到广泛好评。

2020 年推出"医疗质量安全年"活动，"以案为鉴"进行了一场生动的医疗质量安全培训，树立红线意识，对责任事件"零容忍"。充分发挥医疗委员会的作用，优化会议召集程序。加强全员培训，完善各类预案，多部门共同努力，构筑医疗风险的"协和防线"。遇到医德医风、学术诚信等问题，在聘任、晋升和评优等各项工作中实行"一票否决"。医院党委深刻理解和把握总体国家安全观，坚持底线思维，着力防范化解卫生健康领域的重大风险，切实守好疫情防控、工程项目、科研管理、活动保障、生产经营、院区安全、意识形态和党风廉政 8 条安全底线。

### （八）人才观念

医院党委充分发挥党管人才作用，坚持文化育人，培养优秀人才。医学人才成长的最大特点是实践性，患者评价医生好不好的朴素标准就是"会不会看病"。协和始终注重医生临床能力的培养，坚持以"用"为本，强调"患者是医生最好的老师"。

近年来，医院更加注重对青年人才的培养和历练。设立"百人计划"

项目，每年选派 100 名青年骨干到世界著名医学中心学习，他们带回的不仅有前沿的技术，更有先进的服务理念。医院还设立了青年科研基金，每年组织青年骨干人员参加美国著名医学院临床科研设计精品课程培训，培养具有国际视野、医教研能力全面发展、有后劲的人才。组织"内科读图大赛""外科技能大赛""青年创新大赛"等一系列适合青年特点的活动，开展"协和杰出青年奖"评选，为青年人营造拒绝平庸、追求卓越的浓厚氛围。

### （九）制度文化

制度体现文化，文化也要通过制度来保证。协和曾有一位老教授说过：协和文化是什么？就是协和的管理制度和程序，以及由对这种制度和程序严格遵守的过程中，不知不觉养成的为人、为事、为学的态度。医院按照建立现代医院制度的要求，率先制定了《北京协和医院章程》《北京协和医院核心制度汇编》和 27 个专科《诊疗规范》，印发落实"一岗双责"管理办法等一系列重要制度，逐步形成科学、完备、有效、管用的制度体系。

制度建设体现着医院的导向和文化，这表现在人才招聘、职称晋升、干部任用、收入分配和荣誉授予等多个方面，如协和多年来始终践行"病人需要什么、绩效就考核什么"的综合绩效考核体系。在人才培养中，协和有一系列的制度保障，对医学生，实行导师制；对住院医师，实行严格的住院医师培训和总住院医师制度；主治医师晋升副主任医师之前必须管理病房超过 24 个月以上，出国时间不计在内，这是"三基三严"理念的具体落实。

医院党委充分发挥把方向、管大局、作决策、促改革、保落实的领导作用。强化系统思维，充分发挥党建工作引领作用，把政治建设摆在首位，从整体上推进党的思想建设、组织建设、作风建设、纪律建设、制度建设和反腐败斗争等工作，把制度建设贯彻始终。医院治理体系进一步完善，治理能力进一步夯实提升。

### （十）基层党建与文化建设融合

医院坚持政治统领、文化建院，党政合力共挑一副重担，坚持公益性，调动积极性，尊重科学性，厚植人文性。每当重点工作、重大任务面前，医院强调宣传工作在先、发动群众在前、政治思想工作在前，充分发挥党组织的战斗堡垒和党员先锋模范作用，调动全院积极性，努力让他们成为协和文化的积极传播者、模范践行者。

1948 年起，为和平解放北平，多名地下党员通过各种渠道秘密进入协和，先后成立"协新社"和"唯物社"等党的外围组织，积极宣传党的政策。1949 年 2 月，按照上级指示成立协和党支部，吴绥先任支部书记。同年 8 月，协和地下党组织向群众公开，成立了职工支部、学生支部两个党支部。1951 年 1 月 20 日，中央人民政府接管"私立北平协和医学院"和"北平协和医院"，开启了协和在党的领导下建设发展的新历程。1952 年 1 月 1 日起，协和划归军委建制，受军委和地方双重领导，史称"军管时期"。1953 年，中共北京协和医院委员会成立。在医院党委的领导下，基层党建工作得到进一步加强，冯传宜、胡懋华等一大批名医加入中国共产党。十一届三中全会后，全党的工作重点转移到了社会主义现代化建设上来。1983 年，卫生部选择北京协和医院作为城市医药实体改革的第一块实验田，借此推动整个卫生系统的改革。协和百年基业长青，与中国共产党的领导密不可分。

以党建引领文化，永葆文化先进性。医院牢固树立以人民为中心的发展思想，落实新时代党的卫生健康工作方针，坚持把党的宗旨转化为为人民服务的生动实践。以文化促党建，激发党建新活力。大力弘扬社会主义核心价值观，把"以人民为中心、一切为了患者"融入为患者服务的工作实际中，把"患者能不能受益、患者会不会满意"作为考量所有问题的出发点与落脚点，实现了办院方向与党的根本宗旨的有机结合，做到了制度标准与价值准则协调同步，激励约束与价值导向优势互补，业务工作与党建工作同向同行。

回顾百年历程，协和人始终心系祖国、情牵百姓。一次次重大历史关头，在党的带领下，协和人担当国家重任，不辱使命，祖国的大江南北都留下协和人奉献的身影。

中华人民共和国成立之初，协和广大员工以极大的爱国热情投入到救治伤员、支援前线的工作中。219 人报名参加抗美援朝志愿手术队，吴英恺等 17 人作为北京市抗美援朝志愿手术队第二队成员奔赴前线。王琇瑛、李懿秀、马振麟三位同志带领第一批护士长教学队，赴沈阳军区培训后方医院护士长 50 名。在紧张的医疗救治中，协和人的科研能力亦充分展示，发展了野战外科学、流行病学、细菌微生物学、输血学和烧伤整容等学科。从 1951 年 5 月 21 日开始，协和医院收治 118 名志愿军伤员，组建了有 400 余人参加的担架队和 330 余人的输血团。张鋆、张锡钧、胡正详等老教授带头参加输血团。

抗美援朝期间，协和人屡建功勋，尤其在反细菌战中作出重要贡献。1951 年 11 月，何观清率卫生部公共卫生队赴朝调查疫情，为反细菌战提供了科学依据；检验科齐长才和俞用川为鉴定美军投扔的细菌携带物提供了实证；谢少文主持反细菌战东北调查团的实验室鉴定工作，找到细菌战确凿证据，受到国务院嘉奖；张学德教授进行了反细菌战实验室研究并参加了国际调查团的资料整理和著述工作，成为东德柏林和奥地利维也纳的"美帝细菌战展览会"代表团骨干成员。

自 1965—1977 年的 12 年间，按照中央"把医疗卫生工作的重点放到农村去"的"6·26"指示，医院共派出由著名专家参加的医疗队 94 批，共计 1 458 人次，足迹遍布 19 个省市的六十余个地区。其中仅西藏地区就派出 7 批、西北地区派出 10 批医疗队。医疗队员深入村社、高原牧区，夜以继日、废寝忘食为农民看病治病，培训"赤脚医生"。

在国家和人民最需要的重大时刻，如防治气管炎、血吸虫、克山病等重大疾病的过程中，在河北唐山大地震、河南水灾、海南岛台风等的灾民救治中，在河北昌黎抢救碳酸铵中毒患者等重大医疗救助的现场，都能看到协和人的身影。

在 2003 年抗击"传染性非典型肺炎"重大战役中，医院开设四个病区，逾千名医护人员参与一线救治，收治病人 308 例，为提高确诊率和治愈率、降低病死率和医护感染率作出突出贡献。"早期小剂量激素治疗"使协和经治的病人全部避免股骨头坏死。中国用于疫苗研制唯一合格的 SARS 病毒株由协和人亲手采集，被命名为"PUMC"病毒株。

2008 年奥运会期间，作为奥运医疗定点医院，医院派遣 128 位精兵强将奔赴奥运大家庭总部饭店、奥运村综合诊所、网球馆、性别鉴定、兴奋剂检测等六大战场。上百位专家坐镇奥运病房，4 000 名员工坚守医院，构筑了奥运一线的坚强后盾。医院赴纳米比亚"光明行"首次打开中纳国际远程会诊的大门，充分展现了"国家队"的实力与担当。

改革开放以来，协和积极响应卫生部号召，连续几十年从巡回医疗队到援疆、援蒙工作，不仅为受援地区百姓送去精湛的医疗服务，而且帮助对口支援医院开展先进技术、培训骨干人员、提高管理水平，为当地留下了一支支"不走的医疗队"。牵头执行中央"组团式"医疗援藏任务，大幅提升了西藏自治区人民医院的医疗实力和面向全区的辐射指导能力。2020 年，医院派出了第六批"组团式"援藏医疗队。五年来，医院先后派出 48 名精兵强将入藏工作，结合当地实际情况，倾力打造更具统筹性、连续性及可持续发展性的"造血式"帮扶，为实现 2020 年患者"大病不出藏"的宏伟目标作出了协和贡献，续写出雪域高原人民健康事业新的篇章，荣获"全国工人先锋号"称号。在央视举办的"寻找最美医生"大型公益活动中，北京协和医院巡回医疗队两次荣获"最美医生团队"称号。

2020 年，面对突如其来的新冠肺炎疫情，协和人"坚定信心、同舟共济、科学防治、精准施策"，构筑起疫情防控的严密防线。在党的坚强领导下，北京协和医院国家援鄂抗疫医疗队驰援武汉，整建制接管武汉同济医院中法新城院区重症加强病房（ICU），最早到达、最晚撤离，坚持"能用的办法都用上"，与时间赛跑，拼尽全力救治了最多的极危重症病人，守住了全国疫情防控最重要的屏障。北京新一轮疫情防控中，医院以急诊综合治理、门诊精准防控为重点作出前瞻性部署。70 小时建成核酸采样方舱，58 小时建成核酸检测实验室，医院率先完成了全员核酸检测。新冠肺炎疫情上半场武汉攻坚战、下半场北京保卫战，就像一块试金石，为百年协和医疗品质作出了最有力的注解。

百年峥嵘，医院形成了以协和精神、办院理念、使命愿景为内核，以典范人物、文化符号与载体为表现形式的党建文化体系，广泛开展文化实践与传播，并逐渐发展出科室亚文化、安全文化、人才观念文化、制度文化等从属内容，不断推进基层党建与文化建设深入融合。无论过去、现在还是将来，协和党建文化体系都是引领医院发展前进的昂扬力量，也必将在培养优秀医学人才、培育医院凝聚力和向心力、推动医院科学发展上发挥更加有力的作用，成为"中国特色、世界一流"医院建设乃至"健康中国"建设中一块重要的"精神基石"。

# 第二节　党建与文化促进医院高质量发展

## 【党建与学术协和】

### 抓党建、促学术，打造学术品牌

党的十八大以来，加强党的建设、全面从严治党吹响强劲号角。作为公立医院的排头兵，北京协和医院全面贯彻落实党中央重大决策，坚持党建工作与业务工作同部署、同推进，坚持以党建促改革、促服务、促科研、促建设，不断开创事业发展新局面。

"看病到了协和，治好治不好都心甘了！"这是不少患者的心声。全国人民奔协和，在当今中国，是一道独特的风景。这道风景是如何形成的？复旦大学医院管理研究所发布的"中国医院排行榜"给出了关键性答案：从 2009 年首次发布榜单以来，北京协和医院连续 11 年蝉联榜首。北京协和医院保持学术领先的一大经验就是，一以贯之地以党建促学术，围绕中心工作提升核心竞争力。

#### 一、严谨求精：缔造协和能力"精髓"

协和学术的基石是什么？在协和人和患者眼中，就是协和院训的前四个字：严谨、求精。在我国，协和的诊断结论是公认的"金标准"，别人诊断不出来的，协和能诊断出来；别人治不好的，协和能治好，其奥秘正在于此。以此为主题的故事，每人都能信手拈来讲出一大串。

老一辈医学家张孝骞，凡是遇到疑难病症，就把病人的姓名、病情要点记录在小本上。经年累月，他的众多小本本汇成了"疑难病例库"。

30 多年前的老病人也能一眼认出，对病史如数家珍。在 60 多年的临床实践中，他始终"如履薄冰，如临深渊"。这位大医，在 88 岁高龄时实现了加入中国共产党的夙愿。

中国风湿病学奠基人、老主任张乃峥教授，自己已是业界大佬了，还向当时还是年轻大夫的血液科沈悌教授请教骨髓增生异常综合征的相关知识。"这个概念当时除了血液科的医生外其他科医生都不太知道。但张老就让我坐在他旁边讲给他听，听得特别仔细。"沈悌回忆。

一位病人反复发热、咯血、肺部阴影，一直无法确诊。病人辗转 14 个月后来到协和就诊于呼吸科。一位青年大夫接诊后，仔细询问病史，发现病人曾到四川吃过虾蟹，其 CT 显示有"隧道征"，认为是肺吸虫的表现。但找不到虫卵就无法确诊，为此，他就把病人的痰液收集起来带到实验室亲自在显微镜下看，15 分钟后在镜下找到了肺吸虫虫卵。

20 岁的章晓彤（化名）记忆减退、定向力障碍、睡眠障碍、癫痫发作，神经科会诊后认为符合副肿瘤综合征的症状。除了有肿瘤和脑炎的问题，患者还有严重的内分泌紊乱、贫血、皮疹等症状，这样的罕见疑难杂症，哪家医院遇到都头疼。协和 3 天完成了在常规门诊需要一个多月的系列检查，召集了三次 10 余个临床和职能部门参与的多学科会诊，成功组织急诊手术。历经 6 个多小时，一个约 15cm×20cm 的巨大肿瘤被完整切除。这一罕见的胰腺混合性腺泡 – 内分泌肿瘤，比目前国际文献报道的最大肿瘤还要大 1/3 多。

16 岁欣宇（化名），因身患一种叫"异位促肾上腺皮质激素（ACTH）综合征"的罕见病，辗转全国各地求医 3 个月无果。她非常绝望，甚至开始考虑死后捐献器官。最后一站来到协和后，欣宇被收入胸外科接受手术治疗，又在重症医学科度过危险期。术后多个科室联合的接力棒式的救治，使欣宇重获生的希望……

一个个故事，一次次成功，能看到的是协和严谨求精的能力精髓，以及这一精髓的来源：学科建设的力量。为了凝聚、发挥这种力量，医院在院周会设置专题，各科室围绕学科建设和发展进行分析、规划和展望，互相借鉴、共享经验，提升医院核心竞争力。协和人对党的忠诚和信仰，不是喊口号，而是体现在每一次为病人的起死回生、精心呵护和精湛服务中。各党总支根据不同科室具体情况，组织安排各种学习和能力提升……以此类推，上下贯通。

**二、三基三严：传承协和学术"内核"**

万丈高楼平地起，医学也不例外。再精巧的手术，都要从拉钩、打结等基础性操作做起；再疑难的疾病，都要从基本诊断本领学起。协和强调，在住院医师期间打好基础，建立广博的专业基础、全面的知识结构和整体的临床思维。从"打地基"到"高大上"能力的养成，都有制度管着，层层递进、不断完善。

二十世纪六十年代初，协和总结凝练出"三基三严"的医学人才培养经验，并向全国推广。

协和一直强调"病人是医生最好的老师"，在人才培养中注重素质与能力并重，注重将知识转化为技能，注重医德医风与良好习惯的养成。自建院始就建立的住院医师制、总住院医师制、查房制度、临床病理讨论、多学科会诊等多项核心制度，确保了协和临床诊治的高水平。

在优秀医生的培养方面，协和更是不遗余力。在中国率先建立了严格、规范并与国际接轨的住院医师培训制度。近百年来，协和始终坚持高标准、高起点和严要求，注重素质培养与文化熏陶，着眼国际接轨，实行过程管理，注重师资培训，建设资源平台，不断探索，传承精进，使协和住院医师始终保持了极高的成才率，该制度被誉为是医学人才培养的基石和"通向医学大师的必由之路"。2015年1月，协和一位外科住院医师以第一作者身份在世界顶级医学刊物《新英格兰医学杂志》发表论著，影响因子54.42。

2016年，协和临床医学博士后项目4月份获人社部批复后立即启动招生，20名优秀学员经过严格的考核面试脱颖而出，成为协和首批临床医学博士后。11月份，来自国内外多家名校的260余名应届毕业生报名参加第二批临床医学博士后遴选。

临床医学博士后进站后将完成以临床培训为核心为期3年的高强度、高要求的全面训练。医院除了提供薪金、住宿、餐饮、健身等优厚的生活待遇外，最"豪华"的便是为每位学生配备的专属导师团。导师团由3至

5名覆盖医疗、教学、科研的顶级导师和1名一对一跟踪辅导的专职导师组成，全程零距离帮助博士后完成为期3年的培训。"三级导师团队的配备是这个项目最吸引我的地方，他们都是年资很高的教授或主任，不光医术水平高，临床、科研和管理经验也很丰富。由他们带着博士后查房、管理病人、分析病情并讨论诊断结果、指导带教和科研，将会快速地提高博士后医、教、研和管理水平。"博士后班长兴奋地说。

协和标准，协和速度，住院医师规范化培训与临床医学博士后的并轨培养，使协和在探索恢复老协和"小规模"精英人才培养、创建适合我国国情并与国际接轨的高端医学人才培养模式上又迈出关键一步。

病历是协和"三宝"之一。为了将这一传家宝传承下去，医院从2010年起建立了完整的三级病历检查制度，聘请20余位专家担任院级病历质控专家，开展病历内涵质控。通过对优秀病历、缺陷病历、科室整改情况的全院公示并与绩效挂钩，协和病历内涵质量及病历优秀率得到显著提高。

为给百年协和学术引领储备精英人才，培养具有国际化视野的优秀接班人，北京协和医院从2009年起设立"百人计划"项目，由医院出资全额资助在本院工作三年以上，年龄在40岁以下，医、教、研、管各专业领域表现良好，经过层层考核选拔的优秀青年骨干出国学习。

"年轻人是协和的未来和希望，直接决定未来几十年协和在中国医学事业中的学术地位。青年兴则协和兴，青年强则协和强。对青年的支持，就是最好的投资。青年的成才，就是最高的回报。"北京协和医院名誉院长赵玉沛表示。为此，院领导班子、党委不遗余力。

### 三、党建与业务深度融合：功夫在实

培养青年人，除了通过种类丰富、梯度有序的常态化制度，协和的另外一招是，由党委领导，各党总支联合团委、青年工作部、教育处及工会等多部门，组织丰富多彩、形式多样的业务竞赛，为青年搭建全面发展的舞台。内科有内科青年医师读图大赛，外科有外科青年医师技能大赛、妇产科"林巧稚奖·青年杯"临床技能大赛等。随着竞赛的持续坚持、不断改进完善，已经日渐被打造为青年医生的学术大练兵，让青年医师具有更加扎实的技术能力和优良的工作作风。而这些"亮点"，也因为不断的坚

持，已打造成协和的品牌活动，保留固定下来。

医院党委特别注重在高级知识分子中发展党员，以党建感召更多医学精英到组织中来。协和医院各科室的共性特点是高级知识分子多、特别强调学术。这就要求党支部工作结合科室业务工作和党员特点，找准主题，总结提炼支部工作方法，切实增强支部工作的吸引力和凝聚力，更好地发挥支部的战斗堡垒作用和党员的先锋模范作用。

细节熏陶、倾心培养、积极吸纳，使得协和具有超优结构的党员团队。将学科带头人和学科梯队里的好苗子放到党总支、支部的书记、副书记位置上进行党务锻炼，将青年管理干部放在党总支的专职党务干部和科行政主任的位置上加以培养，将专职书记轮转到行政职能部门的关键岗位上进行交叉培养，在基层党的建设上同样注重梯队建设和人才培养，这些做法正为协和的党务与业务深度融合提供了机制保障。

医院党委把优秀青年人才的培养作为党建工作的重点之一。在医院党委举办的"健康中国，协和行动"首届协和健康科普能力大赛中，青年党员们发挥了先锋模范带头作用，共有 25 名正式党员经遴选参与复赛，占到全部复赛选手的 54%。4 位导师中，3 位为党总支、党支部书记，1 位为党代表。

"医院党委开展了一系列针对青年人思想、工作及生活等的活动，保证青年员工拥有过硬的思想素质及良好的成长空间。党员前辈们接诊患者时种种细节的熏陶，像对待家人一样关心、爱护我们，这些对我们青年人来说是无声的教育""这种培养、引导、关爱和信任，使得协和年轻人迅速成长起来，成为有凝聚力、战斗力的、协作良好的青年队伍。这就保障了在临床中病人最危急的情况下，我们能够充分相信团队中每一个人的医疗行为，从而最迅速有效地作出医疗决策。"一位曾任团委书记、现任党支部书记并获"协和首届十大杰青"表彰的医生说。

在协和医院院史馆的展墙上，一张 1952 年的《人民日报》影印件吸引大家驻足，这是林巧稚大夫在当年发表的《打开"协和"窗户看祖国》一文。文中写道："我觉悟到共产党和人民政府是为人民服务的，以人民的利益作为衡量的标准，就是这个真理感动了我，唤醒了我，使我打开了

30 多年关紧的窗户……"同样的感召力，使得 1955 年前后，医院大批高级知识分子争相加入中国共产党；如今，这份感召力正变得越来越浓。

## 【党建与品质协和】

### 抓党建、严管理，擦亮品质名牌

北京协和医院的人常讲，协和人是"熏"出来的。那么构成这种"熏"的，是几代协和人用心血和汗水积淀形成的"严谨、求精、勤奋、奉献"的协和精神。被反复、透彻"熏染"的协和人聚在一起，组合成国人心中的医学圣殿。北京协和医院以切实履行好党和人民赋予的"生死相托、性命相系"的光荣使命为目标，使党的建设与医院中心工作深度融合、相互促进。

#### 一、从病人需要出发，持续改善服务便捷度

医院党委认为，加强医院党建，首先要贯彻落实党全心全意为人民服务的宗旨，牢固树立一切以病人为中心的办院方向，要着力解决"病人最不满意、员工最为关心、影响医院发展最为关键"的问题。

2012 年，医院新门急诊楼即将建成启用。但是旧门诊楼窗口挂号队伍尾巴甩到东单街上、病人拿着一管尿从卫生间穿梭门诊大厅才能送到检验科、取药队伍高峰期仍然排得很长等，这些现象让院领导看在眼里，急在心上，一定不能将这些落后的流程带进新大楼。

院长点题，党委破题。党委立即牵头组织开展了一场"做一天患者体验活动"。党员干部们亲身体验之后，真心觉得老百姓看个病不容易，于是带头在全院掀起了一场全员、全覆盖的流程优化行动。

这一活动取得了实实在在的效果。全院上百个大大小小的流程得到再造；自动发药机上线，从"人等药"变成了"药等人"；患者留取标本室紧挨着检验科窗口，避免了跑动和尴尬；70% 以上的检查项目实现了自动预约，相近诊疗功能集中布置，患者就诊半径进一步缩短；实行"首问负责制"，创立"导诊单制度"。医生在开具化验单时，必须就患者所做的检查项目和地点画钩。患者交费后，同时拿到一份打印的"导诊单"，清晰

地告诉患者检查项目在几楼、何时做检查、何时出结果。

换位思考，从病人需求出发，持续改进医疗流程，已经固化为协和人的思维模式和医院管理新常态。近年来，医院先后推出银行卡、手机APP、官方微信、多功能一体化自助机等创新服务，持续为人民群众提供更高水平、更好品质、更有温情的服务。以手机 APP 预约挂号模式为例，该 APP 不但有预约挂号功能，还支持在线精确查找专科专家、在线查看检验报告单，极大地方便了来自四面八方的患者就医。

2016 年，医院门诊流程再遇新挑战。旧门诊楼拆除后，窗口当日挂号功能、医保取号功能等将随之进入新门诊楼，114 台协和订制的二代多功能自助服务机即将上岗，如何更加优质高效地疏导患者尽快就医？院长书记总牵头，将党员干部组织起来，大家轮流每天凌晨五点半之前到医院，对新门诊楼开门前的排队人群进行疏导，保障患者安全、有序就医。带队的负责人还需要及时汇总当日发现的问题，深入分析并提出改进建议，形成工作日报。医院根据疏导过程中大家提出的 50 多条改进建议进行了流程再造，门诊就诊秩序焕然一新。

写病历是医生的重要工作之一。但调查显示，50% 以上的住院医生每天用在写病历上的时间超过 4 小时，有不少医生写病历的时间甚至超过 7 小时，占用了与患者沟通的时间。如何为医生减负，将省下来的时间留给患者？北京协和医院为此专门研发并在全院病房和医技科室上线了"医疗智能语音录入系统"。该技术可将语音实时转化成文字，自动输入电脑，识别率达 95%，大大提高了临床医务人员的工作效率。

**二、强化医院公益性，提升患者获得感**

一位患者挂协和医院外科的普通号看上了病、住进了院，本以为没找熟人，只能轮到小大夫做手术。没想到，上台为她主刀的竟是外科学系主任、泌尿外科老主任。原来，协和外科实行严格的手术风险分级管理和分级授权，具备相应资质和能力的医生匹配相应难度的手术。对于高难度和高风险的手术，资深专家亲自主刀；对于难度稍小一点的手术，资深专家也会给予指导。

这位有心的患者在病房里做了个小调查，结果发现很多患者都是辗转全国各地多家医院才到协和的。大家共同的感受是，协和没有重复检查，没有过度治疗，看病费用甚至比很多地方医院都低。

聚焦大型三甲医院的功能定位，大力发展多学科全方位协作，提高医院处理疑难重症及辐射指导下级医院的能力，是协和从未改变的方向和始终坚持的选择。疾病难度系数 CMI 是目前国际上用于评价医疗水平的重要指标，2015 年，北京协和医院收治病人 CMI 系数达到 1.21，诊疗疾病难度位居北京首位。为了将住院病人多学科协作诊疗的好传统延展至门诊，协和从 2010 年起，先后组建了胰腺、胸病、垂体、肠病、脑转移癌等疑难病会诊中心，探索创新"一站式"多学科会诊模式，从机制上确立、保证多学科协作诊疗的常态化，不仅提高了疑难复杂疾病的诊疗质量与效率，而且推动了医院医疗水平的整体提升。数据显示，疑难病占到医院总就诊人数的 60% 以上，这一比例在住院人数中则更高。协和目前平均住院日仅为 7 天，在北京市三甲医院医保控费等的年度评比中获一等奖至少十次以上。

是什么在支撑着协和人不以经济效益为目的，而一切从病人利益出发呢？是确保公立医院公益性这一制度建设加理念引导的双重结果。协和实行"病人需要什么，绩效就考核什么"的办法，从 2008 年首推全面综合绩效考核以来，每年都要根据医改进展趋势和医院工作重点，对考核指标及权重加以动态调整，迄今已修订九版。对业务科室更加侧重医疗质量与安全及病人满意度指标，对职能部门侧重工作业绩、临床科室满意度及成本节约率等指标。其中，党委办公室负责各临床医技科室对职能部门的满意度调查。

想病人之所想，急病人之所急，把病人需要当成"指挥棒"，协和医院党委带领全院职工以实际行动认真践行"待病人如亲人"的办院理念，得到了广大患者的认可。

2016 年 5 月份，协和医院与东城区政府签署"医疗卫生合作框架协议"，北京协和医院医联体在东城挂牌成立，目标是推进区域三级医疗服务网不断完善；同年 11 月份，协和与福建省立医院合作共建项目启动仪式暨学术周活动在福州举行。由国家卫生计生委主导的两院合作共建，必将整体提升福建区域医疗服务与辐射能力。

### 三、党建与医院管理深度融合：严字当头

党的十八大以来，公立医院加强党的建设虽然成果丰硕，但同时"重业务、轻党建"的现象仍比较突出，医院党建工作结合医院中心工作不够紧密，工作针对性不强。党建、业务"两张皮"，已成为公立医院亟待解决的难题。

但是在协和，党建工作有着别样的风景。在全国卫生计生系统党建工作经验交流会上，协和汇报的党建工作经验得到了国家卫生健康委和全国同行的高度认可：坚持院长、书记齐抓共管，自觉履行"一岗双责"，做到思想政治工作与制度设计的互相渗透，党建工作与业务工作的深度融合，在干部管理、人才培养、绩效激励等重要的管理制度中体现党的方针和办院理念，做到制度标准与价值标准协调同步，业务工作与党建工作同向同行，形成协同效应。

"协和的特点是党建工作与业务工作同部署、同检查、同落实，在各项业务工作的推进中，党委带领各党总支、党支部发挥了特别大的作用。"一位兼任党总支书记的临床专家介绍说。

很多员工表示，医院的院长、书记们是实实在在地以院为家。除有重要会议和国际交流活动外，几乎每个工作日都在院里办公，管理、业务两不误。领导班子开会发言要求简明扼要，倒计时闹钟精确到秒，对谁都没有例外。要求别人做到的，院长书记带头严格执行。

建立科学民主的决策机制。坚持民主管理、问计于民。认真贯彻"三重一大"事项集体讨论制度，党委常委联系临床科室、深入一线调研制度。"每一个大型活动、每一个重要任务，党委、党总支、党小组等都要充分参与讨论、贡献智慧。"关系医院长远发展的重大问题交由职代会、专门委员会及科主任沟通会专题讨论。院长信箱、书记信箱收到的每一封职工来信，都会及时答复，并且有事后回访。

"严字当头"集中体现在干部选任和职称评聘上。2014年中层干部换届，为了做好调研摸底，院长书记主持召开了多场学科建设座谈会，发放调查问卷，将学科建设与换届工作相结合，出台换届工作方案。随后由院领导带队的九个工作组，深入到18个处室和52个科室，在全科范围内对

报名者进行民主测评，全院参加投票推荐的人数达到 3 300 余人。首次聘请第三方机构负责选拔流程的整体策划、选票制作和统计工作。经过一年多的酝酿、筹备，医院圆满完成中层干部换届工作，其中新提任干部达 44%，45 岁及以下人员占到干部总人数的 40%。在换届方案出台、实施全过程始终坚持群众路线，充分发扬民主，实现了理念创新、流程创新、方法创新，保证了干部选拔任用的公开、公平、公正、择优。

医院在专业技术职务聘任的申报条件上特别强调临床实践和能力水平。独具特色的两级评委会制度，保证评价的科学合理；严格评委资格，建立评委专家库，参加评审的评委在会前 24 小时随机抽选产生。

党建工作为医院建设发展奠定了坚实的思想基础，提供了可靠的组织、作风和制度保证。

## 【党建与人文协和】

### 抓党建、铸精神，锻造人文底牌

没有满意的医生，就不会有满意的病人。人们越来越认识到，调动医务人员的积极性，是公立医院改革的关键。医院党委坚持思想建党，注重文化建院，始终把立德树人作为思想政治工作的中心环节，用文化感召人，用价值凝聚人，党建工作犹如春风拂面、润物无声。

#### 一、传承协和老前辈精神：大爱成就大医

医院党委始终坚持把党建工作融入协和精神与协和文化的塑造和培育中加以传承，通过一代一代协和人的言传身教，使后辈学有榜样、行有示范。

这是怎样的一种做法和力量呢？我们从三封信说起。

1984 年 10 月，中国现代基本外科的重要奠基人、协和医院老外科主任曾宪九给一位叫张贵纯的患者写信，督促她尽快复诊，免得耽误病情。张贵纯因胰腺增大被怀疑是胰头癌，自己都放弃了希望。曾宪九又给张贵纯所在单位领导写信，请他们一起催促。此时，曾宪九本人已是肺癌晚

期。张贵纯回忆，当她返回医院时，身形消瘦的曾宪九老主任一脸心疼地责备："你这孩子，终于来了，你怎么能这么不爱惜自己的生命！"

1962 年，中国首位女学部委员、妇产科主任林巧稚大夫收到一名孕妇的求助信。"我是怀了第五胎的人了，前四胎都没活成，其中的后三胎，都是出生后发黄夭折的。求你伸出热情的手，千方百计地救救我这腹中的婴儿……"新生儿溶血症！——作出诊断并不难，但这种病当时全国都没有治愈的先例。林巧稚本可以拒绝，但婴儿一个接一个死去的惨状却刺痛着她的心。她遍查资料，彻夜难眠，最后决定接诊。林巧稚大胆决定给新生儿全身换血，日夜守护在病床前精心照顾，最终抢救成功。为了感谢林大夫和全体医护人员，这对父母给孩子取名"协和"。林巧稚，这位"一辈子的值班医生"，终身没有婚育，亲手迎接了 5 万多个新生命，弥留之际还呼喊着："快拿来！产钳，产钳……"

第三封信来自 82 岁的刘燕。2016 年 9 月份，北京电视台《养生堂》正在播出庆祝协和建院 95 周年的《协和大医》系列节目。刘燕打开电视，正好看到协和专家。这令她回忆起 52 年前亲历的一段往事。1964 年 9 月，刘燕在协和妇产科顺产生下二女儿，是个 9 斤 1 两的胖丫头。走廊里传来林巧稚大夫的脚步声和欢声快语，"胖丫头在哪里，快抱给我看看"，一位女护士将胖丫头交到林主任的手中，林主任抱起来满心喜悦地亲了一下她肉嘟嘟的小脸蛋。对患者和孩子浓浓的爱意写在林大夫脸上，看在刘燕的心里。刘燕在三个月前意外痛失了丈夫，拉扯着一岁多的大女儿，又怀着六七个月大的二女儿，她的心境曾一度跌落到了冰点。林大夫给二女儿的一个亲吻，让她冰冷的心泛起了暖意。看到医生护士都这么喜爱自己的孩子，她重新燃起了对生活的憧憬和希望。"爱是协和妇产科的核心精神所在"，刘燕老师在泪光盈盈中，写下了这封迟到 52 年的感谢信，并亲自将信送到协和医院党委。

协和的感人故事永远讲不完。内科专家沈悌回忆，自己刚开始做主治医师管病房的时候，一次病人发热，抗生素无效，感染科主任李邦琦教授亲自对症指点、讲解。当沈悌离开时，李教授提出"走，去看看病人"。"不管是谁找你会诊，只要是临床问题，一定要先看病人，这就是协和传统。"沈悌说。

妇产科专家宋鸿钊曾在一篇回忆录中总结了协和为医的六个字：自省、专注和慈悲。他说，对于为医者来说，自省不断优化着他的关注领域，专注决定了他的关注深度，慈悲则是背景和色彩。这不仅是一种清醒的理智，更是医者安身立命的生活方式，以及协和医院的人文"底牌"。

**二、缔造协和新青年风貌："长成你的样子"**

大师远去，风范长存。协和医院党委通过组织举办纪念林巧稚、张孝骞、曾宪九教授等医学大家百年诞辰系列活动、"做白求恩式的医务工作者"座谈会、《心术》读书报告会等活动，在全院营造修医德、重品行的良好氛围，引导党员干部坚定理想信念，增强全心全意为病人服务的宗旨意识。党委还通过开展"两优一先""协和杰出贡献奖""协和杰出青年奖"等评选表彰活动，选树身边典型。

继承了老协和人风范的一代代协和人，就这样成长起来。外科学系老主任邱贵兴院士，带头讲人文课，主题是"大医精诚"。妇产科郎景和院士说，"医生给病人开出的第一张处方是关爱"。中央国家机关工委优秀党员、著名风湿病专家唐福林，为了在门诊上多看几个病人，午餐常常简陋到一个烧饼、一杯酸奶。

听着张孝骞、林巧稚的故事，循着他们的足迹走进协和的青年人，在协和浓厚的人文氛围熏陶下，阳光健康地成长为有人文情怀的医学新秀。"我想长成你的样子"，这就是当代协和人见贤思齐，所肩负的"欲罢不能"的鞭子和自我加压的担子。这就是协和的"红色基因"对新人的感召。

病人老王得了一种罕见的肺部肿瘤，全世界该病例不足 40 例，生存期很短。胸外科一位青年医生接诊后宽慰老王说："咱怕啥，小概率人生不代表没有希望。我负责您的治疗，请您负责相信我。"手术很成功，出院时老王握着他的手不放："你们这个团队为我做了这么多，都不知道怎么感谢你们。"这位青年医生说，"对我们最好的感谢，就是您好好活着。"这话说得，宛如当年的林巧稚。

一位内科住院医师讲述了他在急诊科轮转时的经历。一位中年女性，因发热、血液三系减少、凝血异常等症状来急诊就诊。之前的首诊大夫很有经验地送检了血涂片。他当班时突然接到骨髓室电话，说这个病人很可能患有急性早幼粒细胞白血病。该病在起病初期往往异常凶险，但此时病人早已离开不知去向。这位内科医生急忙从医嘱系统里查询到该病人的电话号码，不断打电话找人。无数次铃声挂断后，电话终于被病人的先生接起，但却漫不经心、反应冷淡。协和的这位青年医师不厌其烦地强调了病情的凶险，催促其就诊，终于唤醒了对方的注意。后来，病人很快被收入院，治疗效果良好。这样的古道热肠，又何尝不像当年的曾宪九！

为将最好的医疗服务送到基层，发挥优质医疗资源的辐射和带动作用，切实帮扶少数民族和偏远地区发展医疗事业，践行作为国家队的崇高使命和社会责任，协和医院连续几十年援藏、援疆、援蒙。历次组建医疗队的过程中，广大党员干部注重发挥带头作用，主动请缨，勇挑重担。2015年，协和第一批"组团式"援藏医疗队赴藏工作，共产党员占到60%。一位队员说，这里是协和前辈们曾工作过的地方，我们有责任接过他们的旗帜，把工作做得更好。

### 三、党建与创新深度融合：春风化雨、润物无声

协和医院党建工作的一大突出特点，就是通过一个个的细节，把协和好的思想作风，把协和人共同坚守的价值理念，像爱护眼睛一样珍惜。不追求形式上的轰轰烈烈，而是将党建工作融入日常工作中。在很多活动的顶层设计时，就渗透着思想教育和文化熏陶，努力让党的雨露潜移默化、润物无声。

协和人认为，只有关爱好每一个员工、同事，大家才能以院为家；只有每个党支部建好自己的温暖"小家"，医务人员才能将这份温暖更好传达给患者。

2011年，协和医院提出"病人满意、员工幸福"的办院理念。除了"待病人如亲人，提高病人满意度"，还强调"待同事如家人，提高同事幸福感"。"一老一小"在协和得到更多的呵护。党委牵头在全院推广"爱心卡"，由老干部处联合各党总支和团委青年工作部为全院75岁以上离退休老同志发放"爱心卡"。每张爱心卡上写着所在科室为他们安排的两位爱心联系人及科室负责人的姓名及电话，老同志们有任何困难均可打电话寻

求帮助。平时只要拿着爱心卡回到科里，即使素昧平生的年轻人看到也会主动为老同志提供帮助。当这张"爱心卡"送到变态反应科叶世泰老教授家中时，老人分外高兴，说"卡虽小，但却代表了医院的一片心意，这表明医院没有忘记我们，让我们老同志感到心里格外温暖"。

党的十八大以来，医院党委精心组织、扎实开展"党的群众路线教育实践活动""三严三实""两学一做""不忘初心、牢记使命""党史学习教育"等党的重大学习教育活动，引导广大党员和干部职工牢固树立正确的世界观、人生观、价值观，竭诚为人民群众健康服务。每年"七一"前后，医院党委组织丰富多彩、形式多样的主题教育活动。近年来先后举办"我的梦·协和梦·中国梦""我心中的百年协和""我与协和同行""95协和、医路记忆——首届协和微电影节""健康中国、协和行动——首届科普能力大赛"等主题系列活动。老中青三代协和人用一场场高水平的汇报演出，缅怀先辈丰功伟绩，讲述协和成长故事，畅想祖国美好未来，向党的生日献上协和人的诚挚祝福。一位协和的老朋友在微信中写道："每年的今天无论多忙，都会期待被协和邀请参加医院的庆'七一'大会。看一个个在生命危情时从容淡定的专家，用他们多才多艺、激情四射的另一面，深情表达对祖国、对协和、对医学、对患者的挚爱，几度热泪泉涌。是协和一员真好。"

一位国内知名医院管理专家在个人微博上写道："一个好的医院的标志就是两条：病人把最后的希望都留在这个医院，因为那里无法诊治也就死心了；医生都向往去这个医院工作，因为那里是职业生涯的辉煌。协和医院就是这样一家医院。"

## 【党建与领导力】

## 党旗插在最高处，堡垒建在最前沿

2020年，面对肆虐全国的新冠肺炎疫情，在以习近平同志为核心的党中央坚强领导下，一场全国总动员的疫情防控阻击战迅速打响。在国家卫生健康委的统一部署下，协和医院党委充分发挥基层党组织战斗堡垒作用和党员先锋模范作用，全力以赴投身疫情防控阻击战，以实际行动践行初心使命，让党旗在防控疫情斗争一线高高飘扬。

## 一、夯实基层党建，构筑战疫坚强堡垒

疫情就是命令，防控就是责任。新冠肺炎疫情突如其来，时任党委常委、院长赵玉沛同志带领全体院领导未雨绸缪、前瞻布局，第一时间明确协和疫情防控的总目标和总要求，不惜一切代价，精心救治病人的同时确保医务人员零感染。发挥多学科综合优势，打破各部门职能界限，建立流程科学、反应快速的传染病防控"协和体系"。成立医疗救治与院感防控组、应急人员培训与协调组、应急物资保障与管理组、环境消毒与院区安全组、综合协调与新闻宣传组、生活保障与员工关怀组共六个专项工作组，院长、党委书记担任组长，建立联防联控工作每日例会成为全院疫情防控的作战总指挥部，精准研判疫情走势，科学部署防控要点，特殊时刻发挥了重要作用。

医院改造发热门诊、完善核酸检测，全院支援急诊，优化就医流程，筑牢了医院疫情防控的一道又一道严密防线。层级清晰、科学规范、网格管理的院感防护体系，为"内防扩散"堵上盲点。线下门诊、线上咨询、电话咨询相结合的立体化门诊服务模式，满足了普通患者的就诊需求。覆盖全员的重症应急培训，储备起了一支随时能上战场的重症医护梯队。成立科主任、护士长、支部书记三人小组，因科制宜安排工作，全面落实属地化管理。危急时刻，协和医学基金会承担起防护物资的筹集重任，源源不断地捐赠带来全社会的爱心、温暖与支持。急危重症救治，普通患者诊疗，协和人始终把人民利益放在第一位。

2020年1月23日，北京协和医院党委发布致全体党员的公开信，启动组建抗疫医疗队，短短18小时内，全院3 306人报名。1月26日起，医院先后4批186人的医疗队驰援武汉，时任党委书记张抒扬同志、韩丁副院长亲自带队，发扬"支部建在连上"的光荣传统，在前线成立6个临时党支部，作为战"疫"前线的"指挥部"，充分发挥教育、管理、监督党员和组织、宣传、凝聚、群众的重要作用。多次召开支部会议，及时传达党中央、国务院和国家卫生健康委关于援鄂抗疫各项工作要求，举行重

温入党誓词、学习习近平总书记系列重要讲话精神、开展谈心谈话等主题活动 32 次。

## 二、发挥示范作用，党员干部冲锋在前

"哪里任务险重哪里就有党组织坚强有力的工作、哪里就有党员当先锋作表率。"张抒扬书记在抗疫一线围绕"中国共产党人的初心和使命"讲主题党课，《人民日报》《光明日报》分别以《在救治患者最前线"练胆魄、磨意志、长才干"》《初心，映照在救死扶伤的战场》为题进行报道。医疗队坚持党建与业务相结合，利用晚上有限的时间开设了 37 期"疫线课堂"、3 次主题党课，按照"临床需要什么，及时培训什么"的原则，补充新知识、掌握新技能。

协和接管的重症病房，是武汉同济医院中法新城院区情况最危重的。六位临时党支部书记既是"护旗手"，也是"先锋队"，带头承担最危险的工作，给患者"采标"，以坚定的理想信念、卓越的工作能力、强大的人格魅力，起到了凝聚人心、鼓舞斗志的正向引导作用。医疗队许多党员干部都是经验丰富的精兵强将，还有一些是参加过抗击"传染性非典型肺炎"的"老兵"。在这场特殊的战役中，党员干部责无旁贷、倾尽所能、冲锋在前，展现出共产党员的顽强意志力和强大作战能力。在抗疫一线的日日夜夜，党员们身先士卒、无私忘我的精神凝聚着前线的战斗力，也深深感染着其他队员。援鄂期间，共有 52 名队员递交入党申请书，41 名队员火线入党，协和医疗队党员比例达到 74%。

以基层党建为引领，注重在抗疫一线培养锻炼青年生力军，让青春在党和人民最需要的地方绽放绚丽之花。医疗队员中"80后"占比 52%，"90后"占比 30%。他们成了这次抗击疫情的主力军，在危难时刻主动担当、扛起责任。在临床实践中，他们不畏艰险、冲锋在前，面对挑战没有一个人叫苦叫累；在专业技能上，他们勇于创新、团结协作，在抗疫一线迅速成长；在文化建设上，他们唱歌、跳舞、拍视频，活泼向上、多才多艺，为提升团队凝聚力献计献策，用青春与热血展现了新时代协和人的风采。

## 三、党建业务融合，助力疫情防控大局

党建与业务的紧密结合，是北京协和医院党建工作的鲜明特点。特殊

时期，医院党委常委会、院长办公会通过视频连线召开，全体班子成员实时在线讨论，为前线工作把方向、解难题。医疗队组建前线核心组和医疗骨干小组，每晚召开例会，汇聚集体智慧，针对临床问题，坚持立即整改与持续改进相结合，不断优化调整诊疗策略。

医疗队将协和理念、协和传统移植到武汉前线。严格落实"三基三严"，坚持三级查房制度，实行医疗小组责任制，加强医护配合，创新"护理督导 + 护理小组"工作模式，使重症救治从猝不及防的"遭遇战"转变为"多兵种规范科学体系作战"。医疗队严格执行国家卫生健康委诊疗方案，按照"能上的手段都上"的原则综合施治，不断提高治愈率，成为中法新城院区最早为危重患者成功脱机拔管的国家医疗队，也是中法新城院区最多开展有创机械通气、俯卧位通气和体外膜氧合（ECMO）治疗的国家医疗队。队员们身着防护服，围在病床旁，不吃不喝，争分夺秒，脸上的勒痕、湿透的衣衫，只为患者争取多一点点的可能。

医疗队因地制宜地建立起了 40 余项规章制度，多次修订新冠肺炎诊疗协和方案，为前线队员提供了工作遵循，贡献了协和智慧。

医疗队通过远程连线与协和大后方发起多学科会诊 24 次，凝聚起最强大的救治合力；与兄弟医院联合开展遗体解剖，通过临床病理讨论会，探索发病机制，不断加深对疾病的认识，提高救治能力。加强国际合作，先后应邀与美国、英国、意大利、加拿大、法国等 4 大洲 10 多个国家远程连线，围绕新冠肺炎患者救治等进行学术交流，在线回答关于新冠肺炎的提问，为海外网民解疑释惑，中国国际电视台（CGTN）在线直播。据CGTN 统计，协和团队的"疫情会诊室"直播全球累计阅读量达 1.1 亿次。

为患者提供最有温度的服务，是协和人永恒的价值追求。在前线，队员们时刻牢记"待病人如亲人"的办院理念，用人文关怀点亮了患者的生命之光。在后方，医院的关怀无微不至，从发热门诊到武汉前线，从值班公寓到隔离酒店，协和亲人用真情温暖着一线医护人员的心，用行动书写了"你保护国家，我保护家"。

2020 年 4 月 6 日晚，国家卫生健康委主任马晓伟来到北京协和医院援鄂抗疫国家医疗队驻地亲切看望医疗队员，实地调研队员们的饮食起居和工作状态，特别详细了解医疗队党建工作情况，对奋战在一线的医务人员致以诚挚慰问，对协和国家医疗队抗击疫情的工作给予高度评价。马晓伟主任表示："协和国家医疗队在疫情防控最关键的时候来到武汉，把协和的精神、协和的风格、协和的思想带到了这里，表现出了很高的主动性、创造性和自觉性，在重症救治过程中创造了很多好经验、好做法。在这次抗击疫情的过程中，协和的旗帜一直高高飘扬。"

在这场没有硝烟但生死攸关的"战役"中，每一名党员就是一面旗帜，每一个支部就是一个堡垒。全体协和人将牢记嘱托，不辱使命，坚决贯彻落实党中央国务院的决策部署，坚决完成组织交给的光荣任务，展示协和人的力量和风貌，履行作为医疗国家队应有的责任和担当。

## 【文化与立德树人】

## 协和"三宝"传承百年基因

协和文化不是无根之水、无本之木，而是有着近百年的历史传承，延续着一个世纪的文化基因。"教授、病案、图书馆"被誉为协和"三宝"，几代协和人在医疗实践中不断理解着、丰富着、传承着协和文化，使其逐步内化为协和人的文化自觉和价值追求，从而指导医院医、教、研、管各项工作开展。

### 一、协和病案与治学精神

北京协和医院是按照霍普金斯模式建立的，深受西方医学教育理念的影响，对患者的细致观察和对病案的完整记录演化成一代又一代协和人的情结，并流淌在每一位协和人的血液中。1921年，协和医院病案室成立至今，完整保存了400多万份病案，这是中国现代病案管理的开端，也是中国医院病案史的奇迹。

被称为奇迹的不仅是协和医院病案的数量，更是病案的质量。协和医院历来以疑难重症的诊治能力享誉中国，病案也顺理成章地成为这些疑难重症的原始资料。协和的病案，字迹工整、文辞流畅、记录翔实、分析得当，既是鲜活的教材，更是珍贵的历史资料和医学典藏，这里不仅可以看到多位历史名人的看病记录，还可以了解张孝骞、林巧稚、吴阶平等一代名医的成长历程，许多中国首例乃至世界首例的疑难和罕见病案，也铭刻在协和的历史里。

在协和病历展上，协和医学巨匠的病案书写常常是展台的焦点，早期协和的病案书写多用英文，尽管纸张已经发黄，但字迹清晰、工整，穿插在文字之间的，还不乏精美的医学绘图。这些英文病案，至今仍令许多前来参观的外国专家感叹不已，在那个资讯相对闭塞的年代里，非母语的医学记录达到了国际水准，可以想象这些医学大师们付出过怎样的努力。

承载协和病案的是一代又一代协和人薪火相传的治学精神。"严谨、求精"不仅是协和的院训，更是协和人的工作写照，病案是低调而实在的存在，它恰如其分地呈现了这一切。每一份病案的诞生，都融入了"老协和"对年轻医生的言传身教。难能可贵的是，协和至今保留严格的病历导师制，每年都会有教学经验丰富的医师手把手地一对一指导医学生如何书写病历，遇到病历书写存在不尽如人意的地方，指导老师都会心甘情愿地牺牲休息时间，陪学生一起到患者身边再次问诊、查体，在一份满意的病历出炉前，医学生和指导老师至少会系统性地交流和更改 3 次以上。每晚查房，总住院医师在巡视病房时，也会主动通过病历了解每天新收入的患者，并和住院医师讨论书写细节。可以说，每一个级别的医生都用自己的实际行动教育和感动自己的后辈。在协和独特的熏陶文化下，住院医师们也对病案投入十二分的认真劲。协和的老教授陈德昌回忆起刚来协和医院时的第一印象，就是"住院医师要写'大病历'，入院记录必须在患者入院 24 小时内完成。每晚 9 时以前，总有几位住院医师在病房医师办公室内，各占一张桌子，台灯下奋笔疾书"。

随着时代的变迁，医院信息化建设不断完善，便捷、高效的电子病案不可避免地取代了过去的手写病案，从电子病历运行伊始，有关电子病历是否会影响年轻医生逻辑和整体思维的讨论就从未间断过。的确，使用电脑书写病历，简单的键入和删除容易使年轻医生形成轻率随意的习惯，失去了从前落笔之时的神圣感和仪式感。时代的潮流不可逆转，尽管病案的载体出现变化，但协和人对"如何书写一份好病案"的要求却更为严格，在过去"师承"的基础上，加入了更多系统化的管理。

如今，协和医院在人力、财力和硬件方面全面投入，在构建现代化医院信息管理的同时，持续传承和发扬病案中的协和精神。协和医院成立病案专项管理小组和病案内涵质控专家组，每年审核 4 300 多份病案，定期通过院周会、展板和院内网公示优秀病历和有待改进的病历；每月 80 余位正副科主任、近 100 位病房带组教授和近 150 位主治医师参加科室运行病历内涵质量自查，年自查病历 7 000 余份；定期举办一届协和病历展，迄今已经成功举办了六届；在自主学习平台上发布病历书写公开课在线课程，并定期更新和维护。

协和人始终认为，优秀是一种习惯，在日复一日、年复一年的病案书写中，协和人不断追求着属于自己的优秀。

## 二、协和教授与医者仁心

北京协和医院近百年来涌现出的知名教授不计其数，既是悬壶济世的大医，也是教书育人的巨匠，是协和的宝贵财富。教授们对年轻医生和医学生的指导与教诲，有业务上的严格要求，有思维上的循循善诱，有信仰上的坚定不移，以及身临其境的临床故事。每一位协和人，都会对当年亲身经历的老教授的指导和教诲烂熟于心、如数家珍。

都说教授是协和三宝之一，协和的教授到底宝贵在哪里？

宝贵的是严谨和勤奋的工作作风。"中国风湿免疫之父"张乃峥教授，对严谨的"严"字的认识，来自他的恩师钟惠澜教授。年轻时有一次看骨髓片，他向钟教授报告说没有找到黑热病病原体。钟教授则说："你找了15 分钟没有找到，但如果你找上半个小时、一个小时也许就可以找到，应该再多下些功夫再下结论。"果然在花了更多时间后，他终于找到了病原体。这种严谨和勤奋的态度，伴随着协和人的一生，也感染着每一位年轻的协和医生。

宝贵的是细致与钻研的治学态度。1977 年，协和收治了一位因反复骨折完全丧失行走能力的男性患者，经检查后发现他存在骨软化症，但是经验性治疗无效，也找不到病因。张孝骞教授通过仔细地询问病史和体格检查，在他右侧腹股沟摸到了一个包块，推断这可能就是病因。经手术后病理证实，这是一例极为罕见的间叶组织肿瘤，术后效果立竿见影。张孝骞教授和同事们对这一珍贵病例进行了详尽分析和总结，文章发表于《中华医学杂志》上，这在当时是全世界第 8 例报道的肿瘤相关性低磷骨软化综合征。林巧稚教授为了得出中国女性骨盆尺寸的正确数值，总结了上万份产科病历。绒癌治疗的突破以及激素分泌型垂体瘤的研究等，都是宋鸿钊院士、史轶蘩院士等从记录翔实的协和病历中认真总结分析后得到的启迪。

宝贵的是对学生的严格要求。吴阶平在协和本部四年级时学习内科以看门诊为主，诊断之后要请老师复核。有一次他看到一名典型的肺结核患者，自认为认真记录了病史，查明体征后请朱宪彝教授复核。朱教授问他有没有查痰，吴阶平回答说没有，因此受到了严厉的批评。吴阶平回忆说这次批评使他懂得了医生的主观分析不能代替客观实际的道理。协和老教授查房时很严厉，学生常常吓得直哆嗦，如果对患者的情况做不到了如指掌，就可能要挨批评。不过虽然经常挨骂，每个人感觉那个阶段的自己成长进步最快。正是由于多年来这样的严格甚至严厉的要求，协和的教授们培养出了一代又一代的医学大家。

宝贵的是高瞻远瞩、敢为天下先的勇气。1939 年，吴英恺是协和医院的外科总住院医师，在查阅了大量文献之后认为"经左胸腔切除食管癌并在胸内做食管吻合"是比较先进的，在当时外科主任娄克斯的鼓励下，年仅 30 岁的吴英恺成功完成了中国第一例同类型手术。1957 年，张孝骞教授上书中央，要求恢复长学制医学教育。二十世纪七十年代末，黄家驷教授和张孝骞教授再次积极推动恢复八年制医学教育和高级护理教育，为恢复百废待兴的中国医学教育事业作出了贡献。二十世纪八十年代，在曾宪九教授的领导下，协和外科深入开展胰腺外科研究，同时在危重病医学和外科营养支持两个领域开展攻关研究，均取得重大突破，在国际上也有重要影响。

最为宝贵的是心中的善良和对病人的关爱。妇产科专家郎景和教授有一句名言："关爱是医生给病人开出的第一张处方。"他说："病人是医生最好的老师。维护病人的尊严，就是维护医生自己的尊严。我们不能保证把每个病人都治好，但我们能保证好好地治疗每个病人。"郎景和是林巧稚大夫的学生。年轻时，他常常跟随林巧稚一起查房。郎景和回忆道："林大夫一举手一投足，就能让人感觉到她对病人的爱，她用对待亲人的方式对待她的病人，直接用耳朵贴在病人的肚子上，为病人擦擦汗水、掖掖被角。"曾宪九教授也有许多这样的故事。有一次，他正在查房，一位护士跑过来说，隔壁病房的病人突然不行了。他迅速赶过去，此时病人已停止了呼吸。他毫不犹豫地为病人做口对口人工呼吸，最终使病人脱离危险。这样朴实的情感，反映了协和教授们宝贵的善良和大爱。

百年来，具有这些宝贵品质的教授们，引领着医学和医院的发展，为年轻人树立了榜样，为病人带来了希望。在新的百年里，教授们将继续作为学科发展的掌舵人、临床工作和科学研究的先驱者、医学教育的领路人，发挥其不可替代的作用。

### 三、协和图书馆与终身学习

十九世纪后期，现代医学教育的理念悄然发生了改变。医学教育家们越来越强烈地意识到：和医学有关的信息，已经可以用"海量"和"惊人的聚积速度"形容，更多的医学院将图书馆的订阅重点转向了世界上主要的医学期刊。

深受现代医学教育理念影响的北京协和医学院，早在 1917 年校舍初建之时，就在原协和医学堂校舍旧址洛克哈特楼建立了医预科图书馆，制定了以西医现代医学文献为主的馆藏发展方针。

图书馆建立后的 20 年间，在美国中华医学基金会（CMB）的支持下，图书馆馆藏得以迅速增加。1941 年因日军侵华被迫停办闭馆时，馆藏图书约 75 000 册，被誉为"亚洲第一"。在日军占领期间，图书馆仍由美国中华医学基金会（CMB）代为订购所有外文医学期刊，馆藏期刊由此避免中断。1665 年创刊的《英国皇家学会哲学会刊》、1824 年创刊的《柳叶刀》、1829 年创刊的《新英格兰医学杂志》……400 多种世界一流医学期刊从创刊号开始即成套收藏，珍藏的中医古籍年代最早的距今已 700 多年。这些书刊无声地记录、见证着医学的每一次进步，已经成为一件件精美的藏品。

图书馆是教授们传道、授业、解惑的地点。吴阶平回忆说："在微生物学课程中，谢少文副教授要求每个学生写一篇医学综述，分配给我的题目是《胎盘抽出液在麻疹预防中的作用》。我广泛收集资料，认真编制索引卡片……当时我只把它作为一篇作业来完成，直到几年后我才省悟，'作业'本身恰恰是次要方面，而通过独自撰写'综述'的实践，对学生进行查阅文献、编写卡片、分析综合等基本功的训练，才是这一教学环节的主要目的。"

图书馆是医务人员"终生学习"的地方。张孝骞说："现代医学科学发展很快，我一个星期不到图书馆就落后了。"血液内科张之南教授在《弘扬协和精神，建设高水平的协和医院》一文中写道："张孝骞大夫、王叔咸大夫、谢少文大夫、曾宪九大夫，这些老一辈的协和人已经把星期天上午去图书馆作为长年固定生活日程的一个不可缺少的部分。"老教授们十几年如一日的治学精神无疑带给后辈们强烈的示范作用。

图书馆是协和人寻求"解决之道"的场所。医学大家们在自身丰富的临床经验基础上，吸取国内外的最新知识和进展，成功解决临床上的疑难问题，业已成为协和特质，留下许多协和佳话。1962年，皮肤科收治了一个罕见病例，患者的鼻部、眼部、喉部、皮肤、肾脏等多个器官都出现了严重损害且持续加重，协和医院的医师谁也没见过这种病，诊断方面经历了曲折复杂的过程。张孝骞亲自去床旁查看后，当时并没有给出明确的诊断，只是抓住了诊断的两个关键点：肉芽肿性病变和血管病变。回去后，张孝骞一头扎进了图书馆，经过一夜紧张地查阅文献，即日提出了"肉芽肿性多血管炎"（当时称作"Wegener 肉芽肿"）的诊断，而最终的病理解剖证实了这一诊断。这是新中国确诊的第一例肉芽肿性多血管炎。

百年变迁，1917年的医预科图书馆已发展成为馆藏丰富、服务完善的中国医学科学院图书馆。进入二十一世纪以来，北京协和医院接受胡应洲夫妇捐赠，在教学楼五层新建了胡应洲图书馆。

随着信息技术的迅速发展，"网上图书馆"应运而生。现在，协和医院的大夫们只要动动手指，就可以通过院内网登陆 PubMed、UpToDate 等大型医学专业数据平台。通过 UpToDate 检索，普通内科的主治医生成功诊断了中国第一例布鲁里溃疡病。此前，这种疾病被认为仅发生在非洲和澳大利亚，中国地区从未有过报道。

2015 年 10 月 31 日，北京协和医院等 7 家国内一流教学医院共同成立"中国住院医师培训精英教学医院联盟"。在联盟制定的核心能力框架共识中，首次将"终生学习"作为住院医师核心能力之一提出，协和的人才培养"密码"正逐步成为行业共识。

协和人始终认为，学府要讲究"治学"，而协和的治学推崇"严谨"和"勤奋"。从病案、教授、图书馆这"协和三宝"中，我们可以领略和解读协和始终位居国内第一的时代密码。

## 【 文化与品牌塑造 】

### 协和文化品牌的塑造

2018 年 6 月 27 日下午，协和学术会堂里正在进行一场致敬过去、展望未来的大型精彩演出。此前两个月，以"做合格协和人"为主题，全院 11 个党总支牵头，以科处室为单位开展了 50 余场形式多样的学习讨论，共提交 4 177 份心得体会，通过《内部情况通报》、院报、展板、网上"自主学习平台"及专题院周会宣讲等，进行了线上线下、丰富多样的展示交流。全体协和人坚持反思自省、刀刃向内，从"把成绩说够"到"把问题说透"，为破解发展难题提供了"协和方案"、贡献了"协和智慧"，凝聚起危机共识、改革共识、创新共识。此刻，上千篇文章中的点评与赞美，回首与展望，汇聚成一场别开生面的大型活动。舞台上，灯光下，来自协和多个科室的文艺骨干通过各种艺术表现手段，回答着"合格协和人"的内涵与要求。

这是北京协和医院每年一度的"七一大会"，是协和人的重要活动之一。每一年，来自不同岗位的协和人群策群力、各显神通，通过文艺汇演、主题活动等不同的方式，庆祝中国共产党的生日，重温协和精神，传承协和文化。这是协和党建工作和特色文化活动的紧密结合，它让党建工作有血有肉地融入了医院管理和文化建设，成为真正凝聚共识的思想动力。

在协和，只有想不到，没有做不到的事。在医学领域里如此，在文化活动中也如此。2016年的"七一大会"，协和人玩起了跨界，举办了被称为"协和奥斯卡"的微电影节活动。

"本来是拿手术刀的一双双手，玩出了精良的影像。场景转换，跟拍、再现，多人物的交叉叙述，这些年轻人创造的，让媒体人感到压力。光和影之间，人们看到的是严谨严肃；对白和旋律之外，人们听到的是精益求精。"这一段影视界专家和医疗界的文化专家写就的颁奖词，反映了这次活动的水准。

协和人自编、自导、自拍、自演了21部微电影作品，通过镜头展现感人故事，记录生动瞬间，探究医学真谛，追溯生命本源，推进和谐医患关系建设，传播医界正能量，为中国共产党的95岁生日和北京协和医院的95岁生日献上了一份有深度、有高度、有温度的生日大礼。

行医是理性的，艺术表达却充满了感性色彩。在理性和感性的切换间，不变的是协和人严谨求精的自我修养和尽善尽美的价值追求。多才多艺的协和人，用他们才华横溢的作品证明了医学也可以是"基于科学的艺术"。协和提供的文化舞台，使得医学和艺术有更多的机会共振、交融和升华，既训练医务人员的科学脑，又培养他们的人文心，帮助他们成为像协和先贤们一样能维护患者健康、抚慰患者心灵的"大医生"。

精彩纷呈的"七一大会"，只是协和文化品牌中的一块拼图。在协和，每个大夫都是全才，穿上白大褂能救死扶伤，脱下手术服能唱歌跳舞。协和主办的健康科普能力大赛，就是协和医务工作者们展示才华的大舞台。

300秒演讲，300人投票，8位大咖点评，5轮激烈比拼……每年的科普能力大赛，都是一场医学科普盛宴。

"某剧的男主角，正是一位典型的过敏性哮喘患者，从他身上我们能看出防治尘螨过敏的重要性。"来自变态反应科的演讲者从热播剧中找到了过敏的科普切入点。其他专科的医生也通过各种形式，用生活化的比喻向人们揭开了疾病神秘、恐怖的面纱……

协和人的科普，不仅有趣，还有情义。在首届科普能力大赛上，曾经讲述了这样一个有温度的故事。"那天，一位50岁出头的患者来到我的门诊。她告诉我，她不是来看病，而是来跟我道别的。"选手回忆，这位女性表示自己内心煎熬，已生无可恋。只因为几年前就诊时被医生感动，才决定了断前向她说声谢谢。这是位重度更年期抑郁症患者，医生立刻给家属打了电话，却发现家人对她的病情毫无察觉。医生由此说到女性更年期的应对方法，开出了"亲人的关爱"和"到医院就诊"两张处方。在她演讲过程中，台下一位年轻人飞快跑上舞台，献上一束鲜花。他哽咽着告诉大家，自己就是那位患者的儿子，感谢医生的温暖帮他留住了妈妈的微笑。

科学面对的是专业、艰深的内容，而科普则是用深入浅出的语言、丰富多样的形式将复杂的内容翻译出来，让大众喜闻乐见、易于接受。所谓"上医治未病"，科普正是这样一项防患于未然的力量。协和人定期举办科普能力大赛，怀揣热爱，拥有温度，用多样的方式践行着医者的使命。

除了"七一大会"和"科普能力大赛"，当代协和人还沿着"协和精神"的核心，对协和文化进行了不断丰富、延展与呈现，组织了"协和春晚""协和奥运"为代表的一系列协和品牌活动。

被誉为"协和春晚"的新春团拜会，由各党总支和部门工会精心组织，协和人自编、自导、自演的文艺节目经过层层选拔，在每年的新春团拜会上精彩绽放。各种艺术形式交相映衬，展现出协和人良好的精神风貌和艺术素养。

每次在协和生日前后举办、被誉为"协和奥运"的职工运动会，是协和人展现"召之即来、来之能战、战之必胜"的强大凝聚力的重要时刻。近千名员工志愿报名团体操项目，提前两个多月着手准备。他们在忙碌的工作之余，利用中午和晚上的休息时间参加排练。变化多样的队形，整齐划一的动作，是他们一遍遍苦练的结果。在运动场上，上千名协和人通力合作，拼凑别出心裁的字样和图案，呈现最好的视觉效果，送上对协和的深深祝福。

协和人也通过歌曲深情吟唱对协和的祝福。院歌《雨燕》创作于2006年北京协和医院建院85周年之际，由变态反应科张宏誉教授作词，著名作曲家谷建芬老师作曲，著名歌唱家毛阿敏演唱。歌曲时长4分33秒，歌词如下：

琉璃顶，展飞檐
檐下飞雨燕
青色砖墙白玉栏
校园是摇篮

燕衔泥，筑家园
精雕细琢求谨严
燕语喳喳舞翩跹
爱心洒人间

旭日升，又落山
新月又变圆
雨燕飞去又飞还
这里天更蓝

　　歌词以青砖绿瓦的科学殿堂突显校园文化的背景，将屋檐下的雨燕比喻协和人，通过歌颂雨燕来歌颂和激励广大医务人员。用衔泥筑巢突显歌曲的主题，栖居在古建筑屋檐下的雨燕，用唾液和着泥土，为雏燕构筑鸟巢，精雕细琢，伴着欢快的歌声，勤奋劳作，任劳任怨，奉献着爱心。用日月的升落寓意大自然永恒不停地运动，自强不息，厚德载物，严谨求精，勤奋奉献，是协和人永恒的追求。

　　在我国，雨燕被认为是吉祥的象征。雨燕学名"北京雨燕"，平均体重不足 50 克，每年竟然从北京到南非，不断循环着年均 3.8 万千米的波澜壮阔之旅。通过雨燕来比喻"严谨、求精、勤奋、奉献"的协和人再贴切不过。每年春天，都有大批迁徙的雨燕来到协和医院的老楼衔泥筑巢。运气好的时候，能看到上百只雨燕同时萦绕于雕梁画栋的协和老楼，集体欢悦飞翔的场景。那一刻，协和人也都会停下匆匆的脚步，看一看这些可爱的小生物，感觉生命的活力，感受岁月的美好。

　　在建院 99 周年之际，一首由乳腺外科主治医生王雪霏作词作曲，多名医务人员集体深情演唱的主题曲《百年协和》令所有协和人激情澎湃。歌中这样唱道：

　　　　一年一年托起这生命的希望
　　　　一代一代大医点亮医学的光芒
　　　　一个世纪抚平痛苦创伤
　　　　那是百年协和一切为民的方向

　　　　一百年的风雨一百年的情
　　　　一百年的誓言天地间回响
　　　　一百年的求索一百年守望
　　　　一百年的协和大爱无疆

　　　　一年一年守护着人民的健康
　　　　一代一代协和人挺起国家的脊梁
　　　　一个世纪传承仁心仁术
　　　　那是百年协和精神铸造的辉煌

　　　　一百年的风雨一百年的情
　　　　一百年的誓言天地间回响
　　　　一百年的求索一百年守望
　　　　一百年的协和大爱无疆

　　这些活动，将众多协和人聚在一起，重温代代相传的协和精神，回顾求知求真的治学传统，提升协力同心的凝聚力，忆往昔，展宏图，激励所有协和人不忘初心、砥砺前行。

　　百年前，协和先贤们留下宝贵的精神闪光。百年后，协和人用多种多样的方式呵护、强化着这光芒，打磨出拥有温度的医院文化品牌。

【文化与医学制度】

# 好医生是怎样炼成的

北京协和医院为当代留下了许多宝贵的传统和制度，并逐渐为其他医院所认同而推广，其中内科大查房制度、住院医师制度在中国独树一帜，为人称道。

## 一、内科大查房——传承近百年的学术讲坛

内科大查房制度是协和坚持近百年没有变味的传统。已故著名医学科学家、教育家、血液病专家邓家栋教授在《内科大巡诊杂忆》一文中回忆说，"在我成长的每一个阶段中，都有许多记忆犹新的经验。记忆中一个很有特色的协和内科传统，就是每周一次的大巡诊"。

"大查房"始于二十世纪二十年代。"大查房"最早称为"大巡诊"，英文是"Medical Grand Round"。名称的变迁正好折射了协和的发展。由于当年医生人数少，病房里病人的床旁即可容纳全部医生的巡诊。随着协和的发展和医师队伍的扩大，内科大查房的地点从病房转移到了能容百余人的老楼 10 号楼 223 阶梯教室，这一情形一直持续到 1995 年。

而到今天，大查房的场面更加壮观，这也从一个侧面反映了医院规模的变化和所承担的日益繁重的医疗任务。大内科要求查房时各专科医生全部到场，同时邀请放射科、病理科、检验科、外科等有关的兄弟科室参加，所以每次参加查房医师均在 300 人以上，且为多媒体报告。节奏紧张地将门诊、教学或专科查房等繁重的工作收拾利落后，内科医生们从四面八方陆陆续续赶到会场，晚到就会没有座位。遇到上一场会议延时，等候的队伍甚至占满了住院楼四层的大部分楼道。协和浓郁的学术氛围一直为学术界所称道，内科大查房就是典型一景儿。

"大查房"的重要程序今昔一致，这一点可以从专家教授们对内科大查房的描述中得以求证。第一步是选择病例。由内科总值班医师从内科各专科病例中遴选。选择病例的原则有三个：一是疑难病例、罕见病例；二

是诊断不清、治疗有困难的患者，大家共同出主意；三是带有教学色彩的，有某种新的经验教训值得学习和重视的病例。第二步是准备病例汇报。第三步是汇报病例。第四步是病例讨论，这是大查房制度中最精彩的环节。各科室之间通过互相提问和答疑，讨论对病例的看法，当场给出诊断、鉴别诊断、治疗意见，还有国际上该疾病的诊疗进展。在这个环节，教授们往往各抒己见，甚至还会争论起来。第五步是由大内科主任或专科主任作一个总结性发言，表明自己的见解和下一步的治疗措施。

近百年来，"大查房"的精髓没有变。几百名医生"集思广益"，为一个病人会诊，解决患者诊治过程中的疑难问题，可以称得上是真正意义上的全科甚至全院大会诊，也是基础与临床相结合的典范，学术交流和人才培养的途径与土壤。大查房时会看到或复杂、或典型、或罕见的病例，令出席者开阔眼界，在短时间内了解内科各领域的进展。大查房对总住院医师提高现场组织学术活动的能力、提高住院医师掌握病情、文字书写和口头报告能力，都有很好的锻炼，对作中心发言的主治医师也是很好的培养方式。

"大查房"为什么能够坚持下来？首先是大家强烈的求知欲。为坚持大查房的传统，历届主任们付出了艰辛的努力。二十世纪八十年代初，八十多岁高龄的张孝骞仍认真参加每一次查房，1985年8月6日的日记中，张老记录了大查房前的准备："上午赴院与鲁重美（张老的研究生）复习病历。明日大查房将讨论一例诊断不明的患者，作了一些阅读，仍苦于解释几个似不相关的体征在一单一诊断上，初步考虑白塞氏病的可能性。"1985年8月12日张老被诊断为肺癌。这是目前所见的最后一次日记中关于大查房的记载。

近年来，随着协和医院与美国加利福尼亚大学旧金山分校住院医师交换培训项目等的进行，国外各级内科医师不断受邀来协和访问，凡是出席了"协和内科大查房"后无不惊讶与赞许，因为在美国也很少见到如此高水平、如此热烈的临床病例讨论景象。

## 二、住院医师规范化培训制度

2009年，通过严格的考察认证，北京协和医院率先在国内挂起"普通外科住院医师培训中心"的牌子。这意味着协和的住院医师培训得到了认可，更意味着在新的里程碑下，中国青年医师培养的一次新的起航。

协和住院医师培养制度源自二十世纪初北美医学教育改革产物的"霍普金斯医学教育模式"。其与中国传统的"大医精诚"道德价值观相结合后，因突出强调知识、技能和素质3大要素的有机结合和"奇高的成才率"，而被称为"通向医学大师的必由之路"，迄今被医界奉为经典。如今，随着时代的巨变，医疗卫生领域的制度变迁、观念变迁、技术变迁，特别是临床医学的专科化和纵深发展趋势，以及医患关系的变化，难免在住院医师培养制度上留下烙印。

协和的住院医师分为4个等级，即第一年助理住院医师、第二年助理住院医师、第一助理住院医师和总住院医师。这是一个将知识转化为能力的阶段，是成为一名合格医生的基石。临床医生是一个非常特殊的职业。一名医学院校毕业生即使门门功课优秀，也还不是一位合格的医生，不具备独立诊断和处理病人的能力。协和的住院医师24小时负责制规定，青年医师必须"住在医院里"，执行24小时值班制，在上级医师指导下对所管病人实行"全面全程负责"。住院医师还要坚持参加各种查房，包括责任医师查房、主治医师查房、总住院医师查房、科主任查房、专科教研组查房、全科或全院性大查房；要参加各种临床讨论会，包括各种术前、术后讨论会，出院病例讨论会，死亡病例讨论会，疑难病例讨论会等；还要学习病房管理，学会与医院其他各科、各类工作人员之间的协作，特别是要学会利用旧有的病例资料和有关文献，分析解决诊疗中的难题，同时学会总结自己的临床经验与体会撰写论文。

住院医师一天的工作日程总是被安排得满满当当的。我国胸外科及心血管外科的先驱、北京协和医院原外科主任吴英恺教授生前曾这样回忆他做住院医师的经历："每天6时起床，7时早餐，餐前餐后抓紧巡视自己管理的病人。8时以前赶到手术室，手术很难得在中午以前结束。吃了中饭，下午2时门诊，忙到4时多，又得回病房查看术后患者和重症患者。随之常有新病人入院，就得抓紧病历书写，还要自己做常规化验。晚饭后除全面巡视自己的病人外，还需继续写病史和病程记录，整理化验报告，等等。一直忙到晚上 10 时。若有个清闲的晚上，一定要到图书馆去看书、读杂志。"

住院医师制度坚持学术的包容性和跨学科的培养方法。在那个通信不发达的年代，老协和所有的病房、宿舍、图书馆、病案室、食堂以及各处走廊，都安装有呼唤医师的信号灯。每位住院医师都有一个自己专属的特定号码。当病人病情需要的时候，住院医师在医院的任何角落都能看到信号灯，做到随叫随到。协和的住院医师培养制度不仅接受本校的毕业生，同时也接受其他医学院校的优秀毕业生，坚持学术的包容性。毕业于湘雅医学院的我国著名微生物学家谢少文教授，曾在协和受过临床住院医师和住院总医师的训练，他所讲的微生物学课程深入浅出，密切结合临床，深受学生喜爱。

轮转是协和住院医师培养的核心制度。外科住院医师轮转的方式是：普通外科一年，其他专业各半年。经过全面轮转后的外科医师，已经掌握了本专业的常见病诊断与治疗方法，到一般医院就可以独当一面了。当然，轮转并不局限在同一专业范围之内，还可以根据工作需要进行跨学科的培养。譬如林巧稚教授就曾要求妇产科的骨干医生必须具有较为扎实的内、外科基础。她派尤娴玲医师到内、外科各做半年住院医师后，再回妇产科做住院医师。当时的病理科主任胡正详教授曾把他手下的年轻骨干派到内、外科任住院医师 1～2 年，以便使病理学和临床医学有更为密切的结合。正是这种不拘一格、创造性地根据实际需要培养人才的做法，培养出了一批又一批优秀的青年骨干。

总住院医师阶段是培养高级医务人才的必由之路。老协和的住院医师实行聘任制与严格的淘汰制，每年有 1/3 的人要停聘。而每年只能有一人胜出的总住院医师遴选，更显残酷。如果将住院医师培养比喻为"宝塔"模式，总住院医师就是这个"宝塔"的尖儿。自 1924 年协和医学院开始有毕业生以来，协和每年要在内、外、妇产各科中推选出一名总住院医师。前 14 位内科总住院医师依次是：张孝骞、刘士豪、杨济时、谢少文、吴朝仁、钟惠澜、朱宪彝、卞万年、陈国桢、邓家栋、王季午、马万森、郁采蘩、朱贵卿、章安从。总住院医师的职责与住院医师已有明显的不同，不再具体地负责某一位病人的诊治，而是担任科主任的助手、全科事务总管，直接向科主任负责，协助主任处理科内一切医疗和事务工作，配合病房主治医师，帮助、监督住院医师完成日常的病房工作，并保持科室良好的医疗秩序。总住院医师需要熟悉科内所有病人的病情，经常向科主任请示汇报，并协助挑选适合用于教学的病例，作为教授查房或课堂示教之用。总住院医师责任重大、任务繁重，但是收获颇丰。总住院医师要组织并参加各种学术活动，一方面充实提高自己，另一方面在业务上指导别人。

基于协和的住院医师培养效果，北京市卫生局启动了全市统一的住院医师培训体系。2007 年，北京协和医院参加了北京市卫生局建立的北京市住院医生培训体系，并成立了各个专科的住院医生培训基地。2013 年，国家卫生计生委等 7 部门联合印发《关于建立住院医师规范化培训制度的指导意见》，2014 年国家全面启动制度建设工作。"协和经验"上升为国家的制度化安排。2016 年，协和启动全新的精英培养模式——临床医学博士后项目，在高层次复合型人才的培养方面，迈出了关键的一步。

协和外科住院医师培训采用 3+X 模式，即所有医学生（无论本科生、研究生）毕业后均须在外科所有三级学科轮转，每个学科 3 个月，共 3 年。3 年之后根据住院医师的兴趣及科室需求进行双向选择，进入专科住院医师培养阶段。专科住院医师培养的时限根据学历、学位及个人情况的不同，1 年至 4 年不等。

协和内科始终坚持长时段的住院医师培养。在担任总住院医师或进入专科训练之前，住院医师要轮转所有内科三级学科，还要完成急诊和 ICU 的培训。近年来由于学科发展的需求，外科的专科已进一步细化。住院医师轮转培训由 3+X 改为 4+X，即在原有轮转的基础上增加乳腺外科、肝脏外科等新增科室的轮转。同时，为了应对急诊疑难重症增多的棘手问题，普通外科特别在住院医师进入专科之前增加了半年的急诊外科轮转，以适应急诊的突发状况。

　　名医不是速成品。从青年医师到优秀的医学专家，需要经历漫长的实践打磨，客观上更需要一个好的氛围和土壤。正如有识者所言，对年轻医生实施严格培养，与其说是一种制度，不如说是一种需要恒久坚守的信念。

第四章

文化铸就百廿风华，党建引领创新发展
——华中科技大学同济医学院附属同济
医院百廿医学实践之路

华中科技大学同济医学院附属同济医院（以下简称同济医院）1900年创建于上海，1955年根据中央政务院决定迁至武汉，现为集医疗、教学、科研、培干和公共卫生于一体的大型综合性国家卫生健康委预算管理医院，国家重大公共卫生事件医学中心。多次获全国卫生系统先进单位、全国五一劳动奖状等荣誉，连续16年保留全国文明单位称号。

医院现有职工9 600多人，设临床医技科室62个，构建形成了分布武汉三镇的多院区、多园区发展格局，综合实力居全国前十，华中第一。医疗服务量居全国前列，医学教育独树一帜，拥有以中国科学院、中国工程院院士为代表的大批高层次人才，获得了以18项国家级奖励为代表的大批科研成果，与众多国际医疗机构建立了长期稳定的合作关系。

在120余年的发展历程中，同济医院三地迁徙，九易其名，走过的是艰辛，磨炼的是精神，养成的是文化。在漫长的历史变革和长期的医学实践中，一代代同济人恪守"格物穷理 同舟共济"的科学与人文精神，筚路蓝缕、栉风沐雨、以文化铸就百廿风华，以党建引领创新发展，为中国医疗卫生事业做出了重要的贡献。

# 第一节　医院历史与文化传承

## 一、同济医院简要历史

### 1. 上海初创　艰难前行

1900年，同济医院由德国医生埃里希·宝隆（Erich Paulun）创建于上海。1907年，在同济医院的基础上建立德文医学堂。1909年，同济医院更名为"宝隆医院"，逐步成为上海声名卓著、独具德国医学传统的西医医院和现代医学人才培养的摇篮，并成为中德医学文化交流最早的桥梁。

1912年，同济德文医学堂增设工科，改名为同济德文医工学堂，1917年更名为同济医工学校，1924年由华人自办成为私立同济大学，1927年由民国政府收归国有，改为国立同济大学。宝隆医院为德产，未受学校更迭影响。经过数次扩建，至1927年宝隆医院已建成A、B、C、D、E四面合围的5座楼房，中间为长方形庭院。

宝隆医院时期，先后有 36 位德国教授任职医正科（临床教学阶段）教学及医疗工作，不少医正科教授同时也是医院临床科室负责人，多是德国医界的知名专家。1930 年，同济医科正式改为同济大学医学院，医正科改为医后期。

1915 年，德国教育部正式承认同济医科毕业生与德国国内医科大学水平相当。1912 到 1937 年，经宝隆医院实习毕业学生达 395 人。1917 年 6 月 22 日，在宝隆医院放射科工作的李梅龄医师以论文《变硬肝脏中腺瘤之研究》顺利通过答辩，成为宝隆医院培养并取得德国医学博士学位的首位中国人，同时创造了在中国本土取得国外博士学位的先例。此后，陈骧、曾立群、黄榕增、王成烈、但功泽等相继在宝隆医院取得博士学位。

宝隆医院创办之初就以纯粹的医疗、学术事业为目标，不以教会做背景，因此极为注重学术活动，学术气氛十分浓厚。1912 年即设有病理、卫生、药理、细菌四大学馆等医学研究机构。二十世纪三十年代梁伯强、韩法周分别在病理学馆和药理学馆任副教授。

宝隆医院非常注重科学研究，规定总住院医师晋升主治医师，必须提交一篇科研论文。1912 年，宝隆医院在国内医院率先设立图书室并一直延续至今。1925 年德英文藏书已达 5 000 册，专门医学刊物 20 余种。据日本同仁会 1931 年《上海医药界之现状》记录："该医院图书室藏书之多，在中国医学界尚未见到能与它相抗衡的图书馆。"

1937 年，抗日战争全面爆发。宝隆医院医后期师生随同济大学医学院撤离上海内迁，辗转于浙、赣、湘、粤、桂、滇、川七省，跋涉数千里。1937 年 11 月，同济大学医学院医后期在浙江金华复课，柏德辞去医学院院长职务，返回上海石门一路 82 号开办德国医学院，每年招生 25 人，宝隆医院仍为教学医院。1945 年 5 月，德国医学院宣布停办（学生转入同济大学医学院相应年级）。宝隆医院被日军接管并改为日本陆军医院。同年 8 月，日军投降后撤离医院。

这期间同济大学医学院继续内迁，于 1940 年秋迁至四川李庄，1941 年 4 月，医院迁至宜宾，在"苗圃"设第一住院部，设内科、外科、妇产（儿）科等；在"西郊花园"开设第二住院部，设五官科、皮肤科、眼耳鼻喉科、精神病学科。共约 100 张床位，其中外科床位 60 余张，另在宜宾城中北街附近借黄州馆设市内门诊部，主要任务是医学院临床教学与实习，同时对外收治伤病员。当时在院的教授有李化民、黄榕增、章元瑾、吴在东、杜公振、蒋起鹍等人，医生有邵丙扬、熊丸、卢绣、吉民生、陈夏丰、耿兆麟、刘春生、刘新华、李晖、杨超前、黄祝玲等。医院在宜宾期间亦称为"医学后期"，但在社会服务及与其他单位往来中使用"同大附院"或"同济医院"之名。

1945 年抗日战争胜利后，中美合作所接收美国 107 舰队设在日本冲绳岛海军基地医院包括 600 张病床在内的全部设备器材，并征借宝隆医院院址筹办医院，于 1946 年 6 月正式开诊，定名为"中美医院"。1946 年 11 月，同济大学返回上海，接收由中美合作所控制的中美医院，病床增加到 242 张，仍沿用中美医院院名。同济人开始自行管理、建设新型医院。

1947 年，林竟成担任中美医院院长，聘任大批毕业于德、英、美、日等国的医学界翘楚来院担任各科负责人，科室设置逐步向专业化方向发展。参照美式管理设置院务委员会、医务委员会、财务委员会、住院实习医师教育委员会、药局管理委员会等。同时编辑《院务手册》；各科制订"诊疗常规""护理常规"，建立"病史书写及管理"制度，开始实行"总住院医师"制度。

1949 年 5 月 7 日上海解放，中美医院派出屠开元教授带领医师到中国人民解放军第九兵团 20 军协助医治伤员，在同孚路 82 号（原德国医学院旧址）开设解放军伤员病房。1949 年 6 月 25 日上海市军管会接管同济大学。

1950 年，院长林竟成出席全国首届卫生工作会议，在怀仁堂受到毛泽东主席、周恩来总理的亲切接见。1951 年 5 月 25 日，"中美医院"更名为同济大学医学院附属同济医院。

### 2. 迁汉建院 勇挑重担

1950 年 2 月，中央政务院决定将同济大学医学院及附属医院迁往武汉，以加强中南地区卫生工作。1951 年 9 月同济大学医学院与武汉大学医学院合并，在武汉组建"中南同济医学院"，后更名为"武汉医学院"。1955 年，同济医院整体迁至武汉，更名为"武汉医学院第二附属医院"。

部分专家调武汉协和医院等。

1978年，党的十一届三中全会确定全党工作重点转移到经济建设上来，改革开放成为主旋律，推进发展成为主基调。伴随着改革大潮的风起云涌，同济医院步入了改革开放新的历史时期。

1979年3月，器官移植研究所经卫生部批复于同济医院成立，1986年成为卫生部首批重点实验室，1989年普通外科·器官移植入选首批国家重点学科，是中国最早成立，也是国内最大的从事器官移植研究的综合性医疗服务与研究机构。

1985年，原同济医科大学在同济医院成立了医学二系，1992年改为第二临床学院，逐步形成了以本科生、七年制、研究生教育为主，专科生、进修生教育为辅的教学体系。

1985年6月20日，卫生部批复"武汉医学院"更名为"同济医科大学"，同济医院更名为"同济医科大学附属同济医院"。医院以理顺管理为突破口，围绕促进医疗、教学、科研工作发展和建立科学、高效的现代医院管理体制和运行机制，逐步推进改革。

至2000年，同济医院迁汉45年间，将优秀的医学人才、先进的医院管理、精湛的医疗技术由此输送到中南地区，充分发挥了中心、示范、辐射和引领作用。

### 3. 合校跨越 飞速发展

进入二十一世纪，根据教育部关于华中理工大学、同济医科大学、武汉城建学院等合并的文件，2000年5月组建形成华中科技大学。同济医院更名为华中科技大学同济医学院附属同济医院。依托综合性大学的强大实力，医院站在了新世纪、新腾飞的起点上。

合校20年间，同济医院的综合实力稳步提升，始终居于全国前十、华中第一，并于2015年和2017年先后启用光谷院区和中法新城院区，形成了"一院三区""一体两翼"的发展新格局。

### 二、同济医院文化传承

每所百年医院在发展历程中都会形成独特的个性。一个多世纪里，汇通中外、兼收并蓄的同济文化既是历史的、实践的，更是开放的、发展的，既有来自初创时的办院理念，也有来自于纷繁复杂的中国近代史的辗转蹉跎，更有来自于新中国成立以来的发展跨越。它代表着同济医院的基本信念、价值标准、思维方式、传统学风、制度规范和行为准则。薪火相传的同济文化，始终是同济医院的血脉、文脉和发展之脉。

同济文化表现出这样的主要特征与内涵：它在外来文化与本土文化的交融与渗透中形成；在进步思想影响下，在光荣的革命斗争中形成了优秀传统；在国家利益、民族利益、人民利益高于一切的价值理念下夯实了同济文化的基石；在全力以赴、救死扶伤的职业精神践行中牢固了同济文化的根本；在积极进取、勇于探索、不断创新中增强了同济文化的动力。其核心是同济人"与国家同舟，与人民共济"的价值理念。

## （一）同济文化的外在特征

同济文化的外在特征主要体现在以下九个方面：

### 1. 同济院训：格物穷理 同舟共济

**格物穷理** 格：探究；穷：彻底。语出《礼记·大学》："致知在格物。物格而后知至。"意为推究事物，尽致其原理。体现的是同济人对科学精神的追求。

**同舟共济** 济：渡水。语出《孙子兵法·九地篇》："夫吴人与越人相恶也，当其同舟而济，遇风，其相救也如左右手。"比喻同心协力战胜困难。体现的是同济人对人文精神的追求。

"格物穷理 同舟共济"体现了传统理念与现代观念的统一，体现了世界观与方法论的统一，体现了科学与人文精神的统一。

### 2. 院徽院歌

院徽外形为圆形，寓意全院职工在探索和发展医学科学的道路上，严谨求实，团结一心；院徽中间反白部分为首写字母"TJ"，形似两只展翅高飞的白鹤，象征同济医院正向着创建国际一流医院的宏伟目标奋进，白鹤也象征着"白衣天使"，为人类健康事业而辛勤工作；院徽上部为同济医院英文译名"TONGJI HOSPITAL"，用白鹤造型巧妙组合成。英文字母"H"，是"医院"一词"Hospital"的首字母，彰显出同济医院的国际化特征；院徽色彩为深绿色，表达出生命至上的人文色彩和为造福人类健康而奋斗的神圣使命。

院歌为《同济人的歌》，由著名诗人曾卓作词，充分反映了百年同济救死扶伤、甘于奉献的精神实质。

3. **同济精神**：严谨求实、开拓创新、一心赴救、精益求精。

严谨求实：反映了同济医院治学严谨、实事求是、一丝不苟的学术态度。

开拓创新：反映了同济医院积极开拓新思维、开发新技术、创造新成果的创新精神。

一心赴救：反映了同济医院全力以赴、救死扶伤的职业精神。

精益求精：反映了同济医院追求卓越、至臻至善的进取精神。

同济精神是同济人对行为文化的提炼和总结。

4. **迁汉精神**：胸怀全局、无私奉献、艰苦创业、护佑生命。

胸怀全局：服从安排，全员迁汉，展现同济人的大局意识和责任担当。

无私奉献：不计得失，不负青春，体现了一心为国的奉献精神。

艰苦创业：不畏艰苦，扎根中南，发挥了"辐射、中心、示范、引领"作用。

护佑生命：人民至上，生命至上，始终践行医者的初心使命。

迁汉精神丰富了同济精神的内涵。

5. **价值理念**：与国家同舟，与人民共济。

国家利益、民族利益、人民利益高于一切，这是同济人的价值追求。

6. **服务理念**：病人需求至上，倡导合作医学。

反映了对同济人追求卓越、团结协作的工作理念：对服务对象而言，病人的需求至高无上；就医学特点和工作性质而言，团队协作至高无上。

7. **行为规范**：是职工的行为准则，要求更为具体，指向更为明确。

举止文明，仪表端庄，是对工作形象的要求；

爱岗敬业，救死扶伤，是对职业精神的要求；

尊重患者，保护隐私，是对工作伦理的要求；

热情体贴，一视同仁，是对服务态度的要求；

尽职尽责，注重细节，是对工作态度的要求；

关爱学生，言传身教，是对教学工作的要求；

刻苦学习，精益求精，是对科研精神的要求；

团结互助，勤俭节约，是对弘扬传统的要求；

遵纪守法，廉洁奉公，是对崇德守法的要求；

爱国爱校，爱我同济，是对全体职工的总体要求。

### 8. 建院方针

依法治院、文化建院、科教兴院、质量立院、人才强院。在遵循医疗卫生事业工作方针的基础上，独特的建院方针成为医院改革创新发展的立足点。

### 9. 特色制度

医院管理制度、医疗制度、科研制度、教学制度、工作作风与习惯……各方面制度的形成及完善丰富了医院的制度文化建设，是对同济文化传承最为直接的维护、传承和保障。

### （二）同济文化的精神内核

丰富的精神内核是同济文化的基因，是同济文化历久弥新、持续创新的根本所在，主要表现在五个方面：家国情怀、并容遍覆、内生发展、深根医学、大爱无疆。

### 1. 家国情怀

家国是中华文化的基础，是中国人亘古不变的情怀。在同济文化基因中，国家利益、民族利益、人民利益高于一切始终是同济文化的核心。

抗日战争期间，在著名的"四行仓库"保卫战中，抗日军队伤员大都集中于同济医院救治。为避战火，同济医院被迫西迁，途中提出口号："为国家服务、为民族服务、为同胞服务"，沿路创建中国红十字会第一重伤医院、中国红十字会第五重伤医院，发挥医学专业优势一路诊治伤员及群众。西迁四川宜宾期间，同济人坚持办学办医，开设门诊部、住院部，举办医学科普展、义务诊治当地民众，五年半期间培养了医学生189名，其中两位成为后来的中国科学院院士。当时，川南一带流行一种怪病：轻者四肢乏力，皮肤麻木；重者腹痛吐泻，无药可治，唯有等死。当地人恐惧地称之为"麻脚瘟"。经医学院唐哲教授会诊初步判断为磷或钡中毒。时任医院院长兼内科主任的李化民教授随即发表《痹病》一文，对该病作出科学解释。后经杜公振和邓瑞麟反复研究和动物实验，确证为当地食盐中所含氯化钡造成慢性中毒，随后发表论文《痹病之研究》。通过应用硫化物对症施治并加强预防，挽救了成千上万病人的生命。

1949 年，同济人开创了中国第一次大规模血防运动，在中国医学史上写下光辉的一页；1950 年，同济医院积极组织手术医疗队支援抗美援朝，总共 160 多人次参加医疗队，每天从鸭绿江边收治伤病员，同时以医带教，帮助长春军医大学培养医学人才。

家国情怀与天下意识并举，在同济人心目中，国家任务至高无上。国家有召唤，同济人必义无反顾。1955 年，按照中央政务院的决定，同济医院服从国家大局和人民的需要，"舍小家、顾大家"，不计得失、全员内迁，承担起国家赋予的任务，体现了"与国家同舟，与人民共济"的价值理念，展现了"胸怀全局、无私奉献、艰苦创业、护佑生命"的迁汉精神。在撑起中部医疗卫生事业发展的同时，同济人参与了第一批援外、第一批援藏援疆，二十世纪七十年代戴植本和夏穗生分别施行了非洲首例断手和断腿再植手术；1992 年，妇产科唐春海在支援阿尔及利亚期间不幸捐躯。如今，在飘扬的"国家医疗队"的旗帜下，同济人的身影活跃在老少边穷地区，活跃在扶贫支边一线。

2. 并容遍覆

巨大的融合创新能力是同济文化生生不息的关键因素，海纳百川、兼收并蓄，为同济文化持续发展创造了必要条件，凸显着严谨的本质、开放的气质和互融的特质。

（1）严谨的本质：1900 年建院的同济医院是最早的德式教学医院，完全采取德式管理和德式教学，在医院建设发展的早期实践中，德意志民族严谨、求是的民族性和中华民族内敛、勤奋的民族性相互融合，形成了同济文化严谨的本质。在医院收藏的裘法祖院士等老一辈专家使用过的德文医学书籍里，各种笔记、标注随处可见。及至今日，严谨仍然是同济人身上最为鲜亮的标签。

（2）**开放的气质**：兼收并蓄是同济文化的重要特点。早在 1948 年，当时的中美医院摒除"流派"之争，开放门户、广募人才，无论英美派、德日派、本土派，唯才是用、唯才是举，一大批国内顶尖的专家，如陶桓乐、金问淇、宋名通、于光远等汇集在同济医院，成为医学界的一大盛事。与此同时，作为德国人创建的医院，在坚持德国医院管理优秀传统的基础上，引进美国医院管理模式，并加以中国化改造，使中美医院成为当时国内现代医院管理的佼佼者。开放的气质延续至今，以开放的姿态吸引海外人才、吸纳外校优秀毕业生，以开放的心态应对医院管理和运行中存在的问题，以开放的形态推进医院改革创新发展。

（3）**互融的特质**：三地迁徙、九易其名，二十世纪五十年代的院校调整与二十一世纪的院校合并，同济医院百余年丰富的发展历程使同济文化呈现出互融的特质。1955 年由沪迁汉，不同地域文化相互融合，上海人的精细、大气、不拒江海流遇上武汉人的聪明、坚韧、敢为天下先，造就了同济文化中细致、创新、担当的特性。2000 年三校合并，"明德厚学，求是创新"的校训又给予同济文化新的营养滋润。

3. **内生发展**

内生性是同济文化基于内部力量生生不息、渐进改进的不竭动力，很好反映了同济文化在复杂多变的医院发展史中，执着向上、不因外界扰动而中断的文化特征。同济医院的内生文化有以下两条主线。

（1）**在医院管理上脚踏实地、自强不息、革故鼎新、积极进取**：同济医院建院后一直实行德式管理，由德国人担任院长及科主任直至抗日战争全面爆发。1938 年，内迁途中的同济医院到达江西吉安后，随迁的德国专家离开医院，借道香港返回上海，继续西迁的中国医生开创了中国人自办实习医院先例，全面接手医院管理。1948 年后，医院着手引进美国现代医院管理模式并加以中国化改造，至 1959 年，梳理、完善、借鉴并初步形成了具有同济特色的医疗管理制度。1978 年后，借改革开放东风理顺管理，推进了医院内部管理体制改革，尝试医院经济管理改革，继而于 1997年率先开展以全成本核算为核心的经济运行机制改革，时任中共中央政治局常委、国务院副总理李岚清专门作出批示，《人民日报》给予重点报道，全国近两千家医院前来参观学习。

进入二十一世纪后，同济医院更加注重结合医院实际和医学规律，探索现代医院管理，绩效管理创新、"三位一体"医疗质量管理创新先后获得中华医学会科技进步一等奖，形成了具有强烈同济特色的医院管理制度。同济医院于 2012 年成为亚洲首家通过德国 KTQ 质量认证的医院，继而在 KTQ 质量认证中国版标准中纳入了同济医院管理经验和特色，涉及病人管理及病人家属服务、员工文化活动、消防安全文化等，在国际医院管理标准中输出了同济模式。

（2）**基于临床需求的医疗、科技持续创新：**不事虚荣、不尚浮华，结合临床需求创新是同济文化的精髓。中华人民共和国成立初期，邵丙扬等深入疫区调查，首创"血吸虫病酒石酸锑钾三日疗法"，大大节省了治疗时间，提高了治疗效果。1964 年，裘法祖受国务院和卫生部委派，担任全国血吸虫病防治协作组外科负责人，通过切除脾脏和各种门体分流术治疗晚期血吸虫病人；二十世纪六十年代，裘法祖、夏穗生、吴在德等在国内率先开展同种异体原位肝移植研究，吃住在实验室，昼夜守候、观察，开创了中国器官移植事业。刘锡民等根据 616 份病历记录，深入农村与农民同吃同住，弄清了脑出血儿童偏瘫的发病机制，研究出治疗方法。

老一辈专家不以物喜、不以己悲，埋首医学创新的优秀传统在一代代同济人中传承，一项项研究随着时代发展不断深入拓展，陈孝平院士在肝胆胰疾病治疗方面的改革与创新引领了肝胆胰外科发展新方向，马丁院士首次发现我国宫颈癌 11 个遗传易感变异位点，初步完成我国宫颈癌高发区早期预警模型的建立。

目前，同济医院获得了包括国家发明奖、国家自然科学奖、国家科技进步奖等三大奖在内的国家级奖项 18 项。

**4. 深根医学**

厚植中国大地，深根医学事业，辐射、中心、示范、引领是同济医院在中国卫生事业发展中的重要贡献。

内敛低调、执着坚守的同济人，从不急功近利，更不好高骛远，培养和积蓄的大批医学人才和专家犹如"种子",在不同时期撒播全国各地,将同济特色的医疗技术、医学教育与科学理念、传统作风、组织体制和管理经验带向全国。

迁汉期间,同济医院先后援建湖北省妇幼保健院、武汉市儿童医院、武汉市传染病院、武汉市结核病院以及郧阳医学院;近年来,医院不惜人力托管咸宁中心医院、湖北省直属机关医院、黄冈市黄州区人民医院、海南文昌医院,武汉科技大学附属天佑医院,创造"同济托管模式",并成为国家发改委首批托管输出医院,成功托管了山西白求恩医院。

尤为难得的是,自二十世纪五十年代开始,同济专家甘守寂寞,执着于著书立说、传播医学,主编、主译医学专著、各类教材 700 余本,总字数超过 1 亿字;主编、参编数十种医学刊物、杂志。由同济专家主编本科及长学制的国家级规划教材 40 余本,教材发行量超过了 1 000 万册,获国家级奖励的医学著作和统编教材 18 本。裘法祖主编的《黄家驷外科学》(第 4 版至第 6 版),邵丙扬主编的《中华内科学》,夏穗生主编的《器官移植学》,童尔昌主编的《小儿外科学》,过晋源主译的《薛氏内科学》,赵华月主译的《哈氏内科学》,宋名通主编的全国统编教材《儿科学》(第 1 版),裘法祖、吴在德、陈孝平等主编的全国统编教材《外科学》,马丁主编的《妇产科学》,陆再英等主编的大型医学工具书《英汉医学词汇》等,在全国享有盛誉。

### 5. 大爱无疆

"敬佑生命,救死扶伤,甘于奉献,大爱无疆"是习近平总书记对医务人员的要求,大爱无疆的人文情怀、一心赴救的职业精神正是同济文化的根本。

建院之初,同济医院即专设贫民病房,收费低廉并提供免费饮食;抗战时期,同济专家不顾当地盐商威胁利诱,有效解决了宜宾地区流行的痹病;1948 年,同济医院在国内率先设立了保健科,开展公共卫生服务。同年,裘法祖、过晋源、陈任等同济专家秉持"让医学归于大众"的理念,创办了国内第一本医学科普杂志《大众医学》。

1964 年,同济医院率先开展了"两减一保"活动,即减少病人痛苦,减轻病人负担，保证医疗质量，湖北省委全面推广；十年蹉跎，同济人坚决贯彻"把卫生工作重心放到农村去"的工作方针，总共派出巡回医疗队41 批，计 1 442 人次，足迹遍布湖北省 30 多个县市；1976 年唐山大地震，同济医院第一时间派出医疗队。正是融入血液的以解除病痛为己任的大爱情怀，无论在扶贫支边、抗洪救灾，还是抗震救灾、抗击新型冠状病毒肺炎中，同济人都一心赴救、冲锋在前。

### 三、同济医院党建的历史脉络

#### 1. 中华人民共和国成立前同济医院的进步运动和地下党的工作

二十世纪二十年代以后，中国人民民族意识觉醒，革命运动风起云涌，宝隆医院虽然当时仍属德国人管理，但在院的中国师生同样深受进步思想的影响，萌发出向往光明、向往革命的种子。1925 年，宝隆医院的中国师生就积极参加反对帝国主义暴行的"五卅"运动。此后在长期斗争中形成了光荣的革命传统，涌现出一批革命志士。袁文彬烈士，十几岁时就在宝隆医院当勤杂工、看护，1920 年考入同济大学前身同济医工专门学校德文科，1924 年升入同济大学医预科，结识了早期的中共党员恽代英等。1925 年担任学生会会长，积极组织学生参加"五卅"运动，同年 7 月受党组织推荐报考黄埔军校，被编入第 4 期政治科学习，加入共青团并结识了周恩来同志。1926 年 7 月随国民革命军出征，11 月由湖北省共青团组织提名，经董必武、吴玉章批准转为共产党员。大革命失败后，在上海以商务印书馆编译身份坚持党的秘密工作。与进步文化人士柳亚子、夏衍、阳翰笙等保持密切联系。抗战初期先后在战地服务团、武汉卫戍司令部宣传大队、中共中央编译局、新四军军部工作。1940 年化名方强到苏北盐阜地区开辟抗日根据地，1941 年 10 月遭到日伪军袭击被捕，11 月牺牲，时年41 岁。

更多的进步师生满腔热忱，自发投入救亡图存的斗争中，顾毓琦曾任宝隆医院内科主任。"一·二八"事变时，他组织临时伤兵医院和救护队，收容 19 路军伤员。1937 年抗日战争全面爆发，宝隆医院师生踊跃投入抗日救亡运动，"淞沪战役"期间建立了红十字会临时伤员医院，设病床 120 张，收容受伤的战士和南京路上被炸伤的市民；医院应届毕业学生开办了中国红十字会第十三救护队，同济大学迁往金华时，建立南京军医署第五重伤医院，在杭州笕桥组成中国红十字会第一重伤医院；组成若干医疗救护小组沿浙赣线分散地为抗战受伤将士服务。皮肤科专家宁誉在德国留学期间与朱德同志结下了深厚友谊，并担任中国留学生同学会主要领导人之一；1937 年毅然回国担任红十字会第五医疗队副队长，奔赴徐州救治前线抗日伤员。外科学专家章元瑾受同济大学选派到第五重伤医院参加抗日救护工作。社会医学和卫生管理学家林竟成在抗日战争期间任全国红十字会救护总队医防队大队长，在湘黔前线从事战地救护和卫生人员训练工作。

　　更为难得的是，宝隆医院进步师生充分利用医院地处租界，即使处于白色恐怖也无人盘查的有利条件，尽力为中国革命提供帮助。中国共产党在上海的地下组织经常在此传递情报，新文化革命旗手鲁迅多次在宝隆医院住院治疗，避开当局的抓捕。中共中央领导人和红军将领也常在宝隆医院治疗伤病。1926 年 3 月，中国共产党早期主要领导人瞿秋白由中共中央经可靠医生安排，在宝隆医院住院治疗两周，期间完成《俄国资产阶级革命与农民问题》一书。陈赓和程子华将军都曾由组织安排在宝隆医院治疗。

　　两次出任卫生部部长的钱信忠被誉为"中国红色卫生事业奠基人"。他于 1928 年考入宝隆医院学医，在此期间受到当时正在宝隆医院住院的陈赓、程子华等人的影响，从而走上革命的道路。他回忆说："在上海宝隆医院 3 年多的奋斗使自己学有所成。这里的确是一个能激励学习的场所……这是我个人生涯的第一个里程碑。"1936 年，方志敏烈士的手稿《可爱的中国》从狱中送出后，几经辗转，在宝隆医院送交中共中央。

　　同济大学于二十世纪三十年代开始设立地下党支部，并先后多次重建，同济师生包括医后期师生开始有组织地开展革命活动。

　　1947 年 1 月，同济大学医后期学生参加声援北京学生反对美军暴行的抗暴斗争；同年 5 月又投入到反饥饿、反内战、反迫害的学生运动；1947 年 8 月，建立了中共同济大学总支部，庞其方任书记。1947 年 11 月底，中共上海学委派乔石到同济大学担任总支部书记，庞其方改任副书记，下设理工、文法、医、新生院、附职附中5个支部。

1948年1月29日，中美医院职工救治受伤学生，以实际行动参与了同济"一·二九"学生运动；同年12月，国民党当局企图用威胁利诱手腕，胁迫高级知识分子赴台，同济医院教授以各种方式拒绝，无一人跟随赴台。

上海解放前夕，进步医务人员和职工积极参加救护队和人民保安队护院护校，他们搬运砖块封堵医院大门，日夜守护医院周围，确保了医院财产安全并回归人民。

### 2. 中华人民共和国成立后同济医院党建工作概述

1949年12月，中美医院建立地下党支部，庞其方任书记，有毛经略、张瑞钧、郑仲一、吴旻、曾正德等13名地下党员，其中实习医师（六年级学生）党员5名，职工党员8名。1950年8月，中美医院党支部公开，并先后划归上海沪西区委、静安区委和上海市卫生局党委领导。

当中央政务院作出同济大学医学院及附属医院迁往武汉的决定后，医院党支部深刻认识到迁院的目的是沿海地区支援内地社会主义建设，迁院的根本问题是人才的迁移，人的问题又在于思想上的认识问题及生活中实际问题的解决。党支部结合当时开展的卫生人员学习运动，要求全员职工联系迁院实际，克服个人主义和本位主义思想，树立为人民服务的观点，做到自觉服从国家需要。学习运动既有大会报告，又有小组讨论，还有个别谈心。对确有实际困难的同志采取分批来汉的办法。全院职工统一认识后，搬迁工作进展十分顺利。

医院迁汉后，于1956年2月建立党总支，隶属中南同济医学院（武汉医学院）党委，下设3个支部。1965年4月建立"武汉医学院第二附属医院党委"，下设10个支部。1966年底至1970年间，医院党组织活动被迫停止。1970年元月成立整党建党领导小组。

1972年5月恢复医院党委，下设7个党支部，召开了医院第二次党员代表大会；1978年，党的十一届三中全会确定全党工作重点转移到经济建设上来，伴随着改革大潮的风起云涌，1981年至1996年，医院党委分别召开了第三次至第七次党员代表大会，贯彻执行党的知识分子政策，改善知识分子工作和生活条件，推进改革发展，同济医院步入了改革开放的历史新时期，医疗、教学、科研、学科建设和人才培养等各项工作蓬勃发展。1998 年医院党委被湖北省委授予"湖北省先进基层党组织"。

2000 年院校合并，同济医院党委隶属华中科技大学党委。2008 年，同济医院召开第八次党员代表大会，确定了"适度规模发展，重在内涵建设"的科学发展方略，并适时推进"支部建在专科上""党支部书记责任制""职工思想政治工作支部负责制"等系列创新，构建"五位一体"医院党建工作新格局。2012 年，"支部建在专科上"党建创新获得卫生部创先争优活动党建创意奖。

党的十八大以来，同济医院党委以政治建设为统领，全面加强医院党的领导，树牢"四个意识"，坚定"四个自信"，坚决做到"两个维护"，严守纪律规矩；认真组织开展"五个深入"践行群众路线活动、"三严三实"专题教育、"两学一做"专题教育、"不忘初心，牢记使命"专题教育和党史学习教育。院党委把方向、管大局、作决策、促改革、保落实，团结带领全院党员和职工不断加强医院党的建设，投入"双一流建设"，服务健康中国战略，落实各项目标任务，持续推进了医院改革创新发展。2019 年 10 月，同济医院富有行业特色的"不忘初心，牢记使命"主题教育得到新华社关注。

2018 年 11 月，同济医院召开第九次党员代表大会，会议拓展深化了"依法治院，文化建院，科教兴院，质量立院，人才强院"的建院方针，确定了在二十一世纪中叶建成具有世界影响的综合性、创新型、国际化医学中心的发展目标，明确了"三步走"战略。

随着医院党组织不断发展，根据"支部建在专科上"的工作原则，至 2019 年底，同济医院党委设置 2 个党工委、9 个部门党委、25 个党总支、101 个职工党支部、目前共有党员 4 396 人。

同济医院党委连续多年荣获华中科技大学先进基层党委。2020 年，同济医院获"湖北省党建工作示范单位"荣誉称号。

# 第二节　党建与文化促进医院高质量发展

## （一）医院党建与文化建设的战略作用

同济医院党的建设历久弥新，尤其是中华人民共和国成立以来，党的领导作用发挥一直是医院建设发展的决定要素。自1982年卫生部发布《全国医院管理条例》，同济医院三十多年均坚持实行"党委领导下的院长负责制"。2009年，院党委制定《党委常委会议事规则》和《院长办公会议事规则》，均明确表述"同济医院实行党委领导下的院长负责制"，此后历次修订均坚持这一管理体制并不断加以完善和改进。在实践中不断摸索党委领导作用发挥的机制和方法。

党的十八大以来，以习近平同志为核心的党中央反复强调"党政军民学，东西南北中，党是领导一切的"，党的十九大将"党是领导一切的"写进党章。2018年，《中华人民共和国宪法》修订，将"中国共产党领导是中国特色社会主义最本质的特征"写进宪法，从根本上进一步确定了党的领导地位。对于新时代如何实现党的领导，习近平总书记指出："党的领导，体现在党的科学理论和正确路线方针政策上，体现在党的执政能力和执政水平上，同时也体现在党的严密组织体系和强大组织能力上。"

基于中央决策部署，同济医院一直将发挥好党委"把方向、管大局、作决策、促改革、保落实"的领导作用作为医院建设发展的决定性要素，不断完善医院党的建设，引领医院不断推进治理体系和治理能力的现代化。

习近平总书记指出：文化自信是更基本、更深沉、更持久的力量。跨越一个多世纪的同济文化潜移默化、润物无声，具有超时空的稳定性和极强的凝聚力，成为医院代际传承的"黏合剂"，医院建设发展的"助推剂"，是物质力量无法替代的"软实力"。对于同济文化，同济医院党委始终认为，一代代同济人的心理认同和身体力行，使同济文化成为同济人灵魂和精神的共同家园，更是培育职工同济命运共同体意识的深层基础，是同济医院持续发展的基础性、稳定性、深层次的战略性要素。2000年就将"文

133

化建院"确定为医院战略方针之一，在实践中弘扬"格物穷理　同舟共济"的院训，突出"严谨求实、开拓创新、一心赴救、精益求精"的时代精神，强化"与国家同舟，与人民共济"的核心价值理念，持续加强医院深层次文化建设，充分展现了同济文化自信和发展自信。

### （二）党建引领同济治理

党的十八届三中全会首次提出："完善和发展中国特色社会主义制度，推进国家治理体系和治理能力现代化。"十九届四中全会进一步明确提出中国之制与中国之治，第一次将坚持和完善中国特色社会主义制度、推进国家治理体系和治理能力现代化作为主题进行研究。十九届五中全会强化了国家治理的重要性，提出"十四五"时期经济社会发展主要目标，即国家治理效能得到新提升。

2021 年 1 月 28 日，中央政治局会议审议通过《关于加强基层治理体系和治理能力现代化建设的意见》，明确指出：推进基层治理体系和治理能力现代化建设，是全面建设社会主义现代化国家的一项重要工作，《意见》主要针对基层推进治理体系和治理能力现代化，对大型公立医院而言，具有重要的指导意义。

习近平总书记指出：治理和管理一字之差，体现的是系统治理、依法治理、源头治理、综合施策。长期以来，同济医院以党建为引领，从完善顶层设计、丰富多元化参与、突出依法治院与文化建院相结合、强调管理即服务、注重常规管理与应急管理迅速切换等方面不断推进治理体系和治理能力现代化。同济医院第九次党代会即明确提出加快"三个迈进"，强调"加快由医院管理向现代治理迈进"。

#### 1. 完善顶层设计

抓好医院现代治理的顶层设计是推进治理体系和治理能力现代化的关键，核心内容是加强党对医院工作的全面领导，而完善医院管理体制和运行机制，正是充分体现党的领导，发挥党的严密组织体系和强大组织能力的关键之处。

**（1）坚持并完善一项管理体制：**同济医院党委长期坚持"党委领导下的院长负责制"这项管理体制，不断推进和完善党对医院工作的全面领导。2010 年，院党委开始推行"支部建在专科上"，强化基层党组织建设；2018 年 6 月，中共中央办公厅印发了《关于加强公立医院党的建设工作的意见》。以此为据，同济医院制定《医院章程》，将党建工作融入医院工作各环节；进一步优化基层党组织结构，形成"院党委 – 基层党委 – 党总支 – 党支部"四级组织架构，强化党建与中心工作的深度融合；坚持"一切工作到支部"，切实抓好基层党建工作质量。

**（2）探索并施行三大运行机制：**自 2000 年以来，院党委不断推进改革创新，逐步形成了以"科主任负责制""党支部书记责任制""科室民主管理制"为支撑的三大运行机制。

2000 年，同济医院党委施行科主任负责制，明确科主任的责权利和工作职责，推进医院管理实现重心下移，调动了科主任参与医院管理、推进学科发展的主动性和积极性。

2010 年，同济医院党委实行党支部书记责任制及职工思想政治工作支部负责制，从四个方面规定了党支部书记的责任，从七个方面保障党支部书记的权利，实行"双考核"，既考核支部工作情况，又考核科室建设发展情况，促使党建与业务工作双促进、双提升。

2019 年，同济医院党委推行科室民主管理制度，完善科室核心小组议事规则，明确集体决策要求，探索"党支部书记参与、集体领导下的科主任负责制"，进一步优化科室治理结构，强化科室民主管理。

"党委领导下的院长负责制"的管理体制和"科主任负责制""党支部书记责任制""科室民主管理制度"的运行机制，从组织架构上为同济医院持续推进现代治理夯实了基础。

**2. 丰富多元化管理**

治理强调多元主体管理，民主、参与式、互动式管理，突出持续改进的过程。而管理则是在既定的治理模式下，管理层为实现组织战略目标而采取的行动，主要特点是自上而下地执行和落实。同济医院的多元化管理主要体现在医院决策机制的科学民主和多元治理的形式多样。

**（1）民主集中的决策机制：**在长期实践中，同济医院始终坚持民主集中制和"三重一大"事项集体决策制度，并制定了相应的管理规定，不断完善形成了以党委全委会、党委常委会、院长办公会、医院"两代会"四项会议制度为主的决策机制。

党委全委会是医院党代会闭会期间的最高决策机构，负责落实中央决策部署和医院党代会的各项工作安排，发挥"把方向、管大局、作决策、促改革、保落实"的作用，对医院改革创新发展的大局负责。

党委常委会是全委会闭会期间的最高决策机构，按照党委常委会议事规则所规定的职责决策医院"三重一大"事项。

院长办公会是行政业务工作的决策机构，按照院长办公会议事规则所规定的权责负责"三重一大"事项决策，主要对业务工作进行决策，重大事项还将提交党委常委会讨论决策。

医院"两代会"为"工代会"和"职代会"简称，既是医院民主管理的重要平台，也是医院重大决策的重要前置程序，涉及医院建设发展的重大事项，经"两代会"集体讨论表决后，提交相应决策机构。"两代会"闭会期间，由职代会主席团代行职责。

（2）**专家参与治理的形式**：同济医院各类高层次人才众多，如何发挥他们参与医院治理的积极性和主动性是医院现代治理的重要课题，在党委常委会和院长办公会的议事规则中，明确规定会议有关事项提交讨论前，必须经过相应的专家委员会论证作为前置程序，充分尊重专家意见，从制度上保障各类专家充分发挥聪明才智、积极主动参与医院治理。目前，同济医院成立了医疗、教学、科研、行政、财务、后勤六大类总计47个专家委员会。

（3）**多方参与治理的模式**：现代治理需要多方参与，形成交互式民主管理。多年来，同济医院逐步形成了较为成熟的多方参与治理的模式。

一是坚持二十年每年召开发展思路研讨会。全院科主任、支部书记、科级以上干部、副高以上专家参加，主要讨论医院年度发展的思路、重点工作及具体措施，是医院各类职工参与医院治理的重要方式。

二是定期召开统战工作座谈会，征求民主党派、无党派人士等的意见建议；不定期开展管理部门调研、学科调研等，了解一手情况；经常性召开现场办公会，倾听职工群众意见建议。

三是实行每周院领导接待日制度，固定安排一位院领导接待职工群众，听取意见建议。

通过多方参与治理，增加决策的科学性。比如，"十四五"规划编制过程中，同济医院党委通过院内 OA 系统、召开座谈会、发展思路研讨会等多种形式征求意见和建议，集思广益、吸纳众智，调动医院各方为科学制定医院"十四五"建言献策，充分体现了多方参与医院治理的特点。

（4）社会参与治理的方式：同济医院采取多种方式吸引社会参与医院治理。如邀请第三方对医院学科建设进行评估，尽可能消除主观因素；实行开门评院，加强医患沟通，通过"工休会"等形式加强医护人员与住院病人的沟通；采取座谈会、新闻发布会等形式加强与媒体沟通，通过媒体加强与社会公众沟通；邀请社会各界代表等对我院医疗服务质量和水平提出意见和建议；每月向入院、出院病人发放满意度调查表，征求医疗和后勤保障工作的改进意见和建议。

更为重要的是，通过积极申报市长质量奖、长江质量奖，管理专家从治理角度对医院工作进行了全面梳理和评价，既总结出医院管理的有益经验，更查找出与现代管理制度不适应的做法，并全面引入了卓越绩效理念，有力推进了医院现代治理体系和能力建设。

### 3. 注重依法治院与文化建院相结合

"依法治院、文化建院"的建院方针使制度建设和文化管理成为同济治理的重要基石，也成为医院法治与德治相结合的重要抓手。

（1）依法治院，突出"法治"：制度是治理的依据，制度的性质决定治理的方式；治理是制度的实践，制度的实践过程就是治理，治理体系则是一个制度系统，包含多方面的制度。依法治院是医院现代治理的重要基础。强调的是建章立制、体现的是法治的精神。注重顶层设计、统筹协调、相互支撑、上下联动、系统完备、勇于创新、科学规范、运行有效，主要表现在以下三个方面。

一是强化制度权威力：突出顶层设计，加强配套衔接、相互支撑；强化调研论证，健全制度形成机制；强调各类规章制度的刚性约束，制度面前人人平等，不留"暗门"、不开"天窗"，防止"破窗效应"。

二是强化制度制定的执行效能：加强监督检查，强化执行力，防止制度成为"稻草人""橡皮筋"。强化评价，推进目标考核、责任追究，增强制度的指标性和可溯性。

三是强化制度调整的与时俱进：注重废改立释，增强依从性，突出创新性、生命力；如财务部门先后 5 次更新完善《财务制度汇编》，汇编涵盖医院预算管理、收支管理、成本管理、资产管理、物价管理、医疗结算管理、内部控制制度等财务管理制度，财务组织架构及工作职责、工作流程以及部分财务管理相关的医院制度等，用于指导医院财务工作实践；同时将医院常用的国家相关法律法规制度文件整理成电子版，在院内办公平台发布供全院职工查阅和贯彻执行。

二十多年来，同济医院不断推进制度建设，形成了八大类 109 项规章制度组成的制度体系，使得医院管理有"法"可依、有章可循、有据可查。其中，行政管理制度 15 个，医疗管理制度 25 个，教学管理制度 6 个，科研管理制度 7 个，人事管理制度 12 个，财务管理制度 30 个，后勤管理制度 11 个，保卫管理制度 3 个。

（2）**文化建院，强调"德治"**：文化建院强调的是文化管理、人本管理，突出人的能动作用、团队精神、情感管理。体现的是德治精神，落脚到医院就是推进医院文化建设的规划实施。

一是系统化规范同济文化标识。设计制作院徽、院旗并广泛规范使用；制订院歌并定期举办院歌比赛，强化群体意识；总结提炼出"格物穷理 同舟共济"的院训和"严谨求实、开拓创新、一心赴救、精益求精"的医院精神；凝练出"胸怀全局、无私奉献、艰苦创业、护佑生命"的迁汉精神，丰富拓展同济精神。

二是深入挖掘同济深厚历史。重视修史编志，编印《同济医院志》，每十年编印增补本；建设并及时修编院史馆，全面展示医院百廿风华，加强院史、科史教育及传播，激发职工自豪感和归属感；开展"做生命的朗读者"等系列主题活动，请老教授、老专家讲述奋斗历程，抒发爱院心声，提升职工同济命运共同体意识。

三是着力打造同济文化品牌。开展"我和我的祖国"系列文化活动，厚植职工家国情怀和爱国主义精神；打造了文化艺术节、职工运动会、"同济春晚"等一批优秀文化品牌；足球、羽毛球、乒乓球等各类体育赛事和文体培训精彩纷呈，"同心筑梦、与爱前行"集体婚礼和"同舟共济、医路有你"医学体验夏令营，组建同济艺术之家，成立教授合唱团、青年合唱团和舞蹈团；提升职工的荣誉感、幸福感。

四是提升同济文化社会传播力。联合中国邮政以同济院训"格物穷理 同舟共济"为主题发行了全国医疗系统首个邮资信封；联合中央电视台制作了《同济时刻》抗疫专题宣传片；在权威媒体发表《同济文化的精髓：做有温度的医者》等系列文章；加强院史文化项目建设，在医院公共区域营造同济文化氛围，有效传播弘扬了同济文化，增强了同济文化感召力。

全面立体纵深推进的深层次医院文化不断拓展了同济文化内涵，塑造了一支有远大理想抱负、有深厚家国情怀、有伟大创造力的职工队伍。

### 4. 管理与服务的统一

管理与服务是辩证统一的关系，在以服务为主的行业中，管理即服务，或者说服务本身就是管理。

**（1）好的管理一定是好的服务：**同济医院党委一直强调管理与服务的统一。在内部管理中，强调领导为职工服务、部门为一线服务，也就是做好内部服务；在外部管理中，强调全院尤其是临床一线为病人服务，也就是做好就医服务。

内部管理的重心是聚焦核心业务、服务中心工作顺利开展。医院召开了一系列专题会议，出台一系列制度加以保障，如召开医疗工作大会，制定《医疗改革三十条》；召开科技工作大会，出台《促进科研工作十条》；召开保障工作大会，制定《加强保障服务二十条》等；召开教学工作大学，出台具体措施。涉及具体工作时，相应管理部门须及时跟进服务，如面对三级公立医院绩效考核改革，医务、医保、病案等部门及时组织开展政策解读和人员培训，监管部门积极对接卫生综合监管平台、医保智能监管平台，加强医师诊疗行为管控。从形式上看，上述工作都是具体的管理过

第四章

程，从实质上讲是为临床科室适应医改新政服务。

再如后勤保障优化组织架构，强化主动服务，成立一站式服务中心服务病人和临床，提高服务及时性和保障水平；制定常规后勤服务收费标准，内置导入系统，结合服务材料条形码出入库功能，做到收费规范化、透明化，满足了病人和临床需求，同时服务的规范也倒逼促进了管理的规范。

就医管理更能充分体现管理即服务的内涵，主要目标是提升病人就医满意度和就医体验。医院制定手术总监制，强调第一台手术准时划刀率，强化门诊开诊时间管理；全面取消药品加成，调整医疗服务价格，全面加强药品、耗材管理，严格落实集中采购、临床应用、效果评价各项政策要求，严控次均药费、耗费；不断优化就医流程，开展全面预约诊疗服务，推行全程全人优质护理，提升医疗服务效率和病人就医体验。制定了一系列制度提升管理服务水平；每季度通过质量与服务检查，开展文明科室评比，努力改善就医环境。

（2）**管理既重"管"，更重"理"**：管理的主要作用是通过保障医院的顺畅协调运行，实现管理层的既定目标；主要方式是执行规章制度。在这一模式中，既要突出"管"的制度规范和刚性约束，也要体现"理"的服务性和及时性。"理"是理清、理顺的意思，涉及以下两个方面。

一是围绕管理内容调整，及时推进制度更新、程序优化、流程再造等，实质就是服务创新和提升的过程。如随着信息化的发展，依托信息手段，打造智慧医院，提高精细化管理水平，成为医院管理的不可或缺的手段，更在管理思维上推进流程再造，促进效率提升；如财务部门、人事部门依托大数据中心运用，建立运营管理数据中心、服务中心以及共享服务中心，再如后勤管理部门建立基于移动互联网的后勤综合运维管理平台，实施实现一站式服务诉求、全流程无纸化流转，保证服务及时性和完成质量，实现服务效率闭环管理。

二是理的过程需要更多的统筹协调，也即理顺工作职能和工作模式。现代治理中已经很难存在单一部门完成事项，绝大多数工作需要多部门配合完成。既需要明确部门职责边界，又需要相互协作配合。必须及时厘清管理部门职责制度，并根据实际调整工作模式。在具体工作中，同济医院形成了多部门联席例会的工作模式，如每周召开医疗部门例会、每月召开党群部门工作例会等。

管理提升实质就是服务的提升，服务的规范促使管理规范，从而促进医院高质量发展，在湖北省三级公立医院绩效考核中（55项指标），同济医院排名第一。

### 5. 常规管理与应急管理的迅速切换

常规管理与应急管理的切换速度反映了医院现代治理能力。作为国家卫生健康委所属公立大医院，同济医院长期执行各种应急医疗任务，积累了丰富的应急管理经验，并在实践中持续改进，不断提升应急管理能力。

常规管理中，同济医院在医务处设置有应急管理部门，以应对日常状态的应急医疗任务；而在非常规状态下，同济医院常规管理的应急处置迅速转化为应急管理，多层级管理迅速转化为扁平化管理，主要特点体现在以下几个方面：一是全院一盘棋，统筹调度指挥；二是全面组织动员，党员干部带头；三是发挥基层党组织尤其是临时党支部的战斗堡垒作用；四是及时高效组织后勤保障；五是全方位的关爱激励。这些特点在同济医院抗击新型冠状病毒肺炎疫情的斗争中发挥了重要作用。

### （三）党建业务融合，以高效治理促进高质量发展

治理体系现代化的同时，必须同步提升治理能力，从而有效、持续地发挥出体系化的治理效能。

### 1. 统筹规划、以点带面、整体推进

医院工作统筹规划，协调推进，既是系统治理，也是综合施策，核心是加强战略管理，强化战略执行。围绕医院总体战略和阶段性目标，同济医院每年确定一个管理和业务工作主题，使医院在系统推进的同时锚定重点工作，促使全院上下凝心聚力、集中资源、重点突破，带动发展战略整体推进，极大地提升了医院治理效能。

### 2. 强化干部及管理队伍建设

毛泽东同志说：政治路线确定之后，干部就是决定的因素。各级干部

及管理队伍是医院治理能力现代化的关键。对于医院决策的领会、理解、执行甚至创造性完成既体现了基层治理工作队伍的能力和水平，更反映了医院现代化治理的能力和水平。

医院党委坚持和落实党管干部原则，把从严管理干部贯穿干部工作全过程。严字打头，抓住日常，管在平常，融入经常。对照"双带头人培育工程"要求，推动党支部书记队伍建设；按照"好干部"标准，加强科级干部队伍建设；落实科主任任期制，推进科主任队伍建设。工作实践中着眼于干部全过程管理，依托现代人力资源管理理念，从完善干部工作体系着手，建立完善的干部培养、锻炼、提升、考核、选用的工作机制。在培训中制订规划、加强谋划、分层分类、形式多样；干部评价中有考核、有反馈、有奖惩；干部培养中主动加压、强化责任。使各级各类干部队伍和管理队伍成为医院治理能力提升的重要着力点。

### 3. 推进以高质量为主线的医院发展

治理体系和治理能力的提升，必然会带来治理效能的提升，从而推进以高质量为主线的医院改革创新发展。

一是构建形成了发展新格局。光谷院区、中法新城院区、内科综合楼、科研大楼、国际学术交流中心等重点工程建设相继完成，"一体两翼"格局正式形成，"一院三区"战略布局日益完善，"一体化管理，同品质医疗"管理模式日趋成熟；医院环境不断美化，光谷院区、中法新城院区被评为"中国最美医院"；主院区门诊改造、光谷院区停车楼、光谷同济儿童医院、光谷院区质子治疗中心、国家重大公共卫生事件医学中心等项目稳步推进。

二是医疗技术质量实现双提升。坚持创新驱动发展，加强技术品牌引领。以"TOP"战略和引领未来项目为抓手，持续推动"五大基地""五大平台"建设。陈孝平院士开创"劈离式原位辅助肝移植术"和"陈氏吻合术"，被世界顶级期刊 Nature 评价为"国际肝胆胰技术改进和创新的领导者"；马丁院士创新宫颈癌治疗技术，在根治宫颈癌的同时，保留妇女生育功能，成果被写入美洲国家癌症指南、欧洲妇科肿瘤诊断治疗专家共识和中国妇科恶性肿瘤诊治指南；微创技术蓬勃发展，湖北省首台手术机广泛应用于泌尿外科、肝脏外科、妇科肿瘤、胸外科等；引进华中地区第一台"速锋刀"，极大提高肿瘤放疗效果。坚持"技术、质量、安全"三位一体，提升医疗质量管理效能；坚持以病人为中心，改善医疗服务，成立互联网医院，建立多学科团队（multi disciplinary team, MDT），开通通票门诊，推行磁性护理；获评"全国医保服务规范先进单位"；在2021年国家卫生健康委发布的"双满意"排名中，同济医院名列榜首。

三是医学教育硕果累累。坚持立德树人，完善育人长效机制，开展"一院一品"课程思政建设，建设早临床实践育人新模式，落实"三全育人"；课程及教材建设成绩斐然，主编国家规划教材发行数全国医院排名第一；临床医学专业入选首批国家级一流本科专业建设点；2019年获全国高等医学院校青年教师教学基本功比赛一等奖，获全国大学生临床技能竞赛总决赛特等奖1次、一等奖3次，获得首届全国来华留学生临床思维与技能竞赛最高奖；研究生培养质量明显提升，国际交流合作不断扩大，教育基础设施及保障条件明显改善；住院医师规范化培训制度和体系日益完善，妇产科、儿科、麻醉科获批国家级住院医师规范化培训重点专业基地，9个专科开展国家级专科医师规范化培训试点。

四是科研"同济现象"再谱新篇。五年来，共承担国家级科研项目716项，其中国家自然科学基金677项，获国家自然科学基金数持续保持在百项以上，其中2017年获157项，全国第一；完成科技成果鉴定25项，获得国家自然科学奖二等奖1项，实现国家技术发明奖、自然科学奖、科技进步奖三大奖全覆盖，获得省部级科技成果一等奖14项；发表论文7 891篇，其中SCI收录和被引用率均居全国前列；获各类专利授权128项。完成药物临床试验689项；启动5 000万元临床研究领航项目。新增1人当选中华医学会专业委员会候任主任委员，新增12人当选中华医学会专业委员会副主任委员。心血管病遗传与分子机制重点实验室、肝胆胰疾病重点实验室获批为湖北省重点实验室；新增省级临床医学研究中心5个；国内一流的8万平方米的科研大楼正式启用。

五是人才学科取得新突破。陈孝平教授当选中国科学院院士，马丁教授当选为中国工程院院士，同济医院成为湖北医学界唯一拥有两院医科院士的单位。新增长江学者、国家"千人计划"人才等一大批各级人才项目。医院获批国家重大公共卫生事件医学中心和国家妇产疾病临床研究中心。同济医院在学校临床医学首次进入 ESI 前 1‰ 的贡献度排名全校第一。

六是对外交流持续深化。在巩固深化对德交流的同时，不断拓展对外交流渠道和形式。设立临床新技术交流基金，资助 24 个临床技术小组前往美、德、英、法等国开展短期学习；光谷院区挂牌"武汉中德友好医院"，德国总统施泰因迈尔表示要将同济医院打造为中德交流的标杆；2019 年 9 月 7 日，德国总理默克尔访问同济医院，对医院推动中德医学交流所做的贡献给予充分肯定，称赞"同济医院非常棒"！

七是圆满完成各类应急医疗救援和公共卫生事件防控任务，充分发挥了公立大医院的公益性和医疗中心作用。

八是医院声誉日益提升。连续 16 年保留"全国文明单位"荣誉称号，在复旦大学医院管理研究所发布的"2019 年度全国医院综合排行榜"上位列全国第七，连续十年居全国前十、华中第一。先后荣获"全国五一劳动奖状""武汉市市长质量奖"和"湖北省长江质量奖"，外科获中国质量奖提名奖。

## 【党建与重大突发应急医疗救援】

## 党建领航、文化支撑——在重大突发应急医疗救援中一心赴救

公立医院是我国医疗卫生事业的主力军，在重大突发应急医疗救援中，公立医院必须冲在最前、战在最险，医务人员战斗力的源泉来自党建引领所提供的坚强组织保障和历史沉淀所形成的强大文化支撑。

**一、与国家同舟、与人民共济，一心赴救是同济人的文化基因**

2020 年初，新冠肺炎疫情突袭江城，武汉告急，湖北告急。身处风暴眼，同济医院党委团结带领 9 600 名同济人一跃而起，一心赴救。1 月 20

日，习近平总书记作出重要指示。党委领导班子发出"医者担当，护佑健康"的战斗动员，带领院士、党员干部、科主任集体"签名"请战；各党支部、科室的微信群一线报名几分钟满员，"党员优先、护士长优先"的备注让人泪目；一封封请战书递向院党委，"不计报酬，无论生死"的誓言响彻大江南北。

呼吸科、急诊科、感染科的干部职工说："我们是前哨，绝对不能当逃兵；不用请战、不用逆行，我们一直在战斗。"有的职工家人感染新冠肺炎去世，有的职工错过家人的生死求救电话，他们擦干眼泪继续奋战。

医院党员群众纷纷主动放弃休假返岗战斗，有在机场撕掉机票的急诊科医生、有曾经抗击"传染性非典型肺炎"的护士长、有"封城"最后时刻托管好孩子后火速返岗的夫妇。"召必回，战必胜"，1 200多名同济人从国外和全国21个省市逆行返岗；100多对夫妻奋战在一线；许多年轻情侣取消婚礼，他们说"战疫胜，再结婚"。

这样的场景曾出现在1998年全流域百年不遇的特大洪灾中。在近两个月的时间里，同济医院党委组织二十多支医疗队，院领导分批带领轮番上阵，乘着冲锋艇、救生艇、小木划子等各种船具奔波在灾区各地，践行着"同舟共济"的人文精神。

这样的场景曾出现在2008年举世震惊的汶川大地震后。感受到地震波的冲击，同济医院党委立即停止会议，在尚未得到任何信息时即迅速组建医疗队、准备急救物资。全院职工争相报名，医疗、防疫组、康复三批队伍奔赴灾区；冒着频繁的余震，医疗队在帐篷手术台两天时间做了22台手术，成功抢救两名被埋100小时以上的伤员李青松、卞刚芬。在接收了湖北省地方医院中人员最多、病情最重的42名伤员后，"精益求精"的同济精神散发出人性的光辉，最终实现了"零死亡、零截肢、零感染"的救治目标。当时94岁高龄的中科院资深院士裘法祖教授完成了人生最后一次查房、最后一次阅片、最后一次会诊。

这样的场景，曾反复出现在唐山大地震、"传染性非典型肺炎"等各种重大突发应急医疗救援中。一心赴救这种近乎本能的反应，正是源于融入同济文化血脉的"与国家同舟，与人民共济"的家国情怀。

第
四
章

145

## 二、党旗所向，白衣为袍，让党旗高高飘扬在抗疫主阵地

没有硝烟，却有生死；没有战壕，却有战场；"武汉胜则湖北胜，湖北胜则全国胜"，武汉成为主战场，同济成为主阵地。在中央和各级党委政府及主管部门的坚强领导下，院党委团结带领全院职工始终坚守阵地。

### （一）敢于领导，敢于决策，强化战时管理指挥体系

2020 年 1 月 23 日，武汉进入战时状态，同济医院党委展现出强大的领导力，迅速召开战时党委常委会，响亮地提出"党旗所向，白衣为袍"，强调大疫当前，必须坚决落实习近平总书记的重要指示批示精神，义无反顾、众志成城、勇于担责，为党和政府分忧，为人民尽责。在此前建立的"不明原因肺炎领导小组及工作小组"的基础上，迅速形成了"党委领导决策，院长统一指挥，班子成员推进落实，科室支部积极响应，全院党员、干部一呼百应"的战时管理指挥机制。同时强化战时状态下落实四项措施：统一调配全院医疗资源；加强后勤保障；加强医院职工防护；加强宣传报道工作。

明确提出三个原则：战时管理，纪律先行，一切行动听指挥；敢于领导，果断决策，把准以人民健康为中心的抗疫方向；一线指挥，坚决执行，保障各项措施落实落细。

疫情期间，同济医院党委通过现场、微信、视频等各种形式，召开 13 次战时党委常委会，把方向、管大局、作决策，手机就是话筒，重要学习从不缺席，讨论决策迅速落实；四次果断决策，开辟出四块抗疫阵地；四次对全院职工发出公开信，动员"同舟共济，一心赴救"，号召"破釜沉舟，背水一战"，为全力抗击疫情加油鼓劲；从六个方面制订并全力落实关爱激励一线医务人员 20 条措施；组织工会、团委成立志愿服务队，发动各党支部、各部门开展多种形式的志愿服务，保障一线、稳定后方。团结带领全院职工凝聚战胜疫情的强大合力。

### （二）一个支部就是一个战斗堡垒

"一切工作到支部"。同济医院党委于 2020 年 1 月 17 日成立了全国最早的发热门诊临时党支部，并于第一时间分别成立中法新城院区、光谷院区、光谷方舱医院、援京核酸检测医疗队和援非医疗队等一线临时党支

部，将战斗力向一线集结。强化战时状态下党支部战斗堡垒作用，明确提出"五个在哪里"：一线在哪里，党组织就建设在哪里；危险在哪里，党组织就坚守在哪里；困难在哪里，党组织就奋战在哪里；群众在哪里，党组织就出现在哪里；病人在哪里，党组织就服务在哪里。

临时党支部党心不临时、作用不临时。发热门诊临时党支部举行签名请战仪式；中法新城院区临时党支部作出"党小组建在病区"、"党员负责人冲锋在一线"的部署；光谷院区一线临时党支部三次召开支委会，与各援汉医疗队临时党支部开展党建交流活动；光谷方舱临时党支部按治疗片区组建 4 个病友临时党支部，打造"科技方舱、智慧方舱、人文方舱、精细方舱、党建方舱"。

后方各党总支、党支部把疫情防控作为增强政治功能、提升组织力的重要实践，严格按照院党委部署，竭力做到守土有责、守土负责、守土担责、守土尽责，在支持科室防控、联系群众、凝聚人心、服务职工尤其是一线职工等方面发挥着重要作用。他们纷纷采用视频、微信群、QQ 群等形式，建立工作群，迅速落实抗疫措施；他们组建物资后援小分队、爱心互助小分队，关心慰问一线医务人员及家属，协助解决实际困难，解除后顾之忧；他们时刻关注一线物资需求，积极动员社会各界募集款物，想方设法采购、转运；他们积极帮助职工解决工作和生活上的各种困难，传递组织温暖，坚定打赢疫情防控阻击战的信心。

### （三）一个党员就是一面旗帜

鲜艳的党旗在抗疫一线高高飘扬，党旗所在就是最需要党员干部的地方，同济医院的党员说："抗击新冠肺炎是我们的战场！"门诊、急诊、呼吸、感染、重症、麻醉等科室党支部书记和党员毫不犹豫地冲上了最前线；重症医学科李树生教授术后初愈，始终坚守不退；钟强教授感染痊愈，迅速重返战场；护理部主任汪晖带领咽拭子采样突击队，义无反顾地冲上了火线；医院第一例妊娠合并高度疑似新冠肺炎孕妇的手术没有先例可循，妇产科党总支书记、产科主任冯玲教授穿上防护服，换下年轻医生说："这个手术我上！"许多科室排班表上，科主任、党员率先带头进入发热门诊值班。全院 70% 的党员和 50% 以上的党支部书记、委员冲在一线、战在最险，"有危险我上"成为党支部书记、委员、科主任的标准回答，质朴的语言写满党员的担当。

发热门诊医护人员中党员占 63%，悬挂在医护通道的请战书上密密麻麻签着所有党员的名字，进入发热门诊大家都会凝视片刻，提醒自己"我是一名党员"。听说发热门诊急需支援，有着 19 年党龄的麻醉科副主任医师桂伶俐提交了请战书："每到国家以及社会出现这些重大危机时，总有千千万万的人承担这个责任，我愿意成为千千万万人中的一员。"

"我志愿加入中国共产党……随时准备为党和人民牺牲一切，永不叛党。"在中法新城院区和光谷院区，即将上岗的党员代表面向党旗重温入党誓词，他们义无反顾冲锋在第一线。

在抗疫战斗最关键的时刻，同济医院先后成立了咽拭子采样、气管插管、临床营养、重症救治 MDT 团队、护心、护肾、护肝、中医药、护脑及精神心理、气管切开、压疮、康复十二支特战小分队。22 名队长和副队长中党员 21 人，240 名成员中党员 128 人，其中最危险的咽拭子采样、气管插管、气管切开等小分队的党员和入党积极分子的比例达到 80% 以上。

一个党员就是一面旗帜，党员的舍生忘死激励着普通群众。"在发热门诊工作的这段时间，我被身边的党员同事们感动着，我希望自己也能够成为其中的一员。"中医科护士汪妍郑重递交了入党申请书。"不是为了获得表扬，不是为了今后的发展。疫情当前，是同志们的舍身忘我激励了我。"麻醉科医师刘天柱同样写了入党志愿书。疫情期间，全院 264 名职工递交入党申请书，5 位同志被批准为预备党员，32 名职工发展为入党积极分子。

### 三、初心映使命，砥柱立中流，在抗疫斗争中贡献同济力量

作为区域最大的医疗中心和湖北省抗疫医疗救治组组长单位，同济医院让初心使命绽放在抗疫最前沿，在伟大抗疫斗争中贡献出同济力量。

#### （一）倾尽所有，开辟四块抗疫阵地

"与国家同舟，与人民共济"，在抗疫最为艰难的时刻，同济医院党委连续四次决策，毁家纾难，迅速开辟出四块阵地。

**扩增发热门诊**。面对汹涌而来的新冠肺炎病人，同济医院率先主动三

次改扩建发热门诊，十天内将发热门诊从 110 平方米扩增到 5 000 多平方米，有效缓解了门诊拥挤的局面。

**改造中法新城院区为重症、危重症定点收治医院**。2020 年 1 月 24 日，面对一床难求的形势，同济医院率先主动请缨将中法新城院区改造为危重症救治定点医院。时值除夕，面对工人难寻、材料难购、运输难通的"三难"状况，院区 48 小时内完成隔离病房改造，72 小时内开始收治危重症病人，4 天完成一期 550 张病床改造，3 天完成二期病房改造并收满病人。2 月 5 日进行了第一台手术。2 月 9 日，按照"应收尽收，应治尽治"原则，连夜收治重症、危重症病人 490 名，床位全部收满。

**改造光谷院区为重症、危重症定点收治医院**。2 月 5 日，医院再次主动请缨，将光谷院区改造为危重症救治定点医院，3 天即完成了 17 个重症病区（含 1 个重症 ICU 病区）改造工作。2 月 9 日深夜正式收治病人，2 天内所有病床收满。

**筹建接管光谷方舱医院**。2 月 15 日，同济医院在人力极为紧张的情况下，号召全院上下以高度的责任感和使命感，紧急动员组建集管理、医疗、护理、信息、药学、放射、检验、院感、后勤等于一体的高效医疗管理团队共 30 人。筹建并与援鄂医疗队共同接管光谷方舱医院，收治轻症病人 992 人。

十万火急的 15 天内，同济医院改造医用面积 77 371 平方米，按照"边改造、边接收"的原则开放重症床位 2 050 张，缓解了一床难求的艰难局面，为各级医疗队进驻开辟了重要阵地。同时配套病区改造完成了大量供氧设施和物资储备仓库改造任务。

**（二）全力以赴，发挥四个平台作用**

抗疫斗争中，同济医院上下不遗余力，发挥出四个平台作用。

**战时指挥平台：**中央指导组六次坐镇同济医院指挥抗疫，国家卫生健康委十余次在同济医院召开重症救治例会。

**战时重症救治平台：**两个院区改造为重症救治提供了阵地，在武汉最困难、最需要的时候，中央派出包括援鄂国家医疗队在内的 42 支医疗队、321 家医院的 5 257 名医务人员投身"同济主阵地"，整建制进驻隔离病区，与 6 200 多名同济人并肩作战。同济医院在承担 4 个重症病区的情况下，为援鄂医疗队的每个病区配备 20～30 名医护人员以配合工作。后勤部门竭尽全力保障援鄂医疗队员医疗防护物资和衣食住行，使中法新城院区和光谷院区成为重症救治的坚实平台。

**战时医疗设备保障平台：** 受中央指导组和国家卫生健康委指派，同济医院承担国家调拨和紧急采购设备、33 家委属委管兄弟医院支援设备及社会各界捐赠设备的接收及分配任务。疫情期间共接收国家调拨设备 1 549 台套，接收捐赠设备 2 832 台套、4 批次 50 台 ECMO，紧急采购设备 46 508 台套，及时分配至湖北、武汉主要定点医院，保障抗疫顺利进行。

**战时支援平台：** 在自身人力资源极度紧缺的情况下，同济医院仍然竭力支援各级各类抗疫工作。先后派出 12 人参加中央指导组、湖北省与武汉市防疫指挥部工作；派出国家级专家 10 人次支援北京、黑龙江、辽宁、新疆等地抗疫；16 名检验人员组队支援北京核酸检测，完成了 18 389 管 35 544 人份的核酸样本检测工作；以同济医院 7 名专家为主组成中国援非医疗队，支援国际抗疫。

疫情发生后，同济医院就不间断派出 29 名医技人员和 12 名护士支援武汉市金银潭医院，先后派出 10 名管理和医疗专家支援武汉市第四医院、武汉市肺科医院等；派出 3 批 68 名护理人员增援火神山医院病房筹建，6 人支援火神山、雷神山医院信息化建设，并派出 12 名医护支援社区集中隔离点。派驻各地托管医院的 13 名骨干始终坚守阵地，成为当地抗疫的中坚力量。

### （三）全员动员，奋战四大抗疫战场

疫情期间，同济医院几乎全员上阵，全力奋战在四大战场。

**奋战重症救治主战场：** 重症救治是抗疫重中之重，救治难度之大远超想象。在国家卫生健康委的直接指导下，同济医院成立战时医务处、战时护理部，组织专家进行质量控制，建立会诊制度和疑难、死亡病例讨论制度，统一救治规范，提高救治效果。通过整理前期救治的有效做法和措施，联合北京协和医院、中日友好医院、北大一院、北大三院、北大人民医院、北京医院发布《重症新型冠状病毒感染肺炎诊疗与管理共识》，对

重症新冠肺炎病人院前评估及转运、病区设置及管理、医疗质量评估、多学科联合诊疗及整体护理等流程进行了明确规范，对重症病房病区分布、医务人员个人防护要求、病人安置、清洁消毒、病人出院标准都有明确规定，有效降低了危重症病人死亡率。

同济医院收治的病人中90%是重症、危重症，其中80岁以上273人。救治专家团队"每日讨论、及时调整、一人一策、科学施治、日夜坚守"，与各援鄂抗疫医疗队合作，24小时值守。针对重症病人多脏器受损的特点，同济医院迅速组成重症救治特战"尖刀连"12支小分队，对危重病人病情进行预判并提前干预，以提高治愈率，在重症救治中发挥着重要作用！

最危重的一位病人重症肺部感染、心肾功能不全、呼吸衰竭、生命体征危急、核酸持续阳性……各种难题交替出现，一系列的严重并发症时刻威胁着生命。插管队、护心队、护肾队、护脑队等小分队及时跟进，在隔离病房内成功实施了三级防护下全国首例新冠肺炎病人膀胱镜手术！整个救治过程中使用体外膜肺抢救81天成功撤机、有创机械通气155天、床边血液净化126天，病人住院287天后救治成功，顺利出院，这是危重症病人救治的最长纪录，创造了生命的奇迹，也是对"人民至上，生命至上"思想的生动诠释。

3月10日，同济医院总结形成"关口前移、多学科合作、精细化管理"重症病人科学救治模式，获得了广泛的肯定，国务院联防联控机制（医疗救治组）下文向全国推广。

**开辟抗疫云战场**：1月24日，同济医院在全国率先上线发热门诊免费在线问诊平台，缓解病人恐慌情绪，降低大量病人涌入导致交叉感染风险。2月14日在全国率先启用"云门诊"，努力解决常规医疗就医需求。截至4月26日，累计线上问诊新冠肺炎及解答发热相关问题89 904人次。

3月4日，同济医院心内科与意大利医院连线，在全国率先向海外传递中国抗疫经验。疫情期间，同济医院与德国、美国、意大利、澳大利亚等12个国家的医疗机构进行了12场视频交流，并承办由外交部、科技部举办的中国–安第斯国家新冠肺炎防治视频交流会，扩大了我国抗疫影响力。与此同时，医院50多位青年医生自发组织起来，借助新媒体为海外

第
四
章

华人华侨、中资机构及留学生举行了 21 场视频直播，全球百万人受益。

**攻坚科技战疫战场**：科学是防控的基石，秉持"格物穷理"的科学精神，同济人奋力攻坚科技战疫战场，1 月 21 日，湖北省新型冠状病毒肺炎专家组组长、呼吸科主任赵建平和感染科主任宁琴、急诊科 ICU 主任李树生、儿科主任罗小平第一时间发布了《新型冠状病毒肺炎诊疗快速指南》，并持续更新关注合并基础疾病的老年病人、孕产妇和儿童疫情。在此基础上，同济医院组织推进体系化临床项目研究，不断引领提高湖北省临床救治水平。疫情期间，同济医院主编新冠肺炎疫情防控相关指南和共识 74 个；获批科技部、教育部、国家基金委、国家中医药管理局及省、市、大学应急攻关项目 32 项；截至 2020 年 6 月 18 日，在全国"新型冠状病毒"研究领域高质量论文以 128 篇排名第一，第一署名单位的高质量论文以 68 篇位列榜首。

**坚守疫期常规医疗战场**：疫情导致武汉市常规医疗几乎全部中止，在人力奇缺的情况下，同济医院主院区迅速承担了繁重的常规医疗任务。血液透析是延续生命的"净化器"和"加油站"，即使疫情也不能中断，全市几乎所有透析病人转至同济医院，肾内科医护人员全程无休；疫情期间生孩子挑不了时间，产科不拒诊、不漏诊、不错收，联合儿科第一时间发布《新型冠状病毒感染的肺炎流行期间孕产妇及新生儿管理指导意见》，建立《孕产妇合并新型冠状病毒肺炎防治流程》，使孕产妇诊治和新生儿管理规范化；肿瘤放疗中心腾出空间收治新冠肺炎重症病人，阵地可以转移，责任不能转移。肿瘤科群策群力讨论制订"疫情期间放射治疗预案"，调整排查和治疗流程，实行精准防护，确保所有放疗病人有序安排，2020 年 1 月 29 日就全面恢复肿瘤病人治疗工作。截至 2020 年 4 月 26 日，同济医院主院区开放 18 个门急诊专科，85 个病区，开放床位 2 200 张，累计收治非新冠肺炎病人 5 925 人，实施手术治疗 673 例，收治孕产妇 448 人（56 名新冠肺炎确诊 / 疑似病人），实施剖宫产 247 人；施行放疗 3 049 人次；完成普通血液透析 7 851 台次，确诊新冠肺炎病人实施连续性床旁血液滤过治疗（CRRT）556 例次。全国人民关注的新生儿"小石榴"的父母因双双确诊新冠肺炎被隔离，同济医院新生儿科的医生护士们当起了临时爸妈，中央电视台全程云直播，"小石榴"的健康成长温暖了全中国。

截至 2020 年 4 月 26 日，同济医院开放重症床位数、收治重症病人数、发热门诊接诊量均为全国之最。中国 – 世界卫生组织新冠肺炎联合专家组对同济医院的抗疫经验高度肯定；国家卫生健康委马晓伟主任在调研光谷院区时指出："同济医院在病人救治中发挥了砥柱中流的作用……"

中央党建工作领导小组秘书组在《党建要报》以《战疫一线党旗红——同济医院党员干部奋斗奉献在战疫最前沿》为题专辑介绍同济医院的抗疫工作；《党建网》刊发同济医院时任党委书记吴菁同志署名文章《党旗所向，白衣为袍》，中央电视台《焦点访谈》等栏目多次专访时任院长王伟同志，所有国家级、省市权威媒体广泛报道了同济医院的抗疫事迹，其中人民日报、新华社、中央电视台等中央权威媒体报道 1 000 多篇；国家卫生健康委下文以同济医院为主体建设国家重大公共卫生事件医学中心。武汉市人民政府新闻办公室举办新闻发布会，向全国输出同济抗疫管理经验。

在全国抗击新冠肺炎疫情表彰大会上，同济医院荣获"全国抗击新冠肺炎疫情先进集体"，习近平总书记亲手将奖牌颁授给同济医院时任院长王伟同志，由 12 支特战小分队组成的重症救治"尖刀连"获中宣部"时代楷模"称号，3 人获"全国抗击新冠肺炎疫情先进个人"、2 人获"全国优秀共产党员"、1 人获"全国青年五四奖章"，一大批集体和个人获得各级各类表彰。

## 【党建与职业精神培育】

### 党建引领、文化传承——激发医务人员职业精神内生力

党建是公立医院文化建设的根本保障，党建是引领医院文化的传承与弘扬、激发医者职业精神的内生力。按照导向性、示范性、警示性、互动性、渐进性、发展性等文化建设原理，同济医院着重坚实弘扬医院核心价值，不断完善医院的行为文化、制度文化、精神文化形态，推进深层次文

化建设，激发职业精神的内生力。

## 一、党建引领，牢牢把握文化建设正确方向

在 120 余年的漫漫征途中，同济医院形成了较为鲜明的医院特色文化，滋养了一代又一代的同济人。院党委将医院文化建设与医者的职业精神培育融为一体，为医院发展提供了不竭的动力。

### 1. 强化领导组织，确保正确方向

将"文化建院"作为医院建设发展的战略方针之一，建立和完善党委领导、党政工团齐抓共管的文化建设体制机制；凝练文化共识，研究制定医院文化建设的长远规划；弘扬优秀文化，将医院文化与医院制度、医师行为规范等融合，用先进文化思想占领主阵地。

2018 年，中共中央办公厅印发《关于加强公立医院党的建设工作的意见》（中办发〔2018〕35 号），明确推进医院文化建设是党委的重要职责。同济医院党委充分发挥领导作用，进一步加强医院文化建设力度，各基层党组织根据党委统一部署，结合支部特色、支部传统和职业精神开展各种形式的文化教育，继承和发扬同济精神、迁汉精神、伟大抗疫精神，内化于心、外化于行，不断丰富和拓展医院文化的内涵。

### 2. 弘扬廉政文化，筑牢职业防线

坚持党风廉政教育，加强思想教育，规范职业行为。在院党委领导下，医院始终坚持每年一个廉政主题，以各基层党组织为载体，在全院范围内开展"党风廉政建设宣传教育月"活动，举行廉洁行医承诺书签字活动，组织党员、干部学习有关反腐倡廉的重要精神，学习有关党的纪律的文件，收看党风党纪教育和警示教育片等，开展"党纪党风知识问答"，增强党员干部遵纪守法意识、廉洁自律意识和责任意识。

### 3. 开展党建活动，牢固职业精神

将党建活动与职业精神培育相结合，院党委每年"七一"前的一个星期天在党员和入党积极分子中开展"党员奉献日"活动。通过义诊、咨询、捐建图书馆、关爱儿童、关爱老人等多种形式的活动，向社会奉献爱心，开展党性教育，强化大爱无疆的奉献精神。许多党支部接力传递、代代传承，这一活动开展了近 30 年，党员参与达 3 万余人次，在党建活动品牌

塑造过程中，同济文化得以传承，职业精神更加牢固。

## 二、以文育人，不断拓展医院文化内涵

医务人员的初心使命是守护人民健康。同济医院强调以文育人，充分发挥医院文化的导向、凝聚、规范和激励作用，在党建引领下加强医务人员职业精神、行业风范的塑造。

### 1. 建立健全制度文化，强化责任担当

落实意识形态工作责任制。始终坚持党管意识形态原则，坚持马克思主义在意识形态领域的指导地位，提高政治站位，确保正确的政治方向。切实把意识形态工作的责任落实到医院工作的各个层面和各个领域。

建立考核机制，推进医德医风建设。推行处方点评制度，坚持科学、公正、务实的原则，定期对全院具有处方权的医生的合理用药情况进行考评，处方点评结果纳入医疗质控管理；建立医德医风考评档案，每年对医务人员医德医风情况进行一次自我总结和科室考评，其结果载入医院档案。

### 2. 病人需求至上，打造优质服务文化

"病人需求至上，倡导合作医学"，这是同济医院特有的服务理念。"把方便让给病人，把实惠送给病人，把温馨留给病人，把爱心献给病人"，这是同济人服务理念的具体实践。

用匠心深耕细节。确立"病人需求至上，倡导合作医学"的服务理念，在医疗流程设置、合理用药、合理检查、减轻病人负担、方便病人就医等方面提供全面的人性化服务。设立为病人及家属提供帮助和服务的支助中心，在住院部各个楼层引导病人就诊、提供邮寄检查单等各类免费服务。制定《提高医疗质量，开展文明优质服务，减轻病人负担措施三十条》，坚持三十多年开展"文明科室"评比，在全院广泛开展"文明优质服务"活动，并将其纳入科室年度考核。

营造医疗质量生态圈。医院依托信息化，以质量、安全、效率为核心，健全医疗制度，完善各项医疗管理条例，切实抓好质量环节控制，制定和落实查房、会诊、病例讨论、术前术后讨论等制度，确保诊疗质量和医疗安全。提高技术能力，不断运用新技术、新成果提高诊治疑难病的能

力。定期进行新业务、新技术评比和资助，至今已有数百项新技术运用于临床。

开门评院，加强医患沟通。通过"工休会"等形式加强医护人员与住院病人的沟通；采取座谈会、新闻发布会等形式加强与媒体沟通，通过媒体与公众沟通；聘请院风、行风社会监督员，邀请社会各界代表等对医疗服务质量和水平提出意见和建议。

### 3. 弘扬公益文化，激发担当作为

坚持公益性是公立医院的重要责任，也是深化医院文化建设、培育职工职业精神的重要抓手。

同济医院长期组织医务人员参加"援非""援藏""援疆"等活动，赴非洲莱索托，湖北巴东、长阳、红安、大悟、恩施，山西忻州以及新疆、西藏、青海等地，进行义诊、住院手术示范，深入基层进行医疗卫生服务指导。认真完成重大社会医疗救助任务。圆满完成一系列重要会议、重大活动和突发卫生应急事件的医疗保障与医疗救治任务。

健全志愿服务体系，广泛开展志愿服务关爱行动。坚持以同济青年志愿服务总队为依托，开展同济青年医务社工和志愿者行动计划。争创湖北省"本禹志愿服务队"品牌，积极参与"中国青年志愿服务大赛"，培育同济特色志愿服务项目。全面推行青年志愿者"志愿汇"实名注册制度。

### 三、以文化人，着力打造医学人文高地

医院党委始终强调将同济的命运与国家、民族、人民紧密联系在一起，始终与国家战略相伴，与人民的需要相伴，不断强化职工的家国情怀和责任担当。

### 1. 传承同济文化，将百廿历史与医学人文精神相结合

围绕医院核心价值观，主动谋划并陆续开展"做生命的朗读者""我和我的祖国""纪念建院120周年"等系列主题文化活动，不同年龄的医务工作者们一起讲述各自不忘初心使命、奉献祖国医学事业的心路历程；开展系列"人文阅读"，探讨医学的人文理念，向公众植入医学价值观。

开展"同济文化之旅"活动，组织各科室挖掘历史、弘扬优秀传统，通过戴院徽、升院旗、唱院歌、讲院训、学院史等多种教育途径与宣传方

式弘扬同济精神；注重优秀文化的代际传承。医院组织开展"同舟共济，医路有你"职工子女暑期夏令营活动，同济的孩子探访父母工作的场所，感受同济文化的悠久与优秀，感知医学的神圣与高贵，在几代职工中引起了强烈的反响。

修建声光电俱备的同济院史馆，在三院区建设院史文化墙，充分展示医院的优良传统与文化精粹。设计建院 120 周年纪念徽章；与中国邮政合作，在国内发行首个以院训"格物穷理 同舟共济"为主题的邮资信封，发行同济历史纪念及抗疫邮资封片，在海内外产生广泛影响。

2. 记录"同济时刻"，建立同济文化符号

医院陆续开展"做生命的朗读者""生命是一次旅行——倡导器官捐献""我和我的祖国""纪念建院 120 周年"等系列主题文化活动，传承医院百年文化，增强职工的文化认同感；通过微电影、抗疫纪录片等记录"同济时刻"，传递同济人仁心暖医的大爱情怀和崇德向善的核心价值理念，建立同济文化符号。

通过"一科一品"实践，打造医疗服务宣传品牌，形成学科可视形象。加大典型宣传，以"部分"带"整体"，提升学科美誉度。塑造"同济未来儿童学校""同济青年小名医""护心团队""抗疫先锋""尖刀连"等优秀文化品牌。用健康的美育活动占领文化阵地。践行"健康中国"战略，举办职工运动会，公益徒步活动，以全民健身倡导绿色健康生活方式；举办中国器乐专场音乐会、人文讲座等职工综合素质培训，既丰富了职工的业余文化生活，又培养了职工的集体荣誉感、责任感，增强了凝聚力。

## 【党建与体制机制创新】

## 创新体制机制，助力现代治理

同济医院党委将体制机制创新作为提升医院治理能力，有效持续提高制度整体效率的着力点，通过强化体系创新、技术创新、模式创新和管理

创新的同济实践，主动应对医院治理的短板和弱项，有效解决发展过程中的矛盾和问题。实现了系统性协同性制度体系整体构建。

## 一、设计思路

### 1. 坚持党管干部原则

医院党委把握干部工作机制运作的方法及思路。不断加强领导班子和干部队伍建设，根据中央方针、政策，提高干部工作科学性和指导性。按照上级干部人事工作精神，不断改进党管干部方法，干部管理重要工作坚持党委集体研究。医院组织部门牵头，每年对干部工作方案进行调整、完善、创新。在涉及临床科室主任、党组织书记、中层干部等主要干部考核评定中，不断加强对干部政治素质、四个意识、责任担当方面的考察，实行政治素质考评"一票否决制"。

### 2. 坚持责权利平衡原则

干部有责须有权，用权必担责。干部工作体制机制设计中坚持做到责权对应，给予干部发挥责任的空间，同时大胆匹配适宜的权利，调动干部的积极性，用制度将权责利明晰下来，给想干事、能干事的干部足够的空间与信任，同时坚持权利的监督，明确问责体系，完善考核机制。始终把权力的运行放在制度的框架下，推进民主决策、民主议事和集体领导。责任与权利的合理性应用及适配，促成干部用权有底气、担责边界清的工作局面。

### 3. 坚持可量化可考核原则

传统干部考核往往存在指标粗放，框架性评价项目指标体系分界模糊，每项指标如何划分等次、如何衡量缺乏规定和标准，对干部的考核没有细化，缺乏量化，以主观判断为主，对党员激励性不足。医院党委坚持强化考核制度的科学性、规范性，从干部工作的关键绩效指标入手分析，从制度设计上遵循具体性、可衡量性、可实现性、现实性、时限性五个方面，将医院及部门发展策略目标转化为干部岗位绩效评估指标。

## 二、主要做法

### 1. 科主任负责制

在医院党委领导下，科主任负责本科室的医疗、教学、科研、学科建设、人才培养、经济管理等工作，落实行风建设"九不准"要求，与党支部书记共同承担党风廉政建设责任，以及上级交给的各项任务。总目标在于发挥科主任主观能动性，加强科室科学管理，促进科室医疗、教学、科研、管理各项工作全面协调与可持续发展。工作路径中明确科主任管理八项目标与职责，完成基于科室民主管理上的十项权利、四项义务。推动月度考核、年度考核，以及目标责任制考核的有机融合。对科主任政治素质考核聚焦于党风廉政建设、行风建设"九不准"落实情况以及科主任支持配合党支部建设情况。明确了科主任权利包括科室重要人事工作提名建议权、科室职称晋升建议权、绩效分配方案制定权、仪器设备申购权等。科主任按照民主集中制原则开展科室管理工作、科室绩效分配方案、重大财务项目安排等涉及科室建设发展，职工出国留学、职称晋升、毕业生选留等涉及职工利益的重要决策事项则由集体研究决定，并按照科务公开原则在相应范围内公开，主动征求意见，改进工作。

具体考核实践中，将科主任负责制考评指标量化分值作为 60% 权重，科主任年度经济绩效考评指标量化分值作为 40% 权重，汇总后作为科主任年度考核成绩。其中科主任负责制考评指标由党委组织部牵头，各相关职能部门结合年度工作情况进行量化测评。

### 2. 党支部书记责任制

根据中央及上级有关文件精神，借鉴现代组织管理思路，结合医院发展实际制定并不断完善党支部书记责任制。责任制规定了党支部书记在党员教育管理、党员队伍建设、支部服务功能、政治核心和监督功能等四类具体工作内容，党员教育管理八项任务，党员队伍建设五项任务，践行党支部服务功能五项任务，政治核心和监督功能四项责任。同时明确党支部书记参与科室重要事项研究、讨论、决定的权利，享受规定津贴和奖励等。

实行动态管理，不断根据党建重点工作对"党支部书记责任制"具体细则、考核形式进行调整和完善。将"党支部书记责任制"考核结果纳入医院年度绩效考核管理。"双考核双促进"既考核支部工作，又考核科室建设发展状况，同步促进党建工作与科室建设工作发展。有力推动支部书记"双带头人"培育工程要求落实到位。通过责任制考核为推动力，有力促进了党支部自身建设，促进了党支部对科室医疗、教学、科研等中心工作管理职责发挥。中央媒体评价医院党支部书记责任制"保障形成赋予党支部书记有责、有权、有利，有查、有奖、有惩的党支部书记工作体系，发挥了党支部书记带头人作用"。

### 3. 科室核心小组会制度

医院党委根据科室管理制度要求，综合科室调研情况，按照民主集中制原则及科务公开原则，研究制订临床医技科室核心小组会制度。成为科室完善集体研究和决定重要事项的决策和执行机构。核心小组会在法律法规和医院规章制度的范围内议事决策。凡是涉及重大会议及文件学习、重要指示方针的传达贯彻工作，事关科室医疗教学科研学科建设的重要事项，有关科室发展规划、重要改革举措以及主要规章制度的制定修订；涉及职工利益关切等科室事项，均以制度形式纳入科室核心小组会集体讨论事项中。医院党委还明确了会议形式，参会人员范围，应到会人数要求等，利用院周会、党组织书记会等充分传达有关制度安排，推动民主管理，集体决策成为医院科室优化管理的体系自觉。

### 三、工作成效

党建引领下的体制机制的创新、改革与完善激发了制度内生动力，促进了党的建设与业务工作相互促进、深度融合。科主任负责制中明确政治引领，与支部建设工作同频共振；党支部工作监督保障业务工作发展，与科室中心工作齐步前行；科室核心小组会议制度进一步协同科室发展核心力量与资源，深化了党建与核心业务融合的一体化建设。在系列体制机制升级完善的推动作用下，医院党的建设工作取得了重要成果。《半月谈》、中央创先争优活动简报、新华社主题教育专栏先后将医院党的建设制度性经验作为有益经验报道推广。医院获评湖北省"全省党建工作示范单位"。

## 【党建与立德树人】

### 党旗领航文化浸润——以思政价值引领新时代医学教育

同济医院是华中科技大学同济医学院第二临床学院，承担临床医学、中西医临床医学、口腔医学等多学科、多学制的 10 余个专业的教学任务、住院医师和专科医师规范化培训任务，每年在院学生、学员超 3 600 人。

近年来，院党委全面贯彻党的教育方针，承载新时代医学教育和医学人才培养使命，把立德树人作为根本任务，内化到教育改革与实践的各方面、各环节，凝练了铸魂育人的新思路、新方法，打造了具有鲜明特色的思政教育活动品牌，扎实推动医学人才培养质量稳步提升。

**一、积极引导，强化管理，"党旗领航"筑牢党建基石**

本科医学专业教育是整个医学教育连续体的第一个阶段，自 2007 年起，院党委广泛开展"党旗领航工程"，将教育与引导相结合，用有力的思想教育保障培养质量。学生思想政治素质显著提高。

**"早日站在党旗下"**。为本科生班级配备"党建导师"，加强入党前教育，实现"早引导、早发展、早培养"。成立党章和党史学习小组，定期开展集体学习，举办党的知识竞赛，邀请医院党员专家代表为预备党员、入党积极分子做报告。积极实施教职工党支部、高年级学生党支部与低年级学生团支部共建，指导实践，参与推优。2007—2020 年，第二临床学院共有 1 020 位学生成为入党积极分子，638 位学生正式加入党组织。

**"党旗在心中"**。成立学生党建工作领导小组，设立组织、宣传、纪检等部门，由学生辅导员和优秀学生党员担任各部门负责人。每学期开展"读一本好书、听一次主题报告、看一场教育影片、写一篇高质量的学习心得"的"四个一活动"，增强理论水平和政治素养。每学期对学生党支部和学生党员进行考评，广泛开展批评和自我批评，对优秀典型予以表彰。各学生党支部认真落实"三会一课"，吸纳入党积极分子旁听组织生活会。

**"我为党旗添光彩"**。不断丰富学生党支部活动形式，使党员受教育、支部添活力、党旗添光彩。举办"同济附中健康知识培训"，开展"站邻园社区义诊"志愿服务，坚持为社区居民提供健康咨询和生活帮助29年。组织开展"寻访红色"等主题党日活动，走进历史、缅怀先烈，坚定政治信仰。各学生党支部利用节假日深入基层参加新农村建设，开展社会调查，用所学知识为当地发展建言献策，提供力所能及的服务。新冠肺炎疫情期间，众多学生党员参加线上、线下志愿者服务。第二临床学院党总支获"华中科技大学抗疫学生先进集体""同济医院优秀抗疫后援队"。

### 二、紧扣专业，创建品牌，课程思政培育医德医风

同济医院依托120年文化底蕴，将思政教育和医德培养融入教育教学全过程，搭建临床医学教育思想政治课程体系，把好专业育人"入口关"。

自2007年起，同济医院连续14年开展医德文化主题教育。举办"医路探索""构建和谐医患关系"等专题讲座，邀请名医名师面对面交流；开展"走进临床"系列教育，进行医学生宣誓、授医生服仪式、唱院歌、学院史等；组织学生志愿者坚持为社区进行医疗服务，引导学生在实践中提高本领、砥砺品格；举办"情系同济"文艺晚会，将仁医济世之心贯穿节目，打上文化思政烙印；每学期开学第一天，医院党委书记、院长、"两院"院士走进课堂，讲授"第一课"。

2019年，按照华中科技大学"一院一品"课程思政建设相关要求，同济医院开展课程思政行动，创办"健康中国·思政课"品牌。依托"医学导论"课程，围绕医学历史沿革、医学人文、医患关系等专题，勉励学生磨炼成才，积极投身健康中国建设。鼓励专业课教师利用开课前5分钟，讲授思想政治和品德修养内容，融入医生职业素养、医德故事、华中科技大学及同济精神等元素。医院医学名家和众多骨干教师纷纷加入"医学导论"授课团队，集体备课，紧扣时政。

"健康中国·思政课"品牌创建以来，教师们讲授了抗日战争时期，同济师生爱国报国、护院护校的故事；抗美援朝时期，大批医务人员奔赴前线的事迹；唐山大地震、汶川地震，同济人第一时间赶赴灾区参与抢救的经历；2020年抗击新冠肺炎疫情，医护人员无论生死、不计报酬、全力

救治重病病人的动人场景……生动的案例故事，让学生们深有感触，备受鼓舞。他们感受到有着 120 年历史的同济医院"与国家同舟，与人民共济"的家国情怀，进一步坚定了成为医务工作者的信念。

同济医院目前已形成以思政必修课为核心，"健康中国·思政课"为骨干，专业课为辐射的"课程思政"同心圆，思想政治教育在临床医学教育中落地生根。《创建"六轮齐驱，四能并举"全方位立体化育人模式，培养卓越医学人才》获 2018 年国家级教学成果二等奖。

### 三、师德引路，党团共建，社会实践激发担当作为

同济医院现有在校研究生 1 600 余人，辅导员和导师合力促进德育工作，党团联动共建，引领思政落地；同时推进理论育人和实践育人相结合，让社会实践成为开展思政教育的有效载体。

开创"学生－班干－德育助理－辅导员－导师"五位一体模式，积极开展研究生思想政治及意识形态工作。辅导员和导师以德育人，温情护航。定期召开座谈会，走访调研学生学习生活环境，了解思想动态，解决实际困难。建立研究生心理健康教育台账，开展心理减压路演，做好及时沟通和干预。落实导师第一责任制度，加强师德师风建设，落实"谈心谈话"制度，做好学生的知心人和引路人。通过组织主题教育讲座、经验交流分享、征文比赛等活动，进行研究生学术道德和学风建设，树立科研诚信。

以"党建带团建，团建促党建"，促进研究生党员和团员队伍共同发展。落实好"三会一课"，进行"四史"学习教育，引导研究生党员团员"知史爱党、忆初心、勇担当"。鼓励研究生党员团员骨干接受"红色理论学讲团""红色领航员训练营""青年马克思主义者培养班"等思政教育。开展"牢记医学初心，担当时代使命"等活动，鼓励研究生党员团员投身实践，组织青年、宣传青年、凝聚青年、服务青年。开展向时代楷模学习活动，鼓励研究生党员团员坚守初心、甘于奉献，将个人前途命运与国家和民族紧密相连。

鼓励研究生投身社会实践，磨砺坚韧品格，承担社会责任。2012 年成立博士研究生"三下乡"医疗志愿者服务团，足迹遍及省内多地。搭建

起公益基金与医院间的"资助之桥",帮助百余位脊柱畸形病人筹集费用。2019 年,17 名研究生成为第七届世界军人运动会志愿者,在国际平台展现"同济颜"风采。2020 年新冠肺炎疫情期间,大批研究生主动请战,热心筹措物资,投身一线抗疫。

经过多年努力,同济医院研究生教育在强化铸魂育人、培养高层次人才方面成果丰硕。研究生党总支获"湖北省高校思想政治教育工作先进基层单位"和"湖北省'三下乡'社会实践活动先进团队",先后有师生获评"湖北省高校思想政治教育先进工作者"、共青团中央"抗疫青年志愿者服务先进个人"等称号。

**四、文化浸润,言传身教,过程管理提升培训质量**

住院医师和专科医师规范化培训是毕业后医学教育的重要组成部分。医院实行全过程管理。注重文化浸润和言传身教,发挥导师模范榜样作用,做学员们品德和专业的双表率。

每次培训开学典礼,医院名师都会介绍医院历史沿革和文化内涵,讲授医德医风和职业精神,勉励他们融入同济文化,在培训过程中练就过硬本领,为医疗事业发展贡献力量。

健全医院 – 职能部门 – 培训基地三级管理机构,高度重视教材编撰,实行培训质量高标准、同质化;建立考核督导小组,进行日常考核、出科考核、年度考核和质量评估。经过不懈努力,医院培训质量显著提高,学员结业考试合格率逐年上升。医院 32 个专业基地成为国家级住院医师规范化培训基地,截至 2020 年底,共招收住院医师规范化培训学员 3 471 人。专科医师规范化培训试点开展后,同济医院心内科、呼吸内科、神经外科等 9 个学科成为国家级试点专科医师规范化培训基地。截至 2020 年底,累计培训 89 人。

带教老师们以身作则,认真负责,将高标准、严要求贯穿临床医疗活动中。严格执行查房制度,指导督促住院医师认真管理病人、收集与汇报病史、书写病历;根据学科特点,启发式教学,针对性地培养住院医师表达能力、沟通技巧、思维能力和临床技能;为学员创造实践操作机会,鼓励投身一线;关心学员生活,了解其心理状态,竭尽所能为学员排解后顾之忧。新冠肺炎疫情期间，带教老师们挂念学员安全，建立健康日报制度，做好防护培训；运用多平台、多手段保证培训质量；积极提供后勤保障，保证生活补贴及时发放。2015 年，医院被评为湖北省住院医师规范化培训"示范基地"；2019 年，妇产科被评为全国优秀住院医师规范化培训专业基地；多位同志先后获全国"优秀带教老师""住院医师心中好老师""住培优秀基地负责人"等称号。

## 【党建与人才队伍建设】

## 坚持党管人才，创新人才队伍建设体制机制

习近平总书记强调："一年之计，莫如树谷；十年之计，莫如树木；终身之计，莫如树人。"同济医院党委始终坚持"党管人才"，促进人才工作与党建工作"同频共振"，取得明显成效。

### 一、以党管人才为统揽，创新管理保障机制，完善制度服务人才

按照党管人才原则的要求，探索建立党管人才工作统筹规划、引育并举、协调发展的管理机制，形成党委统一领导、组织人事部门牵头抓总、有关部门各司其职、各科室密切配合、各级党组织贴近人才与服务人才的工作机制。

医院第九次党代会专门研究人才队伍建设，确定了"提升学科人才协同发展能力"的总体目标要求，提出打造学科人才复合平台，构建学科建设和人才工作交相辉映的"双螺旋"结构。通过医院搭台、院士牵头，将拔尖人才队伍建设与重点学科攻坚相结合，充分发挥重点学科在拔尖人才培养中的载体作用，集聚高端人才，托举优秀人才脱颖而出；鼓励拔尖人才自主组建团队开展大型项目研究，在人员配置、职称晋升、津贴奖励、学会推荐等方面给予倾斜支持。

院党委在主持制订医院"十四五"发展规划中，进一步明确了人才队伍建设"揽月计划、领航计划、扬帆计划、灯塔计划"四大计划，对高层次人才、学科领军人才、青年拔尖人才、海外优秀人才等的培育和引进

进行了更为细致的规划。围绕人才队伍建设总体规划目标，院党委进一步加强了制度建设，先后制订或修订《同济医院引进海内外优秀人才实施办法》《同济医院拔尖人才专项经费管理办法》《同济医院博士后管理办法》《同济医院兼职教授及双聘教师管理办法》《同济医院项目聘请制人员管理办法》，为人才工作提供了坚实的制度保障。

人才工作各相应部门和科室、党支部加强对人才的服务保障工作。对有意向回国的人才，在来院工作之前加强对其政治素质、师德师风的考察。通过对其本人进行考察，同时通过同行、导师等对拟引进人员进行考察；发挥基层党支部的作用，各个科室党支部加强对引进人才的宣传教育，使其迅速了解党的相关政策、章程。在人才培养阶段，鼓励、支持各类人才申报适合自己的人才项目、科研项目，在申报过程中，对每一位申报人的政治素质、师德师风、日常工作情况进行层层考察。

**二、以内部挖潜为核心，创新培养机制，综合施策培育人才**

院党委在"内强素质"上下功夫，根据不同类型、不同层次人才的实际，建立各具特色的培养机制。促进知识更新，提高科技创新、赶超一流的能力。同时，通过组织部门、人事部门积极开展人才外派挂职锻炼，达到拓宽视野、掌握新知识的目的。

组织对各学科开展深入调研，充分了解各学科重点发展方向以及所需各类人才。在此基础上精准定位，为各科室制订个性化的人才引进方案，为潜在人才制订个性化的培养方案。如按照国家级、省级、市级不同的层次培养人才，为每个科室的后备人才分阶段、分目标一对一制订匹配的人才培养规划。重视人才培养，持续支持人才发展路径。内培外引，在加大人才引进力度的同时，重视对各类引进人才的持续培养。分级别对各层次人才给予经费及政策支持，激发拔尖人才创新能力，发挥拔尖人才辐射带动与引领示范作用，鼓励拔尖人才开展"从0到1"的创新研究。

**三、以优化人才结构为方向，创新引进机制，多措并举引进人才**

在"外增动力"上下功夫，积极营造人才引得来、留得住的良好环境。以出台配套政策、建立合理的激励机制为重点，强化"尊重知识、尊重人才"的理念和氛围，为引进各类人才创造良好的体制环境。

完善人才引进政策。一方面，全方位大幅度提高引进人才的待遇，同时，为使引进人才能尽快扎根同济，安居乐业，及时做好各类配套工作，如子女入学、配偶工作、住房等。另一方面，加强对引进人才的考核，提高考核标准，从严考核，健全引进人才退出机制。通过政策的完善，为引进人才的质量和数量建立基本的保障。

推动柔性引才，拓宽引才途径与方式。为促进学科发展，扩大学术交流，引进院外智力资源推动我院学科建设水平、人才培养质量与科技创新能力，进一步激发人才队伍活力，促进学科交叉和融合，鼓励全院各科室根据学科建设及医院发展的需要聘请在国内外学术界享有较高声誉的校外学者、本学科领域国内权威的校外专家担任我院的兼职教授。

博士后队伍建设是吸引、培养和使用高层次青年人才的重要方式，是高层次人才不断脱颖而出的重要基础，同济医院党委高度重视这支队伍的建设。一方面，设立院内博士后制度，八年制毕业生留院后，必须在医院以博士后形式进行三年培养；另一方面，提高博士后待遇，扩大招收范围和力度，通过学校招收博士后，优化博士后结构。

**四、以人尽其才为目标，创新梯队成长机制，分层分类用好人才**

专业人才的培养需要结合人力资源的特点进行，院党委详细分析人才不同点，突显培养模式与方案特点，从科室氛围营造、党组织关心关怀等多角度入手，努力创造"人尽其用"的宽松氛围，以达到人才队伍建设与医院各方面工作需求相契合的效果。

持续支持院士团队积极争取国家级人才项目，壮大中青年科学家和医学家队伍；采取"内培外引、内外兼修"的策略，充分发挥院士团队的学术优势和国内外影响力，培养中青年学术梯队，加强高端人才的引进工作，健全学术队伍，加强梯队建设；对医院现有的中青年国家级人才队伍加大支持力度，鼓励开展开拓性基础研究和临床研究，注重人才队伍硬实力的提升，带动医院整体研究水平提高，维持优势学科的可持续发展；给予引进人才宽松的研究环境和沉淀周期，在学术团队建设、科研平台支持等方面给予帮助，鼓励引进人才扎根同济，增强归属感和认同感，力争促使引进人才尽快作出具有国际影响力的科学成果。

第四章

采取"请进来、走出去"的培养模式，加强对年轻医生和年轻研究人员的培养，通过高水平的学术交流、国际一流医院的进修学习等方式，促进年轻人的快速成长；持续实施"同济医院优秀青年科学基金"项目，加大对优秀青年人才队伍建设力度。遵照医院人才工作调研会议精神，定期组织实施"同济论坛"，鼓励医院中青年科研工作者学术交流，增进学科了解，促进交叉融合。

围绕重大疾病和应用技术开展，组建一批重大疾病临床技术创新团队，推动创新技术产学研一体化；加大临床专业方向拔尖人才资助力度，推动国际、国内人才交流，加快40岁以下的青年医生快速成长。

灵活用工形式，满足科研工作阶段性人才需求。在国家政策给予充分支持的背景下，医院结合发展的实际，以聘用制的形式，根据科研项目需要以1～2年为期聘请大量助理，灵活进出口，扩充科研队伍辅助力量。开发科研助理岗位，既可以满足科研项目和专项工作的阶段性人才需求，又可以降低用工风险、节约人力成本。

**五、以拓展空间为抓手，完善岗位设置，识人用人激励人才**

进一步拓展青年人才发展空间，畅通发展通道，坚持从青年人才梯队中选拔—培养—使用—考评。通过政策制度选拔拔尖人才、技术骨干，进行培养扶持，着眼科室及医院发展全局，完善管理及专业岗位设置，给表现一贯优秀、业绩突出的青年人才压担子；在科主任负责制基础上，加强科室副主任队伍建设，推进亚专科发展，给后备青年人才创造成长成才的空间。例如中法新城院区、光谷院区建设后，一大批有潜力的青年医师担任分院区病区及科室负责人，既为分院区发展提供了新鲜血液，促进学科发展，也为自身成才打下了良好基础，激发专业人才干事创业激情。

党建引领，推动着创新发展；文化铸魂，沉淀着物茂风华；跨越百廿的奋进与辉煌，几代同济人始终砥砺着责任担当，践行着初心使命。

立足新发展阶段、贯彻新发展理念、构建新发展格局，党建与文化仍将是同济医院改革创新和建设发展之本，而在投身中华民族伟大复兴的历史进程中，同济人将以新的奋斗、新的贡献、新的业绩，丰富医院党建实践，拓展同济文化内涵。

第五章

党建引领促发展，文化铸魂中山情
　　——复旦大学附属中山医院的党建品牌
　　　与文化密码

　　复旦大学附属中山医院（以下简称中山医院）是国家卫生健康委员会委属事业单位，是复旦大学附属综合性教学医院。医院开业于1937年，是中国人创建和管理的最早的大型综合性医院之一，隶属于国立上海医学院，为纪念中国民主革命的先驱孙中山先生而命名。中华人民共和国成立后曾称上海第一医学院附属中山医院和上海医科大学附属中山医院，2001年改用现名，沿用至今，是上海市第一批三级甲等医院。经过80余年的发展，医院本部目前占地面积9.6万平方米，核定床位2 005张。建院至今，共有中国科学院院士3人，中国工程院院士2人。现有高级职称700多人。

　　医院始终秉承"一切为了病人"的宗旨，"严谨、求实、团结、奉献、创新、关爱"的核心价值观，致力于提供优质、安全、便捷的医疗服务。医院党委以党的十九大精神为指引，深入学习贯彻习近平新时代中国特色社会主义思想，以促进公立医院开启改革发展新征程为目标，全面抓好党委主体责任，切实发挥党委把方向、管大局、作决策、促改革、保落实的领导作用，以一流的党建促进一流的医院发展。医院"十四五"的发展理念是：创新、合作、智慧、优质、高效。

# 第一节　医院历史与文化传承

### 一、建院缘起与发展历程

#### （一）建院缘起

　　1924年2月，在南京举行的中华医学会会议上，时任湘雅医学院院长颜福庆发表演讲，倡议在我国东部地区创建一流的中国医事中心。1927年第四中山大学在上海吴淞建立医学院，颜福庆担任院长；1928年租赁中国红十字会总医院作为综合性教学医院，颜福庆兼任医院院长。二十世纪三十年代的上海有市民300余万，而医院病床不足5 000张，且多为外国人设立，收费昂贵。普通百姓患病，就诊十分困难。1930年颜福庆倡议创建上海医事中心，计划的核心是创建一家规模宏大、设备齐全的国人医院，亦即中山医院的雏形。颜福庆邀集实业家刘鸿生、教育家蔡元培、中华全国商会联合会主席林康侯、外交部次长徐谟，以及社会名流唐绍仪、易培其、牛惠生等几经商榷，发起了关于创办"规模宏巨、设备完善"的国人医院的建议。1931 年 1 月 17 日，中山医院发起人会议在上海银行公会召开。沪上政、学、商、医各界名流孙科（孙中山之子）、王一亭、张公权、陈庶青、宋汉章、刘月如、屈文六、刘吉生、刁信德、刘鸿生、叶扶霄、史量才、林康侯、闻兰亭、颜福庆、余日章、徐新六、王晓籁、赵晋卿、黄瑞生、赵运文、陆伯鸿、庄得之、黄涌之、杨敦甫、张杏村等共 27 人与会。会上联合签署了《筹设中山医院缘起》，成立了以孙科、刘瑞恒为副主任，史量才、王晓籁、王一亭为常务委员，颜福庆为总干事的中山医院筹备会。通过筹备会向社会各界募集捐款，设定募集100 万银元，其中 60 万银元用于建筑，20 万银元用于设备，20 万银元作为基金。募捐启事明确指出"创设上海中山医院……其特点在注重卫生防病，不仅分科治疗，切重教育群众……并注重平民、俾中等以下之民众，不致向隅兴叹，而各界人士亦得适宜之疗养……"的建院方针，颇得社会各界拥戴，捐款踊跃。在筹建中山医院的募捐过程中，筹备会总干事颜福庆四处奔走，做了很多的工作。

1933 年 11 月，颜福庆被上海市政府聘为上海市立医院筹备委员会委员。该委员会的职责是对新建的市立医院进行行政技术上的规划、院房建筑的计划及建筑经费的筹集和管理。

1934 年 4 月，应颜福庆之请，洛氏基金会把法租界天文台路 89 910平方米（135 亩）土地捐赠给上海医学院，用于上海医学院和中山医院建设。同年 8 月，颜福庆向法租界当局递交了上海医学院、中山医院建筑计划。1935 年春，颜福庆出售天文台路一部分土地，在华界枫林桥置换 6.66万平方米（100 亩）土地，用以建造中山医院及上海医学院。院址解决后，筹备工作告一段落，由中山医院发起人邀请各界领袖组织上海医事事业董事会，以管理中山医院。该董事会推举叶子衡为书记，钱新之为会计，孙科、刘鸿生、林康侯为常务委员，聘颜福庆为董事会总干事。为了中山医院的筹备工作积极进行，董事会多次开会审议并投票决定由基泰建筑公司设计图样，森泰厂承包建设。根据《筹设上海中山医院计划概要》，中山医院按最新式医院设计，拟建病房楼一座、门诊处一所，分设特别门诊处及儿童门诊处等。计划医院分医务、事务、护理3个部分。医务部分设内科、外科、矫形外科、妇产科、儿科、保健科、皮肤科、泌尿科、眼科、耳鼻咽喉科、放射科、理疗科和精神病科等；事务部设院长、副院长、事务长、药剂室主任、各科主任及以事务员若干；护理部设护士学校并设护理部主任、护士长以及护士、护士生若干；设病床500张。在中山医院建造过程中得到基泰工程公司免设计费、上海水泥厂及中国水泥公司赠送水泥、财政部税务科免征水泥税、恒大洋行捐赠卫生器具等社会各界支持。

1935年6月，中山医院正式动工，占地26 644平方米（40亩），建筑面积13 597平方米。名人史量才家属捐款建量才堂一幢，为护士学校之用，学校附设在中山医院内，量才堂与中山医院同时竣工。1936年12月，中山医院落成，附设护士学校一所。

1937年2月，董事会聘请骨科专家牛惠生担任中山医院首任院长。从中国红十字会第一医院（今华山医院）分出部分医务人员组建中山医院内科、外科、妇产科、儿科、泌尿科、眼科、耳鼻喉科等科室，医院开始收治病人。3月28日，在中山医院主楼南面辅楼区域内建独立病室，并定名为中正楼，以兼顾特需病人需要及世界名医应诊的便利。4月1日，举行中山医院开幕典礼。当时中山医院实际开放病床300张。中山医院的创办成为颜福庆理想中"上海医事中心"的起点，也为国立上海医学院提供了教学基地。

### （二）发展历程

中华人民共和国成立后的70多年，是中山医院蓬勃发展的70多年。在这个时期，一大批国际、国内的"首例""率先""第一"纷纷实现。国内首先报告开展的食管胃颈部吻合术（1951），国内首例体外循环分流术治疗法洛四联症、全肺切除术、胸骨后空肠代食管术（1953），国内首例先天性食管闭锁及食管气管瘘一期根治术（1957），研制成功中国第一台静立垂屏式人工心肺机（1958），国内首例主动脉窦动脉瘤穿破缝合术（1960），国内首创采用真丝人造血管作肾－腹主动脉旁路手术治疗肾动脉狭窄（1961），安置国内第一台埋藏式人工心脏房室传导起搏器（1968），研制成功中国第一台标准平板型人工肾（1972），首次在国内开展选择性冠状动脉造影术（1973），成功研制震波碎石机并进行国内首例治疗（1985），创造世界纪录的"无肠人"（1986），国内首创"双介入疗法"治疗恶性梗阻性黄疸等介入放射学技术（1990），首例运用腹腔镜外科技术进行阑尾切除术（1992），国内首例冠脉内脉冲激光溶血栓术（1995），世界首例"手臂残端再造指控制电子假手"（1996），国内首例腔内人造血管置入术（1998）等。这一串串数字仿佛历史的脚步，踏着时光的烙印，走出了中山医院医疗技术发展浓墨重彩的一页。

医院学科发展持续壮大，精于业、诚于心、厚于德，涌现了一批精诚大医。1950 年肺科吴绍青主持成立上海市结核病防治委员会，致力于开展防痨宣传、结核病普查，并进行儿童预防接种卡介苗的试用及推广；1951 年沈克非和黄家驷确定石美鑫专门从事胸外科专业，从此中山医院胸外科业务逐渐发展；1952 年吴珏教授创建了麻醉科、熊汝成创建泌尿外科、荣独山担任放射科主任；1953 年开设中医门诊，聘请著名老中医姜春华；1955 年荣独山与陈又新、赵惠扬筹备建立了同位素实验室，同年陈悦书建立血液实验室；1956 年成立内科实验室，一年后陈灏珠在陶寿淇带领下建立了心导管室；1956 年崔之义、冯友贤等建立了血管外科组；1959 年成立肝肿瘤研究所；1991 年林贵在中山医院建立第一家正式介入放射学病房……学科的积淀铺就了医院腾飞的基石，在这条发展之路上，无数精诚大医心怀济世救民之心，为医院的快速发展奉献了隽永的光荣与梦想。

迈进新世纪，中山医院在医、教、研工作的开展方面，在科学化、规范化、精细化的医院管理方面，都有突破与创新。医院多项医疗技术突飞猛进，不断打破常规、刷新纪录。在这期间，诸如葛均波院士团队、樊嘉院士团队等一大批勇于探索革新的医疗团队蓬勃发展，成为医院发展的中坚力量。2001 年，葛均波院士团队在我国首创桡动脉穿刺诊断冠心病技术，实施上海市首例放射治疗冠心病并获得成功；2012 年，又在国内率先开展完成第一例经导管二尖瓣修复手术；2013 年，成功完成了我国首例由国人自主研发的完全可降解聚乳酸支架的植入；2015 年，成功实施世界首例经皮导管肾交感神经深低温冷冻消融术。2006 年，樊嘉院士团队创造性提出的肝癌病人肝移植适应证新标准，被命名为"上海复旦标准"；2009 年，完成迄今我国报道的最大一例的肝脏血管瘤切除手术；2014 年，创造了亚洲首例"机器人"辅助成人—幼儿（出生 50 天）活体供肝移植手术的历史纪录。

中山医院建院 80 余年来，一直秉承严谨的医疗作风、精湛的医疗技术和严格的科学管理，开拓创新，勇于实践，创造了中国医学史上的很多项"第一"，拥有为数众多的"重量级"领先学科和研究中心，培养了大批国内顶尖的医学人才，形成了具有中山特色、深厚的文化底蕴。近年来，在医疗技术、学科发展、科研创新、人才培养等方面取得长足发展，医院的综合实力和影响力不断提升，多次登顶上海三甲医院科研竞争力排行榜，逐步成为中国医疗领域的"国家队"。中山医院不断提升基础实力、强化硬件建设，连续 32 年蝉联"上海市文明单位"，获得"全国文明单位""全国五一劳动奖状""全国最受欢迎三甲医院""全国医院医保管理先进单位""上海市卫生系统文明单位""上海市优质护理服务优秀医院""上海市院务公开民主管理先进单位""上海市志愿者服务基地"等重要荣誉称号。连续 7 年荣获公立医院"最佳雇主"称号。

**二、党史回溯与文化传承**

复旦大学附属中山医院始终将党的建设放在首位，充分发挥党的领导作用，推动医教研等工作的持续发展。作为公立医院，中山医院肩负着为人民健康服务的重要责任，抓好医、教、研、管理工作，确保医院发展可持续性、稳定性是实现公立医院公益性要求的重要基石。

文化是一个国家、一个民族的灵魂，文化兴国运兴，文化强民族强。医院文化是历史的积淀与精华，也是医院奋斗、创新、发展的凝练。中山医院坚持以党建工作为引领，推进医院文化建设，以"一切为了病人"的中山精神，开展了一系列文化建设项目，不断创新文化载体。既有覆盖院区门诊病房、以展现医院形象为主体的各类显性文化形式，也有以加强对员工的人文关怀、提升医院软实力为核心开展的各类隐性文化建设，还有新时期以智慧医院建设为目标的新媒体文化建设。从点到线再到面，不断拓展，探索创新，形成了具有中山特色的文化氛围和特色。

中山医院精神的传承是发展之魂，不断发扬红色基因，坚定理想信念，形成了持续提升医院凝聚力、向心力、竞争力的精神支撑。党建引领，文化铸魂。中山医院80余年的历史变迁中，党组织的发展与壮大是发展之基，党支部的战斗堡垒作用与党员的先锋模范作用，奠定了医院党建工作开展的基础，也为医院发展提供了不竭的动力。本部分将从中山医院党组织发展与变迁、中山医院精神传承两个方面展开，讲述中山医院的文化发展与传承。

### （一）党组织发展与变迁

1937年4月，中山医院建院，经历了艰苦创业、逐步完善、改革开放和发展壮大的过程。中山医院的党组织，由最初的党小组发展为党委，党员人数不断增加，为中山医院可持续发展奠定了基础。

1938年9月，国立上海医学院（现复旦大学上海医学院）1941届学生计苏华在校外秘密加入中国共产党，是学校学生中第一位中共党员。

1949年2月，中共上海医学院地下党的秘密外围组织"枫林社"建立，其成员是学生中的中共党员和进步青年学生。至上海解放时，"枫林社"已吸收了数十名社员。

1949年5月，迎来上海的解放。7月，中山医院由中国人民解放军上海市军事管制委员会指定卫生处派员接管，并公开了中共党组织，成立了中山医院党支部。当时党支部负责人为袁耀萼、吴纬、罗忕和沈永和。

1957年4月，成立党总支，下设医务和职工两个党支部。当时有中共正式党员34名，预备党员14名。

1968年3月成立中山医院革命委员会，10月4日工（军）宣队进驻医院，1969年10月30日恢复党员组织生活，1970年8月29日恢复成立中山医院党总支，当时有中共党员85名。

1976年7月，经中共上海第一医学院委员会批准，建立中共上海第一医学院中山医院委员会，由张培胜、施余庆、朱婵娟（女）、方梦日、裘麟、彭玉德、袁美英（女）、林贵、张元芳、仇红宝、许关荣、丁铁宝、范安国、周爱仙（女）、项蓓芝（女）、沈平16人组成。张培胜任党委书记，施余庆、朱婵娟、方梦日、裘麟、彭玉德任副书记。同年10月，工宣队撤离中山医院，当时有中共党员 358 名。

1987 年 5 月，经卫生部党组批准，中山医院定为副局级单位。

1988 年，因研究生党建工作需要，成立独立的研究生党支部。

2002 年，医院共有 30 个党支部。同年上海市纺织第三医院并入中山医院，为中山医院分部，11 月成立分部党总支。11 月 14 日，立大公司转制，8 名党员转入社区，立大公司党支部撤销。至该年年底有党员 750 人（包括正式党员和预备党员），其中总部党员 613 人，分部党员 137 人。

2007 年 8 月，中国共产党复旦大学附属中山医院第一次代表大会召开。选举产生中国共产党复旦大学附属中山医院新一届委员会委员和纪律检查委员会委员。

2018 年 2 月，中国共产党复旦大学附属中山医院第二次代表大会召开，选举产生新一届党委委员、纪委委员。

目前，复旦大学附属中山医院党委书记为汪昕，党委副书记为樊嘉（院长兼任）、李耘、杜楚源（兼纪委书记）。截至 2020 年年底，中山医院共有 80 个党支部，2 个党总支，党员 2 022 名。

### （二）中山精神传承发扬

**文化在历史中孕育**。中山医院的建院初心：注重平民医疗，普及卫生教育，培养医学人才，开展国际合作。建院八十余年来，代代中山人始终秉承并践行着建院的初心，不断奋勇向前。1937 年医院落成时，政界要员和社会名流纷纷为国立上海医学院和上海中山医院题词祝贺，所题之词包括"保障民生""心存济世""宏济民生"等，皆表达了民生思想，这也是中山医院的办院理念：时刻把人民的疾苦放在心中。中山医院自建院伊始，就确定了自身的文化脉搏，秉持"以人为本"的服务思想，坚持把文化精神作为医院发展的基础，形成了具有中山特色的文化生产力，推动医院可持续发展。

**文化在载体中沉淀**。中山医院注重传承历史文化内涵，从院徽、主题建筑、标识等文化载体出发，塑造医院品牌与形象。1990 年，医院首次向全院职工和社会人士征集院徽图案设计，最终经过评选得以确定。院徽图案中央由一根手杖和一条蛇组成，为医学的象征，外围是上海市花白玉兰的图案；蛇与手杖构成"中"字，白玉兰图案形如"山"字，共同构成"中山"之意。同期，创作了中山医院院歌《托起生命的艳阳天》，由时任院长杨秉辉作词、时任科教处处长蒋金根作曲。2014年，医院对院徽进行更新，并形成完整的视觉识别系统。新版标识保留原标识中蛇杖、白玉兰等基本图案元素，改用盾牌衬底，象征保护和坚固的含义；在白玉兰和蛇杖图案下方加入"1937"字样，代表中山医院于1937年建院；标识采用蓝色和金色两种基本色调版本，更具有现代感和科技感。

**文化在实践中传承**。新的时代征程中，中山医院一直致力于医院文化的建设，并进行了多方面的实践，将文化与时代脉搏相契合，引领医院高质量发展。中山医院的院训来源于原上海医科大学校训。上海医学院校训为"严谨、求实、团结、创新"，而中山医院作为医疗机构，应更加强调对病人的服务和关爱，故而将中山医院院训定为"严谨、求实、团结、奉献"。二十世纪八十年代，卫生部多项文件材料中提出医院各项工作要围绕病人需求展开，恰逢医院新建病房科研楼落成，医院领导班子讨论决定将"一切为了病人"六个大字悬挂在大楼的外立面，以激励全院职工努力工作、服务病人。经过多年传承，"一切为了病人"成为中山人的行为准则和工作信条，也成为社会公认的"中山精神"。

**文化在创新中发展**。优秀的医院文化是促进医院创新发展的温床，中山医院把创新理念凝结到医院精神之中，渗透到医院规章制度中，贯穿于"以病人为中心"的整个医疗实践中，使医院核心竞争力不断升华。同时，也促进了医院管理水平的提高，进一步拓宽了医院知名度与信誉度。2017年，医院80年院庆之时，确立了新时期中山医院使命、愿景、核心价值观。使命：致力于为社会提供优质、安全、便捷的医疗服务；通过研究创新和专业教育促进医学事业的发展；提升民众的健康福祉。愿景：以病人为中心，建设国内一流国际知名的现代化创新型综合性医院。在中山医院院训的基础上，增加"创新""关爱"两词，确定核心价值观为"严谨、求实、团结、奉献、创新、关爱"。2019年，开展"不忘初心、牢记使命"主题教育，中山医院党委概括为：入党初心、医者初心、中山初心，将三

第
五
章

大初心作为新时期医院发展的坚守与力量，践行使命、砥砺前行。入党初心：为中国人民谋幸福，为中华民族谋复兴；医者初心：献身医学，恪守医德，刻苦钻研，孜孜不倦，尽全力除人类之病痛，助健康之完美；中山初心：一切为了病人。2021年，进入"十四五"规划开局之年，医院根据新的发展要求与规划，将愿景更新为：建设成为世界一流的创新型、智慧型现代化医院。

党建引领，文化铸魂。复旦大学附属中山医院结合医院实际，不断传承医院的文化内涵并创新医院文化建设，实践并总结适合医院自身发展的精神文化和经验，凝练文化战略成果，建立文化品牌形象，持续推动医院医疗、教学、科研等中心工作的高质量发展。

# 第二节　党建与文化促进医院高质量发展

## 【党建与机制创新】

### 加强党的建设，促进医院发展

公立医院是我国医疗卫生领域重要的基础性资源，是保障人民健康的核心支撑。2018年，中共中央办公厅印发《关于加强公立医院党的建设工作的意见》，明确公立医院实行党委领导下的院长负责制，强调切实加强公立医院领导班子、干部队伍和人才队伍建设，着力提升公立医院基层党建工作水平等，推动实施健康中国战略。复旦大学附属中山医院（以下简称"中山医院"）深入贯彻落实加强公立医院党建系列文件精神，抓好党委主体责任，逐步推进各项要求落地。院党委带领全院干部、党员开展一系列具体工作，落实"党委领导下的院长负责制"，充分发挥了党委把方向、管大局、作决策、促改革、保落实的领导作用。

### 一、思想引领，落实意识形态工作责任

中山医院党委坚持以习近平新时代中国特色社会主义思想为指导，全

面贯彻党的十九大和十九届二中、三中、四中、五中全会精神，增强"四个意识"、坚定"四个自信"、做到"两个维护"，把握正确政治方向，注重思想引领。

### （一）加强领导班子学习，强化理论武装

面对医疗事业发展的新局面，医院党委注重不断提高领导班子执政能力，顺应时代潮流，打造一支坚强有力的领导队伍，带领医院创新发展，竭力满足人民群众对于医疗服务日益提升的需求。深化理论学习，强化学以致用意识。通过集体交流、理论研讨等多种形式，促进学习成果运用，将学习成效真正用以指导实践、解决问题、推进工作。强化实干务实意识，围绕当前各项重点与难点工作，努力使决策部署、发展思路、工作重点符合时代要求与医院发展目标，切实解决实际问题。强化职责效率意识，着力提高干部能力与素质，切实推动各项工作高效落实。引导干部牢固树立创新意识，大力解放思想，开阔思路。勇于学习借鉴先进经验，勇于突破陈规，创新工作思路与方法，认真总结推广工作实践中的好做法、好典型，打造"创新型"团队，不断开创医院发展新局面。

### （二）加强职工思想教育，筑牢政治根基

2019年贯穿全年的"不忘初心、牢记使命"主题教育，将入党初心、医者初心、中山初心三大初心作为新时期医院发展的坚守与力量，激励中山人践行使命、砥砺前行。2020年开展"四史"学习主题教育，强调在学思践悟中坚定理想信念，在奋发有为中践行创新使命，知史爱党、知史爱国。2021年，进入"十四五"规划的开局之年，同时迎来党的百年华诞，中山医院党委推出迎接建党百年系列活动，将精神信仰转化为内生动力，全面助力医院发展。此外，通过领导班子党员到分管领域或联系的党支部开展专题党课，及时关注职工思想动态和需求，不断筑牢政治根基；注重把握重要节点，拓展专题活动，以"四史"教育、抗疫精神、医者精神等为重点，开展系列专题活动，传承发扬党的力量。坚持学习先进典型，坚定理想信念，从1994年到2018年的24年间，中山医院共授予22位专家"终身荣誉教授"称号，为全院的医疗工作者树立良好的榜样。医院将核心价值观继续发扬壮大，将"一切为了病人"的理念和宗旨传承，陈灏珠

院士精神交流会暨陈灏珠院士纪念展，便是生动事例。

（三）加强意识形态管理，做好安全稳定

维护意识形态安全和政治稳定是各级党组织最重要的政治责任之一。医院成立国家安全人民防线建设小组，完善意识形态工作责任制，重视风险点的排摸，具体做到实处。对出国出境人员（半年以上）的进行行前谈话及回国总结；做好特殊时期的风险预案与管理；严格执行"一会一报"制度。规范院内新媒体平台的管理和使用，召开专题会议，进行新媒体平台建设和管理的培训与解读；对于院报刊登、院内外网发布内容，进行严格把关与审阅。注重舆情监测工作，完善舆情处理应急制度，第一时间关注舆情走向，及时采取有效措施进行应对。

**二、强化机制，全面落实党建工作责任**

（一）完善内部治理机制，强化工作保障

医院党委根据文件精神，进一步修订完成了医院章程，将党组织设置形式、地位作用、职责权限和党务工作机构、经费保障等写入章程。明确了医院党委研究讨论医院重大问题的机制，将党的领导融入医院治理各环节。根据上海市教卫党委相关文件要求，医院对党委会议、院长办公会议议事决策规则进行修订，明确决策事项和相关程序。2015年，监察科从原来的监察审计室中独立建科，由专职纪委副书记兼任科长，逐步配齐配强纪检干部队伍力量。2021年，根据《关于复旦大学直属附属医院内设党务机构设置的批复》和《复旦大学上海医学院关于加强公立医院党的建设工作的指导意见》文件要求，设置纪委办公室、组织处、宣传处、学生工作处，部门主要负责人按副处级干部配置，相关工作逐步启动。

（二）完善基层支部建设，夯实党建基础

增强医院党建工作的针对性和实效性，更好地发挥基层党组织的战斗堡垒作用和党员的先锋模范作用，是实现医院医疗、教学、科研、管理和后勤保障等全方面科学发展的政治保证和组织保证，也是医院党组织顺应时代发展、进行自我完善的要求。

医院党委确保各项政策全面贯彻和实施，着力抓好支部建设，夯实基础。通过加强党支部工作的规范化建设，以评促建，使其充分发挥出宣传党的主张、贯彻党的决定、团结动员群众、推动改革发展的作用；通过促进支部积极参与科室的重大事项、重要决策，在精神文明建设、党风廉政建设、意识形态工作阵地建设等方面发挥作用，多管齐下，为科室发展、为医院建设提供强有力的支持。

强化示范引领，发挥党员先锋模范作用，不断提升基层党组织的凝聚力和创造力。落实"支部建在科室上"的要求，合理设置支部规模，实现党组织的全面覆盖。根据《关于加强公立医院党的建设工作的意见》文件要求，确定支部书记的选拔条件和标准，推进落实"双带头人"机制。加强对基层支部的指导和考核力度，落实支部目标责任考核制，充分调动党支部书记工作的积极性。党支部书记作为科室核心管理小组成员，参与讨论决策职称评定、合同续聘、年度考核等科室重大事项，促进党建业务深度融合。积极探索建立把业务骨干培养成党员，把党员培养成医疗、教学、科研、管理骨干的"双培养"机制，将临床科室或职能部门中的非党员负责人作为重点培养对象，建立发展计划。制定党支部工作考核办法、党委委员联系基层支部等相关制度，不断推进支部工作标准化规范化。

**（三）完善干部管理机制，优化干部梯队**

加强各级干部的学习、培训和管理，创新培训理念、内容和模式，全方位提高干部的管理能力和综合素质。院党委坚持新时代好干部标准，坚持"党管干部""党管人才"，扎实做好干部培育、选拔、管理、使用工作。持续进行中层管理干部培训，提高干部管理能力和水平。注重培养和使用相结合，探索个性化培养模式，通过选送优秀青年干部到上级机关职能部门挂职、院内挂职锻炼工作、青年管理干部轮转学习等多途径多方式，建立干部培养梯队。同时，在思想、工作、生活等方面对人才给予关心和支持。着力培养一支高素质优质人才队伍，带动医疗、教学、科研、管理等工作进一步提升和发展。

**三、引领保障，全面落实从严治党责任**

中山医院党委立足新发展阶段，贯彻新发展理念，推动构建新发展格局，始终坚持以党的政治建设为统领，探索建立起一套"治急症、管慢病、常体检、保健康"的医院健康管理体系，深化全面从严治党，努力营

第五章

造风清气正的政治生态，为建设成为世界一流的创新型、智慧型现代化医院发挥引领保障作用。

### （一）加强党的政治建设，增强政治自觉

政治建设是党的根本性建设，决定了党的建设的方向和效果。院党委始终坚持党的政治领导，坚守党的政治立场，严肃党内政治生活，涵养政治生态，防范政治风险，努力推进医院事业健康发展。立足党的百年历史新起点，深入开展党史学习教育，组织庆祝建党100周年活动。引导广大党员干部强化政治担当，不断提高政治判断力、政治领悟力、政治执行力，增强"四个意识"、坚定"四个自信"、做到"两个维护"。

### （二）深化"四责协同"机制，推动责任落实

上海市第十一次党代会明确要求推进"四责协同"，这既是管党治党的经验总结，也是全面从严治党的机制创新，为坚持和加强党的集中统一领导提供重要制度保障。

院党委组织召开全面从严治党工作年度大会，定期对党风廉政建设工作开展专题研究，深化细化全面从严治党年度任务，压紧压细责任落实。按照加强公立医院党建文件的精神要求，完善制度建设，积极组织拟定"四责协同""三重一大"等文件。扎实推进巡查、审计整改工作，坚持问题导向，积极落实各类巡查、审计中反馈的问题整改。将"一岗双责"纳入年度干部述职述廉考核要求，力求做到同检查、同考核。

党委书记积极履行第一责任人职责，始终做到重要工作亲自部署、重大问题亲自过问、重点环节亲自协调、重要案件亲自督办。党委全面支持纪委履行监督专责，强化专项督查，严明政治纪律和政治规矩，持续深入开展反腐败斗争。

### （三）持续强化作风建设，健全长效机制

加强作风建设，本质上是刀刃向内、与不正之风做坚决斗争的自我革命。医院结合"不忘初心、牢记使命"主题教育，落实领导干部下基层调研机制，广泛听取基层意见，构建发现、解决、监督检查的闭环，着力以点带面压实责任、推动整改。健全制度建设，持续深入落实中央八项规定精神，紧盯"四风"问题，在重要时间节点加强提示教育，强化自查自纠、

监督检查，保障推进制度执行。发动党员干部带头转变作风，身体力行、以上率下，发挥"头雁效应"，打好作风建设持久战。

### （四）推进"三不"体制建设，深化标本兼治

习近平总书记在十九届中央纪委四次全会上发表重要讲话强调："要深刻把握党风廉政建设规律，一体推进不敢腐、不能腐、不想腐。"这不仅是反腐败斗争的基本方针，也是新时代全面从严治党的重要方略。

不敢腐是前提，要持续保持高压态势，严厉惩治、形成震慑，为"不能""不想"创造条件。深化落实监督执纪"四种形态"，坚持用好"第一种形态"，开展各类形式谈话，及时了解情况信息、掌握思想动态。同时严格监督执纪问责，突出纪律审查重点，严肃查处重点领域问题。

不能腐是关键，通过强化监督机制，扎紧制度笼子，深化廉政风险防控，巩固"不敢""不想"的成果。围绕权力运行各个环节，强化对权力运行的制约和监督，强化制度建设，健全廉政风险防控机制。加强对基建、设备采购、药品耗材、招生培养、行风建设等重点领域的专项监督，一体推进"大监督"机制，有效整合线索资源，形成合力、提高实效。充分发挥纪检行风联动机制优势，构建联防联控联处闭环机制，纠治行风不正之风。通过严把廉政意见回复关，不断强化正确的选人用人导向。开展滚动式主题的"廉政教育下科室"活动，下沉科室、梳理风险、加强宣教，进一步强化负责人落实"一岗双责"。

不想腐是根本，通过推进廉洁纪律教育，开展案例警示，筑牢思想防线，实现"不敢""不能"的升华。坚持关口前移、有的放矢，分层次、分类别、多元化、针对性地开展不同人群的廉政教育工作，提高全院人员的廉洁"免疫力"。同时，丰富医院廉政文化，开展廉政书画作品评展活动，组织参观廉政教育基地，接受廉政清风的洗礼熏陶。

### 四、高质量党建，推动医院高质量发展

在党委领导下，公立医院始终站在服务群众的角度思考问题，将解除群众病痛作为最高工作标准，要求党员干部不断提升自身政治觉悟和专业技术能力，严格规范自身职业行为，构建为民所想、为民所用、为民服务的思想观念。

第
五
章

## （一）建立医联体党建联盟，迸发创新活力

中山医院注重创新党建工作载体，坚持业务与党建齐头并进，设计党建共建模式，形成合作和长效机制，打造医院党建品牌。中山医院在上海市首创医联体单位组成"复旦大学附属中山医院医联体党建联盟"。在发挥优势的品牌效应上下功夫，逐步构建起以区域化党建为核心、区域化医疗中心为主体，辖区单位党组织和全体党员共同参与的资源共享、优势互补、互惠互利的区域化党建工作新格局[1]。以优秀党建资源共建共融共享，党建引领医联体单位新一轮高质量发展；进一步推动医联体建设成效，形成医联体建设与党建共建互融互促的良性循环为具体目标。联盟建立组织党建、精神文明、纪检监督、医院文化、人才成长等多个平台，以具体党建项目为抓手，探索合作主题与形式，促进党建工作的综合性提升。推动医联体各单位之间共建共享，推进医院高质量发展的一次有益创新和突破。通过"党建＋医联体"的特色建设，把党建的政治优势、组织优势转化为发展优势、治理优势，提升医联体单位的竞争力和影响力。

## （二）强化科学谋划水平，实现高质量发展

中山医院注重以发展为导向，以组织制度为保障，以学科建设为核心，以人才建设为关键，以服务管理为重点，以文化建设为载体，把党建融入医院建设的方方面面，形成促进医院发展的强大动力。持续探索加强党的建设新路径，推动医院服务能力不断进步、员工凝聚力向心力不断增强，医院氛围风清气正，医院文化积极向上。

医院对标上海市"十四五"建设规划新思路，创造性落实新时代党的卫生健康工作方针，贯彻公立医院综合改革政策，确定医院"创新、合作、智慧、优质、高效"的"十四五"发展目标。在党建的引领下，从医疗、教学、科研、管理和后勤保障等全方位进行质量提升。加强医疗质量管理，不断提升医疗服务核心能力，保持优势学科领先地位，促进中间学科快速提升，推进一般学科向前发展；加大对教育工作的重视程度和投入，做好医学生的思想政治教育工作，全方位培养医学人才；提高科研管理质量，加强科研平台建设，稳步提高科研成果的数量和质量。不断深化

十九届五中全会"全面推进健康中国建设"的重大部署，持续向人民群众输出优质高效的医疗服务与保障。

## 【党建与业务融合】

## 党建业务融合，提升发展动力

公立医院党建工作具有鲜明的特点。首先，服务性强。公立医院是党领导下的重要民生保障力量，是贯彻执行党的路线方针政策、落实党对人民群众关心爱护的重要载体，需充分构建联系群众、深入群众群体的桥梁，真正落实"一切为了病人"的宗旨。其次，创新性高。公立医院党建工作只有紧跟新时代步伐，不断创新服务，才能增强党建工作的活力和影响力。第三，制度化强。公立医院党建工作需结合服务特点，总结实践方法，严格按规章制度落实，逐步实现层级化、精细化管理，助推医院高质量发展。通过党建与业务工作的深度融合，发挥党建工作长期开展中积累的经验和优势，是医院实现优质资源整合的必然选择，也是将党建优势转化为业务优势的有效方式。

### 一、紧抓重点，把握融合关键环节

加强公立医院党建，是切实加强党的全面领导，纵深推进全面从严治党的必然要求；是坚持公立医院公益性发展取向，推进卫生健康事业高质量发展的必然要求；是完善公立医院内部治理，健全中国特色现代医院管理制度的必然要求。体制机制改变的第一步源于思想认识的转变与关键环节的把握，进一步提高政治站位，充分认识加强公立医院党的建设工作的重要意义，把握党建工作与业务工作互融互促的关键环节，找准结合点与突破点，稳扎稳打，并达到互融互促共促发展的成效。

一是正确把握"党委领导下的院长负责制"。体制机制的顺利转变，关键在于明晰党委领导与院长负责的概念和关系。机制建立明确了党政分工，院长作为医院法人代表，对属于职责范围内的业务、行政等事项进行决策管理和推动执行；党委书记承担把握全局的职责，协同协调，确保医院稳步发展。此外要正确处理好集体和个人的关系，党委领导下的院长负责制既明确集体领导，又强调个人分工负责。"三重一大"等问题由党委会集体讨论、集体决定，党委书记是"班长"，起到组织引领作用。医院领导班子按照分工抓好组织实施，共同协作，确保决策的顺利制定与执行。

二是将党的领导融入医院发展。党建是公立医院发展中的常态化工作内容，是伴随医院成长的重要思想性、理论性和实践性活动，在长期工作中积累了丰富经验，起到了把握方向、提供动力的作用；而业务工作则是医院为人民提供健康服务的重要基石。虽二者职责不同，但目标一致。以党的领导为基础，以医院发展问题为导向，围绕医院发展建设的主要任务，如发展规划、学科建设、人才培养、医院管理等方面，探索实施具体的工作方式方法，将党的建设工作融入其中。同时，做到党建与业务工作同规划、同部署、同落实，将党建工作与业务工作互融互促落到实处，建立党委领导、权责明晰、分工合作、监督到位的工作机制，丰富业务工作开展的思路和方法，强化业务工作开展的方向和路径正确性，形成促进发展的合力。

三是注重党建工作带动业务推动。医院党委围绕意识形态工作责任、党建工作责任、全面从严治党工作责任开展工作，办公室、组织、宣传、团委、工会、学生工作作为主要党务工作条线，具体执行党委工作要求和精神。以宣传工作为例，一方面要加强思想引领、弘扬职业精神，一方面要做好医院各个科室业务的宣传和推广。通过开拓科普项目、挖掘优势学科、宣传特色专长、深入临床专访等，拓宽宣传的深度和广度，推广业务的特色品牌和优势，从而进一步提升学科的影响力，促进业务工作发展。因此，党建工作落到具体细节，均与医院业务发展紧密相关。通过不断深化党建工作，注重挖掘带动业务推动的方向，对于党建与业务工作融合，也是关键的环节与抓手。

四是充分发挥党支部政治功能。党支部是党发挥战斗堡垒作用的基础，也是党组织与业务科室连接的纽带，是党建工作与业务工作互相融合的有效切入点。将支部建在科室上，强化"双带头人"的概念与要求，在抓科室业务发展的同时，将党的领导体现在其中。党组织参与到科室业务发展、人才引进、薪酬分配、职称晋升、评优评先、设备配置等重大问题的决策中，并通过严格执行"三会一课""双培养机制"建立、常态化教育学习开展等重要抓手，切实推动党建与业务工作的深度融合。

### 二、夯实基础，推进组织体系融合

不断加强和完善党的建设，才能确保党的凝聚力和战斗力不断增强，党的组织体系更加健全，党的执政根基进一步夯实。

### （一）加强组织建设，夯实党建基础

作为党组织与业务科室连接的纽带，党支部是党建工作与业务工作互相融合有效的切入点，是党发挥战斗堡垒作用的基础，做好党支部建设工作，保证党支部充分发挥政治功能，具有重要意义。根据"支部建在科室上"要求，中山医院党委按照有利于党支部工作与业务科室工作相结合、充分发挥党员先锋模范作用的原则，结合科室布局和党员结构等情况，在问卷调查、实地走访的工作基础上，组织党总支、党支部进行换届改选，合理设置并持续优化支部规模，实现党组织的全面覆盖。严格控制每个支部人数在 50 人以内，保证支部工作的有效开展。充分发挥基层党组织战斗堡垒作用，让党旗在一线高高飘扬。在援建任务、疫情防控前线，成立临时党支部，例如中山医院赴新疆国家医疗队临时党支部、援鄂医疗队临时党支部、援建西藏察雅县医院医疗队临时党支部、中国国际进口博览会现场保障医疗队临时党支部等。

选优配强支部书记是做好基层党建工作的保障和关键。强化"双带头人"的概念与要求，实现党支部书记既是"党建带头人"又是"学术带头人"的"双带头人"模式，参与科室管理、讨论决策、职称评定、合同续聘、年度考核等科室重大事项，在抓科室业务发展的同时，将党的领导体现在其中，促进党建工作与业务工作的融合。由科室主任、副主任担任支部书记的比例，从 50% 上升至 80%。

### （二）注重政治吸纳，高知群体发展

高知群体队伍建设是当下党建工作的一个重要课题，更是党的人才战略建设的重要内容。中山医院党委始终加强政治引领和吸纳，按照"坚持

标准，保证质量，改善结构，慎重发展"的方针，重视从优秀医务人员特别是高知群体中发展党员，在实践中培养和锻炼先进典型，推进高知群体发展工作，为医院党组织发展壮大输送优质力量。2020 年，抗击新冠肺炎疫情取得的一系列显著成果，再次展现出了中国共产党的强大领导力和中国特色社会主义制度的显著优势，也让更多人体会到大国担当、民族精神和文化自信，更多优秀医务人员主动向党组织靠拢。医院党委积极引领、发展，2020 年度共发展新党员 64 名，其中高级知识分子入党近 40%，包括院领导班子成员 1 人，业务科室主任 2 人、副主任 8 人，充分体现党员队伍高质量扩充。

结合医院特点，制订党员发展计划，形成长效培养机制，实施人性化、个性化的"引导工程"。营造尊重人才、尊重知识的良好氛围，在临床业务发展、科室学科建设等方面积极发挥人才高地作用。

### 三、助力发展，推进运行管理融合

如何深入加强党建的引领作用，打破党建与业务之间的界限，将党建工作与业务相融合，将党建渗透于决策、管理以及职能的落实，是个非常重要的命题。中山医院在这方面进行了诸多探索与实践。

### （一）强化支部管理，推动支部建设

启动支部目标责任考核制，开展完善组织绩效考核。坚持"以评促建，以考促改"原则，加强对基层支部的指导和考核力度，充分调动党支部书记工作的积极性。党支部考核的主要内容为"支部建设、组织发展、学习教育、管理监督和作用发挥"五个方面。各个党支部重视考核结果的运用，强化党建和业务考评结果相互应用，同步开展党建与业务日常监督指导，及时发现问题，明晰改进方向，总结经验，推动党支部建设。

把加强党员教育放在工作首位，坚持定期举办时政讲座和形势学习，开展"先进学习型组织"评比表彰，通过民主评议党员、评选党内先进、党员示范岗评比、党员先进性教育、先进事迹报告会等活动，努力加强党员思想教育，为医院党建工作奠定坚实的基础。同时，加强对支委团队的能力提升和培养，强化其对党建工作的政策把握，对支部书记、组织委员、宣传委员、纪检委员等培训进行全覆盖，培训内容包括系列思想理论

学习课程、实践培训、组织流程规范、网络意识形态管理、数字党建平台使用培训等方面，在调动支委做好支部工作起到了非常重要的作用。

### （二）党建融入业务，提升服务质量

如何在科室建设中发挥政治功能，真正将党支部建立在科室上，是医院党建工作的重要课题之一。

热心医疗援建，积极响应国家号召。支部党员参加各种援外、援边、救灾等医疗队工作，各党支部也积极探索富有特色的实践公益项目。如心研所第二、第三党支部持续关注"陈灏珠院士医学发展基金"的医疗精准扶贫项目——"心·肝宝贝"公益救助计划，将项目救助过的小患者接到中山医院，进行术后医疗随访、科普宣教和康复咨询，延续公益大爱；骨科党支部创建了"上海中山－陈中伟院士希望奖学金"，近10年来共资助贫困地区学生8万余元，定期组织党员下乡义诊，10年来足迹遍及江浙沪，多次被当地媒体报道。

"绿叶"志愿者服务队，已坚持开展工作30余年。设立门诊志愿服务、急诊志愿服务、病房志愿服务、社区志愿服务、各类义诊服务和专项志愿服务等，将志愿服务融入医疗就诊全流程环节，为病人提供导医咨询、维持秩序、安抚陪伴等多项服务，促进了医疗就诊效率的提高与和谐医患关系的构建。

"中山大讲堂健康论坛"，是中山医院健康教育的品牌项目，先后有800多位专家登上"讲台"，受益听众20余万人次，发放医学科普资料40余万份，受到了市民的高度评价和交口称赞。在劳模专家义诊、三下乡活动、"三八"妇女节医疗咨询、"学雷锋"义诊、纪念"五八"世界红十字日义诊、"医苑新星"义诊、"卫生健农"义诊中，也都处处可见党支部和党员的身影。

党支部的共建促进了支部间的互相交流与学习，实现优势互补、不同领域的工作互动。各支部运用专业医学技能，开展院内外共建活动。如神经心理支部联合门诊三支部、呼吸科、耳鼻喉科党员开展"健康睡眠、益智护脑"党支部示范日活动、外科一党支部与复旦大学图书馆分党委第四党支部开展"走进上海自贸区，感受创新、自由贸易多成就"党员教育实

践活动，党员志愿者、入党积极分子连续多年参加徐汇区枫林街道"3·5学雷锋活动"等。

2021年，"十四五"已然开启序章，医院要切实加强党对各项工作的全面领导，不断拓宽党建工作思路，全面提升党支部组织力，强化党支部政治功能，充分发挥党支部战斗堡垒作用，激活党建工作内生动力，形成党建业务互融、互促、共进的良好局面，为医疗服务能力的提升凝聚新动力。

## 【文化与品牌塑造】

### 文化助力发展，品牌彰显温度

医院文化是医院在长期的医学实践和活动中逐步形成的、并为员工所认同的一种个性文化，包括价值观念、历史传统、道德规范、行为准则以及蕴含在医院组织结构、医院制度、医院形象、医院服务之中的文化特色，其核心是群体价值观。它具有导向、约束、凝聚、激励和辐射等功能和作用。而医院文化建设，可以说是在内部文化建设的过程中，将表层物质文化向深层的精神文化渗透，对已有文化进行发掘、归纳、凝练、提升、传承和发展，把潜在的文化因素发展成实实在在的文化影响力[2]。

医院品牌是医院长期的医疗服务、科研、教学等经营性或公益性活动中向公众提供的服务承诺和形成的服务特征，更是社会、顾客对医院价值取向的总和[3]。医院品牌作为一种文化力的再现，它反映的是医院全体职工的精神风貌和道德水准，将医院理念、愿景要素高度提炼并符号化，通过全方位的媒体渠道，有计划、准确、快捷地传播给社会公众，使之形成持久而深刻的感性认知和理性认同。因此，建立医院品牌，在公众中进行品牌推广，对于提高医院的核心竞争力具有重要意义[4]。

2018年，中共中央办公厅印发了《关于加强公立医院党的建设工作的意见》，文件下发后，中山医院党委认真学习文件精神，并对标文件要求制定了"切实加强党对公立医院的领导，健全现代医院管理制度"的方针政策。在医院的文化建设工作中，医院党委充分发挥政治引领作用，着重从党建思想指导、发挥基层党组织作用、建设医院文化宣传平台等角度出发，统领医院文化建设的方向，以"严谨、求实、团结、奉献、创新、关爱"的核心价值观为基础，以全力提升医疗品质、全面改善病人体验、全心维护员工权益、全方位打造医院品牌的"四全"理念为发展方针，通过让病人感受"温情"、为员工提供"温暖"、向社会传递"温度"的"三温"实践，为医院持续健康发展提供了充足的精神力量，也为中山医院社会形象和品牌形象的塑造提供了强大的精神支撑。

### 一、文化赋能，全力提升医疗品质

为人民健康服务是公立医院公益性的核心体现，中山医院注重发挥医院文化在医院发展中的激励作用，始终把提高医疗质量安全、提升医疗服务品质放在更加突出的位置，不断完善医院内部改革，在奋进中提质量，在管理中增效率，逐步建立医疗技术、学科建设、教学培训、人才聚集、创新引领的高地。

为充分调动医院医疗卫生技术人员在医疗工作中努力研究与开发的创新力，进一步提升医院的医疗技术和服务能力，打造学习型医院，实现科技兴院，医院自2014年起设立"临床新技术应用推广奖"，享有"中山诺贝尔"的美誉，至今已成功举办了7届，有大批的临床技术新思路和新尝试通过推广奖得到大力的宣传和广泛的认可，为下一步临床应用的转化提供指导。该奖项的评选以促进医院医疗水平的提升、为病人提供更优质先进的医疗服务为宗旨，鼓励临床各科室在医、教、研领域积极探索、自主创新，在日常工作中将新技术的创新与临床技术的应用结合起来，增强医院持续发展的内驱动力和核心竞争力。

为进一步调动一线医务人员参与医院质量管理的主观能动性，医院本着先行先试、大胆创新的思路，引入了品管圈（quality control circle，QCC）工具，并在实践中逐渐摸索出具有中山特色的"1234"全院质量持续改进工作模式，即以病人为中心，制度组织双保障，全方位、全时段、全员"三全"参与，以及探索、提升、攻坚、完善四阶段推进。医院总结活动的经验，出版了国内首部医疗质量持续改进经典案例专著，不仅在国

第
五
章

191

内医疗领域独树一帜，更为后来者指明了方向。中山总部的成功经验也通过同质化建设无缝融入医联体单位以及各地援建单位，先后助力厦门医院获评首个国家区域医疗中心、帮助三家区级医院晋升三级乙等，更帮助西藏、宁夏等老少边穷地区建立起适合当地特点的医疗质量改进体系，填补了我国在此领域最后的空白。同时中山医院通过国家级、省级继续教育班等形式，为全国医疗机构培训了数百名具有内训师潜质的优秀学员，进一步加快了质量意识的普及和品管工具的推广。如今，质量意识早已融入每一个"中山人"的文化血脉，医疗质量持续改进的"中山"模式也已"化茧成蝶"在全国乃至全球推广，成为上海乃至中国医疗领域的一张闪亮的新名片。

为应对法治新时代的新形势和新要求，2020年9月中山医院在全国人大常委会法制工作委员会、国家卫生健康委员会法制司、上海申康医院发展中心的支持指导下，主办"中国医院法治建设论坛"。中山医院党政领导分别围绕"基本法"360度全景观、公立医院在法治新时代下的责任与担当、临床科研中的法律风险防控、医疗联合体规范化发展四方面阐述"中山思路"，交流"中山经验"，并在圆桌研讨会上与来自全国多家医院的管理者们展开热烈探讨，就医疗工作中的风险点、内部管理风险的防控措施、财务风险与规避等热点进行经验交流。会上，"中国医院法治建设联盟"正式成立，联盟将本着诚信合作、公平竞争、互利合作、共同发展的原则，推进提升各家医院法治建设管理能力，逐步达到医院法治化管理的目的。

### 二、文化助力，全面改善病人体验

一切为了病人，想其所想，做其所愿，这是中山文化的一部分，更是中山精神与灵魂的一部分。中山医院通过主动积极的服务意识，高效人性化的服务能力，努力为病人创造良好的就医体验，让病人感受到医院的一片"温情"，让"医术仁心、便捷温馨"成为医院最好的服务名片。

医院党委于2007年起组织开展两年一届的精神文明建设"创新奖、金点子奖"评选活动，至2019年已成功开展七届，共评选产生183个创新奖和130个金点子奖。评选作为一个平台，将中山人工作中的大智慧与闪光点进行收集、宣传、推广，是建设中山特色文化的重要途径，是丰富职工精神文化生活的重要手段，是推进医院精神文明建设成果的展示，更是职工心系医院、共谋发展的主人翁精神的集中体现；同时，在病人满意度提升、护理质量提高、工作流程优化以及效率提升等方面均起到了良好的作用，得到了病人及家属的积极响应和支持。

"创新奖、金点子奖"评选中涌现出的很多优秀项目，经过落地实践取得了很好的成效，部分还推广至行业内，形成了优秀的品牌效应，并获得了市级甚至国家级诸多奖项的肯定。如2016年建立起的"无缝衔接的门诊急救体系"，仅2016年一年，中山医院就成功救治并转运门诊危重急症病人267例，急救成功率100%，为病人撑起了密实周全的生命安全保护网，获得了2018年度"上海市创新医疗服务品牌"。

医院在不断提升医疗技术水平的同时，充分重视心理因素在病人疾病转归中的作用，重点关注如何促进病人心理健康，于2015年成立心理疏导小组。目前合计共完成住院病人心理评估5 797人次、住院病人心理会诊500余例、自杀危机干预7例。2017年疏导小组创建心理科普公众号"中山心空"，面向全院医护人员、病人及家属，旨在扩大心理疏导的辐射能力。有效的心理疏导促进了病人角色认同，增强了病人对疾病的认知水平和心理韧性，取得了良好效果。据统计，中山医院病人住院满意度自2015年至今维持在95%～97%，每年获得上百封表扬信和百余面锦旗，得到了病人和家属的认可与好评。此项目也获得了2019年度"上海市创新医疗服务品牌"。

医院的院容院貌是展示医院文化的重要窗口，优美整洁的环境、温馨便捷的服务是病人与家属感受医院文化的最直观体验。中山保洁联盟的诞生为业界首创。联盟由五家物业公司及中山保洁组构建而成，以"东西联动，协调发展"为宗旨，由有竞争关系的五个项目体在同一平台共同高效推进工作。联盟通过制定"中山保洁标准"考核指标和专业化检查评分表，将以往分散且形式多样的各外包公司考核内容规范到一个标准的考核指标上，使后勤外包服务精细化管理得到落实。通过在医院各保洁区域张贴"责任岗"标牌，标注了负责该区域保洁员工的照片、姓名、服务内容、服务区域、监督电话和投诉电话，让任何发现保洁问题或隐患的医务人员和病人都能及时、直接反馈。通过将保洁服务中易忽视的"灰色地带"与保洁员工易懈怠的中晚班时段全部纳入联盟监管范畴，在空间与时间上全方位监管，确保中山保洁质量效果。通过月度讲评会使各外包公司找出差距，积极改进，营造良性竞赛氛围；月度培训则让基层保洁员能深入理解、领悟并依照医院精细化保洁管理流程进行严格作业并持续保持既定标准。

2003 年 11 月，医院建成了一条长度为 243 米、连接院内各主要医疗大楼的长廊。随着 2015 年枫林路东侧的肝肿瘤和心血管病医疗综合楼正式建成使用，医院的规模进一步扩大，这条风雨连廊也在继续延伸，目前长度已达 1.2 公里。有了这条长廊，病人和家属、医生和护士在医院内通行就不用再担心日晒雨淋，充分体现了"以人为本"的医院文化和"一切为了病人"的中山精神。2017 年 9 月，中山医院文化长廊正式上线，以风雨连廊作为宣传平台，通过三个版块对医院的光荣历史、科技成果、文化传统及规划蓝图进行宣传介绍，打造出一条中山医院的文化长廊。2021 年，文化长廊在院党委的策划下将进一步扩容和升级，以党建为引领，涵盖光影隧道、流金岁月走廊、科技创新之路、医院文化大道、中山风云榜和山中新鲜事六大版块，力争打造成党建宣传的平台、文化展示的高地、精神文明的家园。

### 三、文化激励，全程关爱员工需求

解决员工的后顾之忧，为员工提供温馨港湾、成长平台，给予员工"家"的温暖。中山医院始终关心员工权益，把员工作为医院最宝贵的财富，通过形式多样的医院文化建设，满足员工的精神文化需求和职业发展需求。

医务工作的劳动强度和职业压力很大，医务人员的身心健康不可忽视。2009 年，医院自发成立了巴林特小组，以心理科专业医生为核心成员，通过定期组织医患关系讨论，让医务人员化解内心负面情绪，以更包容的心态去面对病人，形成医患沟通的良性循环。这一项目在工会、医务处等部门的组织下已经开展活动 170 余次，累计 8 300 余人次参与讨论观摩，获得了上海市卫生系统（卫生）文化品牌、全国医院（卫生）文化建设优秀成果奖、上海市人文疏导心理关怀示范点等荣誉，已经成为医院文化的一个响亮品牌。在抗击疫情期间，"战疫巴林特应急小组"走进武汉，为前方队员提供了强大的心理支援。同时，医院从 1987 年以来，每年举办寒暑托班，从未间断；2016 年 9 月，又增设晚托班；2017 年正式挂牌"上海市总工会职工亲子工作室"，切实解除了医院职工中年轻爸爸妈妈们的后顾之忧。

积极倡导健康向上、积极乐观的生活理念。医院通过形式多样的活动，为员工提供展示个人才能的舞台。"中山医院迎新音乐会""中山医院杜鹃花节暨体育文化周""室内乐团新年音乐会"等都已成为医院足具影响力的文化品牌。2015 年，借助区域党建平台优势，医院启动"艺术文化进中山"活动，邀请国内外知名艺术家开展专题文化讲座，为员工带来精神食粮。另外，工会、团委还组织时装队、篮球社、排球社、羽毛球社等社团活动，不仅丰富了员工的业余生活，提高了医院的凝聚力和向心力，更展现出中山人文情怀，增强了医院的文化自信。医院连续 7 年荣膺第三方医疗机构评选的"最佳雇主"称号，在基础设施、工作环境、医疗质量、薪酬福利、晋升发展、文化情感等多个单项中获得第一。

腹有诗书气自华，医务工作者自然也离不开诗书的洗礼。在央视节目《朗读者》红遍大江南北的时候，中山医院也为员工开设了朗读室。许多中山人来到这里留下自己的声音，医生、护士、行政、后勤人员……他们有轻快欢乐的对话，有哽咽落泪的独白，有的是老员工从医二十多年的心灵感悟，有的是医生妈妈和自己孩子探讨生死意义时的真情流露……很多平时内敛的医务人员，却在朗读室里展现出了细腻的情感；也因此，这个朗读室收集到了中山人最宝贵的情感档案。这个小小的设在医院里的朗读室也吸引了上海电视台、澎湃、健康报等媒体的主动深度报道，上海电视台还"夜线约见"了活动策划者和中山朗读者进行专题访谈。2021 年，中山"朗读室"将继续举办云上"朗读会"，除了表达心声，同时讲述自己的红色故事，迎接建党 100 周年的到来。

#### 四、文化见证，全心营造环境空间

院容院貌的展现、建筑文化的变迁，在一定程度上能够见证医院的成长和发展。中山医院建筑，坚持"经典学科，经典规划，经典建筑，经典环境"。始终将医学与传统文化、艺术美学融为一体，致力于营造舒适、温馨的环境空间，体现中山发展，传承中山文化。

1935 年 6 月，中山医院正式动工，次年 12 月落成，1937 年 4 月 1 日举行开幕典礼，当时医院建筑面积 13 597 平方米。

"80 多岁"的 3 号楼，是中山医院的第一幢建筑。当时，是由近代中国最大的建筑事务所——基泰工程司设计，钢筋混凝土结构，是一幢融中国传统风格与现代派风格结合一体的经典建筑。3 号楼历经 80 余年的历史变迁，经过现代化改造后仍然展现出深厚的文化积淀和迷人的建筑风采，于 1994 年被上海市人民政府列为优秀历史建筑。

1949 年中华人民共和国成立初期，医院新建了内科病房楼 4 号楼；1955 年，原肿瘤医院楼划归中山医院，辟为内科病房大楼，即 8 号楼；1974 年，建造了门诊大楼；1977 年，上海市心血管病研究所落成启用，即 9 号楼；1984、1985 年，10 号楼与 6 号楼也相继建成。至 1985 年（"六五"期末），中山医院建筑总面积约 35 000 平方米。

"七五"期间，中山医院被列为全国重点改造的 18 所医院之一，医院开始整体性改造。1988 年，15 层的集体宿舍大楼（现 7 号楼）以及逸仙楼等亦相继建成；"八五"期间，新建外科病房大楼（现 1 号楼）；"九五"期间，1995 年核磁共振楼（11 号楼）建成；1996 年，放射治疗楼（现 12 号楼）建成。至 1999 年（二十世纪末），中山医院建筑总面积约 80 000 平方米。

为纪念医院与中山先生的渊源，医院向上海医科大学、上海市委宣传部、上海市人民政府教卫办提交申请，兴建孙中山像，雕像于 1990 年建成，由上海油画雕塑院设计建造，现在已经成为医院标志性的建筑物之一。

进入二十一世纪后的十五年，为满足医疗需要，中山医院建筑及环境、设备设施条件得到了较大改善，在各个阶段陆续完成基本建设项目。

### 1. "十五"期间

门急诊医疗综合楼项目是国家"十五"规划重点项目、上海市重大工程，于 2004 年启用，为医护、病患提供较为舒适的就医环境。新 5 号楼、医技办公综合楼是国家"十五"规划改善条件项目，于 2003 年启用，为改善医院行政办公、医技保障及教学用房提供了较好的硬件平台。

### 2. "十一五"期间

2006 年，医院建设新手术室楼，以满足医疗工作发展需要。新手术楼是在拆除原有 10 号楼、逸仙楼的基础上建设而成，2009 年竣工，包含 24 间洁净手术室、30 张 ICU 床位、病理科等，基本满足了医院发展和病人的需求。

### 3. "十二五"期间

根据上海市卫生事业发展"十二五"规划，中山医院建设肝肿瘤及心血管病综合楼项目，于 2015 年投入使用，提高了病人就医环境质量，改善了医院的教学和科研条件。建院 80 周年之际，医院打造了镌刻著名书法家陈佩秋题写的"复旦大学附属中山医院"院名石，背面刻有《筹设上海中山医院缘起》及募捐发起人的签名，成为继孙中山像之后的另一个中山建筑符号，承载了中山医院深厚的文化内涵。

继往开来，坚定前行。中山医院始终坚持打造高质量建筑作品，两次获得"中国建设工程鲁班奖"、四次获得"上海建设工程白玉兰奖"，还曾获得"国家设计华彩奖""安装工程申安杯""长三角医院建筑优秀案例""中国最美医院奖"等。这是中山建筑发展史上诸多优质工程的缩影，也是中山医院坚守初心的见证。进入"十四五"发展阶段，医疗科研综合楼已破土动工，上海国际医学科创中心项目建设筹划中，这些也将载入中山医院建设史册。

### 五、文化延伸，全方位打造医院品牌

中山医院作为一家"为国人而设"的"大医院"，建院 80 余年来始终面向公众、服务病人、践行承诺，奋斗在人民最需要的地方，塑造良好的中山形象，向社会传递出中山医院的"温度"。

品牌立足学科、服务和文化三个层面：学科提高显示度，包含了技

第五章

术和名医两个相辅相成的"子品牌"，努力铸就"中国骄傲"的学科品牌特质；服务增强美誉度，既有全局层面的战略思考，也有亮点突出的细节举措，努力做到点面结合，展示人性化的管理文化理念；文化确立忠诚度，将品牌核心价值注入每一个单次传播，让大众真正认同中山的医院服务品牌，层次分明、多角度展现医院形象，让受众感受到值得信赖的"品牌温度"。

中山医院的健康宣教由来已久，以内容丰富的公益活动，形式多样的电视、网络、微信、微博等信息手段构建了立体的科普宣教传播模式，形成良好的宣传氛围，不断在为民众服务的科普道路上努力实践。二十世纪九十年代初，杨秉辉老院长倡导组织了"纳凉晚会"，并作为上海广播电台的特约嘉宾，为广大市民解惑答疑，宣传科学的防病知识。由"纳凉晚会"演变而来的"中山健康促进大讲堂"已逐渐成为健康教育的响亮品牌。2018年成立的中山青年科普讲师团，由青年研究生组成，深入社区基层开展科普讲座，科普接力棒在一辈辈中山人的手中得以传承。

中山医院是上海市第一批志愿服务基地，立足院前科普预防、在院辅助治疗和出院康复宣教三个阶段，提供以"全生命周期照护"为理念的整合性志愿服务。中山急诊蒲公益志愿者服务队于2015年起创建。团队的理念是让"急救科普和志愿服务"像蒲公英的种子一样，飞进千家万户，带动一个个家庭，联动一片片社区，辐射越来越多的上海市民，促进社区公共急救体系的完善。成立以来，已普及公众急救技能人数超过8 000人，培育心肺复苏急救科普种子，辐射群众超过15 000人。先后摘得上海青年志愿服务项目大赛金奖、中国青年志愿服务项目银奖、上海科普教育创新优秀科普志愿团队二等奖等重量级奖项。

中山医院"癌症康复 - 移植受者志愿者服务队"自2012年开始萌芽，2015年正式加入中山绿叶志愿者大家庭，至今还在不断茁壮成长。这支队伍的志愿者都是在中山医院接受过器官移植或外科手术后的康复病人，他们怀着回报和感恩的心自愿来院服务。该项目在社会上也广受好评，学习强国平台、新闻晨报、青年报等主流媒体曾多次报道，产生了积极的社会影响。团队获得2015年度上海市志愿服务基金会的项目资助，并荣获

2016年度上海市卫生计生委"创新性志愿服务项目"，队长徐余宝还获评2018年度上海市卫生计生系统"优秀志愿者"称号。

服务大众，用实际行动践行"奉献、友爱、互助、进步"的志愿者精神。中山医院南丁格尔志愿服务队自2012年成立以来，立足岗位、聚焦专业，团队成员来自全院不同科室，基本涵盖医院各个专科领域。队员们年龄层次错峰、专科工作经验交叉互补、各个训练有素。坚持每月开展科普健康教育咨询活动，并赴社区授课、护理查房；每年以不同专科为特色举办患教会，走出医院面向"大人群"开展健康咨询与义诊活动。中山南丁格尔志愿服务的内涵不断提升，服务半径不断扩大，社会影响力不断拓展，先后荣获"上海市志愿服务先进集体""上海市红十字优秀志愿团队""中国志愿精神贡献奖""上海进博会优秀志愿者""上海市优秀科普志愿者团队"等殊荣，成为中山医院志愿服务、医院文化的品牌项目。

培养带不走的医疗队，切实解决当地群众"看病难"的实际问题。2014年5月至2016年5月中山医院组建了对口支援云南曲靖市第二人民医院医疗队，共派赴四批医疗队、21名队员进行对口支援。自2016年6月起中山医院在西藏自治区昌都市察雅县人民医院开展为期4年的驻点帮扶工作。通过六批援藏医疗队员的不懈努力和辛苦工作，察雅县人民医院顺利完成创建"二级甲等综合医院"初评工作。2019年4月，医院开始对口帮扶西藏岗巴县人民医院，2019年5月至2020年12月共派出两批医疗队赴西藏岗巴县人民医院开展工作，帮扶医院顺利升级成为"二级乙等"医院。2020年7月在陈灏珠院士医学发展基金"心·肝宝贝"项目的支持下，3名当地患儿成功来中山医院接受手术治疗。

为服务"健康中国"战略和"一带一路"等倡议，助力上海亚洲医学中心城市建设，凝聚亚洲力量、分享国际经验，探讨研究新时代医院管理新策略，在上海市卫生健康委员会指导下，医院于2018年创建了"亚洲医学周"国际交流平台，至今已成功举办3届。2020年新冠肺炎疫情发生后，"亚洲医学周"交流平台和"一带一路"肿瘤防治联盟对国际抗疫工作起到积极推动作用。中山医院多次与东南亚及"一带一路"沿线国家开展视频交流、线上会诊和病例讨论。2020 年 4 月 8 日，应对新冠肺炎复旦中山网络国际论坛暨《新冠肺炎防治复旦中山方案》全球发布会在中山医院成功举办，并通过互联网向全球直播，引起国际社会尤其是亚洲各国卫生健康界的广泛关注。

"十四五"规划的蓝图已经展开，中山医院将继续在党建引领下，秉持"创新、合作、智慧、优质、高效"的发展理念，立足传承八十余年的文化底蕴和精神，用"温暖"凝聚员工，用"温情"守护病人，用"温度"服务社会，以人为本、全心守护，挖掘更加深刻的中山精神密码，塑造更加闪亮的中山文化品牌，彰显一代代中山人坚守的使命与担当。

## 【文化与职业精神】

## 弘扬职业精神，厚植医院文化

2016 年，习近平总书记在全国卫生与健康大会上用"敬佑生命、救死扶伤、甘于奉献、大爱无疆"高度概括医务人员的职业精神。国务院办公厅《关于建立现代医院管理制度的指导意见》第二部分的第十二条"加强医院文化建设"中要求：弘扬"敬佑生命、救死扶伤、甘于奉献、大爱无疆"的职业精神。这 16 个字，精准反映出医疗健康行业广大医务人员全力保障人民群众健康的神圣使命、特殊价值和崇高境界。

医务人员的职业精神培育，是全心全意为人民的身体健康服务的关键。医务人员职业精神是指医疗行业从业者应确立的、融合医学科学精神和人文精神的理想和信仰。它是医务人员之灵魂，不仅反映出个人的思想修养、从业理念、价值取向、职业人格及其职业准则、职业风尚、文明程度和精神面貌，也影响着医院的整体形象，对医院的发展极为重要。它要求在任何情况下，医务人员始终要把病人的利益放在第一位，坚持以病人为中心，关爱病人的健康，重视病人的权利、人格，维护病人的利益与幸福。如何加强医务人员职业精神培训，就是要把职业精神培训融入思想道德教育、文化知识教育、社会实践教育各个环节，健全立德树人落实机制，把工匠精神作为医院医务人员职业精神培育的灵魂，严谨治学，积极进取，努力站上世界知识探索、科技创新、文化传承的前沿。

复旦大学中山医院作为复旦大学附属的最大的教学医院之一，院党委始终把立德树人作为贯穿医院建设发展的核心力量和内在灵魂，把立德树人的成效作为检验医院一切工作的根本标准，做到以树人为核心，以立德为根本，真正做好以文化人、以德育人，不断提高医务人员思想水平、政治觉悟、道德品质、文化素养。医院有完善的职业精神培训制度，借助干部例会、全院职工培训、支部学习等途径，多层次多渠道培育、践行社会主义核心价值观及职业精神，开展社会主义荣辱观、社会公德等践行活动，学习成效显著。同时积极探索医务人员职业道德培育新途径，以社团活动为载体，以志愿服务为纽带，秉持"以病人为中心"的宗旨，通过服务社区、服务校区、医疗咨询志愿活动等，将医务人员的职业道德教育与实践活动、专业知识教育有机融合，在实践中锤炼医务人员职业道德素养，提升其社会服务意识与能力。通过大力弘扬新时代白求恩精神，加强医德医风和行风建设，树立正确的职业道德观，打造一支具有"敬佑生命，救死扶伤，甘于奉献，大爱无疆"精神的医务工作者队伍。

## 一、人文中山，做实全院职工培训

医院的文化是需要全体员工认同和遵守的价值观和行为准则，只有真正的了解，才能真正的融入，才能将"中山文化"根植到每个"中山人"心中，用一颗温暖关怀的医者之心来构建和谐医患关系。

2008年起，由医院领导牵头、多部门配合，为进一步提升全院员工对医院文化的认同感、自豪感，提高职工医学人文素养，规范岗位服务技能，传承救死扶伤的职业精神，强化落实培训教育长效机制逐步建立健全了员工培训体系。通过4年的时间，医院分批次分人群，对全部医院员工：医师、护理、医技、财务、行政和后勤人员进行了培训。"成功的路在你脚下""谈谈人生""职业生涯规划""医务工作中的人性化服务分享"……课程设置全面，培训生动有趣。

回望医路足迹，传承初心力量。在每年的新职工培训课程中，注重医院历史与文化及职业精神方面的培育，组织新职工宣誓仪式，请医院终身荣誉教授等为新职工讲述从医故事。2016年新职工培训中，开展"人间世·坚持"线下活动，医学前辈汇聚一堂，讲述大医精神和医者信仰；2020年，曾亲历援助摩洛哥、抗击"传染性非典型肺炎"，参与印度洋海啸、汶川地震抢险救灾工作的本院医护人员现场分享，培训活动既是学习进步的途径，也是医院对全院医务人员的关怀，通过重视过程管理、注重长效培训、注重主题选定和文化建设等重要举措，持续改进员工培训活动，初步形成了职业精神培育的长效机制，提升了全院员工不忘初心、积极向上的精神面貌。

**二、拓宽思路，创新管理干部培训**

医院要建设成世界一流的创新型智慧型现代化医院，离不开管理队伍的支撑，而中层管理干部就是医院行政管理的中坚力量。中层管理干部培训旨在进一步拓展我院中层管理干部的管理思路和视野，更新管理知识和理念，提升中层管理干部的学习能力、执行能力和创新能力。

自2005年以来，医院共有200余名中层管理干部接受了多批次、各类主题和形式的培训，内容涵盖管理技能、人际沟通、新闻宣传、医疗政策、职业精神、知识分享、参观学习等多方面。在2018—2019年度中层管理干部培训中，从医院运营、薪酬改革，打造个人、科室和医院品牌形象，自我定位、团队管理技巧，互联网医疗服务的机遇与挑战等各个方面全方位开展培训和教学。例如"上海医改与公立医院发展的一些思考""加强卫生新闻宣传的四个关键词""目标与时间管理""中华传统人生修养与管理智慧""医院大数据管理"等课程。并通过案例教学、师生互动、情景模拟等方式，不断完善中层管理干部管理知识结构、提升管理技能，真正做到解决问题、学以致用，为医院的发展创新活力、提供力量。

**三、大医精诚，推动住院医师培训**

医院充分遵循"工匠精神"理念，旨在通过开展法律法规、思想道德、人文素养等方面的培育，大力弘扬救死扶伤的人道主义精神和白求恩精神，倡导"敬佑生命、救死扶伤、甘于奉献、大爱无疆"的职业精神，提高职工队伍整体素质，树立医院良好形象，努力建设医院文化体系，为实现中华民族伟大复兴的"中国梦"而不懈努力。

抓好入口培训，住院医师岗前培训植入职业精神培育。在每年住院医师新生入院教育中植入职业精神培育，是多年来医院坚持开展的常规工作之一，内容涵盖院史教育、医患沟通、职业精神、医疗法律法规等内容。在全院岗前培训的基础上，特别安排住院医师入院教育专场，开展医学人文培训，起到了良好的培训效果。

重视过程培养，住院医师院级课程增加职业精神培育。在住院医师规范化培训过程中，注重医学理论与技能培训的同时，将住院医师的人文医学执业技能列入培训体系，以增加住院医师与病人的沟通能力。从 2016 年开始，在住院医师院级课程中增加"基于案例的医学人文思考与实践"课程，从急诊病患沟通、叙事医学、生物 – 心理 – 社会医学、手术谈话、告知坏消息、多学科合作等多个案例出发，采用情境模拟教学方法，探索医学人文教育和医患沟通技能培训的职业精神培育新实践模式。

关注能力培养，住院医师巴林特小组活动提升职业素养。从 2013 年开始，在住院医师中推出巴林特小组活动，帮助住院医师发展主动思考习惯，锻炼如何用系统整体的观点去观察每个具体案例的复杂性，提升表达能力与倾听能力，改善医患沟通技能及表达情绪的能力，使得住院医师学会从生物 – 心理 – 社会层面全面思考疾病问题，对医患关系产生更为深刻的认识，帮助住院医师提升职业素养。

### 四、从心出发，强化护士职业培训

中山医院重视护士职业精神培育工作，始终坚持以"一切为了病人"为工作宗旨，以新入职护士为主要工作对象，以培育职业精神为工作内容，以心灵导师的"传帮带"为工作方式，从"心"出发，携手同行。职业精神培育激发了广大护士的医者使命和责任担当，形成了强大的凝聚力和向心力，中山医院护士离职率远低于国内平均水平。

"一二三四"工作体系，即围绕一个宗旨，双导师制培养，三大工作重点，四项行动计划。一个工作宗旨，即项目的核心理念是引导广大新入院护士对"一切为了病人"中山精神形成价值认同。双导师制培养，即由

第
五
章

各护理党支部推选党员护士担任"心灵导师",一般由2名心灵导师负责联络指导3～4名新护士,以双导师制的优质师资力量,对新护士进行2年的强化培养。三大工作重点,即在指导新护士的工作中,导师着重从职业精神教育、道德观念培养、职业技术训练等三大方面给予指导,通过系统的临床规范化培训,引领新护士以高度的职业精神和精湛技术为病人提供优质服务。四项行动计划,即导师以四种主要工作方式为新护士的成长成才保驾护航。一是导师为新护士集中授课;二是导师参加新护士成长沙龙活动;三是导师在实际工作中现场"零距离"指导;四是"关键"辅导,导师针对关键问题、重点事件进行精准化、个性化辅导。

### 五、助力成长,重视学生职业培训

学生是卫生事业发展的新生力量,代表着希望和未来。中山医院坚持做好医学生职业精神培训,引领学生形成正能量的世界观、人生观、价值观,培养坚定、卓越、奉献的优秀人才,融入"一切为了病人"的中山精神,注重以"健康所系,性命相托"的医学生誓言精神为引领,突出医务人员的职业特色,从"三个结合",不断加强医学生职业道德培育。

职业精神培育与学生思政教育相结合。2020年新冠肺炎疫情期间,医院开展"抗疫精神学习"主题教育活动,内容包括:以"战疫中的复旦青年"为主题,开展主题党日团日活动,组织学生走进战"疫"青年故事会,与抗疫医护人员面对面交流;制作多部抗疫题材的微视频、微党课,《致敬最美"逆行者"》(制作人姚璐)荣获复旦大学上海医学院致敬"医路奋斗者"微视频大赛一等奖,医院荣获优秀组织单位;组织学生制作抗疫主题歌曲《出征》和《凯旋》、多幅书画作品以及主题文创纪念品;组织学生观看全国抗击新冠肺炎疫情表彰大会和抗疫原创话剧《山河无恙》等。

职业精神培育与学生党建工作相结合。每年9月,医院组织研究生新生和新转入本科生的入学教育日活动,重点围绕道德规范和科研诚信进行专题教育。开展学生"三心"(学医初心、入党初心、中山初心)交流会,重温学医初心,走好从医之路。每年的"读懂中国"活动,访谈多位医院优秀老党员,回望医路足迹,传承初心力量,多次获得复旦大学研究生组织生活优秀案例。举行主题故事分享会，通过老中青三代医务工作者和党员讲述国内外援助的故事和在中山医院成长的心路历程，为学生筑牢思想之基，补足精神之钙，引导学生初心薪火相传，使命永担在肩。

职业精神培育与学生实践活动相结合。长期以来，医院非常重视实践育人工作，鼓励学生发挥专业优势，开展多元化实践活动，并将实践和志愿服务工作纳入医学生和学生党支部考评体系。坚持每年开展复旦大学博士生医疗服务团实践项目，用医术帮扶基层群众、用实际行动践行职业精神和使命，为助力脱贫攻坚贡献医学生的智慧和力量。2018年成立"中山医院研究生科普讲师团"，本着"于中山有所学，于社会有所为"的宗旨，将所学的医学知识以科普讲座的形式，通俗易懂地向基层群众宣传普及，为健康中国战略的实施和全面建成小康社会贡献自己的力量。

复旦大学附属中山医院从职业精神培育入手，结合社会主义核心价值观、习近平总书记系列重要讲话精神的学习，号召医护人员弘扬"敬佑生命、救死扶伤、甘于奉献、大爱无疆"的职业精神，提高医务人员道德水平，努力让医务人员职业精神牢牢印刻在每一位医务工作者的心中。

## 【党建与疫情防控】

## 党旗凝聚力量，党徽照亮一线

新型冠状病毒肺炎疫情发生后，中山医院党委第一时间发出《不忘初心、牢记使命，践行誓言、勇挑重担》倡议，告全体党员、团员书，号召积极投身救治工作，充分发挥先锋模范作用。

医院积极贯彻落实习近平总书记重要指示和中央通知精神。在上海市委市政府统一部署下，积极开展疫情防控和救治工作。医院迅速成立了领导小组和工作小组，第一时间从制度规范、区域调配、人员培训、个人防护、病人诊疗、信息上报等方面研究部署，全力做好防控工作。党员干部身先士卒、率先垂范，全体中山人坚守岗位、恪尽职守，以科学的理念和坚韧不拔的毅力抗击疫情。

中山医院作为国家卫生健康委预算管理单位和委、部、市共管的大型综合性医院，承担了上海市发热门诊定点医院、派驻上海市公共卫生临床中心医疗队、援鄂医疗队等多项防控任务。一名党员就是一面鲜红的旗帜，面对复杂严峻的疫情形势，中山医院党员始终坚守岗位，带头攻坚。党旗引领，冲锋在前，全院各党支部、党员积极响应党委号召，迅速行动，投身到抗击疫情的第一线。无论是在武汉前线，还是在上海驻守；无论在临床一线，还是在管理部门，充分发挥出党支部的战斗堡垒作用和党员的模范带头作用，为疫情防控工作贡献力量，让党旗在防控疫情斗争的第一线高高飘扬！

**一、党旗引领，全面部署疫情防控**

疫情发生后，中山医院第一时间积极响应，迅速启动医院各条线工作。党委书记汪昕、院长兼党委副书记樊嘉组织召开防控疫情专项会议，深入一线，将疫情防控工作落实落细落到位，各项救治工作有序开展。医院共成立医疗护理组、物资组、后勤保障组、综合组、教育教学组、人员保障组和督导组七个工作组，由党政领导班子成员担任组长，相关职能部门或业务科室负责人作为组员，统筹安排医院防控工作。

医院坚决贯彻上级指示要求，选派骨干力量，驰援前线。2020 年 1 月 23 日重症医学科钟鸣副主任作为国家卫生健康委重症救治专家组成员、上海市首位援鄂专家驰援武汉。医院先后派出四批共 141 名医疗队员奔赴武汉抗疫前线，其中第四批由医院朱畴文副院长带队的中山医院 136 人医疗队整建制接管武汉人民医院两个病区，共救治病人 152 人，其中重症 106 人，病亡率 4.6%，显著低于平均水平。医院还多次派专家及呼吸、重症、呼吸治疗师等医护人员前往上海市救治定点医院驻点，共派出 11 批共计 21 人次支援定点医院。

由党委牵头的综合组，积极参与每一项抗疫工作，为每一位抗疫队员做好工作生活、交通送行等各方面的安排，做好全方位的支持保障。"有计划、有部署、有温度"，制定职工"十项关爱"举措，为援鄂、援公卫医疗队员及家属送上"七个一"实事关怀。疫情初期，院感防控最大的挑战是物资紧缺和空间有限。医院针对不同部门、岗位的特点，制定个人防护用品发放及使用标准。评估各类捐赠防护物品适用的人群及岗位，研究不合格防护物品的改造方案，提升物资使用效率，保障医务人员的职业安全。同时，组织全院党员参与返沪隔离、观察防控、流调管理、线上咨询、电话接听等工作，以实际行动体现党员的责任与担当。发挥群团力量，开展关爱防护保障。向战斗在抗疫一线的党员群众职工及其家属送去关心关爱，是保障"军心"稳定的重要举措。中山医院作为连续七年的"最佳雇主"，精细化关爱措施，党政领导班子带队慰问抗疫一线队员家属，解除队员后顾之忧；通过"巴林特心理关爱项目"的组建，保障一线职工的身心健康，在这场没有硝烟的战斗中，用严谨、求实、团结、奉献的精神为病人和职工建立起一道坚硬的生命防线。由纪委牵头的督导组，在疫情防控中根据不同阶段的要求，全方面梳理防控机制的健全、防控举措的落实、舆情监督的掌控、防疫捐赠的规范、保障物资的发放及防疫物资的采购等关键环节，制定和修订完善监督工作制度，通过列席会议、收集报告、现场巡查等方式对医院新冠肺炎防控工作进行督导，将监督工作覆盖到各科室和部门，在抗疫阻击战中营造了风清气正、积极向上的良好氛围。

### 二、共克时艰，筑牢防控战斗堡垒

面对疫情，中山医院广大党支部充分发挥战斗堡垒作用，群策群力助力疫情防控，广泛凝聚群众、动员群众，充分展现了"一切为了病人"的中山精神。

党员干部勇当先锋、敢打头阵，尽显先锋模范作用和引领带动作用。一是以实际行动投入抗击疫情一线战役中，各党支部第一时间在科内发出倡议，党员春节期间就放弃休息，全力支持发热门诊工作，并在援鄂医疗队组建过程中，积极报名奔赴一线。二是组织科室团队成员做抗疫战线上的小小螺丝钉——"哪个岗位需要就战斗到哪个岗位"。各党支部积极动员党员、带动群众组成志愿者队伍，37个支部140余名党员主动承担医院开放入口体温测量工作，20个党支部120余人次参与医院返沪隔离观察人员防控管理，160余名党员和积极分子参与流行病学调查工作，180余人次支援参与疫情期间病人及家属线上咨询平台电话接听，500 余人次参与门诊线上咨询热线，以实际行动体现了党员的责任与担当。

筑牢堡垒，临时党支部凝聚前线力量。中山医院第四批援鄂医疗队出发当日，成立援鄂医疗队临时党支部。在武汉前线，临时党支部服从指挥、履职尽责，推动各项援助措施落实落地。充分发挥党组织的战斗堡垒作用，带动党员冲锋在前、全力以赴，引领全体队员以高度的责任感、使命感做好病人救治、护理等工作。全方位保障队员的医疗工作、生活物资等各方面需求，将队员紧紧凝聚在一起，共同奋战在危重症病人救治的战役中，让党徽在前线熠熠闪光。临时党支部做好医疗物资的对接、管理与统筹，感染感控的部署与落实，用精细化管理筑牢保护医务人员的生命防线；主动服务，上传下达，建立"共产主义小超市"，精心为队员准备节日礼物，为高强度的工作间隙带来温馨时刻。

### 三、创新技术，科研助力疫情防控

医院把握抗疫前沿，全速发动科研创新引擎，申请数十项专利及多项专利转化，筑造抗击疫情技术堡垒。在抗疫期间申请的专利包括：援鄂医疗队蒋进军医生发明"防疫鼻罩"专利，转化后即生产十万只紧急发往武汉一线，得到医护人员广泛欢迎和好评；葛均波院士团队利用已公开的新型冠状病毒核酸序列，研发的基于数字 PCR 技术平台的核酸定量检测试剂盒，有效解决前期核酸检测中假阴性偏多、检测结果不稳定等不足，还具有快速、价廉的优点。院感科胡必杰主任团队设计的相对正压的"新冠病毒鼻咽拭子采样亭"专利，在保证正常采样顺利进行的前提下，最大限度地避免采样医务人员暴露风险。

2020 年 3 月，呼吸科宋元林教授联合上海市第一批援鄂医疗队和武汉市金银潭医院在国际著名医学期刊 *JAMA* 子刊 *JAMA internal medicine* 在线发表了新型冠状病毒肺炎临床研究成果，首次揭示新冠肺炎病人出现急性呼吸窘迫综合征（ARDS）和病人从 ARDS 发展至死亡的危险因素，并首次报道了激素在治疗新冠肺炎中的作用，该成果一经发布便受到国内外同行广泛关注，一周阅读量达到了 134 750 次，在 Web of Science 核心合集中被引 1 180 次，被列入"高被引论文和热点论文"，同时还被美国国立卫生研究院（NIH）新冠肺炎诊疗指南引用，受邀参加由亚太呼吸协会（APSR）与美国胸科协会（ATS）联合发起的"世界各国共同抗疫"的诊疗经验分享会，分享新冠肺炎治疗经验，为全球抗击新冠肺炎提供了宝贵的中国经验。

**四、榜样力量，实战历练优秀骨干**

实战是培养历练优秀骨干的试金石。在抗疫前线，涌现出一批优秀的骨干与党员，以高度的责任感、使命感做好病人救治和护理等工作。医院党委主动、广泛了解一线队员在疫情防控工作中的实际表现，对敢于担当、表现突出，且在原岗位一贯表现良好的优秀干部，大胆提拔使用。目前已完成2位管理干部的选拔任用，并陆续开展表现突出的抗疫一线医护人员的职务晋升工作。同时，在抗疫前线，党员身先士卒、英勇无畏，极大鼓舞和带动了其他队员，院党委积极引领、识别，有69位奋战在武汉以及上海市公共卫生临床中心的队员递交了入党申请书，23位已先后完成庄严的"前线入党"仪式，吸纳入党。更多的人在疫情中靠近了党组织，自愿加入中国共产党，充分体现了党在公立医院的引领力和号召力。中山医院感染病科及感染管理科主任胡必杰教授，作为全国和上海市新型冠状病毒肺炎医疗救治专家组成员之一，是上海市最早入驻市公共卫生中心的专家之一，也是这次疫情中上海卫生抗疫线上"最高龄火线入党者"。

仁心汇聚力量，抗疫过程中医院涌现出大批典型。钟鸣、胡必杰、李欣、王春灵4人荣获"全国抗击新冠肺炎疫情先进个人"；中山医院重症救治医疗队荣获"全国卫生健康系统新冠肺炎疫情防控工作先进集体"，钟鸣、罗哲、王春灵3人荣获"全国卫生健康系统新冠肺炎疫情防控工作先进个人"；检验科、护理部、医务处、急诊科党支部荣获"上海市抗击新冠肺炎疫情先进集体"；朱畴文等18人荣获"上海市抗击新冠肺炎疫情先进个人"；潘文彦、居旻杰2人荣获"上海市优秀共产党员"。多个集体、个人获"复旦大学抗击新冠肺炎疫情先进个人""复旦大学抗击新冠肺炎疫情先进集体""复旦大学抗击新冠肺炎疫情优秀共产党员""复旦大学抗击新冠肺炎疫情先进基层党组织"。

第
五
章

宣传先进典型，弘扬先进事迹。对于在疫情防控斗争中担当作为的及时发现、重点宣传，利用医院官方微博、微信等平台向各大媒体宣传我院抗疫期间前方医疗队及大后方的各项工作，在各大报刊及新媒体平台推出报道近1 100篇。其中，央视、央广、新华社、中新社、人民日报、光明日报、中国青年报、学习强国、健康中国、健康报等央媒报道171篇，《解放日报》等头版报道49篇。《钟鸣—小年夜的最早逆行者》《落日余晖下的这个瞬间，刻骨铭心》等报道在医院官方微博全网首发，浏览量近2 550万，在社会上引起了热烈的反响。

党建引领，文化铸魂。"为中国人民谋幸福，为中华民族谋复兴"，是中国共产党人的初心和使命；"献身医学，恪守医德，刻苦钻研，孜孜不倦，尽全力除人类之病痛，助健康之完美"，要有"健康所系、性命相托"的责任，也要有"精益求精、不断实践"的精神，是作为医者的初心和使命。中山医院自1937年建院以来，一直秉承"一切为了病人"的精神，医教研等综合实力持续发展，党建、管理工作不断提升，始终坚持让病人感受温情，向社会传递温度，把为民众服务放在第一位，这是作为中山人的初心和使命。复旦大学附属中山医院始终坚持在党建引领下，在常学常新中加强理论修养，在真学真心中坚定理想信念，在学思践悟中牢记初心使命，在知行合一中主动担当作为。

在全面加强医院党的建设过程中，复旦大学附属中山医院取得了一系列优秀成果。2021年，是"十四五"规划开局之年，中山医院将继续秉持初心，创新发展。以实施健康中国战略为抓手，以习近平新时代中国特色社会主义思想为指导，持续抓好党委三大主体责任，对标公立医院党建工作要求，逐步将党的领导融入医院医疗、教学、科研、行政管理的各个方面，使党建工作得到充分落实。牢牢把握公立医院高质量发展的战略机遇期，以改革创新为动力推进公立医院高质量发展，不断提升医院的凝聚力、向心力、竞争力，实现创新、合作、智慧、优质、高效发展，持续为人民群众提供安全、优质的医疗服务，助力健康中国战略的实现。

# 参 考 文 献

[1] 郭迎，沈杏华，马竞，等 . 公立医院与社区党建共建的实践与思考 [J]. 现代医院，2019，19（02）:157–159.

[2] 揭沁 . 党建引领下公立医院文化建设研究 [D]，南昌 : 南昌大学，2018.

[3] 王建敏，花蕾，张国君 . 医院品牌建设六个维度实践与思考 [J]，中国医院，2018，22（11），76–78.

[4] 谢红，刘娟 . 医院文化建设与医院品牌塑造实践与思考 [J]，经济师，2015( 5 )，258–260.

第
五
章

第
六
章

七十载春华秋实，新时代再谱新篇
——浙江大学医学院附属第一医院的
情怀和担当

# 第一节　医院历史与文化传承

1947 年 11 月 1 日，浙江大学医学院附属第一医院（简称浙大一院、浙一）在时任浙江大学校长竺可桢教授的领导下创办，矢志成为"南方协和"。历经七十余载风云迭嬗，现已发展成拥有六大院区，集医疗、教学、科研、预防、保健为一体的"国家队"医院。医院以"严谨求实、卓越创新、国际一流"为精神内核驱动，跻身国家医学中心、国家区域医疗中心，正稳步向国际一流的现代化医疗集团迈进。

七十余年来，一代代浙一人踏着先贤前辈的足迹，秉承求是学风，笃行严谨求实之道，书写了广博灵动的创业篇章，描绘出蓬勃发展的绚丽画卷。回溯历史，浙大一院越过了一个又一个雄浑壮阔的历史丰碑，经历了 1947—1959 年的初创重组期，1960—1996 年的综合发展期，1997—2018 年的快速发展期，正意气风发，走在 2019 年至今的战略腾飞期。七十余年的风雨征程，砥砺前行，创新发展。当初小小的"弄堂医院"已经成为一座规模宏大的现代化医院，浙一人才济济、名医辈出、学科兴盛、蓬勃发展。

## 一、华章初绽　鸿基始创（1947—1959 年）

浙江大学医学院附属第一医院创建于 1947 年 11 月 1 日，位于杭州市直大方伯巷田家园，由我国著名气象学家、地理学家、教育家竺可桢校长亲手创建。建院之初设施简陋、举步维艰。时任浙江大学校长竺可桢和首任院长王季午教授高瞻远瞩、鸿图甫展，立意要把医院创建成"南方协和"，开启了浙一人追寻梦想、艰苦创业的历史征程。1946 年，竺可桢校长聘请了王季午、谷正研、李天助等人为筹备人员，着手筹办医学院。1947 年 3 月，正式成立医学院，王季午教授任医学院院长。为满足学生临床实习的需要，又开始筹办医院，于 1947 年 4 月购入了杭州头发巷（后称直大方伯巷）田家园 6 号和 9 号王姓住宅作为医院用房，同年 11 月 1 日开院应诊，王季午教授兼任院长。医院设病床 65 张，职工 66 人，其中医师 23 人、护士 17 人、助产士 3 人、药剂师 2 人、药剂生 1 人、技术员 2 人、医护佐理员 4 人、其他人员 14 人。门诊分为内科、外科、妇产科、小儿科、皮花科、眼科、耳鼻喉科、牙科，辅助检验主要做血常规、尿常规、大便常规和 X 线透视、摄片。当时日门诊量仅为 54 人次。

1948 年，病房楼由二层改造为三层，病床增至 82 张，员工增至 117人。1949 年 5 月 3 日杭州解放。解放后医院有了进一步发展，至 1950 年，日门诊量已达 300 人次。1950 年，毕业于协和医学院并在美国西奈山大学进修两年的著名血液学专家郁知非教授回国来医院工作，开始进行血液病的研究，不断取得进展。1950 年，朝鲜战争爆发，医院 46 名职工组成志愿医疗队，随时听从祖国召唤奔赴朝鲜战场。其时，黄德赡、马亦林、张佩英、申启瑶、李天助等医护人员奔赴朝鲜救护伤员，英勇无畏，其中黄德赡任医疗手术队队长，荣获三级国旗勋章。

1952 年 2 月，浙江大学医学院与浙江省立医学院合并为浙江医学院，同年 5 月，经华东军政委员会教育部批复，浙大医院改称浙江医学院附属第一医院。随之进行了院系调整，将妇科、儿科、外科、牙科分别划归其他医院。本院以内科、眼科、耳鼻喉科为重点，病床增至 134 张，职工增至 161 人。二十世纪五十年代，浙江省频发伴有黄疸、出血的发热性传染病，王季午教授等进行实地调查研究，首次记录了我国发生的钩端螺旋体病流行，从而推动了全国对该病的研究，为诊治此病作出贡献。这是传染病科也是本院在防治流行病方面的良好开端。

1953 年 3 月，成立党支部。到 1954 年，医院已有党员 8 人，团员 26人，占总人数的 18.5%。之后在 2 年内先后在高级知识分子中发展党员 10人。1956 年，成立团支部，1957 年 4 月，团员发展至 99 人，成立了团总支。同时，医院各民主党派队伍不断扩大，先后成立了九三学社、民主促进会、民主同盟等组织。

1955 年，医院新建门诊、病房楼各一幢，床位增至 253 张，增设肺科、中医科、神经内科等。1956 年，传染病科成立。1957 年 2 月，浙江医学院进行科系调整，附属二院普外科、泌尿科、痔科调入本院，病床增至 420 张，本院神经科、耳鼻喉科及临床内科调去附属二院，而后成立麻醉科及保健科。1958 年，门诊改为全日 24 小时开放制，并设立家庭病床，开放中医科及中药房、针灸门诊。同年8月，新建病房楼1幢。附属二院胸腔外科调入本院、扩大手术室。

二十世纪五十年代后期，医院开展了多项新技术、新疗法：外科开展了肝硬化伴门静脉高压症、胰腺癌、肝胆结石及乳腺癌等手术；胸外科进行了食管癌、肺肿瘤切除术、心内闭式手术、局麻开胸及降温开胸等；泌尿外科在肾部分切除、膀胱全切术等方面获得成功；眼科进行了角膜瘘管羊膜修补术，并治愈了一例眶内肿瘤；传染科进行了治疗晚期血吸虫病和肺吸虫病的临床研究，浙江省流行性脑膜炎、传染性肝炎的调查研究，伤寒、副伤寒、菌痢的临床分析等；内科在国内外首次提出骨髓检查对恶性组织细胞病生前诊断的重要价值。

### 二、岁月鎏金 步步铿锵（1960—1996年）

1960年4月，浙江医学院更名为浙江医科大学，医院随之更名为浙江医科大学附属第一医院，院史开启了新的一页，专科发展不断健全。1962年，设立省内第一个内分泌实验室及专科门诊，内科分设血液、消化、心血管、内分泌、肾脏、呼吸6个专业组。1963年，郁知非主导的血液病专业组，发现国内首例异常血红蛋白病及国内第一例血红蛋白E地中海贫血，并提出H基因独立存在的理论。1965年，组织血防医疗队在浙江省常山县建立了血吸虫病防治点，对血吸虫病的诊断、治疗与预防进行8个月的研究与探索，制定了防治方案，验证了各个阶段防治血吸虫病的诊断技术和药物，为根治血吸虫病作出了重要贡献。确立了传染病科在全省传染病防治中的核心作用和地位。1966年，心血管专业组成功地为一位80多岁的患者安装了省内第一台体外携带式心脏起搏器。1968年，中医科恢复门诊，中药房复建。1969年，成立肿瘤科，重设针灸门诊。1971年，眼科运用冷冻法摘除白内障。1972年，麻醉科正式建制。1973年，消化实验室建立，开展纤维胃镜、纤维结肠镜检查。1974年，血液病专业组在国内首次报道中西医结合治疗成人急性白血病的完全缓解率，达到或略超国外同期水平。1975年，设三年制护校一所，每年招生30名，2002年停办。1976年在麻醉科配合下，心胸外科成功施行省内首例法洛四联症矫治术及人工心脏瓣膜置换术。

党的十一届三中全会以后，医院进行了整顿恢复工作，首先是加强党总支的领导，恢复健全各级领导班子。1982 年 2 月，经省委批准，党总支改制为党委，设党委办公室，全院党员 149 名。这个时期，学科发展得到显著提升，至 1982 年，本院成为省内科室设置较为齐全、技术力量较为雄厚的综合性教学医院，尤其以血液病、内分泌、消化、肿瘤、心血管内科、传染病、泌尿外科、肺科、眼科、痔科在全省最为著名。其间，1982 年，心胸外科开展深低温停循环心脏直视手术。1983 年，传染病科举办全国传染病师资培训班。1984 年实行总值班制度，实行护理查房、行政查房、夜查房制度，成立创伤性抢救小组。1985 年，泌尿外科开展尿酸结石治疗；心内科开展省内首例选择性冠状动脉造影术。1986 年在国内率先开展成分输血、血浆置换术治疗血液免疫性疾病。1987 年，传染病科在全国率先开展人工肝支持系统诊治重型肝炎；血液病科首次报告成人急性白血病 5 年、10 年生存率，在国内引起反响，对白血病的综合治疗达到了国内领先水平，同年开展数字减影血管造影（DSA）在肾癌诊断中的应用、复杂性尿道狭窄的会阴部皮瓣替代术。1985 年，调整充实医疗事故鉴定委员会、药事委员会、学术委员会、职称评定委员会、计划生育领导小组、公费医疗管理小组。1986 年，开始开展人工肝支持系统治疗重型肝炎病人。1989 年，医院被审定为国家三级甲等医院。同年成立了文明医院领导小组、医德医风教育小组、质量管理小组。1990 年，在全省 36 家医院开展"双优"活动中被评为先进医院。1992 年，开展第十肋间肋膜外胸膜联合切口的应用。同年，建立职工代表大会制度，提出"严谨求实、救死扶伤、团结奋斗、振兴浙一"的口号。1993 年，肝胆胰外科在省内开展首例肝移植成功，率先在国内开展以 Rashkind 双伞闭合器关闭先天性动脉导管未闭（PDA）。同年开展省内首例心脏移植术。1994 年，开展体外冲击波碎石技术，承担 WHO 的计划生育课题，省内首例异基因骨髓移植治疗白血病获得成功。1995 年，医院深化作风建设与文化建设，荣获全国卫生系统先进集体称号。

### 三、多元融汇　传承鼎新（1997—2018 年）

1997 年以后，是医院发展史上一个关键时期，是医院从平稳发展向高速发展的转折期，在全院职工的共同努力下，医院的发展呈加速态势。经过几年的努力，在硬件、软件方面为医院可持续发展、规模效应及创品牌等方面奠定了坚实基础。可以说，为医院的蓬勃发展、跨越式发展开了个好头，医院的发展态势像一艘巨舰，乘风破浪，勇往直前。

1998 年，原浙江大学、杭州大学、浙江农业大学、浙江医科大学四校合并，新的浙江大学诞生。医院凭借浙江大学平台的优势，各方面发展突飞猛进，在医疗、科研、学科建设、教学、人才培养等各方面都取得了举世瞩目的成就。2001 年，卫生部多器官联合移植研究重点实验室在医院挂牌，郑树森教授当选为中国工程院院士。2002 年，传染病学成为国家重点学科。2003 年 4 月初，严重急性呼吸综合征（SARS）（曾称传染性非典型肺炎）来袭，我院医务人员的出色工作和自我牺牲的精神赢得党和人民的赞誉，被评为全国教科文卫体工会系统抗击非典先进集体、浙江省抗击非典先进集体。2005 年，李兰娟教授当选为中国工程院院士。2006 年，浙江省疾病预防控制中心位于杭州市老浙大直路的医疗卫生用地和地面建筑物整体无偿调拨给浙大一院，后成为医院教学科研中心，也称大学路院区。2007 年，我院对出生仅 106 天的患者成功实施活体肝移植，从而刷新我国活体肝移植受者年龄最小纪录。2008 年，"5·12"汶川大地震发生，我院医护等人员第一时间参与抢险救灾及灾后重建工作。院党委被评为"浙江省支援抗震救灾先进基层党组织"。2009 年，医院承担浙江大学医学院临床医学八年制教学和海外留学生项目的临床教学工作。2010 年，医院成为首批省级院士专家工作站之一。同年，玉树地震后，医院第一时间参与抗震救灾工作。

2011 年，医院托管北仑分院，为全省"双下沉，两提升"提供了宝贵经验。同年，医院开通国际医疗网络服务平台。2012 年，在国内首创"智慧医疗掌上浙一"服务新模式。2012 年，将"成为国际一流的医学中心"作为医院愿景。2014 年 9 月 11 日，医院引进浙江省首台"达芬奇"手术机器人，完成了浙江省第一台机器人手术。2013 年和 2015 年两次荣获国家科技进步奖一等奖。2016 年，"浙一互联网医院"启动，这是国内首个公立三甲医院线上院区。2017 年，李兰娟院士领衔荣获国家科技进步奖特等奖，是中华人民共和国成立以来教育系统和卫生系统首次获此殊荣。

这一时期，医院加强文化建设与文化传承，对院区地界内的五处古迹遗存：杭州绸业会馆旧址、小八千卷楼、四眼宋井、二条古庆春桥桥额、浙大电机系楼进行修缮维护，建成极具历史底蕴的"文化长廊"和"古庆春桥"，古道遗存与现代楼群共秀并灵，成为医院一道独特的历史文化风景线。2017 年，医院建成总面积 1 600 余平方米的院史馆，并配备智能设施，全景式展现医院的历史进程和历史文化，成为实施院史教育的重要场所。寻根溯源，承前启后，院史陈列馆成为感受和领略浙一大家园"家训"和"家风"的大课堂。继往严谨而精进，执守求实而创新的医院发展脉络和轨迹清晰呈现。

### 四、奋楫笃行　战略腾飞（2019 年至今）

2018 年 12 月，医院率先实施党委领导下的院长负责制。医院领导班子积极探索新时代党建工作的新路子和新经验，院党委充分发挥把方向、管大局、作决策、促改革、保落实的领导作用，不断深化改革、统一思想、顶层设计，从党委班子、党总支党支部、党员等多个层面加强党的建设，出台重要规章制度，创新党建工作举措，明确了"党建引领新发展，凝心聚力创一流"的工作主线。全院上下以习近平新时代中国特色社会主义思想为指导，始终坚持党建引领，秉持"严谨求实，卓越创新，国际一流"的精神内核，在高水平医疗、高层次人才、高水准科创、高质量教学、高效能管理等方面谋划了一系列强有力举措，聚力打造国家医学中心、区域医疗中心和国际一流医学中心。经过两年多的努力，医院党建引领成效不断彰显，党建业务互融互促，医院治理能力和运营效率得到全面提升；干部人才队伍建设更加夯实，人才引育实现了新突破；初步形成多院区集团化发展新格局，稳步推动医、教、研协同发展，引领医院从优秀迈向卓越。

自 2019 年 9 月获批第一批委省共建国家区域医疗中心和国家传染病医学中心以来，医院抢抓机遇、乘势而上，纵深推进高峰学科建设，多学科瞄准重大疾病诊治方向进行重点技术突破。医院一直以来不断挑战高精尖技术，用精湛的医疗技术服务广大人民，为健康保驾护航，开展的高难度和高风险手术比例在全国处于领先地位。成功开展肝脏、胰腺、肺、肾、小肠和心脏等多器官移植手术，成为国内开展大器官移植门类最齐全的医学中心。支持国家健康精准扶贫工作，加快实施"终末期儿童肝病免费救治公益计划""浙一移植"品牌效应不断凸显。同时，以临床需求为导向，面向人民生命健康不断开展系列科研攻关，在器官移植、传染病、血液病、肾脏病、泌尿系统疾病、临床药学等学科领域均有突破，22 个国家临床重点专科通过验收，数目位居全国前列。

2019 年 11 月，占地 10 万平方米、建筑面积 18 万平方米的之江院区启用，设床位 1 000 张。2020 年初，新型冠状病毒肺炎疫情爆发，作为浙江省最早的新冠肺炎省级定点救治医院，之江院区承担了浙江省危重症患者集中救治任务。根据省委省政府的部署，院党委果断决定将新启用的之江院区按收治新冠肺炎患者的标准改建，在 72 小时内完工，并于 2020 年 1 月 26 日（大年初二），将原收治在庆春院区的新冠肺炎患者全部顺利转运到之江院区主战场。医院积极践行"守土有责、守土担责、守土尽责"光荣使命，按照"统一领导、统一指挥、统一行动"原则，强化"集中患者、集中专家、集中资源、集中救治"方法，集中收治了全省 95% 的危重型患者，创新性开展全球首两例老年新冠肺炎患者肺移植手术，取得了医护人员"零感染"、疑似患者"零漏诊"、确诊患者"零死亡"的"三个零"突出成绩。第一时间集结 6 批次 159 名医疗队员驰援湖北武汉，派出赴意大利抗疫专家组等，发挥"生命至上、举国同心、舍生忘死、尊重科学、命运与共"的抗疫精神，以过硬的政治站位和责任担当，交出了一份"国家队"的满分答卷，充分体现了浙一精神和文化传承。2020 年，中共中央、国务院、中央军委授予医院党委"全国抗击新冠肺炎疫情先进集体"称号；中共中央授予医院党委"全国先进基层党组织"称号。

医院积极加强国际合作，以多种方式向世界同行分享抗疫经验，共筑人类命运共同体。与来自全球六大洲 50 个国家的同行远程连线指导，面向包括英国、美国、加拿大等国的 700 余名医务人员开展了"抗击新冠肺炎疫情之中国经验"线上授课。全球发布《新冠肺炎防治手册——浙江大学医学院附属第一医院临床经验》，翻译成 27 个语种，覆盖 232 个国家和地区，下载及在线阅读总量超 160 万次。同时把科研论文写在大地上，写在患者床边，在 *NEJM*、*BMJ* 等全球顶尖期刊发表论文 110 余篇，抗疫科研工作获科技部感谢。坚持疫情防控和复工复产两手抓、两线赢，做到重大疫情防控与医院正常诊疗"两不误"，为全国乃至全球应对突发公共卫生事件提供了"浙一智慧"和"浙一样板"。

2020 年 11 月，浙大一院总部一期以巍峨大气之雄姿正式启用，总部一期占地 13.47 万平方米，建筑面积 30 余万平方米，设床位 1 200 张，总投资约 28 亿元。总部一期是一所国际化三级甲等综合性医院，也是一所信息化、智能化程度高，设施完善的"未来医院"。总部一期以"转化医学、大自然、公众共享、实用功能"为设计理念，采用集成化、现代化、智能化的医疗技术与装备，以患者为中心设计医疗服务流程，精细化智能管理以提高医院运行效率。2020 年 6 月，浙大一院与余杭区人民政府再度签约，深入合作建设浙大一院总部项目二期，用地约 11.13 万平方米，建筑面积约 42 万平方米，设床位 2 000 张。二期定位为国家医学中心和国际一流医学中心，将进一步赋能浙江省生命健康科创高地建设，为杭州城西科创大走廊贡献医学力量。

七十余年艰苦历程铸就了今日浙一。复旦大学医院管理研究所发布的"2019 年度全国医院综合排行榜"中，浙大一院位列全国第十四名，连续 11 年排名浙江第一，传染科、普通外科、血液科、肾病科、泌尿科、临床药学 6 大专科进入全国专科前十强。2019 年度"中国医院科技量值"排行榜中，医院跻身全国第三，传染病、消化病双双排名全国第一。2019 年度全国三级公立医院国家监测指标评价结果中，浙大一院位列全国第六，浙江省第一，考评等级 A++。医院综合实力不断增强，高峰学科建设更加有力。

七十余年征帆圆梦，浙大一院底蕴深厚的历史文化，在长期发展中磨砺凝结的精神财富，滋养着一代代浙一人，成为医院积蓄发展的内在动力源和软实力。建院以来，浙大一院始终与国家同兴盛、与人民同呼吸、与时代共进步，始终坚守人民至上、生命至上的初心使命，深耕学科、厚植文化、凝心聚力、创新发展。首任院长王季午秉承浙江大学"求是"校训，在开院之初即倡导确立"严谨求实"作为治院的根本理念，以身垂范，奠定了坚实的文化磐石，成为医院文化生生不息的文化基因。从最初的"严谨求实"到"严谨求实、科教强院、规范服务、管理增效"，再到"严谨求实，卓越创新，国际一流"的精神内核，医院文化代代传承接续。

如今，站在历史的交汇点上，浙大一院时刻践行"健康中国"精神，时刻牢记在浙江争创社会主义现代化先行省和建设重要窗口中的责任担当，时刻不忘浙江大学"双一流"建设目标和"更高质量、更加卓越、更受尊敬、更有梦想"的战略导向，坚决落实省卫生健康委"十四五"规划提出的目标。坚持党建引领，不忘初心，牢记使命，发扬拼搏、创新、改革、奋进的浙一精神，努力为人民健康和国家医疗卫生事业作出更多贡献。今天的浙一人正以前所未有的拼搏精神和凝聚力、向心力，瞄准医院发展远景、为建设国际一流医学中心齐心协力、赓续奋斗。

# 第二节　党建与文化促进医院高质量发展

## 【党建与领导力】

### 党建引领新发展，彰显卓越领导力

浙江大学医学院附属第一医院党委深入贯彻习近平新时代中国特色社会主义思想和党的十九大精神，落实党委领导下的院长负责制，紧紧围绕加强党的领导、加强党的建设，探索新时代党建工作的新路子、新经验。坚持党建工作和医院改革发展同步谋划、同步推进，党建工作和业务工作互融互促，围绕党组织领导和运行机制到位、政治把关作用到位、思想政治工作到位、基层组织制度执行到位、推动改革发展到位"五个到位"，推动医院党建工作全面进步、全面过硬，为建设国际一流医学中心提供坚强保证。

2018 年 12 月，浙大一院在浙江大学附属医院中率先实行党委领导下的院长负责制，院党委始终坚持走在时代前列，坚持问题导向，针对医院规模大、党员人数多，党建和业务存在"两张皮"，党员先锋模范作用发挥不够等现象，通过完善医院重大事项决策机制，加强党建引领，从党委、党总支、党支部、党员等多个层面不断加强党对医院事业发展的领导。通过加强党委班子建设，提高领导和驾驭医院发展的能力，促进医院"双一流"建设；通过党建和业务两手抓、双促进，加强干部和人才队伍建设，实施"双带头人"培育工程，改变党建和业务工作"两张皮"的现象；通过开展新时代基层党组织党建示范创建和质量创优工作，规范"三会一课"和主题党日等基层组织建设，加强党员理想信念教育，增强党组织凝聚力和战斗力，改变党员表率作用不明显的现象；通过落实一系列激励和约束举措，从严管理，落实党建责任，使党组织活起来、硬起来、强起来，从而真正发挥党建引领作用，促进医院高质量内涵发展。

**一、完善医院重大事项决策机制，充分发挥医院党委的领导作用**

院党委制定完善《领导班子成员分工制度》《党委会议事规则》《院长办公会议事规则》《党政领导班子贯彻落实"三重一大"制度实施细则》，坚持科学民主依法决策，集体领导和个人分工负责相结合，加强党对医院的全面领导，落实"一岗双责"，充分发挥医院党委把方向、管大局、作决策、促改革、保落实的领导作用，将党委领导下院长负责制的政治优势、组织优势、制度优势转化为医院治理体系和治理能力优势。加强领导班子能力建设，利用休息日定期召开领导班子务虚会和专题会议，对医院未来发展进行战略思考和顶层设计，不断提高领导班子把握全局和科学决策水平，推进医院治理体系和治理能力现代化。2019 年，首次制定《浙江大学医学院附属第一医院章程》，把党的建设工作要求写入医院章程，明确党委研究决定医院重大问题的机制，把党的领导融入医院治理各环节，使党建工作要求得到充分体现。

坚持公立医院公益性，积极承担社会责任。面对国家深化医疗卫生体制改革，面对群众日益增长的医疗服务需求，面对严峻的疫情大考，院党委落实"双下沉、两提升"、援青援疆、新冠肺炎疫情防控人民战争总体战阻击战、疫情防控常态化等重大任务，体现了过硬的政治素质，新冠肺炎疫情防控工作得到各级领导和社会高度肯定。

**二、加强思想政治工作，充分发挥党组织政治引领作用**

院党委坚持把党的政治建设摆在首位，贯穿医院改革发展事业全过程，坚定不移推进全面从严治党，持之以恒贯彻落实中央八项规定精神，不断加强党风廉政建设，压紧压实党委主体责任和纪委监督责任，把纪律和规矩挺在前面，开展微党课、微剧场、大讲堂、书画展等系列活动，营造风清气正的政治生态。

完善党委中心组理论学习制度，增强学习的计划性和实效性。制定《全院党员分类学习计划》，定期举办党员学习教育培训班、党务干部专题培训班及理想信念、医德医风、党务工作实务等讲座。

坚持党管意识形态，落实意识形态工作责任制，制定《落实意识形态工作责任制实施方案》，将意识形态工作责任落实到医院工作的各个层面和各个领域。每年与学校党委签订意识形态工作责任书，明确党委班子和党支部书记的意识形态工作责任。巩固全院党员和干部职工团结奋进的共同思想基础，壮大新时代宣传思想主流声音，加强报刊网络等各类宣传思想文化阵地管理，建强宣传员队伍，加强舆论引导、舆情应对工作，弘扬主旋律，传播正能量。

积极打造理论、日常、警示三大教育平台，筑牢拒腐防变思想防线。有效运用"四种形态"，坚持抓早抓小，深化党委听取纪委工作汇报机制。不断推进医德考评应用、药品耗材监控、廉政谈话、重点岗位轮岗、自查自纠、专项治理等工作，强化重点部位、关键环节的公权力监管，持续推进网格化监管，严肃监督执纪问责，培育"廉润浙一"品牌。

2019 年，扎实开展"不忘初心、牢记使命"主题教育，聚焦医院改革发展稳定的重大问题、群众普遍关心和反映强烈的突出问题，深入基层一线调查研究，听取各方面意见和建议，推进整改落实，确保主题教育取得实效，并建立长效机制。

2021 年，扎实开展党史学习教育，举办党史学习教育系列专题讲座，组织党史知识竞赛和考试，编印党史知识口袋书，掀起党史学习教育的热潮。开展"党员亮身份""我为群众办实事"活动。

加强新时代统一战线工作，把统战工作纳入总体工作部署，加强与各统战团体的沟通，引导民主党派在服务大局中找准履职尽责的切入点和突破口；深化党建带群团建设，凝心聚力促发展。支持工会履行职能，发挥党和群众之间的桥梁作用；以青年文明号创建为载体，凝聚青年力量。

### 三、以提升党支部组织力为重点，激发党支部活力和工作效能

院党委制定完善《党委委员联系党总支、党支部的分工》《党员院领导实施"事业之友"联系高层次人才制度》等制度，落实党建任务；完善党组织设置和工作机制，探索多院区集团化管理下的党组织架构，首次设立住院医师规范化培训生党支部，实现党的工作全覆盖。

实施党建、学术"双带头人"培育工程，党建和业务互融互促。建立完善双带头人培养机制，坚持党管干部，修订完善《医院内设机构设置及负责人选拔任用管理办法实施细则》，规范干部换届和选拔任用组织程序，干部提任由党委会通过票决方式决定，在干部任前考察谈话中增加测评环节，关注拟任干部的群众认可度。加大发现培养选拔优秀年轻干部工作力度，强化挂职干部管理，加强考核和培养。

探索党建工作考核评价体系，不断强化党建责任。制定《医院党总支工作考核办法》，进一步发挥党总支作用，明确党总支工作职责和年度考核指标。给予党总支书记和支部书记相应的工作津贴，与总支年度考核和支部"对标争先"评定结果挂钩；完善党总支、党支部书记例会制度，及时部署党建工作任务，交流工作进展。

创新党支部书记向院党委述职新形式，党支部书记向院党委述职全覆盖，凝练党建经验，直面存在问题，明确整改措施和未来目标，强化党建责任；开展"一支部一品牌"建设，结合临床、医技、行政后勤科室不同的特点，党委搭建平台，支部发挥作用，形成特色和品牌；做好"双带头人"党支部书记选配、培养、使用等工作，基本实现在职党支部书记"双带头人"全覆盖；注重把高知识群体发展为党员，把党员培养成高知群体，2020年发展党员40名，其中25名为高知党员，发展高知党员占比首次达

到 62.5%。推行将入党时间作为党员"政治生日"，党员在政治生日当月参加公益一小时服务活动，在志愿服务中提升党性修养，发挥表率作用。创办培训学院党建分院，邀请院内外党建专家学者授课；提高党员活动经费，改善党员活动场所。从 2019 年起，党员活动经费从每人每年 200 元提高到 500 元。2019 年下半年在院内原有历史文物遗存——小八千卷楼建设"党员之家"，面积 80 平方米，分上下两层，设有主题墙、宣誓墙、多媒体播放区、学习区以及中国共产党光辉历程展示区，作为全院各级党组织学习活动基地，营造浓厚党建氛围。

### 四、党建引领新发展，医院从优秀迈向卓越

在医、教、研等各项工作中，充分发挥党委的主导和引领作用，发挥党支部和党员的表率作用，通过党建和业务两手抓、双促进，找准党建与业务工作的结合点，深化改革、创新发展，有力地推动了医院高质量内涵式发展，引领医院从优秀迈向卓越。

院党委紧扣"健康中国"及长三角一体化发展战略，聚焦医学高峰，聚力打造国家区域医疗中心和国际一流医学中心，为学校"双一流"建设和"健康浙江"建设贡献"浙一"力量。2019 年，医院获批全国唯一一家感染性疾病国家临床医学研究中心，成为首批委省共建国家传染病医学中心和综合类别国家区域医疗中心牵头建设单位，人体器官移植、血液病、重症医学三大学科获重点培育专科。2021 年发布的公立医院绩效考核中，有 16 项监测指标达到满分，在西医类综合医院前 1% 的参评医院跻身 A++，排名全国第六，全省第一。在复旦大学医院管理研究所发布的"2019 年度全国医院综合排行榜"中，医院综合排名全国第十四，连续 11 年保持浙江第一，传染感染、普通外科、肾脏病、血液学、临床药学、泌尿外科 6 大专科排名全国前十。"中国医院科技量值"医院综合排名跻身全国前三，传染病学、消化病学、麻醉学、普通外科学、血液病学、肾脏病学、重症医学 7 大专科排名全国前十。

深化综合改革，提升医院治理效能，聚焦医院长期以来的"痛点""难点"精准发力，以敢啃"硬骨头"的决心，2019 年全院范围内撤销加床、挂床 1 121 张，消除消防、医疗安全隐患，保障安全。实施"一快两好"

（服务速度快、医疗质量好、服务态度好）工程，整治医院环境，提升医疗救治和服务质量，降低患者平均住院日，缓解"住院难"问题，提升群众就医获得感，患者满意度和员工满意度都显著提高。

2020年，院党委作为首批浙江大学"党建标杆院级党组织"、10个党支部作为首批浙江大学"党建工作样板支部"均成功通过验收。

### 五、医院党组织在抗击新冠肺炎疫情中发挥了中流砥柱作用

2020年初，一场突如其来的新冠肺炎疫情，不仅是对医院业务能力的一次大考验，也是对公立医院党建工作的一次大考验。院党委始终以过硬的政治站位和责任担当，坚持生命至上、人民至上，坚持党建引领，充分发挥党支部战斗堡垒作用和党员先锋模范作用，带领全院全力以赴，坚决打赢疫情防控阻击战，创造了令全世界瞩目的新冠肺炎防治"浙一方案"。在艰苦的疫情防控战斗中，党组织和党员干部经受了一次次考验，磨炼了队伍，增强了凝聚力和战斗力。标杆院级党组织培育创建成果转化为管理优势，转化为疫情防控的动力和效率。

此次疫情中，浙大一院是浙江省首个新冠肺炎省级定点诊治医院，承担了全省危重症病人救治的任务，累计收治疑似及确诊患者292例，其中确诊患者105例，80%以上为重症和危重症患者，2例患者接受肺移植手术，实现了医护人员"零感染"、疑似患者"零漏诊"、确诊患者"零死亡"的奇迹。

从收治杭州市第一例新冠肺炎确诊患者，隔离病房所有患者24小时内全部转移到之江院区集中救治，选派专家赴全省11个地市会诊疑难危重病人，整建制接管华中科技大学同济医学院附属协和医院一个重症监护病房，新冠肺炎孕妇平安诞下宝宝，96岁新冠肺炎患者治愈出院，新冠肺炎合并肿瘤患者成功手术，全球首例老年新冠肺炎肺移植患者顺利康复，派出赴意大利抗疫专家组，向全球发布《新冠肺炎防治手册——浙江大学医学院附属第一医院临床经验》多语种手册，现已翻译成27个语种，覆盖232个国家和地区，阅读下载总量近180万。在院党委带领下，全院上下联动，快速响应，直面疫情，主动作为。同时兼顾院内院外、省内省外几个战场，争分夺秒救治病人，重大疫情防控与医院正常诊疗"两不

误"，为全国乃至全球应对突发公共卫生事件提供了"浙一智慧"和"浙一样板"。

面对严峻的疫情大考，院党委发布了致全院党员、致全院干部等五封公开信。全院党员干部听从组织召唤，勇担使命，冲锋在前，夜以继日奋战在抗疫一线，先后有千余名党员主动报名，要求进入一线。在之江院区隔离病房主战场和驰援武汉一线，先后成立4个临时党支部，在关键时刻充分发挥战斗堡垒作用，凝聚前线力量。党员充分发挥先锋模范作用，不畏艰险、攻坚克难，党旗在抗击疫情一线高高飘扬。

2020年，医院党委首次获得"全国抗击新冠肺炎疫情先进集体"和"全国先进基层党组织"荣誉称号。浙大一院重症救治医疗队获"全国卫生健康系统新冠肺炎疫情防控工作先进集体"，新冠肺炎救治青年突击队荣获中国青年最高荣誉——"中国青年五四奖章集体"荣誉称号。

## 【党建与机制创新】

### 贯彻落实党委领导下的院长负责制，完善议事决策机制，推动高质量发展

2018年12月17日，浙大一院正式启动党委领导下的院长负责制。启动以来，院党委深入学习贯彻习近平新时代中国特色社会主义思想和党的十九大精神，学习落实党委领导下的院长负责制相关文件精神，紧紧围绕加强党的领导，加强党的建设，不断探索领导班子科学民主依法决策机制，健全党委会议和院长办公会议制度，推动医院高质量内涵发展，为建设国际一流医学中心提供了坚强保证。

#### 一、学习落实有关文件精神，领导班子形成共识

2018年12月以来，领导班子第一时间学习中共中央办公厅《关于加强公立医院党的建设工作的意见》、国家卫生健康委党组《〈关于加强公立医院党的建设工作的意见〉实施办法》、省委办公厅《关于加强新时代公立医院党的建设工作的实施意见》、浙江大学党委《关于加强浙江大学医

学院附属医院党的建设工作的实施办法》等文件精神。同时，深入基层调研，了解一线情况，察实情、求实效。定期召开领导班子务虚会、党委理论学习中心组学习会，围绕贯彻落实党委领导下的院长负责制交流研讨，统一认识、形成共识。

领导班子一致认为，要坚定不移地贯彻落实党的基本理论、基本路线、基本方略，落实党的卫生与健康工作方针，深化医药卫生体制改革。坚持公立医院公益性，将人民群众生命健康放在第一位，落实"双下沉、两提升"、援青援疆等工作，承担公立医院的社会责任，确保医院改革发展正确方向。贯彻执行党的教育方针，坚持立德树人。

要探索党委研究决定医院改革发展、"三重一大"及涉及职工权益保障等重大问题，推动医院医教研协同发展，坚持民主决策、科学决策，加强顶层设计。

坚持党管干部原则，完善干部选拔、任用、教育、培养、考核和监督工作。坚持党管人才原则，创新用人机制，优化人才成长环境，统筹推进医院各类人才队伍建设。

做好思想政治、意识形态和宣传工作，弘扬崇高精神，发挥文化育人作用，加强医德医风、师德师风、精神文明和医院文化建设。

完善医院党组织设置和工作机制，提升组织力，增强政治功能，加强支部书记队伍建设，抓好发展党员和党员教育、管理、监督、服务工作；充分发挥党支部战斗堡垒作用和党员先锋模范作用。落实全面从严治党主体责任和监督责任，推进清廉医院建设。做好统战和群团组织等工作。

在推进各项工作中，坚持问题导向，迎难而上、敢于亮剑，以"两山理论"为指导，科学谋划，构建医院科学发展的"绿水青山"。坚持党的建设与医院改革发展同步推进，党建与业务深度融合。明确党委班子和行政班子职责，既明确分工又协同合作，发挥班子集体智慧，一张蓝图绘到底，向着共同的目标，齐心协力创一流。

**二、探索领导班子研究决定医院重大事项机制，推动医院科学发展**

围绕探索班子科学决策机制，制定了一系列制度，制定完善《领导班子成员分工制度》《党委会议事规则》《院长办公会议事规则》《党政领导班子贯彻落实"三重一大"制度实施细则》《党委委员联系党总支、党支部分工制度》《党员院领导实施"事业之友"制度联系高层次人才》等，建立科学民主依法决策工作机制，集体领导和个人分工负责相结合，加强党对医院的全面领导，落实"一岗双责"。2019年11月首次制定《医院章程》，把党的建设工作要求写入医院章程，明确党委研究讨论医院重大问题的机制，把党的领导融入医院治理各环节，使党建工作要求得到充分体现。

进一步明确党委会议和院长办公会议的议事范围和决策程序，贯彻执行民主集中制，按照集体领导、民主集中、个别酝酿、会议决定的原则研究决定重大事项。党委会主持医院党委经常工作，聚焦研究决定"三重一大"重要事项，凡属医院重大决策、重要人事任免、重大项目安排、大额度资金使用事项均通过党委会议集体讨论决定，党委会决策主要集中在传达学习中央决策部署及上级重要会议、文件和重要决定和指示精神，研究涉及干部、人才队伍建设的重要事项，研究落实党建工作责任制有关事项，研究办院方向重大事项，制定"十四五"规划，研究落实立德树人根本任务情况，研究落实意识形态主体责任的重要事项，研究涉及员工切身利益的重大事项，研究作风建设、纪律建设及反腐倡廉工作等事项。院长办公会议决策主要集中在医疗、教学、科研、行政管理等核心业务，以及医院管理、基本建设、设备后勤、信息化建设、交流合作等重要事项。

进一步健全医院管理制度，明确重大事项的决策程序，规范决策行为，防范决策风险，健全会议制度，提高医院领导班子科学决策、民主决策、依法决策水平，充分发挥医院党委把方向、管大局、作决策、促改革、保落实的领导作用，推进医院科学发展。同时支持院长依法依规独立负责地行使职权，保证医疗、教学、科研、行政管理的各项任务完成。

### 三、健全会议制度，规范全过程管理

党委会议定期举行，一般在每周一上午召开，由党委书记召集并主持。半数以上委员到会方能召开，讨论决定干部任免等重要事项时，必须有三分之二以上委员到会。院长办公会由院长召集并主持。

会议议题经充分的会前协调或专门领导小组、工作小组讨论成熟后由

院领导提出，并提交书面材料。党建工作办公室负责汇总由院领导提出的党委会议议题，党委书记会同院长召开碰头会后确定党委会议议题清单。党政综合办公室负责汇总由院领导提出的院长办公会议议题，院长会同党委书记召开碰头会后确定院长办公会议议题清单。

强化议题的前期准备和前置审查。重大事项提交决策前，党委书记、院长和班子主要成员进行个别酝酿、充分沟通。干部任免事宜在提交党委会讨论决定前，先召开碰头会，党委书记、院长、党委常务副书记、纪委书记等参加，结合干部竞聘、民主测评结果进行充分沟通研究。干部换届调整事宜，在会前要进行干部个别谈话，征求科室负责人、支部书记等意见。对事关职工切身利益的重要事项，通过职工代表大会等方式广泛听取意见建议。专业性、技术性较强的重要事项经过专家评估及技术、政策、法律咨询。属医院专门委员会职责范围的议题，先通过各专门委员会讨论提出意见。

党委会实行一题一议。党委委员、院领导充分发表意见。重要人事任免事项通过票决方式决定。表决事项时，按少数服从多数的原则，以超过有表决权人数的半数同意为通过。

党委会、院长办公会决定事项分别由党建工作办公室、党政综合办公室以会议纪要或会议决定事项通知单的形式下达有关职能科室，由分管院领导组织实施。

落实决策回避制度、决策公开和决策督查等制度，严格党委会、院长办公会保密纪律。

### 四、贯彻落实党委领导下院长负责制的成效

两年多来，通过完善党委领导下的院长负责制工作机制，不断加强党对医院事业发展的领导，医院党委充分发挥了把方向、管大局、作决策、促改革、保落实的领导作用。尤其在 2020 年抗击新冠肺炎疫情防控战斗中，院党委始终以过硬的政治站位和责任担当，第一时间贯彻落实党中央有关疫情防控工作精神，践行"守土有责、守土担责、守土尽责"光荣使命，强化"四个集中"战略思维，统一领导，统一指挥，统一行动，凝心聚力，集中全院优势力量打大仗、打硬仗。医院各级党组织发挥了中流砥

柱作用，党旗在疫情一线高高飘扬。2019年6月，医院党委成为浙江大学首批"党建工作标杆院级党组织"培育创建单位，并于2020年9月成功通过学校验收。2020年9月，中共中央、国务院、中央军委授予医院党委"全国抗击新冠肺炎疫情先进集体"称号；中共中央授予医院党委"全国先进基层党组织"称号。

同时，院党委坚持党建工作和业务工作深度融合，有力推动了医院跨越式发展，医院取得了系列标志性成果。2019年，医院获批全国唯一一家感染性疾病国家临床医学研究中心，成为首批委省共建国家传染病医学中心和综合类别国家区域医疗中心牵头建设单位。2020年，医院在复旦大学医院管理研究所发布的"2019年度全国医院综合排行榜"中，综合排名全国第14，在中国医学科学院"2019年度中国医院科技量值"中综合排名跻身全国前3。2021年，医院在国家卫生健康委公立医院绩效考核中排名全国第6。

## 【党建与疫情防控】

## 新型冠状病毒肺炎疫情背景下大型公立医院党建工作的实践和启示

2018年12月，浙江大学医学院附属第一医院在浙江大学医学院附属医院中率先落实党委领导下的院长负责制，并在实践中不断探索，创新积累了较为丰富的经验。此次新冠肺炎疫情中，浙大一院党委坚持党建引领，凝心聚力，集中全院优势力量阻击疫情，取得了显著成效。医院党委在疫情背景下的党建工作实践，丰富了新时代公立医院党建的内涵，也为医院党建工作和业务工作的深度融合带来了众多有益启示。

**一、充分发挥院党委把方向、管大局、作决策、促改革、保落实的领导作用**

**（一）坚持公立医院的公益性**

公立医院是我国公共卫生与基本医疗的中坚力量，是实现健康中国战略目标的重要专业技术主体。浙大一院作为首批委省共建国家医学中心、国家区域医疗中心，是浙江省最早的新冠肺炎诊治定点医院。医院党委坚持以公益性为导向，始终把人民群众的生命安全和身体健康放在第一位，践行"守土有责、守土担责、守土尽责"光荣使命，坚决贯彻落实医疗救治"四个集中"原则，坚持统一领导、统一指挥、统一行动，把提高收治率和治愈率、降低感染率和病死率作为疫情防控工作的重点任务，集中全院优势力量，不计代价全力抢救患者，累计收治新冠肺炎确诊病例 105 例，危重型与重型患者占比 80%，累计治愈率达100%。

**（二）党委靠前指挥，主动作为，攻坚克难，担责尽责**

抗击新冠肺炎疫情，不仅是对公立医院业务能力的一次大考，更是对公立医院党建工作的一次大考。浙大一院党委靠前指挥，主动作为，攻坚克难，担责尽责，抗疫之初即连发 5 封公开信，号召各级党组织、广大党员干部全力投入疫情防控，发挥表率作用；艰苦的抗疫期间，在不到一个月的时间内先后火线召开了 13 次专题党委会解决疫情突发问题；提前谋划紧急预案，在前期准备基础上，迅速落实省委省政府指示，12 小时全面启用之江院区，24 小时安全转移所有患者，72 小时打造浙江抗"疫"主战场；兼顾院内院外、省内省外、国内国外战场，迅速集结 6 批次 159 名医疗队员驰援湖北武汉，派出赴意大利抗疫专家组等，创造了医护人员"零感染"、感染患者"零漏诊"、危重患者"零死亡"奇迹，向党和人民交出了一份满意答卷。

**二、充分发挥党支部战斗堡垒作用和党员先锋模范作用**

**（一）发挥党支部战斗堡垒作用**

疫情防控阻击战，是对党组织战斗力的一次检验。浙大一院党委坚持把堡垒筑在抗疫前线，4 个临时党支部先后在杭州和武汉抗疫一线组建。关键时刻，党支部在坚定信心、凝聚力量、攻坚克难等方面充分发挥战斗堡垒作用。党支部利用信息化手段召开支部党员大会，实时关心党员和医务人员工作情况和思想动态。非党员医疗队员主动向党组织靠拢，纷纷递交入党申请书，形成强大合力。从疫情突发到取得阶段性胜利的两个多月，有 78 名医护人员在一线递交了入党申请书，22 人在一线确定为入党积极分子,12 人吸收为预备党员。

### (二)发挥党员先锋模范作用

疫情防控阻击战,也是对共产党员先进性的一次考验。浙大一院千余名党员主动请缨进入负压病房、隔离病房、发热门诊等最需要和最危险的地方。在艰苦的疫情防控战斗中,一名党员就是一面旗帜,越是艰难时刻,党员越是冲锋在前,在救死扶伤和无私奉献中充分彰显了初心使命,涌现出了一大批党员先进模范。

### 三、党建与业务深度融合,构建应急管理体系

浙大一院党委坚持党建和业务深度融合,将党委领导核心作用与医院疫情防控工作紧密结合。迅速构建以党员专家为骨干,涵盖临床重点科室的一线救治医护团队,并在院内形成近千人储备力量;党组织牵头第一时间建立关怀帮扶工作机制,解决一线人员后顾之忧等,真正形成了"党委引领、党群协同、党员带头、群众参与"的工作格局,建立了党委主导、院长负责、党务行政机构齐抓共管的专项应急管理机制,确保疫情防控全覆盖。

### 四、在疫情背景下的党建工作实践带来的启示

### (一)党的领导是抗疫胜利的关键

此次疫情防控工作中,公立医院党委领导下的院长负责制制度优势更加凸显,党的领导成为取得疫情防控工作胜利的关键。浙大一院党委坚持党建引领,学习领会习近平总书记重要指示精神,不断提高政治站位,为疫情防控工作把关定向,把全院思想和行动统一到党中央决策部署上来,确保党的工作在医院抗疫前线贯彻落实到位,取得了阶段性胜利。

### (二)党员队伍建设是抗疫胜利的保障

疫情防控阻击战,是对党组织战斗力的一次检验,是对党员先进性的一次考验。浙大一院党委将战斗堡垒筑在疫情防控阻击战最前沿,教育、引导广大党员干部,把保障人民健康和生命安全放在首位,让党旗在疫情防控斗争第一线高高飘扬。实践表明,党组织和党员干部经受住了考验,磨炼了党员队伍,党组织凝聚力和战斗力显著增强。

## （三）党建和业务深度融合是抗疫胜利的有效途径

在疫情防控过程中找准党建与业务工作的结合点，党员干部在救死扶伤和奉献中体现初心和使命，专业高效做好疾病救治和防控工作，是疫情防控工作取得胜利的有效途径。浙大一院党委坚持党建引领，建立党委领导的突发重大公共卫生事件应急保障机制，实现党建和业务互融互促。

## 【党建与人才建设】

# 党建引领，海纳百川

不拒众流，方为江海。广纳人才是我们党的优良传统，习近平总书记多次强调，国家发展靠人才，民族振兴靠人才，要树立强烈的人才意识，做好团结、引领、服务工作，真诚关心人才、爱护人才、成就人才，激励广大人才为实现"两个一百年"奋斗目标、实现中华民族伟大复兴的中国梦贡献聪明才智。

功以才成，业由才广。人才是第一资源，创新是第一动力，一支高素质医学人才队伍是全面建成"双一流"医院的强大引擎。浙大一院以党建引领为核心，以"聚天下英才而用之"作为"十四五"人才建设的思想精髓，始终坚持党管人才、优中选优的原则，以更开放的视野广纳人才，凝聚起磅礴的人才力量引领和支撑，推动医院持续高质量发展。

通过人才队伍软实力的提升，创新引领医院发展，用"舍我其谁"的信心，不达"一流"不罢休的决心，实现国际一流医学中心的"浙一梦"，实现我们造福百姓的"初心"。

## 一、党建有根，铸人才队伍之魂

坚持完善党委领导下的院长负责制，始终把党的政治建设摆在首位，不断提升政治判断力、政治领悟力、政治执行力，促进党建和业务深度融合，提升党的建设整体效能，铸就人才队伍之魂。

知初心，党建有根。以党建引领为中心，全院上下开展文化传承、文化溯源，厚植思想沃土，深刻领会到浙大一院的发展历程是一部薪火相传、自强不息的创业史；是一部延揽名医、培育英才的发展史；是一部探索医学真理、建树知名品牌的奋斗史；更是一部广博慈爱、服务人民的奉献史。

重思政，心中有底。医院党委全面组织领导人才引进工作，不断完善人才引进工作格局，成立人才工作领导小组，由医院党委书记担任组长，定期召开会议，不断完善人才引进方针政策。新的历史时期，浙大一院继承发扬"严谨求实"精神，在人才引进过程中，强化引进人才思想政治考核，对海外引进人才实行风险评估，降低人才引进落户的政治风险，不断推进人才引进工作的规范化、制度化。

树典型，学习有样。代表人物是医院品牌的具体展现，是医院核心价值观的人格化，为全体员工提供了最直观的工作标准和质量，具有标杆的激励作用。医院在多个正式场合，树立人才典型，发挥示范引领作用，在全院上下形成良好的引才氛围。2020 年，医院遴选了包括党委书记、院长、抗疫英雄代表等三十余位榜样人物参与拍摄制作的《浙一生，在这里》人才宣传片，发挥先锋模范作用，学有事例，干有榜样。

## 二、党管人才，淬人才队伍之光

习近平总书记在党的十九大报告中明确强调："要坚持党管人才原则，聚天下英才而用之。"浙大一院在人才任用方面，突出政治标准，规范人才选拔流程，落实党管人才的政治责任、领导责任、培养责任、关爱责任和服务责任，淬炼人才队伍之光，逐步打造更有理想的人才队伍，奋力开创人才工作新局面。

重远略，慧眼识才。医院党委强调："浙一人要用未来的眼光看待世界，用世界的眼光看待医院发展，医院把引才育才放在头等重要的地位，通过人才队伍软实力的提升，创新引领医院发展。"为在引才中抢占先机，浙大一院先发制人，主动走进国内十余所顶尖高校巡回宣讲，提前搭建面对面交流平台，展现医院综合实力和未来发展前景，大力提升人才引力效应。

燕昭王筑黄金台招贤，刘备三顾茅庐请孔明出山。近年来，医院面向海内外广发英雄帖，先后在人民网、《人民日报》、*Nature*、*NEJM*、《中国医学论坛报》等主流媒体和顶尖杂志刊登招聘信息，在 40 余所重点高校就业网站持续发布招聘公告，积极提高人才招聘关注度。同时，通过"浙一招聘"公众号每年度发布招聘推文数十次，年度累计阅读量达 20 万次，公众号关注人数突破 4.5 万人，在升级引才宣传影响力上起着"助推器"的作用。

2019 年至今成功引进多名高层次人才、临床名师、临床百人及特聘研究员。截至 2021 年 4 月底前，引入高层次人才及特聘（副）研究员数十人。人才队伍建设进入快车道，2021 年招聘留院的医疗岗博士中，外校生源比例占近 80%，为医院发展注入"源头活水"。浙大一院荣获 2020 年浙江大学第五届引才育才组织突出贡献奖。

识大局，诚意爱才。凤栖梧桐，安而无忧。浙大一院构建全天候、一站式、全方位的人才服务保障。依托医院成立的人才引进工作小组，人力资源部、人才引进办公室联合党政综合办、党建工作办、科研部、工会、基建总务部做细做实、做全做好人才服务工作，解除人才后顾之忧。医院党委在人才招聘中高度发挥领导作用，尤其注重对人才工作的顶层设计和总体规划。院党委组织召开专项会议，就年度人才招聘工作成效及问题进行深入探讨，并结合全院人力资源现状、国内顶尖医院及省内兄弟医院人员配置情况，对下年度招聘计划进行科学规划。2021 年招聘专项讨论会议明确招聘应加强临床业务骨干引进力度；提高博士、外校及海外生源占比，优化人才结构；要求加大青年人才储备力度，避免人才发展后劲乏力。会议提出优先组织博士批次招聘，抢占先机锁定优秀生源。同时出台留院博士发放安家费，博士建奖时间提前等保障政策；协助解决人才住房、子女入学、配偶工作等一系列人才关心的实际问题。另外，针对海外人才，人才工作办公室全程协助办理外国人来华工作许可证、居住证、永久居留身份证（"绿卡"）等，既起到激励高层次人才的作用，又借以激励现有人员。

建机制，大胆用才。外要识才聚才，内要爱才用才。习近平总书记在谈到人才成长规律时，强调"厚德育才，德领才、德蕴才、德润才。"选才用才，以德为先，任人唯贤，坚持做到五个"不唯"，树立用全新的视角和理念来评价和发现人才。医院依托国家、浙江省和浙江大学的人才引进项目，引进了大批海内外人才及其团队，极大地带动了医院的学科发展。配合国家、省及学校人才引进相关政策，医院专门出台《浙江大学医学院附属第一医院人才引进实施办法（试行）》，并借助公益基金、"双峰"建设资金，医院加大人才引进专项基金年度预算。

走可持续发展道路，加强中青年技术带头人及学科建设，及时研究、处理学科建设的问题和困难，在人员配备、科技投入、设备购置、教育培训等各方面对领先学科及相关人才予以倾斜。积极帮助各科室申报各级领先学科，使整个工作做到有计划、有措施、有督查、有提高，使学科建设与高层次人才、中青年学术技术带头人培养融为一体，相互促进。

畅通人才引进"绿色通道"，对紧缺高层次人才或实用人才，采取定时录用、调配和随时招聘相结合的办法，满足工作需要。

### 三、联建共创，扬人才队伍之长

世界之变，时代之变不断带来新的挑战，同时带来新的机遇。面对百年未有之大变局，院党委始终坚持党管人才、优中选优的原则，多措并举建设和培养人才队伍，全心全意谋发展，不断完善人才管理与建设机制，全力营造人人皆可成才，人人皆能成才的良好发展环境，为人才成长提供沃土，使各方面人才各得其所、尽展其长。

党建统领，完善公正公平的建设机制。培训促成长，根据员工的具体岗位需求，为其提供有针对性的岗位培训，利用医院提供的各项资源促进自我价值的提升，提高员工的岗位能力；着重加大国际交流力度，选派优秀医务人员到美国、加拿大、新加坡、德国等国家的著名医疗机构开展合作研究、学术交流、访问进修，学习国际先进医疗技术，强化高级技术人员的培养工作。

评估促发展。公正公平的激励评估机制是爱才用才的重要标准，也是人才成长的重要环节。医院激励性评价主要包含职称晋升、岗位等级晋升，其中尤其以职称晋升作为激励性评价的主要代表方式。为遴选真正致力于党和国家事业建设的人才，职称晋升评价过程中始终坚持以党性为核心的评价体系。

在 2020 年的新冠肺炎疫情中，作为全省首家新冠肺炎救治定点医院，全院医护人员白衣执甲，勇担使命，用最硬担当，竭尽所能，抗击病魔，挽救生命。这种无私无畏的大爱与党的思想建设目标高度契合，浙江大学和附属医院调整了相应的晋升优惠政策，将抗疫期间的表现作为人才评价的重要考量因素。

2020 年起，浙大一院作为浙江大学附属医院中首家卫技人员岗位分类评价改革试点单位，从改革政策制定到实行各个环节，始终坚持党管人才的宗旨，党委在政策研究、宏观指导等方面充分发挥统筹协调作用。评价秉承立德为先的原则，以"破五唯"和临床技能考核为抓手，同时评价其主动学习态度和社会服务能力。在 2020 年试点取得阶段性结果的基础上，2021 年医院将从多种维度考核德能，进一步细化岗位分类，完善德、医、教、研、社会服务及继续教育等得分量表，突出过程性评价及试行"工匠"式岗位能手晋升绿色通道等方面进行改进。

技术赋能，构建招聘管理双模式。2015 年，医院开始启用招聘线上管理平台，2019 年，更新招聘管理系统，全线打通了简历投递、初选、复选、笔试、面试、体检、录用等招聘环节，完成 PC 端、微信端、钉钉端及院内网、院外网多端口多路径全流程线上管控，实现了人力资源部及招聘科室等多角色协同作业。招聘动态实时同步，人力资源部、招聘科室及应聘者可实时跟踪招聘进度，线上双向反馈考试安排及参试意向，有效提高了协同办公效率。

自系统上线以来，共接收并审核了 5 万余份简历，签约录用近 4 000 人。在全院人力资源管理系统更新建设的契机下，将继续夯实招聘工作信息化基础，并努力推进数字化改革的浪潮，全面对接医院人力资源管理系统，实现跨部门跨业务的数据互联，全线打通数据融合，为业务赋能。在招聘计划模块，将探索实现科室人力配置的大画像，为决策提供精准洞察；同时，招聘系统录用人员信息将与人力资源系统自动同步，实现系统互通，数据共享，业务联动。

统筹发展，"智慧管理"助推"智慧医疗"。从 2019 年开始，医院出台多项政策加大学科后备人才及学科骨干培养力度，统筹六大院区综合布局搭建人才平台，充分激发人才活力。鼓励技术创新，优化资源配置，促进大项目及大成果的形成，集中抓好国家级人才项目、国家级青年人才项目等优秀人才的培养。

每年在院举行的国内外学术活动很多，将特定的学术成果推广出去的同时，也更好地提升了自己。多院区集团化运营为医院发展赢得一个难得的战略机遇期，也为医院人才队伍发展提供了有利条件。在多院区集团化、同质化管理和运行中，敢于创新，加强协作，寻找最优模式和最佳实践，通过"智慧管理"助推"智慧医疗"，推进人才队伍建设，带动医院向更高质量发展迈进。

### 四、严管厚爱，聚人才队伍之心

医院始终牢牢把握党的政策方针，不断改进人才建设机制，致力于最大限度激发人才的社会责任感、报国情怀和奋斗精神，凝聚人才队伍之心，让人才创新创造活力充分迸发。

搭建平台，形成干事创业的发展氛围。分类培养，因材施教，使人才建设和基地建设得到完善，构建科学合理的人才梯队。内引外联，创新人才引进思路，不拘一格引进高层次人才。他们不仅在各自的学科领域表现出色，而且发挥桥梁和纽带作用，有效推动医院相关学科的建设与发展。在国家医学中心和区域医疗中心建设的背景下，发挥地域优势，推动医院平台建设，推进多院区集团化、一体化、精细化、数字化管理，努力为科研人员提供一流的研究平台，创造良好的工作环境。培养领军人才，鼓励技术创新，优化资源配置，促进大项目及大成果的形成。

党建引领，营造风清气正的学术生态。以党建为引领，强化组织体系和干部队伍建设，积极构建基础与应用研究相互促进，多学科相互支撑、交叉渗透、协调发展的学科体系，形成良好的学科生态。构建互相欣赏、互相支持、弘扬正气的学术生态，共同瞄准医学前沿，发挥自身学科特点和学科优势，突破学科界限，奋勇创先，形成和谐团结向上的精神风貌，为我国生命健康和医疗卫生事业发展作出更大贡献。

## 【文化与品牌塑造】

## 党建引领，宣传带动，助推医院特色品牌塑造

公立医院是我国医疗卫生体系的主体，是守护人民群众生命健康的主阵地，是党和国家联系群众、服务群众的重要窗口。对大型公立医院而言，优质的品牌不仅关乎医院在社会大众和患者心中的形象与认知度，更是社会民生工程的重要体现。医院品牌与文化之间有着密不可分的关系，品牌背后是医院文化的长期积淀，是医院文化的外在具体表现。品牌塑造是一个系统长期、内外兼修的过程，浙江大学医学院附属第一医院党委历来重视文化建设与品牌塑造，坚决贯彻执行党的基本路线、方针、政策，全面坚持党的领导，以党建引领宣传，通过大力度、高质量、多渠道的宣传外塑形象、内聚人心，进一步夯实医院文化软实力、提升品牌影响力。近年来，浙大一院迈入高质量内涵发展的快车道，在品牌塑造方面多角度全方位探索了许多开创性工作，在全省乃至全国成为标杆。

### 一、党委把方向、管大局，多措并举保落实

### （一）理关系：明确职责定目标

明确职责是确保工作顺利开展的基本要求，浙大一院是浙江省内最早设立专职部门进行医院宣传和品牌塑造的公立医院。传统模式下，医院的宣传和品牌建设工作一般由医院办公室、党政办公室或综合办公室等部门负责，存在一定的职能交叉和职责不清的问题，浙大一院院领导高屋建瓴、统一指挥，在全省公立医院中率先设立宣传中心，明确全院内外宣传和品牌打造的各项职责，在厘清工作思路的基础上也进一步提升了工作效率，强化了品牌塑造的专业性和系统性。

理顺内部关系，宣传工作在院党委的统一领导下开展，由院党委常务副书记分管，负责指导宣传思想工作的开展。为了实现宣传工作的全覆盖和品牌建设的精准化，宣传中心在全院首创"分片包干制"，由专职宣传人员点对点对接各科室，明确宣传工作赋能医院发展的目标，相对固定的

联系制度也让宣传人员更加深入了解科室的历史发展、先进技术和未来方向，让小科室汇聚大品牌，更有利于提升品牌质量。

理清外部关系，宣传品牌建设受到浙江省卫生健康委宣传处和浙江大学党委宣传部的指导，定期开展上下级的业务交流。全媒体时代，传统媒体和新媒体相互交织，给医院品牌宣传建设带来新的挑战，宣传中心厘清与媒体之间的关系，构建良好的媒体关系，为品牌塑造争取外部优势资源。

### （二）建机制：创新发展固保障

制度是文化建设与品牌塑造的保障，在实践中，机制必须跟随环境发展进行适时调整。为更好提升工作效率，整合资源，集合多方力量，打出宣传组合拳，院党委顶层设计，制定出台了一系列规章制度，在全院设置通信员制度，科室主要负责人分管宣传，科室微信公众号运营责任到人，每年召开宣传工作会议总结经验、为未来发展谋定方向，指导进行了很多创新性探索，摸索出一些全省首创的做法，将医院文化融入品牌建设中。

周例会、月简报制度。以此形成闭环管理，监督产出结果，有效优化工作开展，通过周例会、月简报，对品牌塑造工作结果形成反馈，及时发现问题、解决问题，推动品牌建设向高质量发展。另一方面，出台宣传工作奖励办法，全面提升全院员工文化品牌建设的积极性，激发各方面的活力，为品牌塑造注入源源不断的物质和精神动力。

舆情管理制度。对任何组织而言，舆论是影响品牌的一把"双刃剑"，通过出台《浙大一院网络舆情处置工作管理办法》明确网络舆情的规范化处理，实现 $7 \times 24$ 小时全天候舆情监控，及时有效把控负面舆情，相当于为品牌建设设立预警机制，将文化品牌建设的不利因素最小化。

新闻"午餐会"制度。首创新闻"午餐会"，通过一种自由式的、圆桌式的新型新闻发布模式，将权威媒体汇集在一起，对医院医、教、研各方面进展进行小范围、快速化、集中式的报道，短时间内向社会传递医院良好的品牌形象，并通过常态化的运行，增加品牌曝光度。

### （三）组队伍：广纳人才促活力

人才队伍是品牌建设的源头活水，与机制组成了浙大一院文化与品牌塑造的"两翼"。浙大一院拥有一支出色的文化与品牌塑造队伍,以宣传中心为基本班底,广泛吸收院内有思路、有热情的员工参与其中,形成了一支专业技术过硬、群众基础扎实、覆盖范围广泛的队伍。在工作开展中,个人发展与医院文化逐渐融合在一起,共同提升。

在品牌塑造的主阵地,宣传中心由一批高学历、专业对口、平均年龄在 30 岁左右的年轻人组成,经过几年的磨练,已成为医院宣传工作的骨干力量,不仅有工作激情,还有想法、有活力,不断学习提升新的传播知识和能力,成为一支强大的集文字、影像、美编、推广于一体的品牌塑造队伍。

同时在院内组建了一支强大的网络宣传队伍,为品牌建设工作增添力量。200 多位科室通信员和微信公众号子账号管理员,成为品牌塑造延伸到最基层的触角,协助大力挖掘发现日常工作中展现医院文化和学科品牌的人和事。100 多位网络评论员,在网络上随时监测影响品牌形象的舆论信息,并与医院舆情处置工作联动,维护医院网络品牌形象。

## 二、深挖医院文化宝藏,360 度塑造医院品牌

### (一)多平台:全网覆盖展形象

浙大一院充分顺应新媒体时代发展浪潮,多平台搭建医院品牌建设的载体和渠道,主动占据各类新媒体宣传阵地,将新媒体在品牌塑造中的社会效益最大化。浙大一院构建了"两微两网两刊多号"的立体化宣传矩阵,将新媒体和传统媒体相融合,把握品牌塑造和文化传播的主动权。

医院目前拥有官方微信、微博、官网、内网、院报、院刊、视频号、人民号、抖音号等平台,可以开展文字、图片、视频等多种形式的品牌传播。

医院官方微信号是品牌塑造的主要平台,定位明确,以人民群众就医需求为导向,集成了便民服务、医学科普等多项功能,是医院品牌的最重要展示窗口。经过多年运营,目前累计拥有粉丝共计 140 余万,长期位列全国健康传播类医院公众号前列,创作了数十条阅读量突破 10 万的原创科普,在社会上引起强烈反响,"浙一科普"成为医院品牌的一个重要组成部分。

### （二）重策划：既有高度又有温度

如每一代"浙一人"都时刻紧跟社会健康热点，攻克民众最关注的医学难点的文化传承一样，浙大一院的宣传工作也紧跟时事热点、社会焦点，在科普中融入医院的医、教、研工作，在润物细无声中塑造良好的医院口碑。

开展品牌策划，展现医院担当。长期以来，宣传品牌塑造都紧紧围绕医院中心工作，时刻服务医院学科发展，作为国际知名的器官移植中心，浙大一院的"移植精神"是医院核心文化内涵之一，宣传中心围绕多器官移植、大器官联合移植、"小黄人"儿童肝移植公益计划等进行了深度的宣传策划，落实脱贫攻坚社会责任，使医院移植品牌不断深入人心，体现医院深厚的文化底蕴、学科实力与责任担当。宣传推动品牌塑造，带动了学科声誉，在复旦版"中国医院排行榜"的声誉榜单中，发挥了重要的作用。还经常性开展肿瘤专题科普、浙大好医护典型代表宣传、医师节、护士节等品牌传播，将医院的科学性、专业性、人文性等文化品质展示于众。

紧跟社会热点，关注民众所需。在一些具有社会影响力的公众人物被爆出患有某些疾病时，能及时跟进相关疾病的科普，为民众答疑解惑，有力促进了结直肠癌、肝癌、乳腺癌等疾病在民众中的科普度，提高疾病防治能力。同时围绕日常生活中的普遍现象，结合学科优势特色，将可读性和专业性相结合，将接地气与讲科学相融合，网红眼药水、减肥代餐肝衰竭、无糖饮料……从这些全民关注的新闻点中挖掘科普，将医院作为医疗机构的基本品牌形象传递给社会。

通过精心策划，浙大一院宣传工作充分展示了医院严谨求实的文化价值，进一步弘扬了浙一"移植精神"，彰显了医院建设国际一流医学中心的信心，使医院品牌更加深入人心。

### （三）媒体互动：活用资源强印象

品牌塑造不仅要自己会"吆喝"，还需要借助外部力量发声，在这一过程中，浙大一院宣传中心始终与媒体良好互动，为医院品牌打造营造良好的外部环境，同时也运用媒体资源点燃"一把火"。

在以往的品牌宣传模式中，多是新闻媒体先发声，往往会存在一定的滞后性，但浙大一院宣传工作开创了一种新模式，即医院原创首发、媒体即时转发、全网瞬时爆发的联动模式。把握媒体新闻需求，有效将媒体宣传和医院自身品牌建设结合起来，由医院率先原创发布涉及医院各方面的宣传内容，并尽可能为媒体进一步提供详尽专业的内容，各级权威媒体在各平台进行转发，从而集中式地占领网络战线，让医院品牌形象及时、长期、全面地展示在社会大众面前。

血液科救治丽水高考状元、儿科护士长写给新生儿父母的感谢信、嘉兴女医生去世捐献器官、一天进行三台肺移植手术、心肺联合移植手术、总部一期救治 20 分钟心搏骤停大伯……一件件带有浙一印记的新闻事件频繁出现在新华社、人民日报、中央电视台等媒体平台上。

同时，对于涉及医院的突发新闻，浙大一院也能及时跟进，及时展现医院良好形象，如余杭区民警坠楼抢救、知名直播主播在之江院区接受半月板手术、公交车上大伯突发心肌梗死进入医院抢救等，在这些新闻传播中注入医院的品牌形象，传播正能量，得到了非常良好的反应。

增强同媒体打交道的能力，不是应付媒体，也不是利用各种公关技巧欺骗媒体，更不是对付和摆平媒体，而是懂得尊重媒体，尊重新闻传播规律，充分运用好媒体这一平台。时至今日，浙大一院的各新媒体平台已经成为各级媒体的稿件池，在为新闻媒体提供源源不断的素材的同时，也夯实了其在省内医疗健康领域的领头地位。

### 三、新冠肺炎疫情勇担责，精准传播提升形象

长期以来，"宣传赋能医院发展"的理念在工作中一以贯之，指导了品牌塑造具体实践，取得了重要成果。在 2020 年新冠肺炎疫情中，宣传工作在党委领导下与临床救治等业务深度融合，紧跟医院整体部署有序开展，调动了全院积极性，同时也在中央及省市各级媒体树立了浙大一院国家队的正面形象，全面反映浙江及浙大一院抗击疫情"预判精准、准备充分、科学救治、保障有力"，进一步提升凝练了医院社会形象，品牌美誉度也更加深入人心，在科学科普知识、有效消除公众恐慌情绪、增强社会抗疫信心等方面发挥了巨大的作用，得到了民众的广泛认可。

### （一）迅速应对，组织保障有力

面对这场来势汹汹的疫情，早在浙江省出现疑似或确诊病例前，浙大一院宣传工作就在医院党委的领导下，严明宣传纪律，密切关注疫情发展形势。宣传工作与疫情防控工作同步开展，在科学规范做好个人防护的情况下，宣传中心人员已深入庆春院区发热门诊、负压病房示教室等区域，留下了珍贵的图片和视频影像资料。

2020 年 1 月 19 日，杭州市第一例新冠肺炎病人在浙大一院确诊，医院立即启动疫情防控各级预案，宣传中心在响应医院全院动员的同时，迅速启动宣传工作，成立宣传联络组，调集全院优势力量，开始围绕疫情防控进行总体宣传策划，制订了一系列工作方案，并加强与党建工作办公室、党政综合办公室等部门的协作，从之江院区筹建办紧急抽调一名文字工作者，明确各成员的职责分工，成立了文字报道组、视频图片组、媒体联络组、新媒体制作组等分支小组，保障了人员队伍的充实，随时待命。

每天召开短会，部署一天工作，确定报道选题后随即进入状态，采写、拍摄、制作等小组分工合作。所创作的作品除了以文字展现，还创造性地通过海报、视频、图片等形式展现，通过微信、微博、抖音、今日头条、人民号等多平台矩阵传播，医院勇担重任的品牌形象逐渐凸显。

### （二）组织媒体宣传报道有序，引导社会舆论正面向好

在医院紧急启用之江院区作为新冠肺炎患者集中收治定点医院之后，宣传中心立即将工作重心转移到之江院区，在之江院区设立浙大一院媒体中心，制定媒体采访流程和信息发布流程，积极组织各媒体前来宣传报告，每天都有多家媒体在之江院区媒体宣传点办公发稿，其中，积极安排中央电视台记者进入隔离病房，央视记者在隔离病房内留下了大量珍贵视频资料；安排浙江卫视三名记者在之江院区驻点报道，每日均在浙江卫视新闻中进行报道……在有序的组织下，将浙大一院新冠肺炎救治情况及时传递到社会，及时给处在担忧中的公众以正面积极向上的力量。

2020 年 1 月 19 日至 4 月 8 日，各类媒体共报道浙大一院抗疫工作 1 454 次，其中国家级媒体报道 180 篇，省市级媒体报道 1 274 篇，其中中央电视台报道 26 次，新华社报道 93 次，中新社报道 46 次。借助国家级、

省级权威媒体的力量，将"浙大一院"的名号在全国打响，彰显了医院强大的医疗实力。

中央电视台连续在《新闻联播》《东方时空》《新闻1+1》《新闻直播间》等栏目进行报道或直播，《新闻联播》报道我院党委在疫情防控中的作用。

央视频抖音号发布医护人员与孩子在隔离带内外相见短视频，点赞超500万、评论超15万、转发超2万；"敬礼男孩"的视频被浙江大学、央视新闻等账号转发；元宵节出生的小汤圆受到全国人民关注，《新闻1+1》播出，在央视新闻微博账号上播放量超1 000万；多位专家参与浙江卫视《众志成城 防控疫情》直播节目。

### （三）充分利用多种新媒体手段，及时发布权威消息

宣传中心充分利用各种新媒体手段对外第一时间发布信息，从疾病科普，到社会捐赠、救治情况、病人出院等，都及时通过多媒体平台向全社会公开，保证信息公开透明。我院先后4位专家出席省政府新闻发布会，回应社会关切。

"郑霞医生连夜驰援武汉""半小时内完成患者转院""首批患者康复出院""元宵节新冠肺炎孕妈生下小汤圆""第一批新冠肺炎患者出院""第一例全国高龄新冠肺炎肺移植手术""96岁高龄患者康复出院""患者出院感谢医护人员"等信息一经微信发布，引起极大反响，提振全院上下及社会大众的信心。

从2020年1月19日至4月8日，浙大一院采写原创微信133条，制作原创视频52个，制作原创海报55张。其中超过10万阅读量的微信超过10条，《为什么她今天必须绕道去武汉？我们等你回家！》获得30万阅读量，《集中救治、打赢硬仗，30分钟安全转移新冠肺炎患者，浙大一院紧急启动之江院区应急保障》获得41万阅读量……在中国医师协会健康传播工作委员会发布的微信影响力榜单中，1月20日至26日排名全国第三，1月27日至2月2日排名全国第四。

浙大一院抖音发布《国宝级医生，曾抗击SARS，经历H7N9！他是浙大一院的定海神针——方强》点击量81万，《集结再出发！浙大一院连夜组建141人赴鄂医疗队》点击量12万，《浙江加油，武汉加油！》点击

量 24 万，取得了良好的社会影响力。

**（四）积极关注舆情，为医院发展创造良好舆论环境**

坚持党管宣传，在新冠肺炎疫情中，浙大一院宣传工作在党委领导下，根据医院整体部署，围绕舆情监测与处置、媒体采访、新闻发布等方面内外联动、有序开展。积极组织人员采写隔离病房、驰援武汉一线的党员医护人员先进事迹，对职工、党员纷纷递交"请战书"，成立临时党支部等进行重点宣传。《党组织是抗击疫情的中流砥柱》《党旗在浙大一院抗击疫情一线高高飘扬》等报道在光明日报、中央电视台等国家级媒体刊登。

在整个疫情宣传报道工作中，宣传中心一直讲规矩、守纪律，一方面内部传达相关会议精神，要求所有成员密切关注网络舆情，做好表率作用，不随意发布任何非权威信息，紧急制订针对此次疫情的舆情处置方案；另一方面，根据医院舆情监测与处置方案，与第三方舆情监测平台合作，7×24 小时不间断对网络舆情进行监测，对不良信息按照分级方式进行通报，实施不良信息监控及处理手段，提供舆情日报、周报、月报，根据网络舆情处理机制标准，进行不违反国家法律规定以及合理的介入，不仅未发生重大负面舆情，而且对医院整体救治工作进行了非常正面有效的宣传，为各项工作的开展创造了良好的舆论环境。

## 【党建与立德树人】

## 党建引领下的医院医学教育

百年大计，教育为本，教育是国之大计、党之大计。《国务院办公厅关于加快医学教育创新发展的指导意见》（国办发〔2020〕34 号）指出，要落实立德树人根本任务，把医学教育摆在关系教育和卫生健康事业优先发展的重要地位，立足基本国情，以服务需求为导向，以新医科建设为抓手，着力创新体制机制，分类培养研究型、复合型和应用型人才，全面提高人才培养质量，为推进健康中国建设、保障人民健康提供强有力的人才保障。浙大一院教学工作在医院党委领导下，紧紧围绕立德树人的根本任务，围绕培养什么人、怎样培养人、为谁培养人的根本问题，以历史的站位、发展的眼光，秉承浙江大学"求是"学风，培育浓厚教学氛围，使"严谨求实"成为医院深厚底蕴的文化基因，贯穿了医院教学发展的整个历程。

## 一、治学理念与传承

### （一）立德树人

医学教育是卫生健康事业发展的重要基石。医学教育的目的是培养社会认可的医学人才，"国无德不兴，人无德不立"，社会认可的首要基础是社会责任和职业道德。从成功的教育到高质量的服务是一个环环相扣的过程，每一个环节都要引导学生树立正确的理想信念、学会正确的思维方式。医院首任院长王季午教授是著名的内科学、传染病学家和医学教育家，他把毕生的精力献身于祖国医学教育事业。抗日战争时期，原本在美国进修的王季午教授毅然决定回国从事医学教育工作。中华人民共和国成立后，国内使用的传染病教材均为外国教材，王教授充分结合国情，先后3次主编了高等医药院校教材《传染病学》。他在临床教学中十分重视医学理论与医疗实践相结合的教学方法，教育学生把基础知识应用于临床实际，综合分析病情，作出正确的诊治，他所培养的学生以学风严谨、基础扎实、思路宽广见称。王教授用一生践行了严谨求实的治学理念，用实际行动为后人树立了学习榜样，"严谨求实"也自此成为医院发展的核心价值观。

### （二）严谨求实

"为学须先立志。志既立，则学问可次第着力。立志不定，终不济事。"医院秉承的严谨求实文化血脉延续至今，"教学烙印"愈加深刻，内涵日臻丰富，教学工作内容从传统的院校教育延伸至毕业后教育和继续医学教育，教学工作的目标也从推动全员树立终身学习和发展的理念到将医院打造成为医学人才培养高地，从而为人民提供兼具医学专家和医学科学家品质的研究型、复合型和应用型人才。

1946年秋，国立浙江大学医学院招收第一批医学本科生。1952年是浙江大学医学院附属医院开业后的第五个年头，180 名医学生进入临床，为医院注入了新鲜血液，也标志着医院正式开启本科教育工作。1963 年起，浙江医科大学根据中华人民共和国教育部规定开始招收研究生，"浙江省首例心脏移植之父"严志焜教授成为我院录取的首位胸外科研究生，师从石华玉教授。1986 年，医院全面推进住院医师培训试点工作，成为我院住院医师规范化培训的雏形。1996 年，医院紧跟国家医学教育工作步伐，在中、高级卫技人员中推广使用浙江省继续医学教育学分登记表，继续教育学分的管理工作正式开展。2007 年，医院成为首批卫生部专科医师试点培训基地。2014 年，医院成为首批国家住院医师规范化培训基地。2017 年，我院神经外科、呼吸与危重症医学和心血管病学 3 个专科培训基地遴选成为国家首批专科医师规范化培训制度试点培训基地，由此拉开了医院专科医师规范化培训工作序幕。2020 年，医院成为浙江省唯一的公卫医师规范化培训临床实训基地，开始公卫医师规范化培训的探索。

作为浙江大学第一所附属教学医院，医院一直履行着以德育人、以文化人的医学教育职责。发展至今，医院成为国家首批临床教学培训示范中心、国家住院医师规范化培训示范基地、"中国精英教学医院联盟"创始成员单位和高校附属医院临床实践教育联盟副理事长单位，在首届全国高校附属医院临床实践教育质量评价中位列全国第十。医院拥有国家住院医师规范化培训专业基地 23 个（重点专业基地 1 个）、国家专科医师规范化培训试点基地 8 个、国家级继续教育基地 2 个。仅 2020 年医院就承担了2 413 名培训对象的教育教学工作，包括本科生 524 人、研究生 1 022 人、住院医师（不含专业型硕士）755 人、专科医师 73 人、公卫规范化培训等其他类型培训学员 39 人。2020 年共获批 127 项（国家级 110 项，省级 17 项）继续医学教育项目，累计培训医疗人员 11 000 余人。

### （三）改革创新

过去一个世纪，全球经历了 3 代医学教育改革。医学教育的重点从以科学为基础的课程设置到以问题为基础的教学创新，第 3 代改革致力于以卫生系统为基础，借鉴全球经验，有针对性地确立岗位胜任能力要求，从而改进整个卫生系统的绩效。党的十八大以来，我国医学教育紧跟全球步伐、蓬勃发展，为卫生健康事业输送了大批高素质医学人才，他们在各类突发公共卫生事件中发挥了重要作用。

在这样的时代背景下，医院的医学教学工作也在不断的改革与变化中不断提升。1998 年，医院更名为浙江大学医学院附属第一医院，并开始实行"院系合一"教学管理体系，实现了临床医学院与附属医院领导班子一体化、教研室与临床科室合一、教研室主任与科室主任合一、教师与医师合一，让医学教育成为医院整体管理不可分割的一部分。2005 年，浙江大学成为教育部批准的全国具有八年制医学教育招生资格的高校之一，八年制医学博士培养模式参考了美国加利福尼亚大学洛杉矶分校（University of California，Los Angeles，UCLA），采取了模块化课程学习，实行"八年一贯、两段完整"的"4+4"模式，使医学生在具备扎实深厚的人文社会科学和自然科学基础上培养临床岗位胜任力，医院也由此开始了接轨国际的精英化医学人才培养模式的实践。随着医学教育国际化不断深入，浙江大学先行开展来华留学生本科教育项目，2006 年，医学院招收第一批来华留学医学本科生（bachelor of medicine & bachelor of surgery，MBBS），医院正式步入国际化医学本科人才培养队列，开始积极探索构建接轨国际、贯穿全程的医学专业英语教育教学体系。2014 年，由浙江大学牵头，医院联合香港大学、清华大学和中国疾病预防控制中心成立感染性疾病诊治协同创新中心联合培养研究生，共享核心单位丰富和宝贵的教学资源，优化课程体系，实现成员单位间课程和导师资源共享，其课题《协同创新机制下的感染病学研究生培养模式的改革与实践》获浙江省和浙江大学教学成果一等奖以及陈小英医学教学成果奖。

## 二、质量共建与创新

### （一）党建引领

回首建院初，医院仅有医生 23 人，教学工作举步维艰，但王季午院长排除万难从全国各地聘任了一批知名教授来院工作，如解剖学王仲侨教授、生理学李茂之教授、放射学张发初教授、内科学郁知非教授等，为医院的教学传承播下了优异的种子，使田家园成为众多浙医学子理想的求学之地。七十余年的风雨洗礼，驻扎在这片沃土之上的浙一人，以敢为人先、坚定理想、百折不挠、忠诚为民的"红船精神"，把医院从昔日的"弄堂医院"打造成为能够独当一面的省内第一教学医院。建院至今，医院形成了"以卓越的医疗品质促进人类健康"的使命和"成为国际一流的医学中心"的愿景。

医院教学管理团队也以立德树人为根本任务、以严谨求实为教育基石，完善教学管理运行机制，向着专业化、精细化的方向逐步发展。1993年12月6日，医教科分为科教科和医务科。2012年5月2日，科教科正式划分成立教学科和科研科。2018年，成立浙江大学医学院第一临床医学院，同步配套医院教育教学委员会、教学督导委员会，从顶层及第三方督导角度评估医院整体教学工作与发展情况，下设教育办公室、教学质量管理中心、教学信息技术中心、教学技能中心等教学职能机构。在人员配备上，除了设立各个教研室负责人及专兼职教学管理人员外，还专设思政副主任、思政管理人员数名。通过建立与医学院的党建共建工作机制、统一细化支部考核方案，开展党员日常教育与管理工作，全面构建符合医学人才培养模式改革需求的党建引领下的大思政格局。

### （二）稳步发展

"发展是第一要务""发展解决问题，发展到新阶段也迎来新问题""发展中遇到的问题，要用发展的办法来解决"。医院教学工作正是在不断地发现问题、解决问题中稳步发展。医院教学工作发展至今，形成了一套完整的临床医学人才培养体系和严格的培养过程。教学质量是医院教学工作发展的重中之重，必须用发展的眼光处理好各个阶段影响教学质量的问题。我国著名的内科学、血液病学家，也是我院历任院长之一的郁知非教授对教学工作要求十分严格，参加查房的年轻医生必须熟悉病人病情，思路清晰。当年曾有一位年轻医生因回答不出郁教授提出的问题竟急得晕过去，当时教学查房的严格程度可见一斑。

"十三五"期间，医院修订和完善基本教学制度24项，相继出台《教学督导委员会工作条例》《研究生论文院内评审机制》《教学查房规范》等文件和规范20项，通过完善和规范临床教学工作质量建设，实现了"天天查、周周练、月月评、季季督"的临床教学质量管理机制。医院也很重视教学质量反馈工作，建立了每半年一次的教育教学总结交流制度，通过召开半年度医学教育委员会会议和教学督导委员会、季度专业基地工作会议、月度医学医院教育工作组会议、周次职能部门会议等，实时反馈医院教学发展中存在的新问题、探讨和落实新的解决方案。

为鼓励医院教学人员不断发现和思考教学发展问题，营造"重教育研究、以研究促教育"的良好氛围，在医院党委领导下，医院以"立德树人"为中心，结合医院实际，启动了院级教育研究项目立项工作，促进医院医学教育改革与发展。2018 年 5 月正式通过《浙江大学医学院附属第一医院医学教育研究项目立项和管理办法》，每年设立重点项目 5 项（3 万 / 项）、一般项目 20 项（3 万 / 项），项目在项目立项人晋升时效力等同科研项目立项。截至 2020 年，共评选重点项目 10 项、一般项目 41 项，总计投入医院教学研究经费 71 万余元。

**（三）与时俱进**

"在杭州点击鼠标，联通的是整个世界""与时俱进是马克思主义的理论品质，也是浙江精神的内在要求"，《"健康中国 2030"规划纲要》提出要深化健康医疗大数据在教育培训等领域的应用。2012 年，医院先行将继续教育人员学分登记档案纳入医院技术档案中，学分完成情况与晋升挂钩，实现最早的教学信息化管理。2015 年，医院坚持"以学生为中心"理念，以杭州互联网和大数据技术优势为支撑，率先搭建医院教学评估平台，全面推行教学对象、带教老师、轮转科室的 360 度评估机制，评价结果作为季度 / 年度科室绩效、综合考评、质量改进的依据。

"创新是第一动力"，2017 年开始浙江省作为全国唯一试点省，开展行政"最多跑一次"改革。浙大一院也及时实现了数字化医院转型，带动教学管理模式及培训方式的转变。医院通过反复梳理行政管理职能权利清单，制订了"最多跑一次"事项表单，配合医院教学信息化管理平台，以行政"减法"为医院教学管理工作增效加速，推进教学治理体系和治理能力现代化。截至 2020 年，覆盖本科生、研究生、住院医师、专科医师、师资管理等的全教学信息化管理平台陆续上线并投入临床教学使用，实现教学轮转、教学活动、考勤上报、师资培训、绩效考核、成绩反馈、质量控制等多个教学管理环节的"最多跑一次"目标。医院一直致力于强化现代信息技术与医学教育教学的深度融合，探索智能医学教育新形态。"传染病学""外科学"课程分别于 2006 年和 2007 年评为国家精品课程，耳鼻喉科学教研室凌玲等制作的 CAI 课件《喉部检查法》、皮肤性病学教研室方红等制作的视听教材《皮肤性病的症状及诊断》分获"卫生部首届优秀医学视听教材及 CAI 课件奖"课件类一等奖和"卫生部首届优秀医学视听教材及 CAI 课件奖"视听教材类二等奖，内科学教研室《内科学网络课件》、传染病学教研室《传染病学教学网站》和皮肤性病学教研室《皮肤性病学教学课件》获浙江省第六届高校教师教学软件评比二等奖。

2020 年，医院总部一期开业，4 000 平方米的临床技能中心正式投入使用，中心包含基础技能训练中心、腔镜虚拟仿真培训中心、AHA 培训中心、模拟医院、16 个 OSCE 考核站、机考中心等，为全方位、多学科临床模拟课程提供了夯实的基础。临床技能中心智能辅助管理系统也同步上线，进一步助力提升医院教学管理效能和培训质量。2020 年，医院获得浙江省级虚拟仿真实验教学建设项目 3 项。

### 三、教学团队与发展

#### （一）人师初心

"人才是第一资源"，"经师易求，人师难得"，在新时代的新起点上，临床一线教师肩负着落实立德树人根本任务和培养能实现"健康中国2030"伟大中国梦的医学人才的历史使命。作为浙大一院教学发展的关键，医院高度重视师资队伍建设。理论上清醒，行动上才能够坚定，医院坚持以高质量党建引领医院师资团队发展，要求所有临床带教老师不忘立德树人初心，善为人师。医院在坚持落实教授、副教授、知名专家授课的同时，以课程思政为抓手，建立了医学教育课程思政的授课师资团队，多次开展医学教育课程思政备课会，完成了针对内科学、外科学等课程思政的开发与设计，形成较为成熟的课程思政教案 23 个。

只有与时俱进地更新育人理念，把握好育人的方向，才能站在更高的层面来思考医学教育的方向和本质。为推动临床师资探索新时代教育教学方法，不断更新教学基本功和理论实践教学能力，提升临床带教综合素质，医院自 2013 年起每年举办中青年教师临床教学技能竞赛，院领导亲自挂帅，教研室主任担任裁判，已成为我院的品牌教学活动之一。在师资培养上，医院先后组建教学精英导师团、双语师资团、临床技能专项导师团，形成师资建设共同体，促成教学合力。医院开展新任教师岗前培训、临床实践教学骨干教师培训、专项师资培训等，组织选派优秀师资分批参加墨尔本大学、西澳大学、慕尼黑大学、新加坡国立大学等海外培训，借鉴国际先进经验，围绕医学教学改革需要，更新教师的教育理念，开拓国际视野。

医院不断健全师资激励机制，先后出台《浙江大学医学院附属第一医院师资绩效管理办法（试行）》《浙江大学医学院第一临床医学院教学岗设置方案（试行）》《浙江大学医学院第一临床医学院教学秘书岗位设置完善方案（试行）》等，实现教学工作与晋升挂钩，教学成绩突出者优先晋升。医院为所有入选"医学院临床实践教学骨干教师库"的师资提供教学研究经费。"十三五"期间，医院师资团队参与"十三五"国家级规划教材 18 部，配套教材 2 部，其中主编 10 部、副主编 10 部。2021 年，参与国家级规划教材 4 部，其中主编 3 部，副主编 1 部。"传染病学"课程入选国家级一流本科课程。

在医院党建引领下，医院形成了以临床党员师资为中心、以培养具备"五术"新内涵的人民健康守护者为目标的"团结奋进、拼搏创新"的浙一师资团队精神。截至 2020 年底，医院共有 1 966 人承担教学工作，其中，博士生导师 122 人、硕士生导师 333 人，临床教师 1 703 人，并设教学岗 67 个、教学秘书岗 58 个。截至 2020 年，医院 4 位专家担任教育部高等学校教学指导委员会分委员会委员，4 位专家荣获全国住培优秀人物。

**（二）星星之火**

"新时代的中国青年是好样的，是堪当大任的！"在抗击新冠肺炎疫情的战场上，众多"90 后""95 后"组成的青年突击队，以无私奉献诠释青春担当，医院医学生和住院医师党员同志也积极发挥先锋模范作用，参与抗疫工作，其中全科医学科的党员发挥专业所长，在社区疫情防控一线践行初心和使命。他们每一位都是传递马克思主义真理力量的火种，尽己所能传播"真理之光""信仰之源"。医院选拔优秀临床带教老师担任新生之友、班主任、德育导师、兼职辅导员、全程导师等，使其成为教学对象成长道路各阶段的指导者和引路人。医院积极开展培训、学习和交流，提高兼职育人队伍的思政工作能力，要求遵循医学人才培养规律，以德立身、以德立学、以德施教，实现院校教育－毕业后教育的有效融合和全程衔接，达到全过程育人、全方位育人的医学教育目的。浙江省教学名师郑树森院士领衔的外科学教学团队荣获"国家级教学团队"称号，郑树森、李兰娟、陈江华、梁廷波4个教学团队获得浙江大学"研究生'五好'导学团队"。

医院高度重视教学，作为大学附属医院要履行教学主体职能，贯彻教学相长理念，要求人人做教学。老师要多维度、多方式培养学生，言传身教，做有生命力、有使命感和有责任感的老师。在新型冠状病毒肺炎流行期间，医院领导以身作则，坚持做到"守土有责、守土担责、守土尽责"，奋战在防控疫情斗争第一线。医院职工纷纷主动请缨，他们或战斗在浙大一院之江院区或奔赴武汉抗疫一线，或奔赴意大利国际抗疫战场，共同递交了浙一医护零感染、疑似零漏诊、患者零死亡的满意答卷。聚焦"新冠肺炎疫情防控"主题，医院撰写的2项案例入选教育部专项主题案例，为医学人才的培养和教育提供时代性、引领性和价值性的案例资源。

在学员学生党建方面，我们秉承将党支部建设在学科上，依托学科与党建的深度融合，围绕新医科理念提升提质。在全省率先成立了住院医师规范化培训生支部，加强外单位规培生的凝聚力，发挥党员的先锋模范作用。浙江大学医学院附属第一医院研究生第一党支部依托传染病国家重点学科平台，在李兰娟院士、盛吉芳教授等带领下，在感染微生态、人工肝等方向发表高质量文章逾百篇，参与新突发传染病的临床和科研工作，在国家科技进步特等奖项目及埃博拉疫苗研制等工作中贡献力量。支部每年

255

20 多人次获国家奖学金、省级优秀毕业生等荣誉称号。2021 年，支部入选浙江省"全省高校首批'研究生样板党支部'培育创建单位"，支部主创视频《生命至上，抗疫有我》获教育部"读懂中国"活动最佳微视频，研究生党员谢娇娇获"全国高校大学生讲思政课公开课展示活动"二等奖。

## 【文化与行风建设】

## 网格化监督助推清廉医院建设

今年是"十四五"开局之年，浙大一院深入学习十九届五中全会和习近平总书记重要讲话精神，坚持以钉钉子精神真抓实干，紧密结合党中央决策部署与纪检监察职能，集中精力抓重点、抓落实。在浙江省推进清廉医院建设的统一部署下，浙大一院积极响应、深入落实，长期坚持"严"的主基调，始终将纪律和规矩挺在前面，以院党委为坚强领导，充分运用网格化监督管理模式，着力推进清廉医院建设发展。

**一、网格化监督管理的经验**

**（一）思想理念的"一"以贯之**

思想是行动的先导，理论是实践的指南。浙大一院始终坚持党的领导，持续深化党风廉政建设的党委主体责任和纪委监督责任，实践监督管理的组织和制度创新。网格化监督管理体系的建设，以压紧压实"两个责任"为重点，坚持"全员覆盖、分级负责、责任到人"的原则，依托医院组织架构，构建层级式管理网格，层层细分、层层整合，探索构建监督管理"一网覆盖"的组织和制度体系。

**（二）建章立制的"网格"部署**

制度保障。健全完善制度体系，实践制度治理、依规治理。浙大一院以"建章立制"先行，通过研究制定医院《关于推进清廉医院建设的实施方案》和《网格化监督管理工作实施方案（试行）》，推动构建"纵向到底、横向到边"的网格化监督管理体系。

组织保障。通过成立网格化监督管理领导小组，以纪委书记为组长，统揽全局、统筹部署。领导小组下设办公室，具体负责人员管理、任务落实和责任考核等事务。监察对象为医院内所有行使公权力的人员，包括院领导、中层干部、护士长、行政职能科室管理人员，以及其他从事管理的人员或具有管理权限的委员会委员等。

人员保障。由医院聘请网格化监督员，实行层级监督负责制，设置两级网络。一级网格监察专员为纪委书记，二级网格监察员为各党总支、党支部纪检委员，监督单位为每个党支部所覆盖的科室，监察对象为网格内各科室行使公权力的相关人员。

监督保障。网格化监督员充分发挥"探头"作用，对发现的倾向性、苗头性问题及时提醒。通过定期"参加一次科室会议、开展一次廉洁讲座、听取一次廉情汇报、落实一次廉洁调研、参与一次廉洁谈话"的"五个一"工程深入科室，同时接受上一级监督、管理和考核。

### （三）清廉医院建设的"网格"落地

依托网格，切实用好监督执纪"四种形态"。持续落实日常监督，用好第一种形态，发现苗头就及时纠正，对一般性问题及时谈话提醒、批评教育、约谈诫勉；对存在违纪问题的，坚持实事求是、宽严相济的原则，严格量纪执法，确保责任追究到位。定期开展红包回扣等的自查自纠，进一步强化责任意识，落实清廉医院建设阶段性自查，针对"权、钱、人、项目"等重点环节，梳理"权力清单"，厘清各职能科室的权责形态，加强对医疗器械、药品耗材、物资采购等重点部位、关键环节的监管，完善廉政风险机制。同时，深化医德考评的应用，将医德考评与医务人员的晋职晋级、岗位聘用、评先评优、薪酬待遇、定期考核等直接挂钩，切实增强考评的激励和约束作用。

依托网格，持续开展廉洁警示教育。持续开展医疗行业作风建设情况通报。通过定期通报医疗领域的行风作风信息，及时传递国家大政方针、政策导向和要求，传达重要会议、文件精神和内容，通报典型案例等，强化警示教育的政策性和方向性，教育提醒职工时刻"知敬畏、明行止、重品行、正操守"。开展多元化的警示教育活动，增强活动的感染力和影响力。通过开展廉洁警示教育大会，剖析医疗领域的典型案例，坚持以案为

第
六
章

鉴、警钟长鸣，并组织各党支部、各科室开展典型案例学习讨论，致力用身边事教育身边人。通过组织中层干部赴廉洁警示教育基地参观学习，教育引导其筑牢思想堤坝，保持清正廉洁。

依托网格，创建"廉润浙一"文化品牌。通过系列活动的举办，逐步创建"廉润浙一"文化品牌。举办的廉政书画展，以丰富多样的翰墨艺术形式，展现了对廉政建设的深入思考和积极弘扬廉政文化的良好风貌。开展的微党课比赛，用理论联系实际，用学科内容结合日常工作，用工作实践联结党的历史文化，既尽情歌颂正能量、又严肃反思负面案例，深刻展现对廉洁的自主认知和思索。举办的微剧场活动，用舞台展示廉洁魅力，用故事讲述廉风正气，形式生动、内容丰富、意涵深刻。微故事创作活动则紧紧围绕清廉医院建设的三个维度，进一步丰富和解读了"党风清正、院风清朗、医风清新"的内涵，以此展现浙一人的勤廉形象，持续弘扬廉政文化。

**二、推进网格化监督管理的建议和举措**

面对医疗领域腐败问题频发、新问题新情境更迭等现状，如何以案为鉴、进一步完善监督管理体系，成为重要议题。为实现适应新要求、调整完善监管体系的目标，一方面要贯通运用监督执纪"四种形态"，坚持惩前毖后治病救人，抓早抓小，让"红红脸、出出汗"成为常态；另一方面要持续推进监督管理的制度化、常态化建设，持续完善体制机制，推动问题早发现、早提醒，及时预警、及时应对。

**（一）进一步完善监督管理体系**

构建立体化责任体系。开展全院人员党风廉政建设和行风建设责任书签订工作，通过仪式教育和立体化责任体系建设，将责任落在实处，实现责任监管无死角、全覆盖。持续强化医院领导班子和中层干部责任担当，落实"一岗双责"，提升全院职工党风廉政和行风建设意识，层层传导压力、层层落实责任。

深化行风监督行动，进一步落实自查自纠工作。加强督查和督办力度，不定期安排重点科室督查工作，深入基层听取一线员工和患者意见和建议，构筑"零距离"举报机制。持续深化红包回扣等廉洁相关的自查自纠工作，推进构建常态化机制，深化廉洁认知、巩固廉洁意识。同时，畅通信息"绿色通道"，将患者投诉等相关信息与行风监督相结合，促进有针对性地识别、发现问题。

深化"提醒监督函"模式。不断强化纪律建设，进一步扩大提醒谈话的范围，提升谈话实效，针对新提任干部、有举报件的、有苗头性问题的、"一岗双责"履行不到位的，进行提醒谈话；对双下沉的干部增加提醒谈话环节。进一步发挥"提醒监督函"的作用，及时发现和应对日常管理中存在的薄弱环节和苗头性、倾向性问题，切实有效地将责任下沉到科室、党支部。

### （二）继续深化廉洁文化教育

严把思想关，提升使命感。一方面，要认识到思想文化教育的长期性，以长远目标规划廉洁文化教育工作，不断深化廉洁纪律的教育提醒，加大对党纪法规等的学习深化；另一方面，也要顺应新时代发展的新情境、新要求，创新方式方法和手段，以喜闻乐见的方式，扎实开展宣传教育活动。时刻提醒医院职工要在小事小节上有党性、有原则，牢记自身作为医疗工作者的崇高使命，让廉洁意识入脑入心。

搭建新平台，开展廉教育。做深做实党史学习教育，从历史中传承和发扬优良传统、优良作风，严格落实学党史、悟思想、办实事、开新局工作，大力弘扬民族精神、时代精神、红船精神、浙江精神等红色正能量。同时，持续加强日常教育、理论教育和警示教育，巩固完善廉洁教育平台，不断强化廉政意识、行为底线意识。

举办微活动，创新廉方法。创新教育方式方法、丰富形式内容，持续推进"微系列"宣传教育活动，着眼日常，以案说法、以案明纪。通过讲身边事、化身边人，以针对性的文化活动，提高宣传教育的吸引力、感染力，牢筑信仰之基、补足精神之钙。

### （三）持续强化人员队伍建设

加强培训和锻炼。按照政治过硬、本领高强的要求，从严从实加强队伍建设，着力打造忠诚坚定、担当尽责、遵纪守法、清正廉洁的纪检监察队伍。不断强化自我监督和自我约束，自觉接受党内监督和其他各方监督，依规依纪依法履行职责，严格执行监督执纪工作规则。结合网格化监督管理工作，强化业务培训、能力提升和实践锻炼，对纪检委员提要求、压任务，在具体工作中训练和提升整体业务素质。

促进交流互鉴。鼓励和支持纪检干部、纪检委员之间的相互学习和交流，推动多元参与、多元互动，引导积极思考和主动反思、总结。交流互动的过程，既是将好的做法亮出来，讲明白"如何好""如何学"；又是将困难提出来，讲清楚"如何难"，引起"如何解"的思考和讨论。通过讲真问题、论真办法，真正做好从实践总结中来、到实战应用中去，增强纪检队伍发现问题、认识问题、分析问题、解决问题的能力和水平。

第
七
章

大道公心一百年，红色薪火永流传
　　——中南大学湘雅医院百年发展实践

# 第一节　医院历史与文化传承

中南大学湘雅医院始建于 1906 年，坐落在人文荟萃的楚汉名城长沙，是中国最早的西医医院之一。建院伊始，湘雅医院即坚持以世界最高标准融入办医理念，从长沙西牌楼一幢旧房起步，筚路蓝缕、精勤进取，发展成为中国著名的综合医院，培养造就了有"协和泰斗、湘雅轩辕"之称的著名医学家、中国科学院首批学部委员张孝骞，享誉世界的微生物学家、病毒学家汤飞凡，中美交流使者李振翩等多位现代医学名家。

中华人民共和国成立后，在中国共产党的领导下，经过几代湘雅人的不懈努力，湘雅医院各项事业取得长足发展，现已成为国家卫生健康委员会直管的三级甲等综合医院，教育部直属双一流高校中南大学的附属医院，是我国重要的临床诊疗、医学教育与科技创新中心。

站在"两个一百年"奋斗目标历史交汇点，百年湘雅将永葆初心本色、牢记使命担当，在习近平新时代中国特色社会主义思想指引下，立足新发展阶段，贯彻新发展理念，构建新发展格局，奋力建设为人民满意的有湘雅特色的世界一流医院，为人类卫生健康共同体作出新的更大贡献。

## 一、一个世纪的医学丰碑

### （一）大医西来

1906 年，美国医学博士爱德华·胡美，受美国耶鲁大学雅礼协会派遣，在长沙建立了雅礼医院。百年缘定，现代医学的东风第一枝，绽放在湘水之畔。

1910 年，从美国耶鲁大学医学院毕业的颜福庆博士学成回国，来到雅礼医院。他与胡美如故友重逢，情投志合，两人携手合作建设医院，并筹划新式医科大学。

1911 年，在颜福庆博士的协助下，妮娜·盖妮贞女士创建了湖南省第一所护士学校——雅礼护病学校。

1913 年，湖南省拟与美国耶鲁大学雅礼协会合作，在长沙创办一所新式医科大学，并整合医院、护病学校资源，统一冠以"湘雅"名称。"湘"

即湖南简称，"雅"即雅礼协会。

1914 年，我国第一所中外合办的高等医学教育机构——湘雅医学专门学校因此创立，颜福庆出任第一任校长。

1915 年，雅礼医院随之更名为湘雅医院，雅礼护病学校也更名为湘雅男女护病讲习科（1924 年更名为湘雅护病学校）。同年，湘雅医院在长沙城北的麻园岭一带选址新建医院。

1917 年，湘雅医院红楼落成，初设病床 120 张。1918 年，湘雅医院迁入新址，一直延至今日。

湘雅在建立之时，便以欧洲甲等医学院作为起步的标准。1921 年，美国教育考察团来华访问时，确认湘雅医学专门学校与北京协和医学院是中国最好的医学院校。从此，"北协和、南湘雅"之美誉在老百姓中广为流传。

1925 年，湘雅医学专门学校更名为湘雅医科大学。

1931 年，湘雅医科大学更名为湘雅医学院。

**（二）蓬勃发展**

1949 年 8 月 5 日，湖南和平解放。9 月 11 日，中国人民解放军长沙市军事管制委员会接管湘雅医学院。1950 年 1 月，湘雅医学院改隶中央人民政府卫生部管辖，由中南军政委员会卫生部直接领导。

1951 年 6 月，中南军政委员会卫生部批复，同意湘雅医学院接管湘雅医院和湘雅护病学校。

1951 年 12 月 8 日，湘雅医学院举行接管大会，正式确立了湘雅医学院领导湘雅医院、湘雅护病学校的管理体制。医院更名为湘雅医学院附属湘雅医院，湘雅护病学校更名为湘雅医学院附设护士学校。至此，湘雅医院真正归到了人民政府管理的范围，也标志着湘雅医院从"私立医院"到"公立医院"的正式转变。

1953 年 10 月，经中央人民政府卫生部批准，湘雅医学院更名为湖南医学院。医院更名为湖南医学院附属湘雅医院。

1958 年 10 月，湖南医学院筹建新的附属医院。医院更名为湖南医学院附属第一医院。

1987 年 12 月，经报请湖南省政府、国家卫生部同意，国家教育委员会批准，湖南医学院更名为湖南医科大学。1988 年 1 月，医院正式更名为湖南医科大学附属第一医院。

1992 年 5 月，医院更名为湖南医科大学附属湘雅医院。

伴随着新中国的成长，湘雅医院矢志不渝护卫人民健康，坚持不懈攻克疑难重症，屡次创造国际和国内第一：亚洲第一例异位肝移植，全国首例供胚移植试管婴儿、第一例人类冷冻精液受精的人工授精男孩均在湘雅诞生，率先开展医院感染研究、肾透析，成功开展肾移植手术，脑水肿临床研究使小儿脑水肿病死率从 75% 下降到 25%，国内首次采用针刺活检法确诊支气管肺癌，首次耳显微外科手术如镫骨手术，首次异体带十二指肠乳突开放胰腺导管的全胰腺移植，首次内镜下食管静脉曲张血管结扎术，首次同种异体异位部分肝移植，首次体外循环下同种异体单肺移植……

1978 年起国家卫生部连续三次组织了部属院校的部分毕业生进行基础与临床知识的统考，湘雅连续三年名列全国第一；1994 年，卫生部进行了全国 17 所顶尖医学高校联考，湘雅再度名列全国第一。

1996 年 9 月，湖南医科大学通过立项审核进入国家"211 工程"重点建设行列，由中华人民共和国卫生部和湖南省人民政府共建。医院也随之迎来重要发展契机。

（三）世纪新生

2000 年 4 月 29 日，湖南医科大学、长沙铁道学院与中南工业大学合并组建中南大学。11 月，原湖南医科大学命名为中南大学湘雅医学院。医院随之更名为中南大学湘雅医院，医院的发展也揭开了新的篇章。

三校合并后，借助中南大学积极探索综合性大学医学教育模式的资源共享、学科融合优势，湘雅医院迈上了"985"高水平大学的平台，医学教育与医疗服务相得益彰、茁壮成长。

医院着力抢占高、新、尖医疗新技术制高点：全球首例心脏绕道手术在湘雅医院成功完成，国内首次克隆遗传性耳聋致病基因 *GJB3*，首次保留变性真皮与大张自体皮移植修复手部深度烧伤，首次复杂高风险的

Cantrell 五联征畸形矫治术，首次同胞姊妹间活体肝移植，首次 3D 打印辅助颅底肿瘤切除术，首次腹主动脉瘤带膜支架腔内隔绝术，首次原发性肝癌合并肝炎、肝硬化切除术，首次腹腔镜下全盆腔脏器切除术，首次内镜下椎管内硬膜下神经鞘瘤切除术；断肢分期再植手术被 CNN 头条报道，3D 打印技术辅助切除复杂颅底肿瘤获全球百余家媒体聚焦……

医学教育领跑全国。2002 年，教育部组织进行医学七年制评估，湘雅获评优秀。2012 年至今，由国家卫生健康委、教育部联合主办的全国高等医学院校大学生临床技能竞赛总决赛中，湘雅学子 6 次夺得大赛最高奖项——特等奖。

学科建设成绩瞩目。湘雅医院拥有国家重点学科 7 个，国家临床重点专科建设项目 25 个。

### （四）卓越启航

2017 年，党的十九大胜利召开。会议强调，中国特色社会主义进入了新时代，这是我国发展新的历史方位。

2019 年，中南大学湘雅医院第四次党代会召开，提出了建设"人民满意湘雅特色世界一流医院"的奋斗目标。医院发展进入新阶段，百年湘雅全面开启新的征程！

围绕总体发展目标，医院制定了清晰的实施路径——"12368"发展战略：持续优化学科建设、质量安全、人才培养、医学创新、运营管理、运行保障、考核评价和党建文化等"八大"体系，科学建设卓越、智慧、美丽、平安、人文和幸福"六大"特色，始终追求一流学科、一流品质和一流品牌"三大"目标，努力完成患者好看病、看好病和职工快乐筑梦、努力追梦、幸福圆梦"两大"任务，最终实现人民满意湘雅特色世界一流医院"一大"愿景，力争为人类健康事业作出新的更大贡献。

医院着力建设湘雅特色卓越党建，党的建设坚强有力。充分发挥医院党委"把方向、管大局、作决策、促改革、保落实"的领导核心作用，科学执行党委领导下的院长负责制。2020 年，医院获评"湖南省高校党建标杆院系"等多项荣誉，党建工作被《全国医疗内参》、教育部思政司专题推介，1 人荣获"全国优秀共产党员"。

医院以高质量党建引领高质量发展，实现了医疗、教学、科研、管理、社会服务等各项事业与党的建设协同发展。医院注重提升医疗能力，优化学科分层建设体系，健全人才队伍体系，落实立德树人根本任务，创新开展医学研究，全面推进综合改革。在国家卫生健康委组织的 2019 年度三级公立医院绩效考核中，湘雅医院排名位居全国第 8 位。在复旦大学"2019 年度中国医院排行榜"中，湘雅医院科研学术排名全国第 3 位，综合排名大幅前进 5 位，跃升至全国第 13 位。2019 年度中国医院科技量值排名跃居全国前十，入选世界研究型医院全球第 73 位。医院牵头中南大学临床医学学科进入 ESI 全球前千分之一。SCIE 和 Medline 数据库收录论文连续三年排名国内医院前五，科技成果转让费超 2.2 亿元。

一切过往，皆为序章。我国已经进入高质量发展阶段。2021 年 2 月 19 日，中央全面深化改革委员会第十八次会议审议通过了《关于推动公立医院高质量发展的意见》。全力推进公立医院高质量发展，也进入了新阶段。

站在新的历史起点，中南大学湘雅医院将以习近平新时代中国特色社会主义思想为指导，沿着"加速度、跨越式、内涵型、高质量发展"总基调，朝着"人民满意湘雅特色世界一流医院"破浪前行！

**二、历久弥新的湘雅文化**

百年湘雅，波澜壮阔。一个世纪的漫漫征程，湘雅路上布满沧桑却又充满荣光。初创、停办、复办、西迁、重建、改革开放到三校合并，湘雅经受过战火的洗礼，遭遇过流离的困厄，饱尝了奋斗的艰辛。然而，不管时势多么危难，不管道路如何曲折，湘雅人都经受住了血与火的考验，始终与国家共存亡，与民族共命运，与百姓共甘苦。

百年风雨星云际会，历史给湘雅以定格，湘雅也在历史的嬗变中奠定了她在中国乃至世界医学中的地位。伟人毛泽东曾亲笔写信介绍亲友到湘雅看病："如湘雅诊不好，北京也就诊不好了。"信中对湘雅医院的医疗水平评价甚高，字里行间充满了对湘雅医院的肯定与信任。

**（一）文化名楼：中国现代医学百年发展的文化瑰宝**

金色琉璃瓦，红白相间群墙，掩映在江南郁郁苍苍的绿色中。这座融合了东西方韵律的湘雅红楼，犹如镶嵌于古城中的一幅至美的画。绵绵湘水绕城而过，船家由北沿江而上，看到湘雅红楼，便知是到了长沙。

原湘雅医学院院长凌敏猷在《从湘雅到湖南医学院》一文中描述的这座红楼，便是湘雅医院老病栋大楼，因红色外观又称湘雅红楼。

湘雅红楼始建于1915年，竣工于1917年，经历了扩建、摧毁、重建、修缮，至今仍矗立在湘水之畔，守卫着人民健康。作为湘雅历史的重要文化标识，湘雅红楼见证了我国现代高等医学教育和现代医疗事业的创立与发展，是中国现代医学百年发展的文化瑰宝。

2019年，湘雅红楼入选第八批全国重点文物保护单位。专家称：以湘雅红楼为代表的湘雅早期建筑群是我国近代建筑史上的杰作，对研究二十世纪我国近代医疗事业的发展及近代大型医教公共建筑具有重要的历史价值、艺术价值和科学价值。

追根溯源，湘雅红楼是这样诞生的：

1906年，雅礼医院在长沙西牌楼建立。1914年，湘雅医学专门学校创立。雅礼医院随之更名为湘雅医院。而此时，西牌楼的拥挤空间已无法满足兴医办学的需要。

1915年，由湖南省拨款20万元，两名美国耶鲁大学雅礼协会会员捐款38.5万美金，长沙本地人士捐款4.1万元，在长沙城北的麻园岭一带选址新建医院、医学院、护士学校。

1915年10月18日，新的医院大楼（湘雅红楼）正式奠基。湘雅红楼由美国著名建筑师墨菲设计。深受中国传统建筑和文化影响的墨菲，一生致力于"在体现美国最现代化的设计和建造理念的建筑群中，保护中国建筑遗产"。湘雅红楼便是墨菲提出的"中国古典建筑复兴"的典型代表，为他后来设计和建造北京燕京大学、福建协和大学、复旦大学等大批建筑奠定了基础，在中国近现代建筑史上产生了很大影响。

经过墨菲的多次调整设计后，湘雅红楼于1917年冬竣工，1918年春正式投入使用。湘雅红楼采用红砖木结构，歇山式屋顶，表面覆盖钢筋混凝土，挑檐靴头爪角，上饰回纹收尾，盖栗色筒瓦，谷黄色正脊，局部点缀中国传统的花样纹路。这座融合了东西方韵律的湘雅红楼，有房屋300

余间，可容 120 张病床，是当时中国最漂亮、中南地区最现代化的医院之一。

1935 年，湘雅红楼扩建，按原建筑模式增建一栋门诊大楼，仍是砖木结构的红砖清水墙。

1942 年，日寇进攻长沙，溃败后纵火焚烧湘雅红楼。庆幸的是墨菲当初设计整栋大楼时，着重强调了防火性能，红楼的整体框架才得以留存，为后来的重建提供了基础。

抗战胜利后，湘雅人决心修复红楼。1946 年至 1947 年，湘雅医院将原主体为三层的红楼修复并加高至四层，同时加建了一栋设计为四层楼的病室。湘雅红楼重现在世人面前。

2010 年湘雅医院新医疗大楼正式投入使用后，按照"修旧如旧，最大程度还原原貌和细节"的原则启动红楼修缮工程。2019 年，湘雅红楼经过修缮后重新投入使用。

百年风云变幻，湘雅红楼历久弥新，她见证了湘雅的成长，见证了中国医学事业的沧桑巨变，也展示着湘雅人炽热的济世初心。新时期，湘雅红楼沉香愈浓，焕发出新的生机与活力。

**（二）文化名人：中国现代医学名医名师的重要摇篮**

在中国医学史上，尤其是中国西医发展的 100 多年的历史上，青史留名的湘雅人灿若星辰。湘雅是中国近百年来名医名家的摇篮，也是盛产医学教育家、医学科学家的地方。

百年间，湘雅培养造就了一大批医学巨匠。他们中有我国西医医学的先驱颜福庆、张孝骞、汤飞凡、应元岳，有蜚声中外的著名科学家李振翩、谢少文、龙伯坚，有为人类健康事业贡献聪明才智的医学大师谢志光、张师鲁、杨大望、鞠躬、刘耕陶、刘德培、魏曦、陈文贵、黎鳌、姚开泰、夏家辉、周宏灏，有为我国医学教育事业鞠躬尽瘁的王子玕、李亭植、罗嘉典等。

颜福庆，中华医学会第一任会长，中国现代医学教育的先驱，我国著名医学教育家、公共卫生学家。

颜福庆 1904 年毕业于上海圣约翰大学医学院。1909 年获美国耶鲁大学医学院博士学位。1910 年回国，到雅礼医院（湘雅医院前身）协助胡美工作。1914 年创建了我国第一所中外合办的医学高等学府——湘雅医学专门学校（湘雅医学院前身），并出任第一任校长。

颜福庆教授不仅开启了中外合作创办现代高等医学教育的先河，而且开创了国人独立主办现代高等医学教育的成功范例。他创办了湘雅医学专门学校（中南大学湘雅医学院前身）、国立第四中山大学医学院（复旦大学上海医学院前身）、中山医院、澄衷肺病疗养院（上海肺科医院前身），并与中国红十字会订约合作，接办该会总医院（复旦大学附属华山医院前身），打破了中国西医从无到有，从落后到奋进的旧格局，为中国现代医学教育事业作出了卓越的贡献。

颜福庆除热心于医学教育事业外，他还联合了伍连德等人，在 1914 年 5 月，发出了组织中华医学会的倡议，并于 1915 年 2 月成立了中华医学会。颜福庆被选举为首任会长。1914 年 4 月 14 日，颜福庆发表《中华医学会宣言书》，宣告学会宗旨是："巩固医界交谊，尊重医德医权，普及医学卫生，联络华洋医界。"

1992 年中国邮政发行现代科学家纪念邮票，其中两位医学家均为湘雅毕业生：张孝骞和汤飞凡。

张孝骞，湘雅第一届毕业生，被誉为"协和泰斗、湘雅轩辕"。中华人民共和国成立前，他当了 11 年湘雅医学院的院长；中华人民共和国成立后，他当了 31 年的北京协和医院内科主任，并先后担任北京协和医学院副院长、中国医学科学院副院长、中国科学院学部委员、全国政协常委等重要职务，2019 年 9 月 25 日被授予"最美奋斗者"称号。在湘雅、协和名人璀璨星河中，他是一盏世代不灭的明灯。有人说他虽然是个知识分子，却有着军人般的斗志。无论在协和，还是在湘雅，90 载人生的搏击和奋斗，彰显了他对医学教育、培养人才的执着追求。

张孝骞作为 1921 年湘雅医学专门学校的第一期毕业生，他的一生印证了湘雅医学教育的不菲成就。1921 年，美国教育考察团来该校进行调查，确认湘雅为中国医学院校办学水平最高者之一。美国康涅狄格州政府认为，湘雅与美国的医科大学水平相当，故依据州宪法授权耶鲁大学雅礼协会授予湘雅毕业生医学博士学位。同年 6 月，张孝骞的学业成绩和毕业论文双获第一，第一个登台接受了美国耶鲁大学雅礼协会授予的博士学位证书。在临床实践中，他勤于探索，发明了一种新的输液方法——腹膜内盐液注射，并将论文发表于 1923 年的《博医学杂志》，这是湘雅毕业生发表的第一篇科研论文。他是中国胃肠病学的奠基人，还对人体血容量、胃的分泌功能、消化性溃疡病、胃溃疡与胃癌的关系、腹腔结核、阿米巴痢疾、溃疡性结肠炎等疾病进行了系统深入的研究。1955 年，张孝骞被选聘为中国科学院院士（学部委员）。如今，张孝骞教授离我们而去已数十载，但他留下的"勤于实践，反复验证""如临深渊，如履薄冰"的医训，已成为一代代医者的座右铭。在 60 多年的医学生涯中，张孝骞教授以其博大精深的学识和惊人的判断力，给后人留下了一部临床医学的无形"巨著"。

七年寒窗，湘雅第一届招收的 30 名学生，1921 年毕业时只剩下 10 人。这十人均成为中国现代第一流医学专家，特别是出现了两名中国医学界的泰斗，除张孝骞外，另一位是汤飞凡。

汤飞凡，湘雅第一届毕业生，中国第一代医学病毒学家，享誉世界的医学微生物学家，世界"衣原体之父"，1957 年当选中国科学院院士（学部委员）。

汤飞凡一生最令世界瞩目的研究成果是成功分离沙眼衣原体。1955 年，汤飞凡首次分离出沙眼衣原体，是世界上发现重要病原体的第一个中国人，也是迄今为止唯一的中国人，将人类的沙眼发病率从 95% 降低到 10%，并成功地破解了人类医学史上历时 60 余年"沙眼病原"的难题。今天国际上最权威的微生物学教科书和病理学教科书，任何关于衣原体的综述，都写到 Dr.Tang。

英国科学技术史专家李约瑟称汤飞凡是"预防医学领域里一位顽强的战士""中国的优秀科学公仆""一个必须写在世界医学史上的中国人"，是"人类的朋友"。汤飞凡，一个必须写在世界医学史上的湘雅人，不愧是中国的医者荣耀。

在湘雅精神感召下，湘雅"江山代有才人出"：人类与医学遗传学家、中国工程院院士夏家辉教授，是我国现代人类与医学遗传学的开拓者、我国"临床遗传学"奠基者；国际著名临床药理专家、个体化医学的奠基人、中国工程院院士周宏灏教授是我国遗传药理学和药物基因组学学科的开拓者和带头人……

### （三）文化铸魂：从学生办报救国到"湘军"战疫报国

家国情怀，赤子之心。湘雅人是最有血性的中国医学人，有着与生俱来的"红色基因"！在湘雅百余年的发展历史中，"红色"始终是湘雅最亮丽的底色。

湘雅的"红色基因"与湖湘文化有着须臾不可分的关系。湖湘文化的精髓是"敢为天下先"，是一种"大江东去，无非湘水余波"的豪迈情怀，是一种"亦余心之所善兮，虽九死其犹未悔"的坚韧不拔精神。正是这种源远流长的一脉相承，湘雅人始终与民族共存亡，与国家共命运，与百姓共甘苦。

1919 年 4 月，在"五四"运动爆发前夕，湘雅第三班的龙伯坚、李振翩、张维等组织发动学生志愿减餐办报，创办了《学生救国报》。它是"五四"前后，湖南高校中最早、全国高校中较早的学生自办周刊之一。《学生救国报》第四期起更名为《新湖南》，第七期起邀请时年 26 岁的毛泽东担任主编。毛泽东主编《新湖南》后，通过刷新办刊宗旨和亲自撰文，大大加强了《新湖南》的革命性，而第七期登出的刷新宣言便是：批评社会、改造思想、介绍学术、讨论问题。尽管《新湖南》在出至第十一期时被反动军阀张敬尧所查封，但其扩大了湘雅在全国的影响，为当时的湖南大学生运动指明了方向，震撼和鞭笞了当时的军阀政府，有力地配合了北京乃至全国的"五四"运动。

1920 年 6 月，反动军阀张敬尧被驱逐出湘后，谭延闿再次入主长沙，开始了第三次督湘的历程。为了装饰"自治"的门面，他宣布允许民众自由结社、出版等。于是，新的书报可以自由贩卖了，各种新的团体乘势而起。

此时，身负建党重任的毛泽东立即利用这一有利环境，积极从事新文化运动和传播马克思主义的活动。为此，他同新民学会骨干彭璜、何叔衡、易礼容等在长沙四处奔走，邀集教育界、新闻界进步人士发起成立了一个新文化团体——文化书社，以解决宣传阵地的问题。

1920年9月9日，文化书社在租用的湘雅医学专门学校三间房子中正式营业。文化书社创办不久就发展成为传播新文化、新思想的重要阵地，也是广大青年学生来往最多、受教育最深、受鼓舞最大的地方。

抗战烽火遍地，湘雅人以铮铮傲骨热血报国。在这期间，有湘雅人投笔从戎，手握柳叶刀，浴血战火第一线的身影；有湘雅人悬壶济世，救助难民，解黎民百姓于倒悬的善举；还有湘雅人在战火中苦育人才，保存并延续了中国现代医学教育的血脉；更有湘雅人严谨求实，科学论证日军发动细菌战，锁定其原罪，断时疫，救万民的大智大勇……

"九一八"事变爆发后，湘雅医学院将体育课改授军事医学，开始为未来抗日战争的需要，进行医学人才教育。这是不穿军装、不拿枪炮的湘雅人参与中华民族抗战准备的开始。

1933年2月18日，时任湘雅医学院院长、湘雅医院院长的王子玕，率领湘雅东北救护队北上工作，这是有史料记载的湘雅首支抗战前线医疗队。1933年2月18日出版的《天津益世报》在第二版以"湘雅医院组织东北救护队，王光宇任队长出发北上，设立野战医院实施救援"为题进行了报道："该队此次出发，随带轻便手术床及开刀器具等，并可即成小规模之野战病院。如战争紧急，再组织第二队北上。"报道中所称的"队长王光宇"，就是王子玕（号光宇）。

1937年8月上旬，湘雅萧元定医生率领由高年级学生组成的第八医疗救护队，赶赴华北一线战场，支援抗日战争达半年之久；8月16日，湘雅师生333人组成"全国医教救护团第一队"，担任抗战救护工作，张孝骞院长亲任队长。

1937年12月，湘雅邀请八路军驻湘办事处的徐特立先生来校演讲全国的抗战形势和八路军英勇抗日的事迹。徐老的这次演讲，直接吸引了湘雅学生何武坦、李振勋、杨家红等4人于1938年1月投奔延安。何武坦后来改称向进，中华人民共和国成立前就任八路军山东军区卫校校长、华东军区人民医学院教育长等职，中华人民共和国成立后出任上海军医大学副校长、第二军医大学副校长、校长等重要职务。

1942年日美开战以前，湘雅医院还可以夹在战争的缝隙中求得生存，也成为当时百姓的避难所。湘雅医院开辟了临时难民营，庇护了数以千计难民的生命安全。

湘雅医院药理科教授易见龙，1943年6月7日在纽约华人街附近成立了第一个由中国人主持建立的血库。半年之内，献血者数量高达1 157人。其捐献的血液全部被制成干燥血浆，运回国后用于抗日前线。1944年易见龙教授回国，成立了昆明血库，让无数受伤的抗日将士的生命得以延续，为抗战作出巨大贡献。

抗战期间，湘雅第一届毕业生汤飞凡领导主持制造出中国自己的青霉素及高质量疫苗，挽救了亿万抗日军民的生命。

……

及至2020年春天，湘雅人走上战疫报国的疆场。在这场建院以来响应速度最快、投入力量最强、援外人员最多、组织难度最大、影响范围最广、社会赞誉最高的战"疫"斗争中，湘雅人以守卫人民群众生命安全和身体健康为首要任务，挺身请战、勇毅逆行、舍生忘死、冲锋一线，一手抓院内联防联控，一手抓院外紧急驰援，以湘雅方案硬核战"疫"，为打赢湖北保卫战、武汉保卫战、湖南防控阻击战作出了湘雅贡献。

### （四）文化立心：大道公心一百年，砥柱人间是此峰

泱泱中华五千年文明史，既是一部优秀文化不断涌现的历史，也是一部与自然灾害、疾病瘟疫顽强斗争的历史。自神农尝百草而始，神医名家不断涌现，仁者大爱绵延不断，祖国医学坚强地捍卫着炎黄儿女的健康与传承。一百多年以前，西医东渐，植根华夏。湘雅医院应运而生，建院伊始，便自觉以人民健康为根，以公益担当为魂，115年来，一代代湘雅人始终努力坚守和践行。

湘雅医院创始人之一颜福庆，是湖南红十字会的发起者。1911年10月武昌起义，湘军积极响应赴援，负伤将士亟待医疗救护，颜福庆等人共同发起组建中国红十字会湖南分会。分会明确"战时以救护战地伤兵和难民、平时以救助天灾时疫"为宗旨，推选颜福庆为第一任会长。会址初设

西牌楼雅礼医院（湘雅医院前身）。在颜福庆的努力下，湖南省各地红十字会相继建立并积极开展医疗救助活动。在连年征战和瘟疫流行的二十世纪初的三湘大地，他们拯救了无数苍生，深受社会民众的支持和信任。

……

公勇勤慎，诚爱谦廉，从历史烽烟中走向当今时代，这份精神传承，被每个后来者所坚守。中华人民共和国成立以来，湘雅医院始终坚持社会主义办院方针，始终践行社会公益，始终聚焦人民健康福祉。在历次突发公共事件、自然灾害、暴恐事件等应急救援和健康扶贫、支边援外工作中，湘雅医院总是积极响应党和政府的号召，总是冲锋在前，第一时间出现在最危险、人民最需要的地方。伴随着新中国一路走来，湘雅人的公益足迹遍及大江南北，远涉海外，高举革命的人道主义大旗，出色地完成了"国家队"医院的光荣使命。

1966 年 3 月 26 日，株洲农业机械厂（今柴油机厂）食堂误将剧毒化工原料氯化钡作明矾炸油条，造成一百多人中毒。在当时全国均无氯化钡解药的情况下，湘雅专家临危受命，仅用 10 个小时就成功配制出解药，成功挽救了 166 名工人的生命。

湘雅医院作为国家医疗救援队，先后在 1998 年特大洪涝灾害、严重急性呼吸综合征（SARS）、甲型 H1N1 流感、甲型 H7N9 流感、汶川地震、2008 年冰灾等重大自然灾害和突发公共卫生事件的医疗救援中发挥了重要作用。

在 2008 年汶川抗震救灾中，湘雅医院荣获全国抗震救灾重建家园"工人先锋号"称号，李康华教授被中共中央、国务院、中央军委授予"全国抗震救灾模范"，并得到党和国家领导人亲切接见。2012 年起，受国家指派，湘雅医院组建国家医疗队，先后到山西吕梁、安徽六安、吉林延边、云南迪庆、贵州毕节等地开展医疗帮扶。2013 年，中国第 12 批援津巴布韦医疗队队长、湘雅医院肾内科专家肖湘成副教授获得全国援外医疗先进个人荣誉称号，受到中共中央总书记、国家主席、中央军委主席习近平的亲切接见。

2014 年，埃博拉出血热疫情在非洲迅速蔓延。接到国家指令后，湘雅医院快速反应，仅用45分钟即组建了国际救援医疗队，并于第二天奔赴疫区。2015年，受国家委派，湘雅医院牵头组建中国（湖南）第五批援塞抗疫医疗队。在非洲，湘雅人克服疟疾、伤寒、霍乱等危险，以"打胜仗、零感染、全治愈"的成绩，向祖国和人民交上了满意答卷，得到了国际社会的广泛好评。医院荣获埃博拉出血热疫情防控工作先进集体。

2020年，新冠肺炎疫情突如其来。中南大学湘雅医院立足湘鄂两大"主战场"，坚守重症患者救治、医院感染控制和日常医疗保障三大"主阵地"，选派四批共142名医护人员支援湖北抗击新冠肺炎疫情，在华中科技大学同济医学院附属协和医院西院累计收治患者157人，治愈出院118人，治愈好转率94.3%，以"零感染、高治愈、打胜仗"圆满完成任务。吴安华教授为全国援鄂120支医疗队做了102场培训，共计培训医疗队员超过15 000人，为创造全国援鄂医疗队员4.2万余人无一人感染的"中国奇迹"发挥了至关重要的作用。院内精准防控实现"感染患者零漏诊、确诊患者零死亡、医务人员零感染、院内传播零发生"的目标。医院受邀在国务院联防联控机制新闻发布会上介绍经验，荣获全国抗击新冠肺炎疫情先进集体，多人获先进个人称号，为抗疫斗争作出了重要贡献。

# 第二节　党建与文化促进医院高质量发展

## 党的领导：从星星之火到时代之光

循着湘雅医院党组织发展的历史足迹，从星星之火到星火燎原，从最初的寥寥几名中共党员发展至今天的3 283名中共党员，党的领导核心作用、党支部的战斗堡垒作用、党员的先锋模范作用得到了充分体现。

**一、星星之火：地下党组织斗争的积极推动者**

**（一）建立湘雅学生地下党组织和进步社团**

1947年长沙的"六二"大游行以后，国民政府进一步抓紧了对蒋管区学生的控制，南京政府颁发了"学生自治会组织法"。为规避这一约束，在中共地下党策划下，湘雅学生在麻园岭下成立了班代表联席会。

1948年9月，班代表联席会会议主席由中共地下党支部书记、湘雅24班学生兰维廉担任。班代表联席会以为同学谋福利之名，办生活壁报，传达各种进步信息，特别是解放战争中，人民军队节节胜利的消息，使同学们有了一个了解国内形势的重要窗口。

以此为突破，到1948年10月，又成立了湘雅学生中第一个由中共党组织直接领导的进步社团——生活团契。生活团契在党的领导下，参照团契模式，积极开展有利于团结、保护学生的各种进步活动，建立了党组织领导下的铁牛剧团、民歌社，并开办工人夜校。

铁牛剧团，以文艺演出的形式，向学生们推出了讽刺战争贩子企图毁灭世界的"三根火柴"、反映工农努力学习的"小儿郎上学堂"、反映民不聊生的诗朗诵"米，你在哪里？"等系列节目。曾为患结核病的同学募捐、义演"日出"等活动，使大家时时感到生活团契的温暖，党组织领导的存在。

民歌社通过组织大家学唱《团结就是力量》《山那边是个好地方》《光明颂》《古怪歌》《小呀么小儿郎》《跌倒算什么》《康定情歌》等民歌，学跳秧歌舞，密切了同学们的联系，鼓舞了大家的斗志，增进了彼此的感情。

通过开办工人夜校，以讲授历史课与中国农民起义、语文课、鲁迅散文等形式，团结了校内的一大批工友，为迎接解放，准备了一批有共产主义觉悟的干部和骨干分子。

### （二）积极推动和掩护中共地下党开展斗争

1949年湖南解放前夕，湘雅毕业生、湖南省政府卫生处处长龙伯坚，为中共湖南省工作委员会书记周里提供掩护。龙伯坚通过任命周里为卫生处视察员，给了他一个"合法身份"，便于其开展地下党活动。

龙伯坚还邀请时任湘雅医学院院长凌敏猷参加时事学习小组，并将周里介绍给了凌敏猷。通过几个月的学习，凌敏猷渐渐明白，这是党的外围组织的活动。凌敏猷清醒地意识到，自己的思想、行动、决策，必须向中共湖南省工委的意图靠拢。

1949年8月2日，湘雅师生在中共湖南省工委及长沙市委的领导下，成立了"湘雅医疗队"，目的是为入城的人民解放军服务。参加这支医疗队的老师有周衍椒、刘秉阳、陈华萃、柳用墨、吴执中、谢淘瀛、唐家桢、黄友歧、林光享，学生有李寿复、吴家驹、徐有恒、陈璋、汪学仁、许又新、文质彬、谭月华、刘沛秋、朱琦珍、胡凯等骨干，在他们的带领下，医疗队曾一度扩大到200余人。

医疗队经常横渡浏阳河，前往东屯渡以东的人民解放军营地服务，每天早出晚归。有时，他们因工作任务太多而不能赶上最后一班渡船回校，只能头枕急救包、抱着显微镜在野外露营。还有一次，因交通工具发生故障，医疗队在凌敏猷院长、周衍椒、陈华萃等医师的带领下，步行30余里，才从乡下赶回学校，到校时已是第二天清晨，大家顾不上休息，又投入到新一天的工作、学习之中。

此后不久，湘雅又帮助在株洲的四十六军野战医院建立了一个较为完备的化验室，培训了一批检验生，并派专家到湖南省军区各野战医院帮忙解决技术上的难题，凡此种种，湘雅人利用仁术之长，为驻湘部队指战员的健康作出了力所能及的贡献。

长沙和平解放后，当时的中共湖南省委，高度评价了中共湘雅地下支部及其外围的湘雅师生为长沙、乃至湖南的解放所作出的贡献。

**二、星火燎原：湘雅党组织的发展壮大**

中华人民共和国成立前夕，党的领导核心作用通过地下党在湘雅慢慢加强，当时医院的电话员艾芳是组织发展的地下党员之一。1950年12月，中南军政委员会派了中国人民解放军代表孟献国任湘雅医院副院长。至此，湘雅医院的党组织开始发展壮大：

1951年3月4日，成立中共湘雅支部，孟献国为党支部书记，党员14人。

1951年9月4日，中共湘雅支部扩大为党总支，孟献国为党总支书记；下设医学院党支部和医院党支部，蔡孝明任湘雅医院党支部书记，党员7人。

1955年2月，湘雅医院党支部扩大为党总支，宋少荣任党总支书记，党员15人。

1962年，成立医院第一届党委会，蒲润任书记；下设6个党支部，党员120人。

1971年4月26日，医院召开第二次党员大会，选举第二届党委会，张安庆任书记；下设7个党支部，党员138人。

1982年4月9日，医院召开第三次党员代表大会，选举第三届党委会，李俊儒任书记；下设党支部与第二届相同，党员319人。

1986年10月18日，医院召开第四次党员代表大会，选举第四届党委会，周凯书任书记；下设15个党支部，党员438人。

1989年11月27日，医院召开第五次党员代表大会，选举第五届党委会，阎华任书记；下设18个党支部，党员533人。

1995年9月1日，医院召开第六次党员代表大会，选举第六届党委会，唐友云任书记；下设16个党支部，党员640人。

2006年4月27日，医院合并入中南大学后召开第一次党员代表大会，选举中南大学湘雅医院第一届党委会，唐友云任书记；下设16个党支部，党员1 215人。

2010年11月5日，中南大学湘雅医院召开第二次党员代表大会，选举第二届党委会，肖平任书记；下设16个党支部，党员1 497人。

2014年11月27日，中南大学湘雅医院召开第三次党员代表大会，选举第三届党委会，肖平任书记；下设14个党支部，党员2 447人。

2019年5月9日，中南大学湘雅医院召开第四次党员代表大会，选举第四届党委会，张欣任书记；下设14个党总支，93个党支部，党员3 032人。

2020年，中南大学湘雅医院基层党组织换届，全院党支部增至97个。

截至2021年5月1日，中南大学湘雅医院共有14个党总支，97个党支部，党员3 283人。

回顾湘雅医院党组织的发展，历经从无到有、从小到大，如今，职工中党员占比超过50%。不忘初心、牢记使命，广大湘雅党员定会牢记党的宗旨使命，砥砺初心、继续奋斗，为中华民族伟大复兴的中国梦作出应有的贡献。

## 【党建与机制创新】

### 新时代公立医院党建机制创新的湘雅实践

#### 一、"三个构建"落实党委领导下的院长负责制

党的十八大以来，以习近平同志为核心的党中央旗帜鲜明地坚持和加强党的全面领导，强调"党政军民学，东西南北中，党是领导一切的"，并把党的全面领导贯穿到治国理政全过程各方面，公立医院党组织的职能也在健全党的全面领导制度的过程中发生了深刻变革。

2018 年，中共中央办公厅印发《关于加强公立医院党的建设工作的意见》，强调公立医院实行党委领导下的院长负责制，医院党委要发挥"把方向、管大局、作决策、促改革、保落实"的领导作用。中南大学湘雅医院科学实施党委领导下的院长负责制，以"三个构建"加以推动落实。

#### （一）构建决策运行机制

科学决策是落实党委领导下的院长负责制的关键内容。湘雅医院在实践中着力探索清晰、科学的党委会、院务会议事内容和决策程序。

一是紧抓"一内一外"，提升议事决策规范性。规范议事决策外在流程，严格会议召开程序，通过 OA 信息系统辅助议题管理，除经党委书记批准的重大或紧急事项外，会议不接受临时性议题。理顺议事决策内在机制，明确了决策主体（党委会、院务会）各自的组织原则、决策范围、会议形式、决策程序、决策执行反馈等，界定"三重一大"决策事项范围，对需由院务会讨论研究后提交党委会决策和直接由党委会决策的事项进行梳理和界定，实现了科学决策、民主决策、依法决策。

二是着眼"一头一尾"，提升议事决策科学性。健全决策前论证和听取意见机制，医院成立发展规划、药事管理、装备管理、器械管理、医疗技术、医疗质量与安全、人力资源、医学伦理等各项行政、业务决策和管理相适应的专家委员会，重要行政、业务和专业性、技术性较强的事项，决策前需经专家委员会咨询或论证；与职工利益密切相关的事项，决策前

应当通过职工代表大会等形式听取意见和建议；健全医院法律顾问制度，对于重大决策、重要规章制度、重要合同等，应当事先进行合法性审查、法律风险审查，凡未经合法性审查或者经审查认为不合法不合规的，不得提交讨论、作出决定。构建议定事项提醒督查制度，对党委会议、院务会议决议的执行情况进行督办，督办结果纳入干部年度考核，将党委的意志转换成任务目标、重大部署及办法举措，通过集体领导和个人分工负责实现党委的领导核心作用与中心工作相互衔接和同步运转。

### （二）构建沟通协商机制

建立各层面的沟通协调机制是党委领导下的院长负责制在公立医院顺利运行的重要保障。

一是建立党委书记与院长常态化的沟通机制。党委书记与院长交流沟通的顺畅程度决定重要决策和重大工作推进的质量与效率，要围绕思想认识、工作理念方法和重要决策前的酝酿协商等进行充分沟通交流。如重大事项提交会议前，党委书记、院长和有关领导班子成员应个别酝酿、充分沟通、取得共识，党委书记、院长意见不一致的议题暂缓上会，必要时向上级党组织请示报告。

二是建立院领导班子成员之间的规范化沟通机制。班子成员之间经常相互通报工作，相互听取意见建议，发挥集体智慧解决工作难题，共同营造相互理解、相互支持、协调配合的工作氛围。

三是在决策层、管理中层、专家和群众间建立多渠道的沟通机制。建立健全院领导接待日、院务公开、定期调研、民主生活会、谈心谈话等制度，通过沟通协商增进相互理解。

### （三）构建监督制约机制

监督检查是保障制度执行的重要手段。一方面，医院党委加强对医院议事决策制度健全和执行情况的检查和监督，将党委会议、院务会议制度执行情况和实施效果作为医院领导班子民主生活会、述职评议和年度考核工作的重要内容。坚决杜绝党委会议、院务会议出现仓促决策、违规决策、决策失误或者会而不议、议而不决现象。

另一方面，完善内部监督机制，贯彻落实党委书记、院长定期向党委会述职报告制度、党委领导下的院长负责制执行情况报告制度、纪委监督执纪制度以及以职工代表大会为中心的民主监督制度等，及时发现并纠正职能、制度在日常运行中出现的问题。

**二、夯实四个基础，突出两个特色，构建高质量党建**

推动公立医院党建高质量发展，是党的决策部署在医院落地生根的政治保证。公立医院党的建设历来受到党中央的高度重视。当前，医院必须主动适应新时代党的建设总要求，充分发挥医院党委把方向、管大局、做决策、促改革、保落实的"总开关"作用，推动公立医院党的领导体制机制同坚持党的全面领导、全面从严治党的要求相适应，确保改革发展始终沿着正确方向前进。

推动公立医院党建高质量发展，是更好地满足广大人民群众生命健康需求的重要保障。卫生健康事业涉及每个人生命安全和千家万户的幸福安康，是党和政府义不容辞的责任和重要的执政基础。在人民群众更加重视生命健康质量、对医疗卫生保障和医疗救治服务给予更高期待的新形势下，加强公立医院党的领导和党的建设，践行全心全意为人民健康服务的宗旨，更好满足人民群众日益增长的健康生活需要，成为卫生健康事业适应这一历史时期的必然选择。

推动公立医院党建高质量发展，是促进公立医院服务能力提升的必然要求。实施健康中国战略，对医疗卫生这一人民群众感受最直接、最深切的民生事业提出了新的、更高的要求，迫切需要加强公立医院党的建设，把医院党组织融入公立医院治理结构之中，把党的领导融入医院治理各环节，把党的政治优势和组织优势转化为推动医院高质量发展的强大力量。

**（一）夯实四个基础，提高党的建设质量**

湘雅医院准确理解、科学执行中共中央办公厅《关于加强公立医院党的建设工作的意见》精神，坚定不移贯彻落实党委领导下的院长负责制，强化党对医院工作的全面领导，夯实思想建设、组织建设、队伍建设和制度建设"四个基础"，确保党的建设质量的持续提高。

**持续强化理论武装，夯实思想基础。**一是领导班子带头学。医院领导班子认真落实党委中心组学习制度、民主生活会制度和对口联系党总支、党支部制度等，切实履行"一岗双责"，在理论学习和实践锻炼中不断提高领导干部政治素养和自我革新能力，充分发挥领导干部示范带头作用。二是党务干部集中学。医院以"学原著、学理论、学经验、学方法"为主要内容、把"领导干部带头讲、专家教授亲身讲、身边典型示范讲、全员参与人人讲、指尖课堂在线讲"五种方式有机结合，形成交互式学习网络，定期对党总支书记、党支部书记及全体党务干部进行集中轮训，切实提高党务干部的理论水平和履职本领。三是全体党员广泛学。医院党委2018年11月起正式设置"湘雅学习日"，规定每月第二周星期二为医院理论学习日，党支部书记根据党委每月政治学习要点提示组织支部学习，把"三会一课"、主题党日活动等制度有机结合，促进政治学习与业务学习深度融合，有效推动医院各项政策落地落实，全面推动学习型医院、学习型党组织建设。

**科学调整组织架构，夯实组织基础**。一是大兴调查研究之风。2018年医院党委印发了《关于进一步加强调查研究、改进工作作风的通知》，2019年医院党委结合"不忘初心，牢记使命"主题教育活动安排，全体党委委员亲自带队在全院深入开展基层党组织建设、党委领导下的院长负责制、学科建设、人才队伍建设等专题调研，并撰写调研报告，为医院决策提供有效依据。根据医院发展规划以及基层集中反映的突出问题，医院逐步实施了职能部门组织架构调整、学科分层分级建设、人才队伍分类建设并全面启动医院综合治理改革，切实发挥了党委把方向、管大局、做决策、促改革、保落实的领导作用。二是把支部建在学科上。医院党委树立"一切工作到支部"的鲜明导向，坚持把"支部建在学科上"，以深入的调查研究为基础，以全面提升党支部与业务科室的适配度为原则，对全院基层党组织结构进行调整，共设置14个党总支，97个党支部，并把党小组建立到每一个医疗教学业务单元和科研课题组，做到党组织全覆盖，为党建与医院事业发展双融合、双促进提供坚实的组织保证。

**加强党务干部队伍建设，夯实人才基础**。一是选优配强，建好基层党务干部队伍。医院党委全面推行"双带头人"培育工程，将符合条件的学科带头人选拔到党支部书记岗位上，同时从副高级及以上职称的优秀骨干中选任支部书记，实现了教师党支部"双带头人"100%覆盖。选聘14名优秀管理干部担任专职党总支书记，充实基层党建力量，进一步提高基层党建专业化水平。二是赋能授权，压实党支部书记主体责任。2019年4月，医院党委组织编写《管理岗位职责说明书》，进一步明确党总支书记和党支部书记的政治待遇。党支部书记有权参与学科规划、人才培养、教育教学、科研管理等涉及学科、部门和职工重要利益事项的决策，有权对选拔任用、晋升晋级和评优评先人选进行提名和意识形态、安全生产、党风廉政、医德医风等方面的审查，发现问题有权提请医院党委实行一票否决。

**提高党建科学化水平，夯实制度基础**。一是建立党委委员对口联系党总支、党支部制度，编印《党委委员党建工作手册》，切实保证全体领导班子过好双重组织生活，充分发挥党内民主，加强党内监督。二是制定《党支部标准化工作手册》，根据《党章》、上级组织有关文件和医院现有工作制度，以党支部任务职责、管理制度、程序流程等为主要内容制定党总支、党支部基本工作规范，进一步提升医院党建工作科学化水平。三是建立党员积分制管理办法，建立党员积分档案，为强化经常性督查机制提供有效抓手，实现了党员日常管理的精细化、科学化、规范化，进一步落实了全面从严治党要求、严肃党内政治生活，持续发挥党员的先锋模范作用。四是出台《党总支、党支部年度考核办法》，把党总支与党支部开展的常规性工作、指令性工作以及围绕医院或科室中心工作所开展的创新性工作全部纳入年度考核，结合基层党组织"五化"建设标准，细化了26条考核指标，为基层党建工作提供重要参考标准。同时，把党委委员督查党总支、党支部情况以及党支部书记的考核结果直接与党总支书记的考核结果关联，充分激活党总支职能，发挥联动效应，健全基层党建督查考核机制。

**（二）突出两个特色，创建湘雅党建品牌**

根据上级党组织部署，医院党委从2018年起同步实施对标争先建设计划，积极探索新时代医院基层党建工作规律，拓展工作载体，完善工作机制，创新工作方法，增强工作实效，努力形成可复制、可推广的党建工作创新案例和特色品牌。

**突出公益性质做公益**。一是坚持以人民为中心的发展思想。医院党委坚持公立医院公益性质，立足精准医疗扶贫导向，以"义诊"和"智扶"为内容供给，积极参与健康扶贫、支边援外等公益项目。近几年，医院组建了 14 批国家巡回医疗队、选派 52 人次援藏援疆，开展 16 期西部卫生人才培养和 20 期新疆基层医疗卫生人才培训，形成初具效应的湘雅公益新模式。二是坚持优质医疗资源共建共享。医院党委充分发挥医疗资源优势，开展区域化党建共建项目。医院基层党支部与驻地基层党组织开展结对共建，联合开展志愿便民活动、主题党日活动等，通过组织共建、人才共育、困难共帮，不断提高结对双方党建工作的实效性和针对性，努力构建"资源共享、优势互补、互相促进、共同提高"的党建工作格局。三是坚持健康科普助力健康中国。医院连续举办四届"湘雅杯"健康科普创新大赛，大力营造"全员科普"氛围。充分利用院报、官网、官方微博、官方微信、"掌上湘雅"APP 五大平台打造科学、权威、原创、多元化的健康科普。同时，各党支部长期组织省内外义诊、健康宣教活动，为老少边穷地区人民带去先进的医疗水平与医疗服务，为帮扶医院留下一支"带不走的医疗队"，将疾病的末端治理变为源头治理，助力健康中国建设。

**突出人才特色育人才**。一是坚持党管人才，强化人才引领发展的鲜明导向。着眼于构建高效协同的人才培育体系，从人才成长的全过程、全链条、全要素出发，在人才分类、梯次设置、发展通道、支持措施、考核激励五个方面进行系统布局，统筹推进托举青年人才、聚集高层次人才的系列计划，推动"人力资源大院"向"人才资源强院"转型，为世界一流医院、一流学科建设提供坚实的人才支撑。二是全面推进"双带头人"教师党支部工作室建设。以教师党支部为依托，完善建设标准，把党的建设作为建设高水平人才培养体系的重要指引，推动党建工作与教学科研医疗工作相互结合、有机融入。同时，着力健全完善"双带头人"教师党支部书记后备人才长效培养机制。及时把政治素质好的业务骨干培养发展为党员，把专业基础好的党员教师培养发展为教学科研医疗骨干，充分利用医院人才培养系列计划，做实"党员＋人才"双培养。着力把教师党支部书记队伍建设成为新时代党建和业务双融合、双促进的中坚骨干力量，着力把教师党支部建设成为促进新时代医院事业发展的坚强战斗堡垒。

### 三、卓越党建引领医院高质量发展

医院以高质量党建引领高质量发展，实现了医疗、教学、科研、管理、社会服务等各项事业与党的建设协同发展，医院综合实力持续提升，稳居全国医院第一方阵。

### （一）新引擎：面向世界的"12368"发展战略

2019年，中南大学湘雅医院第四次党代会提出了建设"人民满意湘雅特色世界一流医院"的奋斗目标，同时规划了"三步走"战略设计。根据国家战略要求，结合医院发展实际，确立医院近期（2025年）、中期（2030年）和远期（2035年）发展目标。

实现发展目标，破解发展难题，必须牢牢把握"加速度、跨越式、内涵型、高质量"的医院发展总基调。围绕医院发展总基调，医院正式确立了高质量发展的新引擎——"12368"发展战略：推进治理体系和治理能力现代化，持续优化学科建设、质量安全、人才培养、医学创新、运营管理、运行保障、考核评价和党建文化等"八大"体系，科学建设卓越、智慧、美丽、平安、人文和幸福"六大"特色，始终追求一流学科、一流品质和一流品牌"三大"目标，努力完成患者好看病、看好病和职工快乐筑梦、努力追梦、幸福圆梦"两大"任务，最终实现人民满意湘雅特色世界一流医院"一大"愿景。

"人民满意湘雅特色世界一流医院"这一目标既脚踏实地，又高瞻远瞩，与医院的功能定位相适应。"两大任务"中，让患者"好看病"是指让患者温馨、快捷、方便、满意地看病，"看好病"则要提高水平、改进质量、保障安全；职工"快乐筑梦、努力追梦、幸福圆梦"，是让每位员工在湘雅医院感到职业有规划、奋斗有目标、前途有希望，工作快乐、生活幸福，把个人价值的实现与医院的发展融为一体，这是医院努力的方向。"三大"一流、"六大"特色分别是"愿景"中"世界一流""湘雅特色"

的相应阐释，"八大"体系则融汇互通、合为一体，涵盖了医院的各项中心工作。

"12368"发展战略是中南大学湘雅医院首次提出面向世界、科学前瞻、体系完整、路径清晰的中长期战略，契合新时代高质量发展导向，适应国家深化医改要求，符合自身发展定位。

### （二）新理念：湘雅特色的公立医院规划体系

随着中央全面深化改革委员会第十八次会议的定调，公立医院高质量发展进入新阶段。医院牢牢把握新发展阶段，贯彻新发展理念，构建新发展格局，特别是聚焦"十四五"发展，以人为本，高位谋划，构建了湘雅特色的公立医院规划体系。

追求专业性，突出4个"专"字：专职队伍、专项负责、专门研讨、专家智囊。成立医院"十四五"规划编制工作领导小组，党委书记和院长共同担任组长。领导小组围绕总体规划、专项小组围绕专项规划，分别组织研讨，先后进行了6轮专门讨论。专门成立了由31名国内知名医疗卫生专家和行政管理专家组成的专家咨询委员会，广泛征求专家意见100多条。

体现创新性，构建了"两级三类"的规划体系。制定了医院《"十四五"规划编制工作方案》，明确了医院领导班子和参与部门的职责，确立了编写体例和进度安排。构建了以医院1个总体规划为统领、8个专项规划为纽带、45个二级学科规划为基础的横向到边、纵向到底的"两级三类（医院、专项/学科两级，总体规划、专项规划、学科规划三类）"的规划体系。

突出实效性，邀请医疗卫生规划专家深度参与。发展规划，必须聚焦发展的主要矛盾，必须广泛借鉴先进经验。为此，医院"开门编规划"，坚持"走出去"和"引进来"并重并强。一方面，到国内顶尖医院调研，学习借鉴他们的先进经验和做法；一方面，医院与国家卫生健康委卫生发展研究中心进行合作，邀请专家全方位指导。

聚焦前瞻性，提出分三步走的奋斗目标。在规划编制过程中，医院及时关注国家方针政策，将新发展理念、健康中国、湖南"三高四新"战略充分融入医院规划，坚决贯彻习近平总书记在 2021 年 2 月 19 日召开的中央全面深化改革委员会第十八次会议上对推动公立医院高质量发展提出的要求，以及国家卫生健康委马晓伟主任在 2021 年 2 月 8 日召开的 2021 年全国医疗管理工作会议上提出的公立医院高质量发展"三个转向"要求。对此，医院将"加速度、跨越式、内涵型、高质量发展"定为医院发展总基调，提出了 2025、2030、2035 年"三步走"的奋斗目标。

凸显科学性，凝练切实可行的目标举措。医院规划，主要参照四个维度：一是医药卫生体制改革要求；二是湖南省、中南大学规划定位；三是国际一流医院发展趋势；四是国内顶尖医院指标数据。与此同时，医院组织多部门，对标国家卫生健康委相关指标要求、国内外一流医院发展数据，全面对比、全面分析，结合医院目标设计，科学制定了支撑目标的指标体系和思路举措。

### （三）新路径：方向清晰的八大推进举措

围绕医院"十四五"总体发展目标，医院统筹"党建文化、学科建设、人力资源、医疗服务、医学教育、医学创新、运行保障、运营管理"八个推进举措。

一是构建湘雅特色党建文化体系，打造"党建引领、文化铸魂"的湘雅样板，以一流党建引领医院高质量发展。充分发挥医院党委的领导核心作用，全面加强医院党的建设，把党建的政治优势转化为发展的竞争优势；构建以传承和弘扬优秀湘雅文化为核心的医院文化建设体系，为医院高质量发展提供政治保证、制度保障和文化氛围。

二是坚持"326"学科建设原则，健全协同共建机制，努力建成世界一流临床医学学科。"三位一体"（特色高峰学科建设、优势学科集群建设、新兴前沿学科建设）持续优化医院学科建设体系，两"高"（重点打造高峰学科、整体打造高原学科）打造学科全面优势，六步举措着力提升学科声誉，推进学科整体发展水平，争创国家医学中心。

三是突出"世界一流"导向，统筹人才队伍与人力资源体系，培育一批具有国际水平的人才团队。把人才作为支撑医院发展的第一资源，突出"世界一流"导向，树牢人才强院理念，深化人事制度改革、优化人才建设体系、健全人力资源管理体系，培养造就一批具有国际水平的战略人才、领军人才、青年人才和创新团队。

四是全面对接国家三级公立医院绩效考核，争创国家医学中心和国家区域医疗中心，建设国家卫生应急标杆医院。以国家三级公立医院绩效考核为抓手，以争创高水平国家医学中心为引擎，持续提升医疗服务水平和区域辐射能力。以建设国家重大疫情救治基地为抓手，整合公共卫生应急重大项目资源，打造国家卫生应急标杆医院。

五是落实立德树人根本任务，持续深化医教协同，建成国内一流的临床教学培训示范中心。秉承湘雅优良教学传统，深化医教协同，积极实施教育教学改革，加强课程和教材建设，持续孵化教学改革成果。强化临床教师教学激励机制，加强导师队伍建设，提升教学能力，严格教学质量监控体系，提高人才培养质量。

六是优化科技创新体系，基础研究与应用研究并重并强，全面提升科技创新核心竞争力。坚持"四个面向"，推进创新驱动发展战略，以"七大"任务为目标指引，深化湘雅特色的科技创新体系，坚持向基础研究与应用研究并重并强转型，着力增强自主创新能力，为医院高质量发展提供硬核动力。

七是优化医院主体功能区布局，规范运行保障体系管理，完成妇儿中心和分院区建设。加强院区综合治理，完善医院主体功能区布局，优化资源配置，进一步改善办院条件。充分利用现代信息手段和法治思维，稳步提升运行保障系统的规范化管理。推进"后勤、物流、网络、基建、资装"等运行保障系统一体化高质量发展，实现"安全生产、高效生产、绿色生产"。

八是围绕十八字运营方针，打造现代医院高效运营体系，整体提升医院经济运行效能。紧紧围绕"控成本、调结构、提效率、保基本、挖潜力、开新源"十八字经济运营原则，以优化管理流程、完善业财融合及财务信息系统一体化建设为依托，以全面预算管理、全成本管理、绩效管理为抓手，统筹推进"医联体建设、国际合作交流、第三产业发展"，提升经济运行整体效能。

## 【党建与领导力】

## 党建引领战疫情，彰显卓越领导力

2020 年新冠肺炎疫情突如其来。疫情发生后，中南大学湘雅医院党委坚决贯彻落实习近平总书记重要指示精神，迅速把思想和行动统一到党中央决策部署上来，把打赢疫情防控阻击战作为战"疫"时期最重要的政治任务，把加强公立医院党的建设贯穿疫情防控全过程，不断增强"四个意识"、坚定"四个自信"、做到"两个维护"，迎难而上，自觉肩负起公立医院"国家队"的使命担当，一名名共产党员挺身而出，一个个战斗堡垒巍然矗立，形成了党政工团联防联控、干部职工众志成城的防控局面，为夺取疫情防控阻击战的决定性胜利作出了湘雅贡献。

### 一、党旗引领：党委统揽全局协调各方

旗帜就是方向。中南大学湘雅医院党委充分发挥领导核心作用，坚持研判在前、预警提前、指挥靠前、保障备前。根据疫情态势，从 2020 年 1 月 21 日至 4 月 1 日，接连召开 13 次党委会，全面研究部署疫情防控工作。第一时间成立新冠肺炎疫情防控领导小组、专项工作小组。

提高政治站位，统一思想认识。医院党委在疫情防控中引导党员干部筑牢初心使命、站稳人民立场，进一步增强"四个意识"、坚定"四个自信"、做到"两个维护"。通过"湘雅学习日"传达上级部门关于疫情防控的重要指示、决策部署，出台《中南大学湘雅医院加强党的领导、为打赢疫情防控阻击战提供坚强政治保证的实施方案》，进一步提升全院干部职工的政治站位，确保在疫情防控工作中做到方向一致、行动一致，不折不扣把党中央各项决策部署抓实、抓细、抓落地。

成立领导小组，加强科学统筹。疫情发生后，医院党委、行政迅速行动，成立新冠肺炎疫情防控领导小组，由院长、党委书记任组长，医疗副院长担任副组长，领导班子全体成员担任组员，负责疫情防控工作整体决策、指挥与调度。根据动态变化的疫情防控形势，医院先后组织召开 7 次

新冠肺炎疫情防控领导小组工作会议，优化推进重点工作、分析研判最新情况，在医院整体防控方案的基础上，出台学生、家属区、后勤保障、安全保卫等细化方案，切实做到科学防治、精准施策。

全面协调推进，压实防控责任。医院党委、行政明确了"院内新冠肺炎确诊患者零漏诊、医务人员零感染、院内零传播"的防控目标；实行疫情防控领导小组领导下的工作小组负责制，下设医疗工作组、防控工作组、保障支持组、组织保障组、纪律监督组等12个工作小组，层层压实防控责任。医院党委、行政"一把手"带队，对全院各个疫情防控的重要部门进行巡视、巡查，确保医院疫情防控举措落实落地，全力以赴防风险、护安全、战"疫"情、保稳定。

抓牢意识形态，强化舆论引导。医院紧紧围绕党中央、上级组织关于疫情防控决策部署，围绕广大群众所急所需所盼，建立权威发布渠道，及时传达准确信息，正本清源，传递正能量，提升医院品牌影响。积极对接中央省市各级媒体，强化"众志成城战疫情"的正向引导，最大力度为疫情防控凝聚正能量。截至2020年底，湘雅医院共在主流媒体发布疫情正面报道113 371篇次，其中人民日报（人民网）、新华社（新华网）、中央广播电视总台等央级媒体2 310篇次。

## 二、堡垒攻坚：将党支部建在抗疫第一线

打赢新冠肺炎疫情防控阻击战，重点在基层、难点在基层，最大的力量在基层。实践证明，越是重要关头和关键时刻，越要靠党组织凝聚力量，越能彰显党组织重要作用。

一个党支部就是一座战斗堡垒。新冠肺炎疫情发生后，在中南大学湘雅医院党委的号召下，全院14个党总支、97个党支部，第一时间响应，第一时间行动，发挥教育党员、管理党员、监督党员和组织群众、宣传群众、凝聚群众、服务群众的战斗堡垒作用，做到哪里任务险重哪里就有党组织坚强有力的工作。

中南大学湘雅医院援鄂医疗队共142人，有中共党员89名。经医院党委批准，成立了中南大学湘雅医院援鄂医疗队前线党总支，党总支书记兼任医疗队领队。党总支下设四个党支部，党支部书记兼任四个分队队

长。党总支书记、党支部书记靠前指挥，急难险重任务党员带头走在先、冲在前。

战斗堡垒时时凝聚人心。走到哪里，就要把党建工作做到哪里。中南大学湘雅医院援鄂医疗队接管的华中科技大学同济医学院附属协和医院西院重症病房，共有 100 张床位，急危重症患者比例高，这既是考验，也是检验。

援鄂医疗队前线党总支坚持抗击疫情、支部党建两不误，将医疗队分赴国家卫生健康委专家组、武汉市金银潭医院、华中科技大学同济医学院附属协和医院西院、湖北黄冈等不同岗位的全体党员纳入组织管理。战"疫"期间，严格落实"三会一课"制度，举行《艰难困苦方显党员本色》《敢于担当做合格党员》《坚定信心、坚守阵地、夺取胜利》等党课 5 次；总支召开支委扩大会 9 次；各支部均召开党员大会 2 次、支部委员会议 3 次。共计收到入党申请书 30 份，入党积极分子思想汇报 135 份；发展预备党员 2 名。

战"疫"前线人人争当标兵。作为全国感染控制学界顶尖专家，吴安华教授为各地援鄂医疗队开展培训。在湖北一线战"疫"的 72 天，吴安华教授为全国援鄂 120 支医疗队做了 102 场培训，巡查指导了 10 家医院，共计培训医疗队员 15 000 人，达到了"零感染"。最多的一天，他为 9 支医疗队开展了 7 场培训，讲课时长累计 450 分钟，听课医疗队员 1 182 人。吴安华教授用专业和敬业，为创造全国援鄂医疗队员 4.2 万余人无一人感染的"中国奇迹"发挥了至关重要的作用，他也因此被授予"全国卫生健康系统新型冠状病毒肺炎疫情防控工作先进个人"荣誉称号。

截至 4 月 1 日，中南大学湘雅医院在华中科技大学同济医学院附属协和医院西院累计收治患者 157 人，治愈出院 118 人，治愈好转率 94.3%。

### 三、党员示范：把党性写在抗疫实践

平常时候看得出来，关键时刻站得出来，危急关头豁得出来，是衡量党员先锋模范作用的重要标尺。沧海横流，方显英雄本色。面对疫情，中南大学湘雅医院全体 3 151 名共产党员铁骨铮铮、挺起脊梁、无畏前行，

充分发挥先锋模范作用，奋力投身疫情防控阻击战，用实际行动兑现"随时准备为党和人民牺牲一切"的入党誓词。

向共产党员看齐。2020年1月23日（农历腊月二十九），中南大学湘雅医院宣布进入疫情防控战时状态。广大党员职工纷纷"请战"，随时准备冲锋到疫情防控第一线。

第七党总支发出《致机关全体党员同志倡议书》，向机关全体党员干部发出倡议：亮明党员身份，彰显榜样力量，志愿服务战"疫"一线。

2020年1月26日（正月初二），中南大学湘雅医院第二批援鄂医疗队驰援武汉金银潭医院。临行之际，入党积极分子殷俊郑重写下《入党申请书》，他说："我们跟着共产党员上战'疫'前线，要像共产党员一样去战斗。"

2月7日（正月十四），由130名医务人员（共产党员比例60%）组成的中南大学湘雅医院第三批援鄂医疗队集结出发。钱招昕领队在出征仪式上表示："中南大学湘雅医院白衣战队招之即来、来之能战、战之必胜！"

跟着共产党员去战斗。2月10日，华中科技大学同济医学院附属协和医院西院湘雅病房一名长期血液透析患者因疫情影响无法实现每周3次透析而发生严重心力衰竭、呼吸困难，需要紧急做连续性床旁血液滤过治疗（CRRT）。在病房缺乏相关仪器设备的情况下，援鄂医疗队前线党总支第二党支部书记、肾病内科肖湘成教授带领彭张哲副教授、主管护师黄忠华、主管护师陈磊，临时从协和医院血透室借调一台全新的新型床旁血液净化治疗机器，并在短时间内掌握了该型机器的使用方法，为患者成功实施了CRRT，这也是医疗队在武汉的第一台CRRT。

援鄂医疗队前线党总支第一党支部书记、呼吸与危重症医学科主任潘频华教授作为第一通讯作者编撰的《成人重症新冠肺炎患者气道管理推荐意见（试行）》作为新冠肺炎相关处理共识在《中华医学杂志》上发表。

援鄂医疗队前线党总支第四党支部书记、重症医学科副主任张丽娜教授基于重症超声用于病毒性肺炎诊治的以往经验和现有对新冠肺炎救治的专家经验证据，牵头推出中国重症超声研究组《基于重症超声的重症新冠肺炎救治建议（第一版）》。

### 四、党群合力：汇聚众志成城的强大力量

中南大学湘雅医院党委坚持以习近平新时代中国特色社会主义思想为指导，全面落实联防联控措施，将群防群治进行到底，汇聚起众志成城、万众一心的强大力量。

全员培训，防控知识人人过关。出台《中南大学湘雅医院新冠肺炎疫情防控全员培训工作方案（试行）》，按照"分层级培训，层层抓落实，人人过关"总要求，扎实开展全员疫情防控知识培训、实践操作演练及技能测评考核20余次，确保全院职工疫情相关知识全覆盖。

干部下沉，分片包干强化责任。医院400余名行政后勤党员下沉一线，分担疫情防控重任，分别在门诊、住院部、急诊、儿科门急诊等10个重要出入口轮班值守。截至4月1日，机关党员干部配合完成门急诊207 142人的预检分诊工作。

青春志愿，团员青年积极行动。医院300余名青年志愿请战，组建以重症医学科"摘冠突击队"为代表的20余支战"疫"青年突击队，用实际行动诠释新时代湘雅青年的责任担当。

严抓落实，纪委、监察办公室和督查委员会提供纪律保障。医院成立了疫情防控纪律监督组，聚焦疫情防控工作中不担当不作为、擅离职守、瞒报谎报漏报、贻误工作等问题开展督查和约谈、通报、问责、处置等。

保护关心爱护全院职工，特别是奋战在疫情防控一线医护人员和援鄂医疗队队员，实现分片包干全覆盖、登记排查全方位、服务关爱全周期，采取有力措施帮助他们解除后顾之忧。

落实津贴慰问与生活保障。由工会牵头，各分工会通过一对一方式落实对一线医务人员的慰问与保障，明确卫生防疫津贴发放范围，确保一线休息区棉被、方便面、牛奶等生活物资保障，并帮助援鄂医务人员协调解决家庭困难。

这次疫情，是一次"大考"，也是一场"大战"。经过艰苦卓绝的努力，国家疫情防控取得重大战略成果，统筹推进疫情防控和经济社会

发展工作取得积极成效，这再次展示了强大的中国力量、中国精神。经历这次抗疫斗争，我们更加坚定道路自信、理论自信、制度自信、文化自信。

战"疫"再一次证明，党的领导是战胜疫情的根本保证。疫情发生后，以习近平同志为核心的党中央，坚持把人民生命安全和身体健康放在第一位，统筹全局、沉着应对，果断采取一系列防控和救治举措，用一个多月的时间初步遏制了疫情蔓延势头，用3个月左右的时间取得了武汉保卫战、湖北保卫战的决定性成果。对我们这样一个拥有14亿人口的大国来说，这样的成绩来之不易！这让我们坚信，只要坚持以习近平新时代中国特色社会主义思想为指导，充分发挥医院党委"把方向、管大局、作决策、促改革、保落实"的领导作用，把党的领导融入医院治理各个领域，就一定能团结带领全院干部职工战胜前进道路上的一切艰难险阻和风险挑战。

战"疫"再一次证明，中国特色社会主义是战胜疫情的最大优势。面对疫情，全国一盘棋，举全国之力、动员全社会力量、联防联控，汇聚起了磅礴伟力。我们用10余天时间建成"火神山"医院、"雷神山"医院，迅速大规模改建方舱医院，全国330多支医疗队、4.2万名医护人员赶赴湖北，这一切，只有中国特色社会主义制度能实现。这让我们坚信，要坚持社会主义办院方针，以人民健康为中心，强化社会公益属性，扎实推进医院治理体系和治理能力现代化，努力建设人民满意的湘雅特色世界一流医院。

战"疫"再一次证明，卓越医疗实力是战胜疫情的制胜法宝。湘雅医院先后派出10余支队伍赴国内外开展疫情防控工作，在华中科技大学医学院附属协和医院西院重症患者治愈好转率94.3%，吴安华教授打满疫情防控"全场"，为创造全国援鄂医疗队4.2万名医护人员"零感染"的中国奇迹立下汗马功劳！人民群众赞誉我们为"湘雅天团"。这让我们坚信，只要坚持卓越湘雅建设，瞄准人民满意湘雅特色世界一流医院，走以"双一流"建设为核心的加速度、跨越式、内涵型、高质量发展道路，就能打造新时代湘雅医疗品牌，为人民健康再立新功。

## 【党建与学科建设】

## 筑堡垒，强学科，推进党建与业务工作深度融合

学科建设是医院建设的重要组成部分，是医院发展的基础性战略性任务之一。自 2015 年国家颁布《统筹推进世界一流大学和一流学科建设总体方案》以来，高校附属医院的学科建设迎来新的发展机遇与挑战。

中南大学湘雅医院以"支部建在学科上"等为重要抓手，建强基层党组织，推进党建工作与业务工作深度融合，实现党的建设和学科建设的有机结合、协调发展、互相促进、共创共荣，奋力推动医疗、教学、科研及管理工作再上新台阶。

一、坚持党的领导，高位布局学科发展方向

学科建设发展，必须立足于国家发展大势，必须根植于医院现实土壤，必须梳理好"去哪里"和"如何去"等重大问题。在这个过程中，需要党的坚强领导和有力建设，以更高政治站位、更高建设标准、更强治理能力，为学科建设指引方向。湘雅医院党委从战略层面进行规划，引领学科建设朝着世界一流前进。

**一是高位布局，争创国家医学中心**。医院党委始终将学科建设作为医院发展的核心竞争力。在指导医院中长期发展的"12368"发展战略中，学科建设被摆在了重中之重的地位。特别是在医院八大体系（学科建设、质量安全、人才培养、医学创新、运营管理、运行保障、考核评价和党建文化）建设中，学科建设更是作为首项内容。医院"十四五"规划旗帜鲜明地提出，整合医院各方资源，按照"多元共建、多元协同、集群发展"的思路，推进神经、肿瘤、危急重症、皮肤与免疫、骨关节与代谢等五大优势学科集群建设，以学科集群建设引领带动医院整体实力提升，争创国家医学中心。

**二是科学谋划，创新"326"学科建设体系**。医院党委根据学科建设的实际情况，结合国家级、省级重点学科的建设基础，提出了坚持"326"

学科建设原则："3"即"三位一体"（特色高峰学科建设、优势学科集群建设、新兴前沿学科建设），持续优化医院学科建设体系；"2"即两"高"（重点打造高峰学科、整体打造高原学科），培育学科全面优势；"6"即六步举措着力提升学科声誉，推进学科整体发展上水平，从而引领学科发展朝着世界一流临床医学学科迈进。

**三是目标导向，精细化管理健全考评机制**。对标"双一流"建设要求，结合医院实际，构建了学科建设目标指标体系，确定了 6 个一级指标、63 项二级指标，并根据指标的重要程度赋分，将医院的战略性目标定量化，强调学科的内涵建设，按照学科建设类型确定建设周期的考核目标与达标标准。通过这种指标的赋分，来引导学科关注更高水平的发展目标，鼓励学科努力实现"踮起脚，甚至跳起来"才能完成的目标，从而实现高水平的发展。

## 二、用好"三大抓手"，推进党建与业务工作深度融合

### （一）坚持"支部建在学科上"，提供坚实组织保障

将党支部建在学科上，有利于进一步加强党建工作与学科建设之间的互联互通，让团队成员既有共同学术理想和诉求，又有科学的学术争论自由，充分发挥党员同志在医疗、教学、科研等方面的带头作用，将党建工作渗透到救死扶伤、教书育人、科学研究等工作中。

医院党委树立"一切工作到支部"的鲜明导向，坚持把"支部建在学科上"，以深入的调查研究为基础，以全面提升党支部与业务科室的适配度为原则，对全院基层党组织结构进行调整，共设置 14 个党总支，97 个党支部，并把党小组建立到每一个医疗教学业务单元和科研课题组，做到党组织全覆盖，为党建与医院事业发展双融合、双促进提供坚实的组织保证。

### （二）坚持"双带头人"全覆盖，带动党建业务同频共振

选拔学科带头人担任党支部书记，能够充分借助党支部书记的号召力、影响力和带动性，发挥学科带头人在医疗工作、教育教学、学科建设、学术研究等方面的模范带头作用，引领其他党员教师加强党建工作与学科建设同频共振、有机融合，找准党建工作与学科建设之间的结合点，

实现党建工作与学科建设同向发力、互促互进，有效解决或避免党建与业务"两张皮"问题，推动形成学科带头人与团队成员争做党建与业务骨干，带头创先争优、建功立业的良好氛围，进而增强党支部的创造力、凝聚力和战斗力。

医院着力健全完善"双带头人"党支部书记后备人才长效培养机制。及时把政治素质好的业务骨干培养发展为党员，把专业基础好的党员培养发展为医疗教学科研骨干，充分利用医院人才培养系列计划，做实"党员＋人才"双培养，实现了教师党支部"双带头人"100% 覆盖。着力把党支部书记队伍建设成为新时代党建和业务双融合、双促进的中坚骨干力量，着力把党支部建设成为促进新时代医院事业发展的坚强战斗堡垒。

**（三）坚持党委委员联系学科制度，持续突破发展难题**

医院建立党委委员联系学科制度，党委书记和院长全面负责，每位党委委员联系几个学科，深入调研党建、医疗、教学、科研以及管理等中心工作存在的瓶颈问题，紧紧围绕重点工作深入调查、潜心研究，努力提供有分量、有价值的调研成果，为发展决策当好参谋助手，并将所联系学科建设情况作为党委委员考核的重要依据，从制度上要求党委委员切实履行"一岗双责"。

一是建立沟通交流机制。党委委员按照分工主动开展联系工作，至少每半年到所联系学科开展调研座谈一次；通过座谈交流、查阅资料、不定期到联系点参加"三会一课"、主题党日活动等形式，摸清党建工作情况，了解学科发展动态；党委委员与所联系学科带头人建立定期沟通交流机制。

二是以解决问题为导向。联系学科工作要讲究实效，注重帮助各学科解决实际问题，调研期间收集到的较集中且与学科建设密切相关的问题要根据情况立行立改、解释沟通或者督促相关职能部门落实。党委委员可联合学科建设办等职能部门对学科开展专门"诊断"，全面分析存在的问题，帮助拓宽解决问题的思路。

三是调研成果指导实践。联系中发现的重大问题，随时向医院党委和行政汇报。调研工作在党委扩大会上进行专门汇报。

### 三、"五突出　五推动"建强基层党支部

湘雅医院牢固树立党的一切工作到支部的鲜明导向，立足实际、精准发力、有序推进，多措并举提升基层党支部"五化"建设成效，党支部战斗堡垒作用持续发挥，为推进党建工作和业务工作深度融合提供坚实政治保障。

#### （一）突出组织体系建设，推动支部设置标准化

优化组织结构，增强队伍力量，是提升组织力的重要保障。湘雅医院党委突出组织体系建设，不断夯实党建基础，努力创建学习型、科研型、服务型党组织，强化党支部政治功能，全面提升党支部组织力和凝聚力，从而推动学科建设优质、可持续发展。

#### （二）突出政治学习引领，推动组织生活正常化

把党的政治建设摆在首位，旗帜鲜明讲政治，建强政治学习课堂，不断用习近平新时代中国特色社会主义思想武装党员干部头脑、筑牢了党支部工作的基石。医院党委将每月第二周星期二定为医院学习日，每月发布学习日学习内容提示，既有党的理论知识，还有医疗行业规范、治院理念等重要会议精神解读、重要规章制度宣讲和解读等，真正实现了党建与业务工作的深入融合。

#### （三）突出支部日常管理，推动管理服务精细化

严格落实上级党组织党建工作要求，加强党总支、党支部在发展党员、教育培训、组织关系管理、党费缴纳、党内激励关怀作用发挥上的日常管理。出台《党支部标准化工作手册》，将发展党员、组织关系管理、党费缴纳等工作程序规范编印成册，并据此开展党支部自查、党总支互查、党群部门督查，确保工作规范执行到位，推动党员日常管理走向精细化、科学化、规范化。

#### （四）突出党内考核评价，推动工作制度体系化

把加强党的制度建设和完善现代医院管理制度统一起来，把制度建设贯穿党支部建设全过程。健全党支部考核激励制度，出台《党总支、党支部年度考核办法》，将党支部"五化"建设、党员民主评议、党支部"双述双评"和党总支作用发挥有机结合起来，把考核结果与党内评先评优、党支部所在科室负责人年度考核结合起来，为基层党建工作提供重要遵循

和有力抓手。

### （五）突出经费场地保障，推动阵地建设规范化

以党建阵地建设规范化为契机，加大支持投入力度，落实党支部党建工作经费保障、落实兼职党务工作者津贴保障、落实"共产党员之家"场地保障，完善党员学习交流平台。

## 【文化与核心竞争力】

## 公立医院核心价值体系落地的模式与实践

习近平总书记指出："人无精神则不立，国无精神则不强。精神是一个民族赖以长久生存的灵魂，唯有精神上达到一定的高度，这个民族才能在历史的洪流中屹立不倒、奋勇向前。"古往今来，一个国家，一个民族，甚至一个团队，都有推动其发展壮大的精神基因。

2018年，中共中央办公厅印发了《关于加强公立医院党的建设工作的意见》，明确要求公立医院党委要做好思想政治、意识形态和宣传工作，开展社会主义核心价值观教育，弘扬崇高精神，加强医德医风、精神文明和医院文化建设。

新时期的中南大学湘雅医院，在学科建设、人才培养、医疗服务、管理机制、科学研究等方面都取得了快速发展，相伴而生形成了相应的价值理念、制度规范、行为模式、环境氛围等，各类精神文化因子活力竞相迸发、亮点不断涌现的生动局面，形成了湘雅特色文化体系。

### 一、"一条主线"贯穿于医院发展全过程、各领域

所谓"文以载道，以文化人"。文化对品格的塑造，积微成著；文化对精神的提升，久久为功。

医院着力加强湘雅文化的创造性转化和创新性发展，推进"文化铸魂"工程，凝练形成了新时期湘雅文化体系："为医学立言、为健康立功、为生命立德"的使命，"至善至新、至严至合"的核心价值观，"人民满意、湘雅特色、世界一流"的愿景，"公勇勤慎、诚爱谦廉"的院训，"求真求确、

299

必邃必专”的院风。

新时期湘雅文化体系始终贯彻于湘雅医院发展全过程、各领域，推进医院核心价值观落细、落小、落实到基层，融入职工具体行为实践，通过思想催化、价值内化与行为转化，为医院实现高质量发展提供强大的思想保证、精神动力和文化支撑。

## 二、"三大层面"建设湘雅核心价值体系

### （一）以物质文化为载体，让湘雅文化凸显影响力

湘雅红楼始建于 1915 年，竣工于 1917 年，历经百年风雨洗礼，已经成为医院重要的文化标识和文化符号。湘雅红楼见证了我国现代高等医学教育和现代医疗事业的创立与发展，是中国现代医学百年发展的文化瑰宝。

2010 年，湘雅医院启动红楼修缮。2019 年，湘雅红楼经过修缮后重新投入使用，并入选第八批全国重点文物保护单位。

以湘雅红楼修缮为契机，医院建成湘雅历史名人纪念铜像、湘雅红楼历史文化长廊以及裴文坦夫妇纪念碑。湘雅历史名人铜像和纪念碑，主要包括爱德华·胡美、颜福庆两位湘雅先贤铜像和裴文坦夫妇纪念碑两个部分。历史文化长廊主要聚焦湘雅医院 1906 年至 1949 年艰苦卓绝的创业历史，全景再现湘雅先贤"大医西来，道一风同"的历史画卷，诠释了湘雅"为何而来、为何而留"的初心和使命。从 2020 年 8 月至 2021 年 5 月，文化长廊接待了中央纪委国家监委驻国家卫生健康委员会纪检监察组组长、国家卫生健康委员会党组成员马奔、国家卫生健康委员会党组成员、国家中医药管理局党组书记、副局长余艳红，湖南省人民政府副省长吴桂英等省部级领导的视察，受到了各级领导的高度肯定。

医院文史整理工作有序开展，推出"湘雅文化传承丛书"，包括《勇者无畏：裴文坦传记》《中医之道》《医道人生》《湘雅记事》《老湘雅故事》等。出版了《湘雅医魂》《张孝骞在湘雅》《中国现代医院史话——中南大学湘雅医院分册》《荆湘战"疫"看湘雅》等系列书籍，完成部分专科历史编纂。

### （二）以制度文化贯穿始终，让湘雅文化更具竞争力

推进依法治院，颁行《中南大学湘雅医院章程》。优化制度建设，构建湘雅特色现代医院管理体系。把加强党的制度建设和完善现代医院管

理制度统一起来。对标新形势、新任务、新要求，重点推进服务医院
"12368"发展战略的制度保障运行机制，特别是围绕"八大体系"加快构
建湘雅特色现代医院管理体系。严格执行民主集中制，坚持职工代表大会
制度，巩固医院民主管理的基本形式，吸引广大教职员工民主监督、民主
参与；健全教授委员会和专业委员会、发展智库辅助决策机制，充分发挥
专家作用。强化制度执行，坚持制度面前人人平等，确保广大党员干部养
成尊崇制度、遵守制度、捍卫制度的良好习惯，真正使制度成为硬约束。
出台医院《2019—2020年度文化建设实施办法》；明确工作职责，制定《关
于成立文物保护领导小组和工作小组的通知》；全面修订现代医院管理制
度438条，规范厘清管理制度。

新时期的湘雅文化支撑体系，进一步凝聚了全体湘雅人的发展共识和
文化认同，极大地助力了医院文化高质量发展。医院获评全国医院文化建
设特色单位，当选中国医院协会医院文化专业委员会副主任委员单位，中
国医师协会健康传播工作委员会副主任委员单位，中国医院协会医院健康
促进专业委员会副主任委员单位。

### （三）以精神文化为驱动，让湘雅文化焕发生命力

医院加强文化的顶层设计，成立医院精神文明建设委员会（文化建设
委员会），指导湘雅文化建设工作。

注重文化传承，沉淀精神内核，以史鉴今，推出6期"湘雅人物影
像志"，记录和反映老一辈湘雅人励精图治、与祖国共成长的奋斗史。制
作文化纪录片、影视片。抗击新冠肺炎疫情期间推出《力量》和《临时家
属》等系列主题宣传片，根据百年湘雅的公益历史与援鄂抗疫的人物和场
景制作而成，展现了湘雅人的家国情怀与崇高使命。在2020年11月的第
八届亚洲微电影艺术节上，《力量》和《临时家属》分别荣获"优秀作品奖"
和"好作品奖"。

建立湘雅特色廉政文化体系。将每年7月定为"廉政文化活动月"，每
年11月定为"党风廉政宣传教育月"，举办廉政文化优秀作品展、制作廉政
文化纪念画册，搭建廉政教育与廉政文化载体"公诚爱廉说"微信公众号等。

推进"家文化"建设。全面实施离退休人员结成一个对子、每年一次

拜访、建立一份档案的"三个一"工程，同时开展在职职工与离退休职工"一帮一"、老同志与年轻同志"一传一"、党员与非党员"一带一"。

### 三、"三个环节"推动核心价值体系落地

推动公立医院核心体系落地是一个复杂而系统的工程，需要在全面推进的基础上，准确把握医院实际和特点，抓住关键环节。

#### （一）目标明确，以人民健康为中心

坚持公益性不动摇，是公立医院核心价值体系必须坚持的正确方向；坚持以人民健康为中心，则是公立医院核心价值体系的核心目标。医院积极适应和主动融入健康中国战略，打造医德高尚、医术精湛、医风严谨的高素质医务人员队伍，做好人民生命健康的守护者。

#### （二）底色鲜明，弘扬医学人文精神

医学人文精神可以让医疗行业及医务工作者带上自身的特质和温度。培育这种精神，不仅要通过加强生命观教育，促使医务工作者孜孜以求地叩问生命的意义和职业价值，真正做到尊重生命、敬畏生命、护佑生命；更重要的是促使他们筑牢内心的价值底线和行为信条，真正践行"敬佑生命、救死扶伤、甘于奉献、大爱无疆"的职业精神。

#### （三）形式丰富，有机融合多种方式手段

医院注重探索运用方式手段，提升公立医院核心价值体系落地的实效性。充分利用好的传统方法，在通过院训、院歌等强化对医院的形象识别和建立院史馆等强化对医院精神的理解认同的同时，充分结合网络新媒体等技术的应用，抢占传播新高地，打造文化新平台，全方位传播医院核心价值体系。

## 【文化与品牌塑造】

## 守正创新，文化引领，向世界展示湘雅品牌

宣传思想工作是党的一项极端重要的工作。党的十八大以来，以习近平同志为核心的党中央把宣传思想工作摆在全局工作的重要位置，作

出一系列重大决策，实施一系列重大举措，党的理论创新全面推进，中国特色社会主义和中国梦深入人心，社会主义核心价值观和中华优秀传统文化广泛弘扬，主流思想舆论不断巩固壮大，文化自信得到彰显，国家文化软实力和中华文化影响力大幅提升，全党、全社会思想上的团结统一更加巩固。

做好宣传思想工作，是大型公立医院党组织贯彻落实习近平新时代中国特色社会主义思想的重要命题。近年来，中南大学湘雅医院成立了由党政一把手（党委书记、院长）任主任委员、主管院领导任常务副主任委员的宣传工作指导委员会，定期研究医疗卫生宣传思想工作，结合医院的重大改革发展举措、工作目标和工作重点，指导制定宣传思想工作规划，自觉承担起举旗帜、聚民心、育新人、兴文化、展形象的使命任务，极大地提升了湘雅品牌的美誉度，为国家大型公立医院运用宣传思想工作提升医院品牌影响力提供了重要的样本参考。

**一、举旗帜：壮大主流文化思想**

旗帜就是信仰，旗帜就是使命。举什么旗、走什么路，从来都是事关全局的根本性问题。作为公立医院国家队，必须旗帜鲜明地宣传贯彻落实习近平新时代中国特色社会主义思想，坚持不懈用习近平新时代中国特色社会主义思想武装头脑、指导实践、推动工作。

在学懂上下功夫，学而懂、学而信。医院牢牢抓住思想政治理论建设这一根本，坚持以学为先、以学争先，着力推进学习型组织建设，深入学习党的十九大和十九届二中、三中、四中、五中全会精神。坚持不懈地学，深入开展"群众路线"教育实践活动和"三严三实"专题教育，深入推进"两学一做"学习教育、"不忘初心、牢记使命"主题教育常态化、制度化；原原本本地学，全院发放《习近平谈治国理政》《中国共产党党章》《习近平总书记系列重要讲话读本》《中国共产党纪律处分条例》等理论学习书籍2万余册；形式多样地学，组建医院理论宣讲团，以党委中心组学习，党委委员和党总支书记讲党课、医院党课大讲堂、理论知识竞赛等形式认真学习贯彻。通过努力，医院实现党委书记、党委委员、党支部书记主讲党课全覆盖和党员职工、党外人士、青年团员学习全覆盖。医院2个党支部工作案例入选全国高校"两学一做"支部风采展，5 个微党课入选教育部精品微党课。

在弄通上下功夫，学而思、学而通。医院党员干部立足本职学，将党的十九大报告和习近平总书记在全国高校思想政治工作会议、全国卫生与健康大会上的讲话精神与自身的医疗、教育、科研和管理工作结合起来，深入系统地学习，在学习中思考，在思考中学习，加深了对党的教育方针、卫生方针的理解，弄通了国家医药卫生体制改革和健康中国战略的意义建设，职业自豪感更强了，工作价值追求更高了。此外，医院还将习近平新时代中国特色社会主义思想和医院"公勇勤慎，诚爱谦廉"的湘雅精神结合起来，"公"字当头抓党建，立党为公、执政为民，视公益、公心为湘雅核心价值的根基所在，将"大公无私、公私分明、先公后私、公而忘私"内化于心、外化于行。《全国医疗内参》以《湘雅医院公字当头抓党建》为题，刊发湘雅党建特色经验。

在做实上下功夫，学而用、学而行。医院始终坚持全面从严治党，认真落实管党治党责任，高举党的旗帜，用党的思想理论指导中心工作，将"党支部建在学科上"，选强配优了基层党支部工作队伍，形成了医院党委、党总支、党支部、党小组、党员的五级党建体系，有效发挥了党委的领导核心作用、党总支的政治核心作用、党支部的战斗堡垒作用和党员的先锋模范作用，党建工作与业务工作深度融合，党建引领带头作用不断增强。医院涌现出了见义勇为护士代表苏珊、敬业奉献医生代表张卫社等"中国好人"。通过全院干部职工的共同努力，医院临床诊疗、医学教育、学科建设、人才培养、科技创新等各项事业取得了长足发展，在复旦大学"2019 年度中国医院排行榜"中，湘雅医院科研学术排名全国第 3 位，综合排名位居全国第 13 位。

**二、聚民心：讲好"湘雅故事"**

习近平总书记指出，夺取中国特色社会主义新胜利，更加需要坚定自信、鼓舞斗志，更加需要同心同德、团结奋斗。我们必须把人民对美好生活的向往作为我们的奋斗目标，既解决实际问题又解决思想问题，更好强信心、聚民心、暖人心、筑同心。

湘雅医院围绕医院中心工作主动发声，主动讲好湘雅人爱国奋斗、争创一流的故事，提升湘雅品牌美誉度。宣传思想工作已成为全院干部职工投身公立医院改革发展的重要凝聚力。

讲好湘雅故事，让世界了解湘雅，必须要建设一流的自媒体阵地。湘雅医院积极探索"医疗机构媒体化"，整合宣传媒介资源，大力推进新媒体建设，健全医院全媒体传播体系，打造立体化宣传平台。医院目前构建了"一报一网两端三微"（医院院报、官方网站、掌上湘雅 App、头条号、官方微博、微信公众号、微视频）七位一体的融媒体矩阵。在全省率先成立卫生健康传播新媒体学院，初步打造了融媒体时代的医媒专家智库，开启了健康传播产、学、研一体化的湘雅道路。

近年来，湘雅医院策划了以"《战狼 2》背后的医者荣耀，回望湘雅医院援塞抗疫峥嵘岁月"为代表的湘雅援外医疗工作系列报道，以国家医疗队扶贫支边为代表的湘雅践行国家使命系列报道，以"为有牺牲多壮志：回首湘雅人的抗战岁月"为代表的湘雅人献身报国系列报道，以纪念汤飞凡先生诞辰 120 周年为代表的湘雅历史文化系列报道，以湘雅医魂、了不起的湘雅医生、新姿态新变革新跨越为代表的湘雅先进人物典型事迹系列报道等，形成了广泛社会影响力。

2014 年，湘雅医院官方微博通过线上线下帮扶联动，救治 90 岁抗战老兵蔡先政，在微博上引发全国千万网友关注，单篇微博阅读量超 1 445 万。2016 年，湘雅医院官方微博策划的爱心援助白血病患儿刘杰的公益事件，引起了社会广泛关注。医院联合媒体进行募捐，将全国爱心网友捐赠的 19 余万元善款亲手交由天使妈妈基金会，通过第三方公益组织，用于救治白血病患儿刘杰。

2018 年首个中国医师节推出的系列活动，引起中央广播电视总台等主流媒体的高度关注和聚焦报道，总点击量突破 5 600 万。组织拍摄的《湘雅人》荣获第三届中国医院微电影节"最佳宣传片"奖。推选产科主任张卫社教授、神经内科护士苏珊等入选"中国好人"，受到中央广播电视总台等主流媒体的关注报道，湘雅医院挂牌成为长沙市"好人大本营"工作站。

2020 年，医院官方微博策划"最美逆行：吴安华驰援武汉的车票"阅读量达 1 700 万并两次登上微博热搜；参与策划"医疗界四大天团会师武汉"登上当日微博热搜第一位，总阅读量超 6 亿。

### 三、育新人：凝聚"湘雅力量"

习近平总书记强调，宣传思想工作是做人的工作的，要把培养担当民族复兴大任的时代新人作为重要职责。湘雅医院充分发挥社会主义核心价值观的教育功能，用正确的舆论引导人，用高尚的精神鼓舞人，用身边的先进感染人，弘扬正气、凝聚人心、鼓舞斗志，培育敬佑生命、救死扶伤、甘于奉献、大爱无疆的新时代医者。

做强专题宣传。开设"百年湘雅"微信公众号，设立"湘雅网络电视台"，推出了"党的十九大""双一流建设""第四届党代会""学'两会'、谋开局、抓落实系列报道""'六个湘雅'走在前列""医魂""科技创新""湘雅人的一天""三代行医人"等专题报道，集中做好政策宣传、形势宣传、成就宣传、典型宣传，为医院改革发展和"双一流"建设营造积极向上的氛围。

做精特色宣传。2019 年"中国医师节"前后主动策划、密集发声，精心打造了一系列宣传产品，形成相关报道 1 400 余条，多个单篇报道阅读量破百万。其中与新华社联合策划的"病历博物馆"系列报道，从病历的更新换代中看医学 70 年的发展，其中一篇报道总阅读量 24 小时内达千万级，并受到《人民日报》《新华社》、中央广播电视总台等央级和省级主流媒体的高度关注和聚焦报道。

做大先进榜样优秀事迹宣传。新冠肺炎疫情防控阻击战期间，医院全力聚焦湘雅援鄂国家医疗队，集中力量宣传参加湖北保卫战、武汉保卫战的湘雅白衣英雄，推出了《莫名感动！这些"天团"会师武汉》《百年抗疫"老兵"，这家知名医院赴鄂支援有何绝招？》《记者探访湘雅医院援助湖北医疗队驻地》《"协和"里的"湘雅"，他们这样战"疫"！》《湘雅精神的战"疫"书写——中南大学湘雅医院支援湖北纪实》《"临时家属"：我就是你的亲人》等众多有温度、有泪点、有人情味的"暖新闻"。其中，中央电视台《新闻联播》以 1 分 35 秒的时长专题报道了全国医院感染控制专家、湖南首位援鄂专家吴安华教授的先进事迹。

做好"家文化"氛围营造。为职工解难题、办实事、办好事，职工福利待遇稳步改善，婚丧嫁娶、生育关怀和生日慰问标准大幅提高，全院职工免费接种流感疫苗，红楼职工餐厅正式开放，手术室餐厅自选区完成改造。聚焦民生问题，实施离退休职工看病就医、职工子女社会实践和职工父母免费体检等民心工程。积极开展群众性活动，成功举办"我和我的祖国"庆七一迎国庆歌咏比赛、诗歌朗诵会，"湘雅杯"教职工足球赛、教职工气排球赛、教职工田径运动会、亲子运动会、青年职工青春风采大赛等；组织 80 名教授参加全省"百万职工同声唱"总展演荣获特别奖，被中央广播电视总台《新闻联播》报道。

### 四、兴文化：传承"湘雅基因"

湘雅百年，波澜壮阔，既是一部"宏创造，利人天，壮气直无前"的奋斗史，是一部文化发展史。胡美大医西来，办雅礼步履维艰，立湘雅百年基业；张孝骞率众西迁，三千里筚路蓝缕，续存湘雅血脉……"公勇勤慎、诚爱谦廉、求真求确、必邃必专"，这是湘雅人历经百年，用血与火淬炼出的湘雅院训和湘雅精神，是湘雅文化馈赠给湘雅人的宝贵精神财富。

近年来，湘雅医院以史实为根据，推出了多种宣传文化精品，让全院职工更加深入了解和感悟湘雅人爱国奋斗、追求卓越、救死扶伤、服务为民的初心和使命，在回望历史中加强对湘雅文化的了解，进一步坚定湘雅文化自信，更好地继承湘雅优良传统，自觉肩负起新时代的责任担当，为推动人民满意的湘雅特色世界一流医院作出新的更大的贡献。

自编自导大型舞台剧《薪火》，聚焦湘雅人办报救国、西迁贵阳、抗击埃博拉出血热等爱国奋斗故事，展现一个多世纪的湘雅精神传承，激发广大职工的爱国、爱院、爱家热情。

制作了抗击新冠肺炎疫情微电影《力量》和《临时家属》，荣获第八届亚洲微电影艺术节"优秀作品奖"和"好作品奖"两个奖项。《力量》展现了湘雅人面对突如其来的新冠肺炎疫情，积极投身疫情防控人民战争、总体战、阻击战而英勇出击、精英尽出、舍我其谁的精神气质和文化

第七章

内涵。作品《临时家属》讲述了华中科技大学同济医学院附属协和医院西区湘雅病房的成立后，医务工作者与患者之间的感人故事。

建成湘雅历史名人纪念铜像、湘雅红楼历史文化长廊以及裴文坦夫妇纪念碑。组织"我和我的祖国"庆七一迎国庆歌咏比赛，全院千余名党员干部职工齐声共唱《没有共产党就没有新中国》，把饱含深情的赞歌献给党和祖国，唱出了跟着共产党走、积极投身"中国梦"伟大实践的时代主旋律。

组织"荣耀医师·向祖国汇报"湘雅医院 2019 年中国医师节庆典大会，组织湘雅医院庆祝中华人民共和国成立 70 周年"医道初心·我和我的祖国"教职工诗歌朗诵会，用健康向上的文艺作品陶冶情操、启迪心智、引领风尚。

### 五、展形象：向世界传播湘雅好声音

展形象，就是要推进国际传播能力建设，讲好中国故事、传播好中国声音，向世界展现真实、立体、全面的中国，提高国家文化软实力和中华文化影响力。

湘雅医院充分发挥自媒体平台的聚合效应，通过线上宣传推广、线下国际交流，特别是以推进医院国际化进程为契机，积极向世界传播"湘雅好声音"，提升湘雅品牌的国际影响力。

广泛联系湘雅海外校友，发挥湘雅海外校友的传播效应，有效提升湘雅品牌在海外的影响力。统计显示，目前旅居海外工作的湘雅校友有 1 000 多位，几乎遍布美国的所有一流医学院校和高水平医院。2002年，湘雅海外校友会在美国成立。十几年来，湘雅海外校友会在促进湘雅旅居海外的学者及科技专业人才之间、海外校友和母校湘雅之间的信息交流，弘扬湘雅治学精神，增强校友之间的友谊等方面发挥了很大的作用。

加强国际交流合作，增进国际对湘雅的了解。湘雅医院与全球 20 余所名院名校建立了院（校）际合作关系；聘请了国际知名院校的教授学者 100 多人为客座/兼职教授；医院每年拨款 1 000 万元建立了人才培养专项基金，用于选送医务人员和管理干部到国际一流院校和医疗机构

学习交流。"十三五"期间，医院出资选派 261 名中青年骨干赴国外知名医疗机构培训与进修，资助近 100 位八年制学生到欧美名校深造。目前，一大批优秀的湘雅学子奋斗在国际医学前沿，他们已成为湘雅医院国际化进程中的亲善使者，成为传播湘雅文化与品牌的"播种机"和"宣传队"。

把湘雅声音传递给世界，最重要、最直观的表达就是练就领跑世界的力量，培养出具有"让世界倾听湘雅声音"的学科领军人物和学科实力，让湘雅的医疗技术品牌走向世界。

由湘雅医院手显微外科主任唐举玉教授率领的团队，通过分期手术，成功将一名 25 岁患者的断肢（手）寄养于小腿上，再成功回植于右前臂，让患者的右手"失而复得"。该消息引起全球高度关注，包括美联社、法新社、英国广播公司（BBC）、美国有线电视新闻网（CNN）、路透社、东京富士电视台等全球 100 多家权威媒体均在显著位置或黄金时段进行了报道，其中，CNN 更是在头条刊载了此条消息。

由湘雅医院神经外科利用自主研发的 E-3D 数字化医疗三维设计系统，结合 3D 打印技术，成功将一名患者的复杂颅底肿瘤及周围组织等比例打印出来。医生在术前通过该全仿真模型对手术进行干预设计，最终精准成功地将患者颅内复杂肿瘤完整切除。这一则消息被全球 100 多家媒体关注。

积极参与国家的重大医疗救援、援外医疗等公益事件，既是践行公立医院社会公益性的内在要求，也是提升医院品牌国际影响力的重要途径。

2015 年，湘雅医院负责牵头组建中国（湖南）第五批援塞抗疫医疗队，到非洲塞拉利昂抗击埃博拉出血热。在 50 多天里，医疗队取得了"打胜仗、零感染、全治愈"的成绩，向祖国和人民交上了满意答卷，得到了国际社会的广泛好评。纽约当地时间 2015 年 8 月 6 日，美国纽约时代广场大屏幕滚动播出由中南大学湘雅医院牵头组建的中国（湖南）第五批援塞抗疫医疗队 30 秒新闻片《使命三万里，家国无限情》，这在全国医院中尚属首次。

湘雅医院的系列举措取得了显著成效：境外媒体对湘雅医院的关注度

提升，湘雅医院被境外媒体报道次数显著增多，有力提升了湘雅医院在国际上的知名度和湘雅品牌的美誉度。

## 【文化与职业精神】

### 文化铸魂，薪火相传新时代

"院训指薪传，公勇勤慎，诚爱谦廉。求真求确，必邃必专。宏创造，利人天，发扬光大，亿万斯年。"湘雅人每当吟诵这首湘雅之歌，无不激情满怀，肃然起敬。

百年湘雅，历史给湘雅以定格，湘雅也在历史的嬗变中奠定了她在中国乃至世界医学中的地位。如果说湘雅是中国最负盛名的医学殿堂，那么湘雅文化就是这座殿堂里最为璀璨的明珠之一。100多年来，无论时代如何发展，条件如何变化，湘雅文化一直是激励湘雅人战胜困难、勇往直前的强大动力和宝贵财富。

#### 一、公勇勤慎：公字当头抓党建，勇字为先报家国

中南大学湘雅医院党委在如何有效地凝聚内部力量，依托党建工作寻求医疗服务的"最大公约数"上给出了答案。"一核四轴"（即"以公益办院为核心，以传承思想、营造生态、服务大局、把握方向为轴"）党建工作格局的构筑，是一次传递党建公益力量的尝试，通过"党建与公立医院价值"的高度融合彰显党组织的核心引领作用。

#### （一）意识形态视域下思想铸魂

"公勇勤慎，诚爱谦廉"的院训刻在湘雅医院的每一个角落，也刻在湘雅历史的丰碑之上和湘雅人的思想深处。当头一个"公"字就定下了医院百年发展的基调。所谓"公者千古，私者一时"，立党为公更是我们党赖以生存的根本，故而湘雅医院党委一直视公益、公心为湘雅核心价值的根基所在。习近平总书记在谈到党同人民群众的血肉联系问题时就强调："要讲大公无私、公私分明、先公后私、公而忘私，只有一心为公、事事出于公心，才能坦荡做人、谨慎用权，才能光明正大、堂堂正正。"湘

雅医院党委为了在意识形态层面与党的宗旨相统一，在时代变迁中拓宽"公"字内涵和格局，一直秉持初心，坚持以公益思想的传承弘扬为己任。湘雅医院党委正在建设实体传承平台，以此激发和传承公益精神的认同感和归属感，并依托党总支、党支部深入临床一线挖掘公心素材，陆续出版了《湘雅文化传承丛书》《湘雅医魂》等书籍。

　　"湘雅文化就像一棵大树，之所以枝繁叶茂是因为每一片叶子都在表达翠绿。"《湘雅医魂》中的序言这样写道。已逾百年的历史积淀是湘雅独有的思想财富，如何将自身优秀的思想与党的核心价值相融合，发挥医院服务民生福祉的作用，将成为医院党建工作的重点之一，基层党组织的党建工作需要心怀传承之路，将主流意识形态根植于组织优秀文化，让党的作用融入"有血有肉"的真实生活。以党建带动优秀思想的弘扬将促使公益文化落实到个人感受，转变为真实可感的日常生活，成为实现其精神价值最大化的有效途径。

### （二）政治本色指引下的生态营造

　　中国共产党没有自己的特殊利益，清正廉洁是我们党的政治本色。习近平总书记指出"政治生态同自然生态一样，稍不注意就容易受到污染，一旦出现问题再想恢复就要付出很大代价。"习近平总书记反复告诫全党："为政清廉才能取信于民，秉公用权才能赢得人心。"在长期的实践中，湘雅医院党委坚持营造风清气正的生态，为推动医院良性发展提供强大精神动力。医院党委坚持以推进廉洁从医、净化行医生态作为党风廉政建设的重要内容，出台系列举措打好"组合拳"：将行风建设纳入党风廉政建设目标责任，纳入医院日常管理和学科建设，将信息化监管手段融入设备、药品和耗材采购，工程建设，医院财务，接受捐赠等重要领域和关键环节；通过满意度第三方评价机制搭起与群众的"廉心桥"，畅通就医体验的沟通渠道；通过共建互通的电子档案织起了医德评价的"互廉网"，褒奖贬评系统留痕，医德考评结果可视化、可溯源，实现行风问题警示提醒。湘雅医院党委组合式举措从源头上预防和治理不正之风，力争以清正廉洁的政治本色赢得民心。

### （三）"健康中国"战略下蓄势而谋

习近平总书记强调，"要把人民健康放在优先发展战略地位，以普及健康生活、优化健康服务、完善健康保障、建设健康环境、发展健康产业为重点，加快推进健康中国建设"。满足人民对健康的新期盼，推进健康中国建设成为治国理政的重大方略。湘雅医院党委秉承基层党建服务国家战略大局的原则，把基层党组织政治领导功能寓于公共服务功能之中，以服务大局体现政治引领，有效地发挥了专业领域基层党组织的核心作用。

近年来，医院党委立足精准医疗扶贫导向，以"义诊"和"智扶"为内容供给，结合支援农村卫生工程、国家医疗队巡回医疗、服务百姓健康行动、对口支援工作，形成初具效应的分级医联体系以及巡回服务网络。"十三五"期间，组建 14 批国家巡回医疗队，选派 52 人次援疆援藏，开展 16 期西部卫生人才和 20 期新疆基层医疗卫生人才培训；新增 35 家双向转诊定点指导医院，开展巡回医疗工作共 99 次，派出专家 678 名赴基层指导；与 25 家省外单位建立了协作指导关系，远程医疗联网医院 839 家，覆盖全国 28 个省份；免费举办社区基层医师学习班 61 期，培训基层医师 58 237 人次；牵头成立 18 个专科联盟，辐射 1 991 家基层医疗机构，促使优质医疗资源惠及更多偏远地区的群众。同时，全面布局健康科普领域，举办健康科普讲解大赛，引导医务人员走向健康普及的第一线，为患者和公众奉献科普盛宴。同时，湘雅医院利用新媒体平台搭建"湘雅科普智库"，推送系列科普精品，打造出备受好评的健康科普品牌。国家卫生健康委在湘雅医院召开新闻发布会，向全国推介湘雅健康传播经验。医疗领域具备天然的公益属性，这是行业的特点所决定的，也是我们发挥作用的关键驱动力。"党建＋公益"的这一工作机制已成为湘雅医院党委落实中央要求、战略决策，发挥党组织核心引领作用，促进大型公立医院在国家治理体系和发展进程中发挥作用的一个可复制的具体行动。

### （四）国际化视野下定位发展

"建设人民满意湘雅特色世界一流医院"是中南大学湘雅医院第四次党代会提出的发展目标。湘雅医院走出国门并实现国际医疗的互联互通，不仅需要打造国际化服务能力，另外一个重要路径就是彰显人类健康福祉的公益定位。医院党委依托党建公益定位充分激发了组织活力，在历次援外医疗过程中，广大党员主动担当、勇挑重担，积极参与国际医疗援助项目。

2020年5月11日，受国家卫生健康委指派，由湘雅医院呼吸与危重症医学科胡成平教授担任专家组组长，湘雅医院感染控制中心副主任李春辉副教授等12名专家组成的中国（湖南）抗疫医疗专家组，携带物资和设备奔赴非洲，指导当地新冠肺炎抗疫工作。在为期1个月的时间里，专家组克服了地域、天气、文化差异等各种困难，在非洲大陆驰行3 600公里，走访了72家机构和单位，用中国抗疫最成功、最有效、最可行的经验帮助当地抗疫，受到了津巴布韦总统和赤道几内亚总理的高度评价。这是湘雅公益走向国际的见证，也是中国人参与全球公益援助的典型。医院积极响应"一带一路"倡议，推动中塞友好医院建设，塞拉利昂比奥总统率团来院访问，医院援塞医疗队受到孙春兰副总理亲切接见。

中南大学湘雅医院党建工作以"公"为先的宗旨和理念，不仅展现了其在历史发展中深厚的文化根基与远见卓识，而且蕴含着走向未来的可持续发展"基因"。

### 二、诚爱谦廉：赤诚担当有大爱，廉洁律己为修身

以精神涵养品格，是湘雅的百年传承。无论是九死一生的西迁途中，还是高质量发展的奋进之路，"廉"作为湘雅精神的重要组成部分之一，一直为湘雅人所传承发扬。

烽火西迁路上，除了转运医院员工及医疗器械药品，为科学留存火种以外，还需要带上医院仅剩不多的财产——部分黄金。这些黄金对于来日湘雅医院重建的意义，无须言说。战争年代，打劫偷窃现象数见不鲜，敌人的洗劫说来就来。一个人转运的风险太大，于是这批黄金分给了十多个小组的青壮年保存，缝在队员们的衣襟中。其中三名队员在兵荒马乱中与湘雅失去了联系，直到数年后，形容憔悴的三人先后到达贵阳，无人知晓，九死一生的旅途上，他们所经历的绝望，但人们知道，他们交回的黄金，分厘不少。

进入新时期，湘雅医院围绕创建"廉洁湘雅"的总体工作目标，持续

深化"三转"，跟进监督、精准监督，充分发挥监督保障执行、促进完善发展作用，准确运用"四种形态"，不断强化监督执纪问责，稳步推进党风廉政建设和反腐败斗争各项工作任务。

### （一）强化政治监督，增强践行"两个维护"的信心

按照医院党委、行政重大决策和医院改革发展部署到哪里，监督检查就跟进到哪里的要求，医院加强政治监督，增强"四个意识"、坚定"四个自信"、坚决做到"两个维护"，推动全面从严治党向纵深发展。

督促落实习近平总书记重要讲话精神在医院得到及时学习与贯彻。及时提醒医院党委分管领导第一时间安排学习贯彻落实，督促党员干部及时学习习近平总书记最新重要讲话精神，不断压实医院党总支、党支部的主体责任，将基层党建和党风廉政建设与反腐败工作的政治任务从严从实落实好。

督促落实全面从严治党党委主体责任。特别是督促落实相关责任部门持续深化上一轮中央巡视各项整改任务，2020 年向党委会上报专题议题 23 个，推动党委召开纪检监察专题会议 2 次，收到的党委行政决议 14 项、督办事项 13 项全部得到落实。

### （二）做实做细日常监督，增强监督的针对性和有效性

湘雅医院坚持聚焦主责主业，严格落实纪委书记专职化，退出与履责无关的议事协调机构，坚持向"监督的再监督"定位转变。

聚焦关键少数与关键领域。一是对权力集中型、资源富集型的重点部门负责人进行半年一谈话、两年一审计。二是对基建、后勤、资装、物流、人事、财务、药剂、信息、招标中心等高风险部门的负责人开展廉政谈心。三是对选人用人、新药引进、评先评优、职称评定等关键事项进行事前监督，严把廉洁关，近两年来开展廉洁性审查 2 000 余人次。四是对全院管理干部、业务干部进行任前集体廉政谈话和经常性的警示教育。

聚焦专项监督。一是根据上级纪律要求对疫情期间抗疫物资发放，关爱医护人员的各项措施的落实情况，疫情期间的干部提拔、火线入党、补贴发放、学生返校、复工复产等工作开展专项督促检查。二是对研究生招生考试、复试等环节开展专项监督检查。三是对违规多点执业、违规介绍

病人转诊、违规涉医涉药等行风整治行动进行专项检查。四是对改善医疗服务态度百日专项行动进行专项检查。五是对医院招投标、合同签订执行等重大经济活动进行专项检查。六是对落实中央八项规定精神、纠正四风进行专项督促检查。

聚焦医药购销领域不正之风。一是修订完善医药代表来院接待的"三定一有"制度，严禁医药代表违规进入医疗区。二是举行医保收费专项核查集体约谈会，督促落实整改违规收费行为。三是召开400多家业务往来单位集体廉政约谈会，对5家存在违规现象的公司进行警示约谈。四是通报典型案例，以案说纪。五是制订《中南大学湘雅医院抓会风、正作风的六条要求》，以整治会风，推动作风的好转。

**（三）强化廉洁教育，筑牢防腐思想防线**

加强宣传阵地建设。依托医院短信平台、微信群、"公诚爱廉说"微信公众平台等宣传载体，打造多方位的廉政宣传平台。

集中教育形式。每年进行两次集中教育，每年7月开展廉政文化活动月，每年11月开展党风廉政宣传教育月，分层分类开展专题廉政党课，开展科室廉政巡讲会，编印发放"抓党风、修行风、正医风"的应知应会手册，举办"我身边的廉洁故事"微视频大赛，举办廉政文化作品征集、廉政文化作品展览，设计制作湘雅文化主题廉政书签，利用湘雅学习日进行廉政专题学习、管理例会通报医疗行业典型活动，以达到集中教育的目的。

日常警示不断线。每半个月通报典型案例，以案说纪、以案说法。重要节假日、关键时间节点发送廉洁提醒短信。召开警示教育大会、组织党员干部参观警示教育基地、观看专题警示教育纪录片。不定期在微信公众号和微信群里进行党风党纪警示教育。

**三、求真求确：严谨治学求真理，敢为人先逐一流**

作为一所由世界顶尖大学创办的医疗机构，湘雅建院之初就将世界一流医院的质量标准，矗立在每个湘雅人的心头。"求真求确"的湘雅精神和"敢为人先"的湖湘精神，在湘雅人推进学科建设、建设"双一流"进程中尤为突出。

1950 年，湘雅医院最早在国内进行大外科学科分支，先后分支出泌尿外科、骨科、胸腔外科、神经外科、烧伤整形外科和麻醉科等。这对湘雅医院而言是一次重大变革，也为日后我国外科学各专业的深入发展提供了借鉴样板。

通过不断开拓创新，湘雅医院用实实在在的成绩证明了专科细化计划是正确的。1954 年湘雅医院创建了全国第一个外科实验室，在极简陋的条件下成功地开展了动物低温麻醉实验。1956 年 4 月 30 日，湘雅医院在国内首次将人工低温麻醉应用于临床。此外，还开展了心包剥离、胃迷走神经切断、脾肾静脉吻合、乳腺癌根治、直肠癌根治、前列腺切除等各种手术。二十世纪六十年代，中国现代医学外科鼻祖沈克非教授在全国会议和多次的来往书信中赞扬谢陶瀛主持的湘雅外科的分科，称此为全国率先之举，是中国外科发展的重要标志。

进入新时期，湘雅医院秉承"求真求确"的精神，创新构建了一套"三位一体"的学科体系。经过近两年的探索实践，湘雅医院在学科声誉、人才培养、科学研究、社会服务等方面均取得新突破。

**（一）价值引领：人民满意湘雅特色世界一流**

在建设世界一流临床医学学科为核心目标的指引下，中南大学湘雅医院提出了"全面建成人民满意的湘雅特色世界一流医院"的战略目标，分解成三步走的阶段性目标。

湘雅医院提出"七大七一流"的战略内涵，构建起以"做精医疗技术、做强医学人才、做新科学研究"为核心的一流临床医学建设思路。摒弃以往将学科建设简单等同于科研的思路，湘雅医院紧跟国家"双一流"建设思路，从人才培养、师资队伍建设、科学研究、社会贡献、文化建设和国际影响六个方面入手，医、教、研全覆盖，全面建设一流临床医学学科。

**（二）科学布局："三位一体"的学科建设体系**

湘雅医院根据学科建设的实际情况，结合国家级、省级重点学科的建设基础，提出了"特色高峰学科建设、优势学科集群建设、新兴前沿学科建设"三位一体的学科建设体系。

打造特色高峰学科，推进学科分层建设。按照"分层建设、分级支持、连续考核、动态管理"的建设原则，将全院 45 个业务科室划分为 5 个层级，包括 3 个领军学科，8 个优势学科、10 个骨干学科、3 个骨干培育学科、21 个潜力学科。不同层级学科按照不同力度给予倾斜和支持，重点支持一批优势学科率先建成高峰学科。

打造优势学科集群，建设交叉融合学科。以现有的优势学科为基础，遵循"资源共享、优势互补、创新驱动、重点突破"的建设原则，联合多个在疾病诊疗研究、人才培养方面有特色、关联密切的学科共同组建。目前已经启动了神经医学中心、肿瘤医学中心、危急重症医学中心、骨关节与代谢医学中心、皮肤与免疫医学中心等五个优势学科集群建设，着力打造高水平国家医学中心或国家区域医疗中心。

打造新兴前沿学科，推进医工交叉结合。充分发挥综合性大学的学科优势，与理工科等其他学科进行交叉，面向国际科学研究前沿，重点支持精准医疗、医疗大数据、医用材料、手术机器人等有优势特色、有引领性、有持续生长力的研究方向，鼓励学科开展"无人区"探索和"非公式"研究，发掘新的学科发展方向，谋求医院新的发展潜力。

**（三）目标导向：以目标为导向的精细化管理策略**

医院对标"双一流"建设要求，结合医院实际，构建了学科建设目标指标体系，确定了 6 个一级指标、63 项二级指标，并根据指标的重要程度赋分，将医院的战略性目标定量化，强调学科的内涵建设，按照学科建设类型确定建设周期的考核目标与达标标准。指标体系有几个非常显著的特征：导向性、前瞻性和综合性。希望通过这种指标的赋分，来引导学科关注更高水平的发展目标。考核指标体系原则是一流导向。鼓励学科努力实现"踮起脚，甚至跳起来"才能完成的目标，从而实现高水平的发展。

在这一体系的指引下，医院综合实力显著提升，在复旦大学"2019 年度中国医院排行榜"综合排名中跃居全国第 13 位，11 个专科综合排名进入全国前 10，科研学术排名全国第 3，3 个专科科研标化值位列全国第 1。医院牵头建设的中南大学临床医学学科进入基本科学指标数据库（ESI）全球前千分之一，牵头完成教育部第四轮临床医学学科评估，居全国 A- 档行列，获批"国家老年疾病临床医学研究中心"，承担国家卫生健康委首批脑血管疑难病症诊治能力提升工程，入选国家首批肿瘤多学科诊疗试点医院，牵头组建全国罕见病诊疗区域协作网，25 个国家临床重点专科建设项目全部顺利通过验收。

### 四、必邃必专：潜心研究作示范，集智攻关谋创新

"必邃必专"的湘雅精神，推动着创新在湘雅的代代传承，使湘雅有雄厚的实力，稳居全国医院科研综合水平第一方阵，产出了一大批优秀的科研成果，并广泛应用于临床，造福人类健康。

二十世纪六十年代，感染性小儿脑水肿发病率高，病死率高达 75%。当时通行的治疗方案都是以脱水治疗为主，但实际疗效不佳。为了解决这一难题，湘雅儿科虞佩兰教授开始尝试用"边补边脱"来治疗。她整天守在病房，将患儿的呕吐物与排泄物一一称重，再对比补进去的液体重量。1978 年，虞教授运用了中医"辨证论治"的原则，正式提出了小儿脑水肿"边补边脱"液体疗法，打破了传统的严格限制入水量的治疗原则，针对脑水肿的不同阶段找出了八种快慢不同的脱补方式。随着"边补边脱"推广应用，小儿脑水肿的病死率由原来的 75% 下降至 25% 左右。"边补边脱"治疗原则被纳入全国高等医药院校教材和多种小儿神经病学专著，并于 1991 年获得国家科学技术进步二等奖，1998 年获教育部科技推广应用二等奖。

进入新时期，医院坚持"四个面向"，推进创新驱动发展战略，坚持向基础研究与应用研究并重并强转型，着力优化科技创新体系、增强自主创新能力，全面提升科技创新核心竞争力，为医院高质量发展提供硬核动力。

### （一）以"创新管理"为内核，加强科研顶层设计

建设人民满意湘雅特色世界一流医院必须构建卓越的临床医学科技创新体系，开展高水平的、以应用为导向的临床科学研究。为了实现这一宏大的战略目标，湘雅医院积极构建以"质量、贡献、绩效、诚信"为导向，以国家三级公立医院绩效考核的科研指标和医院科技创新核心任务为目标的科研学术评价体系。坚持临床导向，推进基础研究与应用研究深度融合，激励基于解决临床问题的高水平、高价值研究。通过孕育大项目、搭

建大平台、打造大团队、助推大成果，医院初步形成了有利于人才成长和引进、有利于学科建设发展、有利于科研产出的高水平综合医院科技创新体系。

### （二）以"平台建设"为抓手，促进基础临床转化

平台建设无疑是产出大成果至关重要的硬件和基础载体。医院现有5个国家级科研平台，51个省部级重点实验室和研究中心。医院加强国家老年疾病临床医学研究中心下属7个研究所的建设，并将其与优势学科和重点研究方向有机结合，带动全院科技创新能力提升。设立临床研究基金，鼓励开展自主创新的临床研究、多中心研究和大规模队列研究。打造"高效、开放、共享"的临床生物样本中心。

### （三）以"学科融合"为突破，培育医学关键核心技术

基础研究的今天，是为了临床应用的明天。医院紧密对接临床需求，打造基础与临床相融合、医工医理相结合的多学科交叉合作团队。完善医疗健康大数据平台建设。集中力量打造神经系统疾病研究中心、骨关节与代谢疾病研究中心、皮肤及免疫系统疾病研究中心、肿瘤研究中心、重症医学中心。聚焦核心技术突破和转化，探索交叉研究/应用基础研究—高端医疗技术产品研发—技术转化—推广应用的"全链条"创新模式。不断深化与基础医学院、生命科学学院、湘雅药学院等兄弟单位的战略合作，加强资源整合，实现基础研究与临床应用的高效对接。鼓励参与国际科技合作、撰写国际标准/指南。

在"必遽必专"精神的指引下，百年湘雅"开创"基因有了更多的现实表达。医院入选世界研究型医院百强（全球第73位、国内第4位），"自然指数"稳居全国医院前五，"中国医学院校科技量值"医院综合排名位居全国前十。获批医学代谢组学国际联合研究中心，入选国家首批干细胞临床研究备案机构。"十三五"期间，累计发表SCI论文2 744篇；获批科研课题1 703项（含国家级项目590项）；累计中标经费近10.72亿元，较"十二五"翻两番；获授权专利763项，其中发明专利155项。科技成果转让费超2.2亿元。

百年华西扬帆再启航，传承创新时代新担当

——四川大学华西医院百年奋斗史

拥有近130年历史的四川大学华西医院传承悠久、底蕴深厚。回望历史，从1892年的四圣祠街"一个人的西医诊所"至今，历代华西人坚守着"厚德精业、求实创新"的院训，实践着"关怀、服务"的理念，不懈努力。以党建为引领，坚持医学教育以学生为中心，重构教育体系，培养卓越医学领军人才；医疗服务以患者为中心，提升质量与安全，创新服务模式；管理以员工为中心，搭建发展平台，支撑员工成长；科学研究作支撑，全力提升医学教育、医疗服务、管理能力和科研水平（"三中心一支撑"），凝心聚力聚智引领医院事业的持续健康发展，在医学教育、医疗服务、管理实践和科学研究中，积淀形成独具特色的华西党建与事业融合发展体系，凝练出华西特色的服务、创新、使命文化体系，打造出党支部建设"支部宝"模式、"五位一体"干部培训体系、"思政直通车"意识形态教育课程、"即时奖励"员工激励项目、《华西医学大系》系列丛书、"红马甲""解语花"志愿服务项目等特色党建与文化品牌。获评"全国党建工作标杆院系"培育创建单位、"全国党建工作样板党支部""全国高校教师党支部书记工作室"，获得"全国抗击新冠肺炎疫情先进集体""全国五一劳动奖状""全国文明单位""全国工人先锋号""全国三八红旗集体""中国青年五四奖章集体""全国模范职工之家""全国民族团结进步示范单位"等称号，产生全国抗击新冠肺炎疫情先进共产党员、全国抗击新冠肺炎疫情先进个人、时代楷模、全国劳动模范等先进个人。

华西今日之成绩，追根溯源，得益于华西优秀的文化传承，凝心聚力聚智推动党建与事业融合发展；扬帆远航，是因为党建引领把握着正确的航向，持续推动医院高质量发展。

# 第一节　医院历史与文化传承

锦江春色来天地，玉垒浮云变古今。

在成都万里桥头华西坝，有一座闻名遐迩的医学城，她就是四川大学华西医院。追溯历史，华西医院起源于加拿大、美国等国十九世纪末在成都创建的仁济医院、存仁医院。

1892 年，加拿大医生启尔德在成都开办诊所，1913 年命名仁济医院，又名"四川红十字会福音医院"。1907 年加拿大牙医林则博士在仁济医院设牙科诊室，后称"远东第一牙科"。

1894 年，美国医生甘来德在成都开办诊所，后命名存仁医院。1929 年，存仁医院由综合医院改为眼耳鼻喉专科医院，是我国眼耳鼻喉学科的重要发源地。

1896 年，启尔德的妻子启希贤医生创办仁济女医院，又名妇孺医院，是四川最早的妇女儿童专科医院。

仁济医院、存仁医院和仁济女医院就是今天的华西医院的源头。

1910 年，由加、美、英等国协商联合创办的华西协合大学（简称华大）正式成立，医科创办稍晚于大学，由仁济医院院长启尔德总负责，首任医科科长由存仁医院院长甘来德担任；1914 年 1 月，华西协合大学医科在简朴的仪式下开学了，首届医科招收学生 7 人；1929 年医科、牙科合并为医学院；1931 年 7 月起，华大医科在存仁医院设置两年制的研究生课程，招收专攻眼科、耳鼻喉科的研究生，这是中国西部高校的第一个医学博士学位培养点。

1927 年华大向中国政府申请备案，1933 年正式获教育部批准立案，改名为"私立华西协合大学"，由教育部主管，办学宗旨因此变化为"教授高深学问、养成高尚品德、增进人类幸福"，校训为"仁智忠勇、清慎勤和"。1935 年教育部经评估后褒扬华西协合大学称："该校办理、尚具基础，医牙两科、成绩特著。"

1937 年 7 月抗战全面爆发，战区大学内迁。在国家民族危难之际，华西协合大学以强烈的责任感、使命感，满腔热情地迎接了内迁的学校和流亡师生。大学的宗旨因此更改为"创造将来文化、复兴中华民族"，华西人的"家国情怀"文化从此根深蒂固。

"八一三"淞沪会战后，中央大学、金陵大学、齐鲁大学、燕京大学等也相继迁至成都华西坝，与华大联合办学办医，史称"五大学联合时期"。"五大学"中有医学院的有中央大学、齐鲁大学、华西协合大学，三校学生虽各自注册，但教授、课程、学分、实习一体化管理运行。

1941 年，北平协和医学院的部分师生辗转到成都，加入华大医学院；聂毓婵领导的协和高级护校则借华大医学院单独复校，聂毓婵被聘为大学医院护理部主任。1942 年，香港大学医学院部分师生内迁华西坝，加入齐鲁大学医学院。

为统一协调组织临床教学，三大学及仁济、存仁两院经协商决定组建联合医院。1938 年 7 月 1 日，以仁济医院为主体的"华大、中大、齐大三大学联合医院"成立，华大医学院院长启真道任总指导，中大医学院院长戚寿南任总院长。

在开怀拥抱战区大学来华西坝联合办学办医的同时，华大学生又成建制地奔赴抗日前线；1938 年 10 月武汉失守后，华大学生成立"战时服务团"；1942 年起，华大医、牙、药科 100 多名学生先后应征出川抗日，或参加滇缅远征军，或参加空军，或奔赴延安转战太行。

华大 1924 年开始筹建"华西医学中心"，1946 年建成开业的大学医院设病床 500 张，日门诊约 500 人次，被正式命名为华西协合大学医院，简称华西医院。当时被称为"医学城堡"的建筑群，就是今日的华西医院行政总部簧门园区。

1949 年 12 月 27 日，成都和平解放，人民政府接办华西协合大学，学院和医院的发展进入了中国共产党领导的人民办大学及办医院的新篇章。1950 年 10 月 6 日，原"私立华西协合大学"更名为"华西大学"，简称"人民华大"。

由于华西协合大学抗战期间没有中断办学，而且有非常大的发展，因此培养和储备了一大批优秀人才。中华人民共和国成立后，在国外留学的一大批华西校友积极响应党中央和新中国人民政府的号召，冲破重重阻挠，千方百计地返回华西、报效祖国。这些回到祖国的华西人才，在共产党的领导下积极投身新中国的高等教育事业和医疗卫生事业建设发展中的同时，还积极向党组织靠拢，不少专家先后加入中国共产党，成为党的医疗卫生事业的中坚力量，例如吴和光 1959 年加入中国共产党；民盟成员曹钟樑 1983 年加入中国共产党；邓显昭 1957 年加入中国共产党，后来还当选中国共产党第十、十一、十二次代表大会的代表。

1950年朝鲜战争爆发，詹振声等医科学生毅然报名参军，奔赴战场；华西大学先后派出由宋儒耀、谢锡琛任队长的两支医疗队奔赴前线，华西师生共同在朝鲜战场立下卓越功勋，并由宋儒耀开启了中国的整形外科事业。

1953年，全国高校院系调整，综合性的华西大学调整成为以医药为主的四川医学院；医院改名四川医学院附属医院，简称川医。1955年吴和光、曹钟樑、乐以成被国家评为一级教授。

中华人民共和国成立初期，由于新中国建设急需大学师资和医学专家，华西大学和四川医学院先后调出宋儒耀、陈耀真、黄克维等知名专家支援兄弟医学院或参加中国人民解放军，总数上百人。

1977年恢复全国高校统一考试招生制度，医学系于当年招收了学生399名。1978年四川医学院被评为全国六所重点医学院之一，医学系的内、外、妇产、儿等14个学科被批准为硕士研究生培养点，并首届招生36名，1981年恢复学位制；1984年又获准建立传染病学、外科学、眼科学、病理学4个博士研究生培养点，首届招收博士研究生6名。

1985年5月，四川医学院更名为华西医科大学，1988年，医学系恢复为医学院，附属医院更名为华西医科大学附属第一医院。1989年12月，妇产科、儿内科从医院分离出去，组建成华西医科大学附属第二医院。

1993年12月，华西医科大学医学院和附属第一医院合并，实行"两块牌子、一套班子"的管理运行体制，学院、医院在管理和运行上完全融为一体。

2000年10月，华西医科大学和四川大学合并，更名为四川大学华西临床医学院/华西医院。

中华人民共和国成立后，学院、医院取得辉煌的业绩和跨越式发展；党的正确领导、方向把握，党建引领、文化铸魂正是成就这些伟大发展的根本原因和源头活水。

1950年以前，华西协合大学及附属医院已经有共产党员秘密地传播共产主义思想。1952年11月27日，中共华西大学医院党支部成立；1954年8月17日，四川医学院附属医院设立党总支。1966年2月26日，经四川省委宣传部批准，中共四川医学院附属医院委员会成立，四川医学院党委书记、老红军孙毅华兼任附属医院党委书记，此为医院第一届党委。1973年6月，中共四川医学院附属医院第二届委员会成立。1984年5月，四川省委宣传部下文，同意四川医学院附属医院由县处级升格为副厅级，11月，中共四川医学院附属医院第三届委员会、第一届纪律检查委员会成立，院党委职能部门有党办、组织部、宣传统战部、工会、团委。

1985年5月，四川医学院更名华西医科大学。1988年4月28日，中共华西医科大学附一院第四届委员会、第二届纪律检查委员会成立。1991年4月2日，中共华西医科大学附一院第五届委员会、第三届纪律检查委员会成立。1994年1月26日，华西医科大学第一临床医学院／附属第一医院第六次党代会召开，大会选举产生了院第六届党委会、第四届纪律检查委员会。2000年6月27日，华西医科大学第一临床医学院／附属第一医院第七次党代会召开，大会选举产生了院第七届党委会、第五届纪律检查委员会。2006年6月15日，医院第八次党代会召开，大会选举产生院第八届党委会、第六届纪律检查委员会。2014年6月27日，医院第九次党代会召开，大会选举产生院第九届党委会和党委常委，及第七届纪律检查委员会。2017年9月29日，医院第十次党代会召开，大会选举产生院第十届党委会和党委常委，及第八届纪律检查委员会。

长期以来，历届院党委始终坚持以马列主义、毛泽东思想、邓小平理论、"三个代表"重要思想、科学发展观和习近平新时代中国特色社会主义思想为指导，坚持正确的办院方向；以医院的发展为中心，发挥党委领导核心作用、党支部战斗堡垒作用、党员先锋模范作用；围绕中心抓党建，抓党建就是抓发展，从组织上保证执行，从思想上凝心聚智，并用医院的发展证明了党建工作的成就。

一是夯实基层党建工作。以"全国党建工作标杆院系"培育建设为抓手，以思想—研究—凝练—推广—获得感为主线，完善党建科学工作体系。率先以循证方法在全国医疗卫生行业探索实践党支部考核，编印《公立医院党支部规范化建设手册》，自筹经费瞄准行业共性难题开展党建研究，针对党支部工作重、难点提出"支部宝"工作模式。以党建工作经验

第八章

为基础，凝练出"红色书架""学而时习""追光计划"等党建品牌，被主管部门高度肯定，被主流媒体广泛报道，被医疗同行广泛借鉴。坚持党管干部的原则，规范选人用人全链条，构建分类实绩考核全体系，分层递进培训全覆盖。

二是重视党风廉政和行业作风建设，抓党风促行风。围绕监督执纪问责，以岗位为点、程序为线、制度为面，树立权力分散、流程可控、用制度管人、用流程管事的防控理念。在国内医疗机构中率先开展"三定一记"药械阳光推介、"四定五督"，构建起基于大数据监督的廉洁风险防控信息平台，以述责述廉和党建考核为抓手督促落实。严格落实"四种形态"，构建"述、询、评、督"一体化评价体系。

三是重视思想政治教育与意识形态工作。打造职工思想政治教育"思政直通车"品牌；开展"我为党旗添光彩""共产党员风范""党员先锋工程"等思想政治教育活动，"三会一课"结合网络平台信息推送，类型广泛的宣教活动保证职工思政教育实现全覆盖。建立意识形态"1242+"工作机制（每年教职工党支部全覆盖签订1份《落实意识形态工作责任书》；每年上下半年2次全面清理排查意识形态重点阵地；每年组织召开4次宣传思想和意识形态工作小组例会；每年召开2次党委宣传思想和意识形态领导小组工作会），把牢"两个关键（环节、人群）"，加强"两个建设（制度、阵地）"，落实意识形态责任制。

四是重视宣传工作。1995年创办院报《医院信息荟萃》，后改名《华西医院报》，每月一期，每期发行10万份，是全国医院院报中发行量最大的报纸。全国医院中最早的自办电视台"天使电视台"成立于1996年，首创利用电视台和闭路电视系统召开"电视晨会"，成为对职工进行思想教育的重要阵地。2005年建设医院网站，及时发布反映全院各方面工作的新闻信息。新媒体时代，建成国内医院最具影响力的新媒体矩阵，开通官方微博、微信公众号、短视频平台等，建设成粉丝500万的全国医院第一微信公众号，每期头条文章都达到10多万的阅读量。党建引领科普服务社会成效显著，创建华西特色文创产品系列。同时，开展演讲、知识竞赛、征文、文艺演出等主题文化活动，在重大事件、重大节日、重要任务时集中宣传，对职工进行爱党、爱国、爱岗、敬业等思想政治教育。加强同各媒体的合作和沟通，提出"医院和媒体，要合作不要斗争"的思想，建立起了互通信息，实现双赢的新闻宣传新机制，提升了医院良好的社会形象。

五是重视民主管理，为医院的发展聚智聚力。根据医院工作实际，把过去分别召开的工代会、职代会会议及换届改为同时召开，称为"双代会"。先后制定《职代会民主管理工作制度》《职工代表大会实施细则》等系列文件。"双代会"代表参与住房改革、工资改革、机构改革、基建论证、大型设备购置论证招标等重要事项的民主决策。1994年开始，院党委在全国同行中率先开展院级领导、中层干部向"双代会"述职并接受职代会评议，民主测评工作。

六是重视工团工作。坚持党建带团建，创新团的工作方式，打造好华西"青"字号系列工作，全面构建四维工作格局，全力打造充满生机与活力的青年团队，不断提高共青团组织的凝聚力和战斗力。依托覆盖6 500余人参与的19个职工文体协会，为职工打造文体锻炼和沟通交流的平台，实现活动参与性、职工积极性、职工主观能动性、团队凝聚力和沟通协调力的五个"提升"。

七是重视统战工作，于2018年在全国公立医院中率先单独成立统战部。重视民主党派的建设和作用的发挥，积极向各级人大、政协推荐人才，并通过他们把华西智慧、华西主张带到两会，如无党派人士刘进教授担任全国人大代表期间"十年一案"，使华西的住院医师规范化培训在全国推行。创建统战工作品牌"华西同心行动"，在全国脱贫攻坚、对口帮扶西部民族地区医疗卫生事业发展中，创新模式主动作为，取得显著成绩，2020年被国家民委命名为"全国民族团结进步示范单位"，成为全国大型公立医院中第一家获此殊荣的单位。

回首往事，医院党建已经走过了70多年历程，从最早的地下党的活动，到今天院党委领导下各职能部门、各基层总支、支部开展的工作，从涓涓细流逐步汇聚发展到江河湖海。在这个过程中，医院坚持党委的领导核心作用，以党建工作统领全局，以全面推进"一流学科、一流党建"为主线，秉承"围绕中心抓党建，抓党建就是抓发展"的理念，将党建工作与医学教育、医疗服务、医院研究、医院管理、对口帮扶、精准扶贫、医德医风等工作紧密联系，开创了党建工作和事业发展"同频共振"的良好局面。

今日之医院，学科声誉卓著、高端人才济济。在教育部第四轮学科评估中，临床医学和护理学排名 A−，中西医结合排名 B+；临床医学 ESI 迈入国际顶尖的 1‰ 行列。现有教育部国家重点学科 9 个，国家临床重点专科 32 个（数量列全国医院第一）；国家三级公立医院绩效考核连续两年获得 A++，在全国 2 000 余家参评医院中位列第二。领军人才方面：有院士 1 人（党员）、双聘院士 2 人；长江学者 12 人，其中党员 8 人；国家杰青 14 人，其中党员 10 人；国家优青 13 人，其中党员 6 人；高端引进人才 43 人，其中党员 12 人；万人计划专家 11 人，其中党员 10 人；国家级学会 / 协会任职 467 人，其中党员 315 人，占 67.5%。

医疗方面，我院是中国西部疑难急危重症诊疗的国家级中心。医疗区占地 500 余亩，业务用房 60 余万平方米，编制床位 4 300 张，在职员工 1.3 万人；有 48 个临床科室，9 个医技科室；门诊设专科、专病门诊 200 余种，日门急诊量 2 万余人次；有标准手术室 99 间，日均外科手术 500 余台。2020 年门、急诊量 485 万人次，出院患者 23.8 万人次，手术 16.4 万台次。近年来不断创新优化门诊预约体系、多学科联合门诊、通科门诊、日间手术等医疗服务模式，患者就医体验和满意度持续提升；在成人活体肝移植、肺癌外科和微创治疗、心脏介入治疗、脑神经外科及功能神经外科、中西医结合治疗重症胰腺炎、胃肠微创手术、临床麻醉、功能磁共振、核医学等多个领域处于国内乃至世界领先水平。

教学方面，华西临床医学院作为临床医、护、技人才培养的国家级教学基地，构建了在校教育、毕业后教育、继续教育三阶段有机衔接的医学人才培养体系。拥有临床医学、中西医结合、护理学、医学技术 4 个博士、硕士学位授权一级学科，临床医学、护理学 2 个国家级特色专业。全院高级职称师资 1 216 人，其中党员 760 人，占 62.5%；博导 394 名，其中党员 215 人，占 54.6%；国家级教学名师 2 名，均为党员；国家级教学团队 2 个。2019 年通过教育部临床医学专业认证评估，获得认证标准最长的 8 年有效期。临床医学专业、护理学专业、康复治疗学专业获批"国家级一流本科专业建设点"。拥有硕士点 67 个、博士点 67 个、博士后流动站 8 个。目前全院全日制本科生 3 495 人、研究生 2 806 人，在训规范化培训学员 3 112 人，进修生 16 902 人。获批国家级特色专业 2 个、国家一流专业 3 个、国家级课程 45 门次；近年来参编国家级规划教材 86 部，获评国家级精品教材 8 本；先后获高等教育国家级教学成果奖 7 项。我院是教育部批准的全国 14 所（其中综合性院校 5 所）准招 100 人及以上本科临床医学专业（英语授课）来华留学生的院校之一，2001 年至今共招生 20 届 1 572 人。自 2000 年开始，医院率先开展面向社会的住院医师规范化培训，目前有 23 个国家级住院医师规范化培训基地，培养输送 5 000 余名高质量的医学人才。临床技能中心是中国规模最大的临床技能训练基地，是美国心脏协会在中国大陆首家授权认证培训基地、美国外科医师协会亚洲首家认证教育机构等。

科研方面，我院在中国医科院发布的"中国医院科技量值排行榜"上，连续 7 年全国第一；在 Nature Index 排行榜上，最高名列全球第 26 位，中国第一位；临床医学 ESI 排名进入全球前 1‰；是我国首批唯一入选"2011 协同创新计划"生物医药类项目的牵头单位；牵头建设"国家生物治疗转化医学重大科技基础设施"项目。现有包括生物治疗国家重点实验室、2011 生物治疗协同创新中心、转化医学国家重大科技基础设施、国家老年疾病临床医学研究中心、中国循证医学中心、国家新药（中药）安全性评价中心（GLP）、国家药品临床研究基地等在内的国家及省部级科研机构一百多个。近 5 年牵头获准国家级科技项目 1 165 项，项目负责人中党员比例约 60%；横向、纵向总经费达 24.3 亿元，其中国家自然科学基金连续 10 年上百项；牵头获得的百余项科技奖励的负责人中，党员占 64.5%；专利申请及授权数在全国医疗机构中连续 11 年排名第一；发表被 SCI 收录的科技论文数在全国医疗机构中连续 13 年排名第一，"表现不俗"（指论文发表后的影响超过其所在学科的一般水平）论文数连续 10 年排名第一。创办《信号转导与靶向治疗》（STTT）、《中国循证医学杂志》（*JEBM*）被 SCI 收录，*STTT* 位列本领域 1 区。省、市共建的西部医药技术转移中心获批成为科技部"国家技术转移示范机构"，整合"政 - 产 - 学 - 研 - 资 - 用"转化医学资源优势，搭建了面向全国、开放的技术转移服务平台；构建了从原始研发到生产流通的新药创制的创新产业服务链。近 5 年总计申请专利 2 394 项，获准专利授权 1 097 项。制定引领行业成果转移转化政策"华西九条"。

管理保障方面，医院实行"两块牌子、一套班子"的管理体制。院领导班子及管理团队积极贯彻落实党中央各项决策部署，以精细化管理为抓手、高质量发展为目标，开展了一系列管理改革实践，为医院的可持续发展提供了组织保障和不竭动力。在历次检查及各类专项工作中，均取得优异成绩并多次获得表彰；先后荣获亚洲医院管理金奖 4 项、银奖 7 项。

国际交流方面，同牛津大学、梅奥医学中心、克利夫兰医学中心等 40 余家国际知名院校建立了长期稳定合作关系，开展医教研合作项目 30 余项，成立 10 余个国际联合研究中心。年均主办 / 承办国际会议 20 余次，打造了"成都华西精准医学国际论坛""川大华西 - 牛津消化道肿瘤国际论坛""华西 - 梅奥重症医学大会"等华西品牌的系列会议。年均接待来访外宾 800 余人次，年均派出员工参加国际会议及境外学习 900 余人次。

社会责任方面，医院承担起"国家队"的光荣使命。在各种大型公共突发事件发生后，医务人员主动向医院集结，并第一时间主动请缨；党委靠前指挥，党员干部带领员工冲锋在前，出色完成应急救援任务。在汶川地震、芦山地震抗震救灾中，作为离震中最近的国家级大型综合医院，救治危重伤员数量最多，救治成功率最高，被媒体誉为抗震救灾医疗战线的中流砥柱，被党和国家领导人赞誉为"不仅有崇高的道德，而且有精湛的技术"，被授予"抗震救灾英雄群体"光荣称号。医院牵头筹建并获世界卫生组织"国际紧急医学救援队伍（EMT）第三类队伍"的认证评估，成为全球第一支最高级别的非军方国际应急医疗队。在新冠肺炎疫情防控中，我院作为定点医院全力投身疫情防控，全力支撑四川省疫情防控，第一时间主动报名火线驰援武汉，第一时间支持海外疫情防控，第一时间投身科技攻关，被授予"全国抗击新冠肺炎疫情先进集体"光荣称号。同时充分发挥社会公益性区域辐射及引领作用，积极推进分级医疗，创新探索了华西城市医疗集团、领办型医联体、学科联盟、城市社区联盟、远程联盟"五维一体"的医联体组织模式。通过管理输出、技术输出为基层培养"带不走"的队伍，切实带动区域卫生健康事业高质量发展。其中华西远程医学网络每年远程培训各级各类医务人员 70 余万人次、完成远程疑难病例会诊 7 000 余例次；"华西—成华城市区域医疗服务联盟"运行模式成为医改典范。

# 第二节　党建与文化促进医院高质量发展

2018 年，中共中央办公厅下发《关于加强公立医院党的建设工作的意见》，明确公立医院党委发挥把方向、管大局、作决策、促改革、保落实的领导作用。2021 年，中央全面深化改革委员会第十八次会议审议通过《关于推动公立医院高质量发展的意见》，要求构建公立医院高质量发展新体系，激活公立医院高质量发展新动力，提升公立医院高质量发展新效能，引领公立医院高质量发展新趋势，建立公立医院高质量发展新文化。四川大学华西医院认真贯彻落实，积极践行探索，以党建与文化促进医院高质量发展。

## 【党建与领导班子建设】

### 全面提升领导班子能力水平

四川大学华西医院党委坚持以习近平新时代中国特色社会主义思想为指导，牢固树立"围绕中心抓党建，抓党建就是抓发展"的责任意识，发挥把方向、管大局、作决策、促改革、保落实的领导作用。目前院领导班子 11 人中党员 10 人，均为党委委员，其中党委常委 9 人；1 名非党员领导班子成员是院党外知识分子联谊会会长。院领导班子强化思想政治建设，以学习能力、制度建设能力、决策能力为抓手，全面提升领导班子能力水平。

一是提高抓学习的能力。2020 年修订《医（学）院党委理论学习中心组学习制度》，领导班子不仅严格按照制度组织、开展中心组学习，还结合院领导分管业务进行分层分类学习。例如：党委常委、院长讲解习近平总书记在全国抗击新冠肺炎疫情表彰大会上的讲话精神；分管教学的院领导分享习近平总书记在教育文化卫生体育领域专家代表座谈会上的讲话精神和导读学习中办、国办《深化新时代教育评价改革总体方案》、国办《关于加快医学教育创新发展的指导意见》等文件；分管学生工作的党委副书记传达学习习近平总书记在清华大学考察时的重要讲话精神等。每月编印《党委理论学习中心组学习月报》，2020 年编印 11 期，涵盖 3 个版块内容："重要讲话"版块主要收集习近平总书记各类讲话原文；"重要会议与文件"版块聚焦中共中央、中办、国办下发的与医疗、科研、教学、管理相关的重要会议精神或文件；其他版块主要收集教育部、国家卫生健康委员会、科技部等与我院业务高度相关的上级部门出台的与医学教育、医疗服务、医学研究、医院管理相关的制度文件。

二是提高抓制度建设的能力。印发《领导班子务虚会制度》，定期召开务虚会，院领导班子结合新形势、新任务和分管工作，开展"多院区发展规划""医（学）院高质量发展思路"等问题讨论；《书记和院长定期沟通制度》，通过书记、院长经常沟通日常工作，协同推进重要问题、重要事项决策，及时沟通重大活动、紧急事项，达成共识，增进班子团结；《书记办公会制度》，对拟提交党委常委会研究决定的重要议题进行酝酿和讨论，及时研判意识形态、党风廉政等全院性党的建设工作；《民主生活会制度》，充分发扬党内民主、加强党内监督、严肃党内政治生活。以制度建设为抓手，凝聚党建与事业融合发展共识。

三是提高抓决策的能力。按照上级文件要求，制定《议事决策规则及会议制度》，涵盖党委全委会、党委常委会、党政联席会、院长办公会议事规则与会议制度，坚持"三重一大"集体决策，坚持民主集中制，严格规范用权行为，审慎行使决策权力。

## 【党建与基层建设】

## 赋能党支部，提升组织力

### 一、问题导向，创新模式

以问题为导向，针对党支部建设的重难点，凝练工作发力关键要素，形成华西"支部宝"模式。一是支部怎么设？根据党支部设置与行政组织架构相匹配原则，将党支部建在三级学科上。二是书记怎么选？明确政治可靠、业务可信、形象可敬的选用标准，临床医技科室党支部书记从党员学术带头人中选任，机关后勤党支部书记由党员负责人担任。三是职责怎么定？厘清党建目标、党风廉政、意识形态三个主体责任，在学科发展、人才留用、奖金分配、行业作风、设备耗材等方面党政同责。四是条件怎么给？明确临床医技科室党支部书记与科室主任职务同级、管理酬金同档，高于副主任30%。五是工作怎么考？党建与业务同计划、同部署、同考核，党建非优秀不能评为年终综合先进集体，党建非优秀年终绩效不能按最高档发放。六是能力怎么提？专项培训全面提升党支部书记和党务干部的岗位胜任能力。七是队伍怎么备？2016年起全院分批次培养管理后备人才，每一个层级均有党务管理后备。加强党支部委员的培养考核和价值认定，所有党支部委员全部纳入党务管理后备。

系统梳理新时代党支部应具备的条件、工作任务和要求、基本知识、工作方法等，下发《关于加强党支部标准化建设的实施办法》，编印《四川大学华西临床医学院（华西医院）党支部规范化建设手册》，明晰党支部工作要点和流程，规范全院党支部工作。推进教职工党支部标准化、规范化建设，让党支部建有标尺、抓有方向、评有依据，着力提升党支部的组织力。

### 二、"四位一体"，夯实学习

医院党委高度重视党员学习教育，根据全院党员不同岗位、不同专业、不同院区等特点，明确不同目标、不同方法、不同措施，从在线和在

第八章

位双向渠道构建"四位一体"的党员学习教育体系；用好身边人身边事，向身边榜样学习。

一是学而时习。打造面向全院党员的"学而时习"在线品牌，每周二、周五定期推送，用身边人讲身边事，用身边事树身边典型。2020年抗击新冠肺炎疫情期间持续组稿撰写真人真事，先后被卫生健康党建文化平台（国家卫生健康委中国人口宣传教育中心开设的公众号）、全国高校思想政治工作网、"学做共享"平台（中国卫生健康思想政治工作促进会）、天府先锋网站（省委组织部党员教育中心）、《党建参阅》等网站、公众号或刊物采用。

结合党史学习教育，2021年从3 000多份教职工党员档案中精心遴选出多份入党申请书、入党志愿书等进行分类讲述初心故事和发展党员工作的制度变迁。组成老党员初心故事采编小分队，由青年学生以"二对一"的小组工作方式，上门采访党龄在50年以上的老党员的入党故事、革命故事、奋斗故事，让党史学习教育走深、走心，让身边人身边事可敬、可信、可亲、可学，让党员教育有温度、有深度、有传承。

二是追光计划。针对党课质量和党员教育获得感提升的问题，院党委联手四川大学全国干部教育培训基地，打造"追光计划"，立足历史与未来的交汇，国际与本土的碰撞，理论与实践的结合，遴选全国优秀师资推出100门精品课程，采取菜单式、模块式、个性化定制学习。2021年结合党史学习教育开设"'医'心'医'意学党史，喜迎建党100年"党史专题系列课程，面向全院开放预约，深受全院党员喜爱。2021年4月1日，"学习强国"以《四川大学华西医院打造党史学习教育"追光计划"》宣传报道，后被多家媒体转载。

三是政治生日。在严格查准每个党员档案材料基础上，精准开展"入党誓词宣誓""政治生日纪念卡""政治生日聚慧""政治生日寄语""政治生日提案"的五个一活动。党员政治生日活动开展到了重大应急突发事件救治一线等教学现场，丰富党内生活、严肃政治仪式，切实增强了党员意识，发挥了党员主体作用。

四是"红色书架"。面向全院党支部提供书单，由党支部自由选择，党委组织部统一订购，"学你所愿、送货上门"。2020年全年订购43种书籍3 789本，有空间条件的党支部积极设置"红色书架"，开展读书分享会。

### 三、循证改进，科学评价

2016年，我院开始探索更多地以量化标准考核评价党支部工作。2020年，为进一步发挥党建考核"指挥棒"的作用，突出问题导向、结果导向，切实提高党建工作质量，减轻基层负担，医院对党支部考核指标体系进行大幅度修订。由过程导向逐步向结果导向转变，由党建基础管理向党建工作质量提升转变，突出党建工作与业务深度融合，切实为党支部减负。

修订以《中国共产党支部工作条例（试行）》为依据，以循证改进为思路，对党支部考核指标体系进行优化，结合实际情况适当调整党支部基础管理部分，增加党建质量指标，将原来四大部分整合为"党建基础管理"和"党支部作用发挥"两大部分，一级指标由11项调整为8项，二级指标由38项调整为17项，三级指标由71项调整为34项。考核主体由院党委扩展为"院党委＋员工＋患者＋学生"的多元考核主体，引导党支部将党建工作更好地融入业务工作中。采用德尔菲法对考核指标进行科学赋分，分别由党支部委员、党委委员、党务骨干代表进行三轮专家评价赋分，多次征求各党总支、党支部对指标设置的意见和建议，形成2020年党建考核指标体系，并印发实施。

### 四、党建研究，前瞻思考

围绕工作中的重难点，以科研思维研究解决党建工作中的实际问题。一是借力院外党建专家智慧，加强与四川大学马克思主义学院合作，按照"围绕党建、多种模式、质量提升、理论实践研究并轨"的原则，打造一个高起点的党建研究团队，组成一支高素质的思政教师队伍，孵化一个高质量的党建研究成果，形成一个高标准的党建创新品牌，建设一个高水平的党建研究平台。二是依托党建平台，加大资源投入，加快公立医院党建研究室的建设。如2020年在国家卫生健康委员会全国公立医院党建工作指导委员会指导下，与国家卫生健康委干部培训中心（党校）专门针对干部考核激励、抗击新冠肺炎疫情中的热点难点问题，面向社会公开招标，设置 6 个党建研究课题方向，合力攻坚克难。三是围绕"一流党建、一流学科"的目标，院内自筹经费，资助党员积极开展院内党建研究。同时为了提升和适应社会科学研究能力，医院每年组织党员学习相应的党建研究能力提升课程。

## 【党建与队伍建设】

## 聚力队伍建设，培育改革中坚

### 一、坚持党管干部，提升团队治理能力

**一是严格规范选人用人程序**。十九大以来，医院先后修订或制定多项制度，选、育、用、管全覆盖，健全选人用人制度体系。突出政治引领，坚持政治标准。坚持德才兼备的必要条件，以德为先，把德摆在更加突出的位置，大力选拔信念坚定、为民服务、勤政务实、敢于担当、清正廉洁的好干部。落实从严管理，把好选人用人的政治纪律，严格遵守换届纪律，切实做到严格按原则办事、按制度办事、按程序办事，进一步推进干部选拔任用工作制度化、规范化、科学化。

**二是加强干部分层递进培训**。紧扣干部团队治理能力，推进围绕改革发展形势与任务的主题培训计划、业务干部管理能力提升计划、党支部书记党务工作能力提升计划、新任干部阶梯成长培训计划、管理专项海外交流学习计划等"五位一体"干部培训体系建设，有效提升团队能力和素养。医院从 1996 年起坚持开展暑期干部培训，25 年来已经逐步形成了"顶层设计、注重实效、树立标杆、实践转化、交流共享、后效评价、持续改进及制度保障"的集中培训模式。

**三是加强干部分类实绩考核**。旗帜鲜明地把政治标准贯穿干部考核工作始终，推动树立讲担当、重担当、改革创新、干事创业的鲜明导向。精准构建干部分类考核体系，区分行政与临床、党务与业务、正职与副职，考核方式、指标等按岗位类型分别匹配，体现不同岗位、不同要

求、不同关注。业务业绩客观量化，各级评价 360 度体现。加强考核结果运用，实现干部考核与干部选任、评先评优、目标管理、绩效发放等工作相关。

**四是加强干部监督管理。**坚持把好干部身份"源头关"，启动干部人事档案专项审核工作。严格做好干部选拔任用全程纪实工作，使过程可追溯、可倒查，切实发挥纪实的监督制约作用。经常性地开展思想教育和警示教育，运用组织生活会、述责述廉等各种教育监督制度常抓不懈。集中开展"慵懒散浮拖"专项治理，加强在岗抽查等。盯紧权力运行关键点，健全廉洁风险防控体系建设，努力畅通和完善群众监督渠道。

**五是加强后备储备培养。**2016 年，医院面向未来 10 年发展提前储备培养管理后备人才，制定《四川大学华西临床医学院（华西医院）管理后备人才队伍建设实施办法》《四川大学华西临床医学院（华西医院）管理后备人才培养培训规划》，明确管理后备人才选拔任用、培养培训、管理考核、保障激励、任用和退出机制等，逐渐建立起一支在库 306 人、在岗178 人的管理后备人才队伍。

**二、坚持党管人才，实施人才强院战略**

**一是多措并行，构建核心人才队伍。**构建"一流人才队伍、两个百人计划、三大拔尖人才培养计划、四大后备人才培养措施、五大人事制度改革"为一体的华西人才智库。开展双聘院士、遴选终身教授、高端人才支持计划、青年英才支持计划、杰出青年科学家海外培育计划；设立人才培养专项基金，资助个人中长期出国访学和参加境外高水平国际学术会议，资助学科交叉小组出国出境学习新技术、在职提升学历学位等。注重专职科研队伍建设，规范和完善博士后管理，以优良的事业平台吸引大量海内外博士毕业生来院从事专职科研工作。通过全面实施人才战略，人才队伍结构进一步得到优化，构建了一支有力支撑医院事业高质量发展的核心团队。

**二是精细管理，构建人才分类评价体系。**建立健全符合现代医院管理特点，分系、分类、分层、分级的新型人事管理体系。改革"一刀切"的人才评价方式，实施以贡献和业绩为核心的人才考核评价，强化岗位职责和工作质效，体现优劳优酬。建立以海内外同行评议、第三方评议为主的优秀人才评价机制。健全人才梯队良性激励和竞争性成长机制，明确进出与升降路径。完善员工职业生涯规划体系，形成人才评价"自我免疫与修复"系统。

**三是基于岗位胜任力，持续强化继续教育。**构建人才摇篮、人才新星、人才骨干、学科带头人、首席（领军）专家组成的分级分类人才管理与培养体系。基于岗位胜任力，构建医院职工继续教育培训平台，不断提升管理和业务能力。

### 三、强化党员队伍，夯实组织建设基础

**一是加强党支部书记队伍建设。**坚持每季度一次党总支、党支部书记会，加强党总支、党支部内部互相交流分享，学先进、找差距、补短板。2019年起，医院依托中国井冈山干部学院、中国延安干部学院等单位开展"双带头人"党性教育专题培训，加强对党支部书记的培养锻炼，完成了对党总支书记、党支部书记的轮训。培训吸纳高层次人才参与，着力把学术带头人培养成党员。坚持"突出政治建设，坚持双向提升，注重分类指导，强化基层导向"的原则，建设一支高素质教师党支部书记队伍，实现党建工作与医疗教学科研工作双促进、双提高。

**二是加强党务骨干队伍建设。**从党支部委员职责规范、考核评价、价值认定三个维度有力推进工作体系建设，从参与科室管理小组会到参与中层干部考核评价，在重要事项的讨论决策中有力发挥党支部委员的作用；从院内培训到现场教学，有力支撑党支部委员的能力提升。2021年依托国家卫生健康委干部培训中心（党校），以课程教学的形式学习党史、党建理论、党务实务，以现场教学的形式学习延安精神。返程途中，55名党务骨干在列车上偶遇突发疾病患者，立即组成医疗小组开展急救，让患者转危为安，被称为"饱和式救援"。该事件被人民日报客户端和公众号、央视新闻视频号和公众号、健康四川、四川观察等媒体以《延安学党史，回程办实事，动车上突发疾病的旅客遇上了55名华西医院共产党员》等为题进行了宣传报道。

**三是加强党员学习教育。**认真学习贯彻落实《中国共产党党员教育管

理工作条例》，深入学习贯彻习近平新时代中国特色社会主义思想。医院层面，如前所述，积极构建"学而时习""追光计划""红色书架"等"四位一体"的党员学习教育体系。党支部层面，通过规范落实"三会一课"制度、认真召开组织生活会、认真开展民主评议党员、丰富主题党日活动形式等对党员进行经常性的教育管理，提高党员队伍建设质量，保持党员队伍的先进性和纯洁性。

## 【党风廉政与行业作风建设】

### 强化党风廉政，严明行业纪律

不断完善党风廉政建设制度及机制，积极探索党风廉政建设的新途径，形成了一套行之有效的行风教育、管理、监督、检查、考核和奖惩机制，以抓党风促行风，有效地纠正了行业不正作风。

严格落实"两个责任"，提高拒腐防变能力。在日常工作中，深化运用监督执纪"四种形态"，抓早抓小，防微杜渐。开展干部述责述廉，构建集缺陷处理、诫勉谈话、组织处理、党纪政纪处分于一体的主体明确、层级清晰的问责体系，严格纪律处分，执行到位，并将述责述廉结果纳入年度全面从严治党主体责任考核。强化干部对履行从严治党主体责任和职能监管责任的意识。制定《党员干部苗头性问题"早发现早提醒早纠正"机制建设实施细则（试行）》，抓早抓小，防微杜渐，有效预防腐败问题。在干部廉洁从业方面，出台《关于干部廉洁从业防止利益冲突的管理规定（试行）》，规范职务权力和职业权利行使，防止利益冲突，切实加强党风廉政行业作风建设。将党委的主体责任和纪委的监督责任分解、细化为党政一把手、班子其他成员、职能部门、临床医技科室四个层面，形成可检查、可考核的分类任务清单，统筹推进党风廉政和反腐败工作。通过推进多层次、全覆盖、正反结合、重点突出的宣传教育，强化党风廉政教育，筑牢拒腐防变的思想防线，扎实做好从源头上防治腐败的政治思想教育工作。同步推进关心关爱、澄清正名和容错纠错，刚性处理时彰显组织温度。

深入整治"四风"、严格执行党规党纪。以中央"八项规定"精神为总纲，坚持、巩固、扩大作风建设成果，建立健全改进作风的常态化制度。组织开展了落实"八项规定"精神和"小金库"自查自纠及"回头看"专项工作，直面公务接待、科研经费使用等问题。盯住重大节假日等关键时间点和新进人员、重点岗位人员等关键人物，多种渠道开展廉洁提醒，强化正向引导，形成长效机制。在全院深入贯彻《医务人员医德规范》《加强医疗卫生行风建设"九不准"》等精神和要求，明确红线，加强督查，组织全院教职员工签署《廉洁从业承诺书》，强化自我约束。在门诊号源管理、入院管理、研究生招生、本科生转专业、供应商管理等领域，组织或协助开展专项督查，进行源头治理。严格医德、师德考评，将考评结果运用于医务人员的晋职晋级、干部选拔、岗位聘用、评优评先、绩效工资、综合考核等多个方面。紧盯形式主义、官僚主义新动向新表现，集中开展不作为及"乱、慢、散"问题专项治理，从具体人、具体事着手，将问题一个一个解决，着力推进标准化管理以治"乱"，强化服务效能考核以治"慢"，加强机关作风建设以治"散"。

严明行业纪律，深入治理医药购销领域商业贿赂。根据《关于建立医药购销领域商业贿赂不良记录的规定》及设备物资、药品、基建采购双签协议的要求，进一步规范供应商行为，严防商业贿赂。印发《供应商"药械阳光推介"工作方案》，全面启动"阳光推介"工作，以"三定一记"结合医院实际情况，进一步规范医疗卫生人员从业行为，纠正医药购销和医疗服务中的不正之风。

## 【党建与意识形态】

### 创新思想政治教育平台，严格落实意识形态工作责任制

创新思想政治教育平台，强化政治引领。定期将习近平新时代中国特色社会主义思想的重要论述、十九大及十九届中央委员会历次全会精神、

社会主义核心价值观等内容作为职工思想政治学习的必学内容面向全院推送。运用电视晨会、宣传栏、网站专栏、微信等多种宣教平台，积极营造浓厚的学习氛围。推出"思政直通车"项目，为职工提供多元、便捷的学习内容。利用企业微信建立"华西微家"网上平台，设置"思政学习""学而时习""党风廉政""学习培训"等栏目，实现职工思政教育全覆盖。如2020年将新冠肺炎疫情防控与思政教育有机结合，推出"抗疫思政课"，制作《开学第一课》小视频，讲述我院援鄂医护人员事迹。

牢牢掌握意识形态工作领导权，通过"1242+"四个维度夯实责任，把意识形态工作落到实处。"1242"即每年每个支部签订1份责任书；每年全面清理排查2次新媒体宣传阵地；每年组织召开4次意识形态工作小组会；全年召开2次党委意识形态领导小组工作会，形成2份调研报告。搭建支部意识形态工作团队，加强专题培训，加强舆情监控，建立专项舆情处置制度。健全完善媒体采访的相关规定（含境外）、网络宣传阵地管理规定的修订。

把住关键人群：加强对少数民族及有宗教信仰患者的关注；加强对各类学生群体的关注；加强对导师、离退休及临近离退休职工、新进职工、青年职工、公众人物等的关注。加强党总支、党支部书记专题培训，结合当前重点工作。

把住关键环节：学生招生复试、毕业、论文评审、教学改革等节点；职工薪酬福利、个税清缴、职称评审、学术道德、生活作风、医院改革等环节；关注国际交流合作等环节。

把住关键阵地：有序推进医院英文官方网站正式上线、科研网站建设；有序监管微信公众号、企业号、微博、小视频平台等阵地；规范组织集体备课、试讲，严格把关教学内容和资料，确保教学质量。对国内学术会议执行"一会一报"制度，以医院名义主办、承办国内会议均须于会议正式举办前填报《学术会议申报审批表》，经审批同意后方可举办。国际会议强化规范，严格审批。所有杂志必须将已录用的文章提交"期刊社管理小组"审核，无意识形态问题方可发表。

## 【党建与立德树人】

### 厚植立德树人根本任务，强化"三全育人"

以习近平新时代中国特色社会主义思想为指引，全面贯彻落实全国高校思想政治工作会议精神，坚持和加强党委全面领导，紧紧围绕立德树人根本任务，以理想信念教育为核心，以社会主义核心价值观为引领，以提升医学生胜任力为导向，打造全员、全程、全方位育人格局。

以党建队伍统揽育人力量。组建包括院领导（名誉班主任）、党务干部、"双带头人"等多位一体的全员育人师资队伍。院党委书记、院长及分管学生工作的党委书记坚持每学期讲授《形势与政策》课程，全国优秀共产党员、抗震抗疫英雄等国家级先进模范、院士等知名专家带头开展课程思政教学，围绕党建工作目标，形成强大育人合力，提升育人实效。

加强顶层设计，全员动员。院党政一把手在全院干部大会、电视晨会上多次强调试点工作的重要性，在全院范围内形成共识，起草了《四川大学华西临床医学院"三全育人"试点院（系）工作实施方案》，召开了"三全育人"综合试点改革工作推进启动会，正式形成了试点工作方案和任务清单。

聚智聚力，建设"多位一体"育人队伍。坚持"以学生为中心"，加强学生服务，实现本科生导师、本科生兼职班主任全覆盖，并持续加强培训、完善激励和考核要求，保证育人工作的实效。医院关心下一代工作委员会关心关注青年学生成长成才，举办清明节缅怀英烈、赴马边县新桥村小学志愿结对、学生文艺晚会、"成长在华西"讲座、"华西英才特等奖学金"答辩等活动。

## 【党建与工团建设】

# 发挥工会共青团桥梁纽带作用

### 一、坚持党建带团建

按照四维工作格局要求，不断加强全院青年思想政治引领，不断提高共青团组织的凝聚力和战斗力。

**一是强化思想引领**。筑牢青年精神支柱，始终不渝地坚持把团结引领青年跟党走作为根本任务。在团的组织生活中持续深入开展"青年大学习"活动，以青年话语体系讲述习近平新时代中国特色社会主义思想的理论体系、历史逻辑、实践价值，让新思想在青年中入耳入脑入心，团结带领广大青年学而信、学而行、学而用，做新时代的奋斗者。

**二是强化价值引领**。紧紧围绕我院志愿服务和援非、援藏、援疆、精准扶贫等工作，在青年中培养勇担时代责任的家国情怀。持续深入开展"红马甲"和"解语花"院内志愿服务、"青年文明号下基层""晚霞关爱"等主题实践活动，不断拓展培育和践行社会主义核心价值观的手段和路径。积极开展共青团"一红两优""华西青年榜样"评选表彰活动，加强相关优秀事迹的收集和报道，将优秀的华西精神融入一代又一代新鲜的华西人血脉与灵魂当中。

**三是强化创新引领**。落实医院青年人才服务工作，激发青年创新意识和活力、满足青年创新需求、助力青年创新产出。以"华西青年科学家俱乐部"为龙头，高水平组织青年创新交流活动，助力我院青年人才培育工程和医学科技领跑战略。

**四是强化文化引领**。以医院文化建设贯穿青年工作全程，在青年工作中打造华西青年文化品牌。不断拓展"华西青年文化空间"内涵建设，文以载道，以文化人，巩固青年意识形态阵地，树立青年文化自信、坚定理想信念。

同时我院共青团围绕"站牢定位、重新出发；聚焦主业、服务大局；

引领青年、发展赋能"三方面，创新团的工作方式，打造好华西"青"字号系列工作，实现了"三提升、三满意"。一是围绕提高患者满意度，改善患者就医体验、和谐医患关系，大力推进我院医务社会工作及青年志愿服务工作，实现了医院社会公益贡献度提升。二是围绕提高青年员工满意度，助青年成长成才、促和谐幸福生活，持续深入开展"华西青年周末俱乐部"、华西青年创新系列活动，实现青年生活幸福感及科研业务能力提升。三是围绕提高医院党政满意度，加强对青年的教育引导，统一思想、深挖青年能动性和创造力，在助力青年成长的过程中实现华西精神和文化传承，实现青年个人成长目标和医院发展目标的统一。实现华西青年对医院归属感、认同感提升，医院对青年认可感提升。

除此之外，还始终紧扣医院工作中心，服务大局、服务青年成长成才：举办"华西青年发展工作会"，做好医院青年工作政策在青年中的传达和宣传；注重面向基层团青组织的青年文明号创建，激励青年冲锋在医院质量发展一线，等等。通过打造思想引领、青年服务、创新孵化、志愿服务、文化培育等五大功能模块，实现团的工作和建设更加聚焦主业，团的服务更有效地为青年赋能。

**二、充分发挥工会文体协会作用**

自 2011 年以来，华西医院以"员工主导、医院支撑、工会服务、整合资源"为宗旨，运用"党政引导、群众为主、工会协助"的管理模式，相继成立了 19 个职工文体协会，为职工打造文体锻炼和沟通交流的平台，现有会员 6 500 余人。

医院大力支持职工文体协会工作，每年下拨 300 万元作为各协会专项活动资金，为活动的顺利开展提供充足的后勤保障。各个协会周周有训练，月月有比赛，活动贯穿全年。协会除了日常训练活动外，还围绕医院中心工作组织开展了许多院内活动，形成了响亮的"华西文化品牌"，如"华西春晚""唱响华西""华西杯"系列比赛等。并且借助协会平台，组织职工参加院外各类文体比赛，获奖无数。

协会平台还促进了人与人、部门与部门、学科与学科之间的互通有无，加速学科间的交叉合作。例如：作为医院足球协会会长，来自运动医学科的李箭教授带领着一帮热爱足球的年轻人，在球场上挥汗如雨，运动健身；球场外的他们情谊深厚，惺惺相惜，通过交流心得体会，不断推进运动医学与康复医学学科之间的交叉合作。在足球协会会员的建议下，两个科室的医务工作者积极参与到对方科室的晨交班、查房以及术前讨论中，并且针对患者术前术后的情况进行反复讨论，规范化治疗。康复医学科还协助运动医学科将门诊患者进行分流，同时对术后患者的阶段性康复起到了较好的作用。通过"门诊—术前—术后"这种闭链模式，双方共同的努力取得了患者、医院、医务人员"三赢"的好局面。

经过 10 年的努力，文体协会给医院和工会带来了三个"转变"：由自上而下的命令式开展活动到自下而上的职工自愿组织开展；由职工被动参与转变为职工依据兴趣爱好积极组织；活动由单一转变为灵活多样。同时，也带来了活动参与性、职工积极性、职工主观能动性、团队凝聚力和沟通协调力的五个提升。

## 【党建与文化建设】

### 大力加强医院文化建设，强化精神培养

医院坚持把文化建设放在"创新医院核心竞争力建设"的引领位置，秉持"厚德精业、求实创新"之华西院训，凝心聚力聚智引领医院事业的持续健康发展。医院文化建设的最高决策机构为党委常委会、党政联席会，由书记、院长牵头负责，并且专门成立医院文化建设工作委员会，负责医院文化建设的具体工作，出台《文化建设三年规划》，提前谋划部署文化建设工作。树立正确的办院理念，弘扬"敬佑生命、救死扶伤、甘于奉献、大爱无疆"的职业精神，恪守服务宗旨，增强服务意识，提高服务质量，全心全意为人民健康服务。形成了极具华西特色的服务文化、创新文化、使命文化。

对内传承历史，凝聚人心，加强精神文明建设。开展社会主义核心价值观教育，促进形成良好医德医风。建设医术精湛、医德高尚、医风严谨

的医务人员队伍，塑造行业清风正气。凝练华西文化核心要义，营造见贤思齐的文化氛围。关注大势解读、政策把握、主流价值观、优良传统的宣扬，完善文化长廊、院史陈列馆、宣传栏等文化阵地。关心爱护医务人员身心健康，尊重劳动成果和辛勤付出，增强医务人员职业荣誉感。

对外讲好"华西故事"，传递华西正能量。以华西医院的模式、技术、人物、经验为切入点，关注全景、立体、深度的内容报道。与新华文轩签订战略合作协议，出版《华西医学大系》系列丛书，包含学术精品、临床实用技术、医学科普、医院管理创新、精准医疗扶贫、名医名家、百年华西 7 个系列；做好短、平、快的新闻报道与喜闻乐见的科普报道，四川电视台《华西论健》栏目总计 469 期展示 257 名华西专家的智慧与情怀；微信公众号"华西辟谣小分队"栏目成为全国著名科普品牌并集结出版系列丛书 5 册。

## 【文化与品牌塑造】

## 服务文化——医院高质量发展的根基

多年来，医院党委以"三中心一支撑"为根基，将服务文化根植于华西深厚的文化沉淀之中，凝结在坚强的后勤保障之上，体现在丰富的务实行动之中。医疗以患者为中心、教育以学生为中心、管理以员工为中心，这是医院一切行为的行动指南，这是医院高质量发展的根基。

### 一、医疗以患者为中心

#### （一）改善医疗服务行动计划

医院深入推进医疗服务模式创新，规范诊疗行为，优化服务流程，植入文化理念，健全长效机制，持续改善医疗服务。

领导高度重视、部科联动推进。医院建立和完善工作机制，各部门职责明确，部科联动，按照行动计划要求，细化成可落地执行的项目 110 项，全员动员，层层落实。

管理换位思考、积极主动作为。医院开展院内模拟体验，提出"便捷就医金点子"改进建议，完成模拟患者满意度调查问卷。抓好整改落实，针对共性问题，关注系统性的原因分析，由院领导牵头改进；针对个性问题，采集数据、分析问题、落实责任，形成具体措施持续整改。

强调质量与安全，关注重点领域。医院成立质量与安全管理委员会，院部科三级联动共同推进基础医疗质量管理、环节医疗质量控制、终末医疗质量管理的组织构架。建立了层级环节质量监控，开展了抗生素专项治理，推进了临床路径工作，实施了分级授权，建立了医疗安全防范早期介入机制，创新了院感防控机制。

注重就医体验，全院参与实施。开发"华医通""华西健康"应用程序、自助服务机等一系列智能化便民服务；优化创新门诊预约体系、多学科联合门诊、专科疾病诊疗后复查门诊等医疗服务模式；建立病人信息登记电子档案，健全院后随访制度。在新冠肺炎疫情期间建立群众疾病和心理咨询、自我测评与居家管理的"四位一体"疫情防控新型医疗服务体系。

"华西模式"受到各界高度评价，在国家卫生健康委组织的"改善医疗服务行动计划——全国医院擂台赛"上连续3年投递案例最多，获得价值案例最多。

**（二）践行医保初心，提供智慧服务**

以患者就诊过程中的问题、难点、痛点为切入点，通过将人工审核转化为系统智能审核，医院系统自动对接医保系统，在缩短患者办理时间的同时避免诈保骗保风险。门诊特殊疾病患者减少57%线下就诊次数，窗口等候时间缩减60%；住院患者出院办理环节由5个减少至1个，等候时间由线下（窗口）等候18分钟减少至线上等候3分钟；特殊疾病用药患者从就诊到购药的环节由8个减少至4个，等候时间减少87%。实现线上线下医保服务的有效衔接，最大限度降低患者的就医成本，有效提高医保服务质效，使医保服务更有温度，医保基金的使用效率和安全性得到保障。

在新冠肺炎疫情期间，成为全国首家开通线上门诊特殊疾病续方的医院，实现了患者"零排队、零跑路、零感染"。同时通过积极向医保局争取到"长处方""新冠肺炎筛查报销"等政策，既服务疫情防控大局，又减轻患者就医负担，改善人民群众就医感受、切实增强人民群众获得感。

### （三）全流程专属服务，让老年人就医更方便

智能化服务为患者带来诸多便利的同时，对于不会使用智能手机的老年人也造成了壁垒。我院从挂号、就诊、缴费、检查再到入院，为老年人提供了一系列便捷、贴心的专属就诊服务。如按照疫情防控要求，来院患者需出示健康码和测量体温后，才能进入门诊大厅进行后续的诊疗。针对有智能手机但不会使用健康码功能的老年人，门诊门口设置了流动志愿者岗位，帮助和指导老年人现场操作申请健康码。对于没有智能手机的老年患者，医院在各诊区提供了纸质填报单，可在专人指导下完成纸质健康码的填写。

在自助服务区为前来预约挂号、办就诊卡的老年人专门设置使用专区，进行现场指导操作；门诊咨询台、四川大学华西医院互联网医院咨询台及缴费、采血、入院服务中心均设置了老年人专属窗口；在门诊各候诊区的咨询台，有专门的护士为老年患者提供疫情流行病学调查表填写、诊前准备指导和健康教育指导等服务。

### （四）华西医院互联网医院，缩小心与心之间的距离

作为国家级疑难疾病诊治中心，我院在逐步实现线上门诊、处方开具、药品配送（包括冷链药品）和线上入院等互联网诊疗业务的基础上，2019年10月10日，华西医院互联网医院获得四川省卫生健康委员会执业许可，2020年2月28日相关医疗业务全面上线。

华西医院互联网医院在传统诊疗模式基础上结合人工智能技术，根据患者症状描述，智能匹配推荐线上医生接诊。医生线上诊疗后，患者足不出户即可进行线上缴费、线上配送、药品快递到家，可进行线上检查检验自助开单和预约、电子发票报销和体检线上预约、线上办理候床登记、线上办理病案复印手续和病案邮寄到家等便民服务。

专家们利用碎片化休息时间进行线上接诊，扩大了诊疗能力，在一定程度上缓解了患者"看病难"的问题。尤其对于老少边远地区或省外的复诊患者，无须长途跋涉即可找到华西知名专家线上诊疗。

目前华西医院互联网医院注册用户900万，注册医生1 300位，日均

线上接诊 2 000 例，检查自助开单约 3 000 例，2020 年累计线上诊疗 80 万例，开具处方 6.2 万份，线上入院 5 239 例，极大地改善了老百姓的就医体验。

**（五）华西医院辟谣小分队，做最走心的健康科普**

2016 年以来，医院紧密围绕《"健康中国 2030"规划纲要》"加强健康教育，提高全民健康素养，推进全民健康生活方式行动，强化家庭和高危个体健康生活方式指导及干预"的具体要求，从塑造自主自律健康行为、重点人群健康促进、重大疾病防治三个维度构建科普作品创作框架体系；同时，通过实时在线全网热搜话题监测、在线调查、粉丝互动等形式，及时捕获公众健康知识需求热点，有针对性地开展健康科普作品创作。

"华西医院辟谣小分队"系列科普作品以公众最关心的健康知识误区辟谣为主题，全部以四川方言特色的表述形式，行文通俗易懂，原创插图活泼生动，极具辨识度，体现了系统性、科学性、特色性、趣味性的有机统一，深受大众欢迎，每个科普头条都达到 10 多万的点击率。

截至 2021 年 1 月，医院累计原创科普文章 306 篇、科普短视频 99 个，出版《华西医院辟谣小分队医学科普读本》（1～5 册），出版发行全国首个由医院出版的健康日历——《华西医院辟谣小分队健康日历》（2020、2021），形成包括图文、视频、书籍、日历等多种形式，紧扣国家政策导向、契合社会公众需求的科普作品体系。

**二、教育以学生为中心**

**（一）以"三全育人"为抓手促进树人文化**

我院作为教育部"三全育人"综合改革中唯一的临床医学试点院系，围绕立德树人根本要求，坚持"党建引领、文化浸润"的理念，丰富文化育人内涵，用文化的丰盈力量培育创新型医学人才。

结合华西医学百年文化，结合青年学生成长特点和规律，制定了《华西临床医学院"临医之风"学生素质教育规划方案》，以"我是医学生"主题素质教育活动为依托，规范化地开展校园文化活动，已历经 20 余年，前后修订 9 版。

强化文化育人，加强医学生人文精神培育。组建院史馆学生讲解员队伍，举行学院文创产品设计创意大赛，举行"我的第一件白大褂"颁授仪式，举办"华西名师大讲堂"，举办"临医之风"文艺汇演、医学生人文微话剧比赛和高雅音乐赏析会，参观江姐纪念馆、祭扫毛英才烈士像，编印《我身边的医学生榜样》和《毕业生风采录》。

倡导课程育人。深化"全课程核心价值观"教育，举办教师教学发展工作坊，获评省级"课程思政示范课程"。

推动实践育人。充分利用四川大学综合性大学交叉学科优势，以"一流平台支撑能力培养，两支队伍指导双创训练，三类项目孵化双创成果"为思路，打造"1+2+3"的医学生创新创业教育体系。

开展心理育人。开设辅导员心理工作室，组织心理健康培训，开展新生心理健康训练营、"525 心理健康日"活动，开发学生心理测评专业工具。

**（二）以医学人文为抓手，培养有温度的住院医师**

作为全国首家开展"社会人"住院医师规范化培训的医疗机构，医院在积极探索住院医师培训的过程中，始终坚持以学员为中心，遵循医学教育的规律，践行医学人才培养的使命。

医院通过加大财力物力人力的投入，激发带教师资的积极性和住院医师培训的自觉性。为提升培训质量，真正让住院医师培有所成、训有所获，积极构建毕业后医学教育体系，优化培养方案，培养住院医师的临床能力和综合素养。重视住院医师思想政治建设和医学人文熏陶，专门开设了住院医师医学人文课程，包括历史、文学、临终关怀等方面的课程，同时深入基层，开展主题为"青年医师关爱行"社会实践活动；积极开展评优活动；连续开展主题为"成长与绽放""初心与使命""蜕变与担当"征文活动，对住院医师进行正确的人生价值引导。

**（三）关爱学生，就是关爱我们的未来**

在新冠肺炎疫情发生后，四川省启动重大突发公共卫生事件一级响应，医院立即按照教育部"五个一律"要求，第一时间网格化地毯式排查学生动态，并形成排查机制，精准织好校园疫情"防控网"。

疫情初期，超前部署六批次研究生提前返校，参与临床抗疫支援和抗疫科研攻关；密切关注学生思想动态和舆情，做好学生关心关爱工作，建立帮扶台账；每日定时上报学生健康情况，保障学生每日必要防护用品发放；通过QQ、微信、企业微信等途径向学生宣传疫情防控知识和校院管理要求；为研究生开设"危机下的心理调适"专题辅导，开通心理绿色通道，积极构建良好的心理状态、友善互助的社会支持及科学专业的心理援助。

根据居家、留校、返校学生需求，陆续出台《疫情防控期间的实践教学管理办法》《提前返校报备流程》及《研究生新冠肺炎疫情常态化防控方案》，全体在校研究生完成防疫知识、技能和职业素养培训，全体完成核酸检测。院领导、职能部门深入到临床科室、实验室、寝室慰问留校实习、实践的研究生。对隔离学生、贫困学生、残疾学生实行"一人一策"精准帮助。

学生是医院／学院发展的未来，关爱学生就是关爱我们的未来。

### 三、管理以员工为中心

#### （一）构建员工职业发展平台——形成公平竞争体系

在博士后留院、职称晋升、导师评选、评奖评优等一系列员工最为重视的领域，构建良好的发展平台及激励机制，形成公平竞争体系。

明确博士后留院标准：本院专职博士后人员原则上首聘期满两年后，若业绩达到3分，可提前申请留院并进行住院医师规范化培训；非本院专职博士后首聘期满两年，业绩达到3分也可申请留院面试，若获得留院资格，也可提前申请进行住院医师规范化培训。

职称晋升：与其他激励机制相比，职称晋升是一种长期性的行为，可以激励职工不断提升自我，实现职工个人与医院的长远发展。强调专业技术人员的学历、资历、工作表现、科技成果以及医德医风等，使得其在学术价值方面的晋升得到更加有效的体现。另外，将员工职业发展和医院长远发展相互结合，提升员工的归属感，减少专业技术人才的流失。

导师评选：由科室初评、科室管理小组签字后提交主管部门，公示监督申报内容的真实性，再由主管部门双人审核及复核，将审核结果交科室确认后，再提交分委会会议讨论，分委会表决通过后再次公示。多环节把控，充分体现公平性。

评优评先：体现"榜样是看得见的哲理，典型是触得到的标杆"，把先进评选表彰工作融入思想教育和文化建设中，把个人发展与医院发展目标有机结合，建立科学、有效的内部激励体系。以院、总支、科室三级评优小组为基本组织架构，将"七一表彰""年终表彰"的固定奖励与"即时奖励"相结合。形成全院通知—自荐和组织推荐—分口（教学、医疗、科研口）排序推荐—否决性资格审查—评优小组票决—党政联席会讨论—公示上报的规范流程。

### （二）暑期托管营——解除后顾之忧

为丰富职工子女的暑期生活，解决职工暑期工作的后顾之忧，自2017年起连续开办3届"小学生暑期托管营"，每期4周，面向6～12岁的职工子女，共1 200余人参加。小学生暑期托管营的课程设置除了常规文化作业辅导外，还设有华西特色专项课程，如青少年心理卫生健康、手卫生防护、护牙好习惯、急救常识等知识讲座、参观院史陈列馆等文化体验活动，促进小学生全面发展。让孩子们度过一个有意义且愉快的暑假，也让在职职工在此期间能够安心、放心地工作。

### （三）晚霞关爱——离退休职工帮扶体系

离退休老同志是医院的宝贵财富，是事业发展的功臣。2013年，院党委将关心退休职工生活纳入院中心工作，开始实施"晚霞关爱计划"。建立团支部与科室70岁以上离退休老同志"一对一联络人"服务模式，独创"四个一"活动，即每月一次短信/电话联系、每年一次上门慰问、每逢重大节日一次问候、每次生日一次祝福，构建"晚霞关爱"帮扶体系。

从2015年开始，医院加大关爱力度，给予"晚霞关爱"专项40万元/年的经费支持。截至2020年，全院有70岁以上离退休老同志的科室团支部实现了"一对一联络人"全覆盖，共计812对，开展"四个一"服务20 000余次。青年们还邀请老同志们回科室为青年开展医院、科室的文化教育和专业教育；邀请他们共同参加科室群众活动等，让离退休老同志们感到老有所依、老有所乐、老有所为。

## （四）倡导"微光精神"，认同员工的点滴付出

医院始终秉持"管理以员工为中心"的理念，关注员工价值提升，打造和完善员工"即时激励体系"，以"微光精神，创新引领"为主题，设立"华萤奖"和"华创奖"。

"华萤奖"以医、教、研、管中的微创新、微改变为奖励对象，关注像萤火虫一样的微光精神；"华创奖"聚焦创新引领，关注高精尖的技术与创新。通过覆盖大小两头，让"有作为就有显示"，对每一位脚踏实地的华西员工、对每一项促进工作的创新思考都给予充分的肯定。"即时奖励表彰体系"还创新性地提出与家人共享获奖成果的表彰机制。每季度，医院召开"即时奖励表彰暨院领导午餐会"，获奖项目成员还可以获得家庭3人次的体检套餐或享受18次绿色有机果蔬配送，让每一位师生的荣耀与家人共同分享。

3年来，"即时奖励"已成功开展了十三期评选，共计申报308项，获评183项，表彰员工715人次。通过"即时奖励"，以身边人、身边事、身边精神宣传院内先进文化、先进业绩、模式和方法，激发共鸣与热情，营造"见贤思齐"的文化氛围。

## （五）疫情期间对外派医疗队员及家属的关爱

在新冠肺炎疫情期间，医院对全体员工分批开展防控培训，覆盖所有一线医务人员；面向抗击疫情的重点部门和一线科室设置"抗疫加油站"，实时提供能量补给物资，在岗职工（含劳务派遣员工、外包公司员工）和进入临床工作的实习生、规培学员、进修学员、研究生实现意外保险全覆盖。

对援鄂医疗队出台思想关爱、工作关心和生活关怀等多方面关爱措施，第一时间启动了防护物资紧急采购流程，24小时随时待命；打通医疗物资、生活物资配送的绿色通道；创新开通"医疗队爱心驿站"，针对有私人物品配送需求的，集中收集、分批运输到队员手中。提供心理健康服务，特别是针对援鄂医疗队成员，配备"一对一"心理医生，及时进行心理疏导和干预。同时，为每一位外派医疗队员购买意外保险及新冠肺炎专项保险。为每个前线医疗人员配备5G手机，保障远程会诊、视频通话时

传输更快捷、画面更清晰。为队员家属进行"一对一"专人对口慰问帮扶，建立常态化沟通联络机制，帮助解决援鄂医疗队队员家属日常生活等实际困难。

### （六）用心做好每一餐，用爱"膳"待华西人

面对医院院区不断扩展、职工需求日益增多，膳食中心党支部带领全中心员工不断探索多院区、同质化管理模式。调研职工需求，优化各餐厅就餐环境，提升服务技能水平，改善日常餐饮质量，并根据职工的切实需求开展多种创新服务，如开设特色面食档口、健康轻食、净菜带回家、延时供餐、夜宵配送、自助咖啡等创新服务。依托互联网技术和设施设备分阶段构建医院智慧食堂体系，实现线上选餐、订餐、结算、查询、机器人配送等服务，全面提升职工就餐体验，实现食堂管理智慧化。

融入华西"家"文化，增添人文关怀，把职工当作家人一般"膳"待，员工在春节期间加班为值班人员准备丰盛团膳，除夕夜送饺子，初一清晨送汤圆，端午节送粽子和香囊，中秋节制作各种口味的月饼，等等。暖心暖胃，让食堂服务有温度。

在新冠肺炎疫情期间，根据临床需求，调整供餐方案和流线，保障每一位员工都能按时吃上热气腾腾的饭菜。在每一次医疗队出征时高效地完成了援外医疗队食品筹备。设立临床值班人员"抗疫加油站"，准备了可口的方便食品，为一线医护人员做好强有力支撑保障。

### （七）皮西西的店——全国医院首家开办的医院文创店

文创店的开设创意源起于医院春节期间院领导的科室慰问活动。连续几年一些有华西特色的春节文化慰问产品得到了大家的好评，但限量定制品并不能够直接向员工销售。究竟怎样才能让员工或校友合法、合理、合情地购买到这些独特的、有华西元素的"好东西"？这是考验管理者智慧的一道题。

2018年底，在院党委的支持下文创网店应运而生，线下实体店也于2020年9月正式开张，这在全国医院尚属首次。文创店全部商品由宣传部负责前期构想策划和设计，由华西医院全资子公司——四川华西健康科技有限公司负责产品的实际落地及网店运营。这样的机制设置既免去了实际

运营的公司对医院文化内涵把控的不准确、对文化亮点提炼的模糊，又弥补了医院职能部门在产品实际落地、运营销售方面的短板。

目前华西文创生产 30 余类产品，销往全国 26 个省 62 个市，这些不贵重，却饱含深厚情谊，并带有鲜明华西特色的文化产品在潜移默化之间对医院的品牌进行传播和宣传。

## 【文化与核心竞争力】

## 创新文化——医院高质量发展的动力

华西的发展是创新驱动的发展，华西的进步是创新推进的进步，华西的未来是创新引领的未来。129 年来，历代华西人励精图治、奋发图强，在偏居内陆、资源匮乏的不利条件下，完成了许多打破定势、敢为人先的突破。医院发展到今天，最宝贵的财富就是在全院培养起了崇尚创新的精神气质，围绕服务临床、服务科研、服务教学、服务员工进行的一系列政策设计，旨在创新管理引导、破除定势思维、实现制度激励。

### 一、创新管理引导

### （一）设立创新日——创新是可持续发展的源动力

新时代的华西人更加认识到新征程中华西所肩负的新使命，也更加坚定地以"创新驱动"来引领医院新时期的跨越式发展。2017 年 11 月 3 日，在华西医院 125 岁诞辰之际，医院举办首届"华西创新日"活动，目前已成功举办了 4 届。每届"华西创新日"活动均举行包括创新擂台赛、创新成果表彰、院士论坛、青年科学家论坛、华西创新成果展等系列活动，集中展示了近些年来医院在医、教、研、管等各个方面取得的创新成果；优选院内创新项目和创新成果，在资源配置、资金支持、宣传推广等方面予以重点支持，通过激励导向，在全院树立浓厚的创新意识、建立良好的创新机制、形成全员关注和全院参与的创新氛围。"华西创新日"的设立，是华西人在新时代以自己的实际行动践行"抓创新就是抓发展，谋创新就是谋未来，惟创新者进，惟创新者强，惟创新者胜"的精神。

## （二）构建"五维一体"医联体模式，引领西部医疗卫生事业发展

为充分发挥我院优势资源的引领辐射作用，切实践行国家以医联体为抓手促进分级诊疗有序发展的医改方针，我院自 2001 年起，因地制宜，创新探索了"五维一体"的医联体组织模式，现有以一体化运营管理模式为核心的华西城市医疗集团 2 个；以府院合作为基石，跨区域"华西医院 + 城市医疗集团 / 县域医共体"的领办型医联体 12 个；以优质学科资源为支撑，临床研究为纽带的学科联盟 33 个；以慢病防控为突破点，"N+1+n"的城市社区联盟 2 个；以"一网双模"为载体，覆盖我国西部地区为主的 25 个省市自治区的远程联盟机构 690 个。

20 年来，医院实现了集约优势、分级协同，开创了"五维一体"的医联体模式，提升医疗服务体系效能，增强区域内群众获得感。在医联体建设过程中，开创了医联体区域内自然人群健康队列研究，将医联体建设全面融入"大健康"战略。构建了"一网双模"人才培养体系，提升区域医疗服务能力。2001 年至今已培训各级各类医务人员超过 660 万人次，开展远程疑难病例指导 4.8 万例。建立国内首批面向全国基层医务人员的"华西云课堂"小程序。

## （三）中国国际应急医疗队（四川）

2018 年，医院成功申报通过世界卫生组织认证的全球首支非军方最高级别的国际应急医疗队——中国国际应急医疗队（四川）。这支队伍拥有来自不同专业的队员 166 名、各类物资装备总重量约 80 吨，可通过航空转运到全球各地，展开成为一个占地面积约 10 000 平方米且几乎包括所有临床二级学科的移动医院。由于前期无任何的建设经验可以借鉴，医院筹建过程中，在管理、人员、物资、技术、学科等方面的充分创新，取得良好成效。

管理方面，实行多部门多学科人员的整合组队，建立国际应急医疗队独特的队伍组织构架和管理流程。人员方面，整合了我院、省市级疾病预防控制中心等多部门人力资源，实现优势互补。物资方面，由于市面上缺乏适合远距离转运所需的大型医疗和后勤物资，医院牵头开发了多项物资设备和系统软件，推动了我国在紧急医学救援领域的装备革新。技术层

面，结合四川大学多学科优势，在建队伍过程中，与多个专科联合，对于帐篷医院暖通构建、医疗帐篷构架、现场医学救援和救援队教育培训等多项技术进行了革新。学科层面，创新结合临床医学、灾难学、法学与伦理学、工程学等，形成多学科交叉融合优势，推动灾难医学整体发展。

**二、破除定势思维**

**（一）医院"智库"——医院的专业经营是门学问**

早在 2005 年，医院就设立了运营管理部，这是一支隶属于医院、服务于科室、横向枢纽式运营管理团队，培养产出医院专业化运营管理队伍——专科经营助理。专科经营助理是医院资源配置评估与建议、后效评价与反馈的实施者，通过强化人力、设备、材料（药品）、空间、床位、能源等专项管理，提升医院服务效率；是医院运营的"眼睛"，及时发现院、科运营中的问题并予以改进，持续优化流程，体现服务意识，在院、部、科各层面建立良好的信息交流、沟通与反馈机制，以项目方式推进运营创新；是院科经营分析、绩效分配的实施者，通过后效评价及时、客观、真实地反映院科经营的成果与问题，为医院经营管理提供资料、数据和决策建议。专科经营助理推动临床机构之间以及与职能部门之间的横向沟通和协作；担纲"自下而上"及"自上而下"的反馈者；扮演医院"智库"角色，发现问题并组织各部门协同改良。专科经营助理在资源配置、流程优化、绩效评估、运营创新、项目管理、院科协同和精细化管理等方面，极大地提升了医院运营质效，彰显出职业化、专业化医院管理队伍在医院改革与发展中的重要作用。

**（二）多学科联合门诊**

为优化疑难复杂患者就诊流程、向其提供精准的诊疗服务，门诊部于 2013 年设立了多学科联合门诊（multidisciplinary team，MDT），即针对患者某一器官或系统疾病，打破科间壁垒，改既往"串联"模式为"并联"模式，建立多学科专家现场共商的机制，为患者提供全方位、专业化、规范化、个体化的治疗方案。

通过机制创新和流程优化，目前共开展 52 种 MDT 病种，服务患者 15 261 人次，已形成时间固定、地点固定、医师固定并可预约的"三固定"

模式，取得了科室申请流程和患者服务流程的"两标准化"，以及患者、参与医生与科室"三满意"成效。

MDT 的开展减少了患者的就诊次数，提高了诊断准确性，缩短了患者获得最佳诊疗方案时间，改善了患者的预后，降低了患者的就医成本。MDT 的开展也促进了医生在自身领域内的精进及其他专业领域的知识拓展，为学科间碰撞出疑难、复杂、罕见病的新技术、新疗法的火花提供了契机，促进学科研究和发展。MDT 荣获全国医院擂台赛"合理调配诊疗资源十大价值案例""十大人气案例"奖等。

### （三）医生跟着患者走

1998 年以前，国内三级医院普遍实行的是床位属于医疗组或医生的"领地式"传统管理模式，该模式存在床位周转率低、有限医疗资源得不到合理利用、医务人员能力得不到充分发挥等诸多弊端。为破除这一传统管理模式，医院 1998 年开始以骨科为试点在国内率先实行开放式床位管理新模式——将"医生跟着床位走"创新变革为"医生跟着病人走"。新模式实行后，床位收归科室集中管理，根据患者、病种需求动态分配给医疗组。患者在办理完入院手续后，只要病房有空余床位，就可以入住接受治疗。这一改革极大地缩短了患者候床时间，增加了入院人数和手术台次，提高了病床使用效率，大幅降低了平均住院日和单病种平均费用，有效地促进了学科发展。到 2005 年，骨科全年完成的各种手术首次突破4 000 台大关，达到创纪录的 4 020 台，占了全院全年外科手术量的十分之一，这是骨科实行"医生跟着病人走"模式后取得的显著成效。

该模式在骨科试点成功后，逐步在全院推行，成为医院最具成效的管理创新之一，被全国众多医院竞相效仿。

### （四）护理人力调配科学体系

在新冠肺炎疫情期间，护理部以危机管理生命周期理论［预控（reduction）、准备（readiness）、响应（response）和恢复（recovery）］为基础，结合突发公共卫生事件护理应急管理体系的四个关键要素：人员（staff）、物资（stuff）、场所（structure）和系统（systems），构建"4R4S"护理应急管理模型，明确各个阶段的应急管理目标和重点，指导华西护理应急管理运作。

该体系建立网格化护理应急管理组织架构，构建护理部主任 / 副主任—科护士长—护士长三级管理体系，形成有效的应对、协调、管理网络。同时建立 5 个专项管理小组，形成护理领导小组和专项护理小组组间纵横交错、相互协作的网格化管理模式，既可中心化决策，亦可明确分工、相互配合与协作，达到了高效整合组织资源、提高管理效率的目的。

建立"两库四级"护理人力资源调配体系。根据全院各病房护理人力需求等级，分别建立外派护理人力储备库与院内护理人力储备库（两库），并与病区护理人力调配优先等级相匹配（四级），制定"自下而上"与"自上而下"相结合的护理人力紧急调度流程。此举既有效组织和落实了院内、院外疫情救治任务，亦实现了疫情救治下的护理人力紧急、科学、合理调配。

**（五）"思政直通车"——订单式培训、送课上门**

传统思政学习以支部、科室为单位，开展命题式的集中学习，存在内容形式单调、群众参与度不高等问题。医院党委打破传统思政教育定式思维，在坚持常态化政治学习制度的同时，创新性地推出"思政直通车"项目。由全院职能部门、各支部推荐提供思政工作培训"菜单"，支部或科室根据实际需求自行选择培训题目，"思政直通车"送课上门。

相比传统思想政治学习形式，该模式实现了全院优质思政学习资源的整合，目前已面向全院开设课程 75 门；进一步丰富了思政学习内容形式，在规定动作基础上增加菜单式选学，构建必学与选学相结合的学习形式；进一步调动了教职工参与思政学习的积极性，课程主讲人涵盖医院不同层级的人员，在全院形成干部、专家、普通党员共讲思政课的教育氛围。

"思政直通车"项目自 2017 年实施以来，先后开展培训 200 余场，年培训教职工超 7 000 人次。2021 年，院党委又启动"思政直通车"精品课程项目，在持续推进原有"思政直通车"的同时，遴选一批高质量课程重点打造精品课程。精品课程纳入全院员工继续教育体系，计算继续教育学分，实现思政教育与员工、学生成长相融合。

**（六）大调研、大讨论、大调整——解决医院周边交通 20 年拥堵顽疾**

对于医院周边交通 20 年拥堵顽疾，医院党委及相关职能部门通过对大量调研数据的分析研究和现场走访，结合职工的意见建议征集，与交管部门多次协商、讨论，最终确定了院内外交通组织优化方案。

大调研：走访全市各大医用、商用停车场，充分了解智慧停车系统，提出定制化需求。

大讨论：内部讨论 20 余次，多部门联动协调 10 余次，制定方案 10 余稿，征集意见、建议 60 余条。

大调整：重新设计院区内交通动线，设计职工上下班专用路线，打通外部大型停车场到医院的地下通道，设置免费接驳车。

方案确定后，分阶段完成全院停车场的软硬件升级改造，更换车牌识别设备和停车场软件管理系统，完成出入口更名、位置调整及通道开辟，制作更换标识、缴费二维码，安装通道防护栏、设置分隔花箱，安装升降地桩。并且召开交通缓堵专题培训，通过各种渠道向全院、社会宣传交通组织变更后的来院攻略。

交通组织调整后，重新规划、利用车位资源，尽力保障职工车辆停放；不断对停车系统进行定制化升级，开展断网应急处置 40 余次；增加车场安保人力，完善反光背心、指挥棒等装备配置，加强发票和对账管理，持续完善车场管理。

方案实施后，交通缓堵工作取得明显成效，片区道路通行水平明显提升；院内人车分流，整体提升停车效率。该项目得到了央视等多家媒体的报道，全国城市道路交通组织优化工作组专程来院观摩，获得"改善医疗服务行动计划"全国医院擂台赛优秀案例奖。

### 三、实现制度激励

#### （一）实施卓越发展工程，打造学科中的"奇峰秀水"

医院经过数十年的建设发展，学科综合实力已跻身全国第一梯队，建立了完善的科研创新链条。如何推动学科在高位继续进取，成为全院上下深入思考的一道命题。为了打造一批学科高峰，医院规划启动了学科卓越发展工程。

在保持原有学科建设投入的基础上，每年增加 2 亿元作为学科发展专项资金，重点资助三级学科和亚专业发展、人才团队建设、交叉学科创新、临床研究和临床新技术开展等，每个项目最高可给予每年 500 万元的资助。

自 2016 年第一批项目启动实施以来，已立项支持 500 余个项目。为确保工程顺利实施，制定了响应管理办法及服务指南等核心管理制度。建立了明晰的分工协同机制，从组织立项、推进实施、经费管理、考核评估等全流程跟进。

实施五年来，学科中的"奇峰秀水"初露端倪，并形成持续增长趋势。高水平研究成果在 *Science*、*Nature*、*Cell*、*Lancet*、*JAMA* 等顶级期刊发表。获得国家自然科学二等奖、国家科技进步二等奖、中华医学科技进步一等奖、教育部自然科学一等奖各 1 项，四川省科技进步一等奖 10 项等成果奖励。一批创新技术和产品在临床转化应用。如，最终形成专家共识的围术期输血指征评分法，就是在该项目支持下由麻醉科刘进教授牵头，联合全国 20 余家医院，共同开展的一项前瞻性、大样本、多中心、随机分组并长期随访的临床研究成果；心脏内科陈茂教授团队开展经皮经导管主动脉瓣植入术，针对我国主动脉瓣狭窄患者二叶瓣化畸形及风湿性主动脉瓣狭窄患者较多这两个特别之处，成功在国际指南中消除了这两种禁忌证，并打破国外垄断，开发出了创新性的瓣膜产品，拯救了大量不能接受开放手术的严重主动脉狭窄患者。

### （二）华西九条——步入科技成果转化快车道

2018 年 8 月，作为国家在卫生健康领域推进科技体制改革的一项试点，我院出台《科技成果转移转化九条激励政策》《促进科技成果转移转化实施方案（试行）》，以 9 类激励政策、36 条落地措施激励科研成果转化。允许成果完成人与医院事先协议约定职务科技成果的权属或股权比例；成果完成人可在申请专利或专利技术成果作价投资前与医院以协议的方式事先约定科技成果的权属或股权比例，并允许成果完成人以个人名义占有股份。同时，将原创成果转让或许可取得的净收入，以及作价投资获得的股份或出资比例中的 80%～90% 用于奖励。这个被业内称为"华西九条"的方案，极大调动了员工的科研转化积极性。

"华西九条"明确规定原创成果转化以后，对为完成和转化作出重要贡献的人予以重奖。同时，为他们争取最大的税收优惠政策；扩大横向项目经费使用自主权，在保证完成合同任务的前提下，根据工作内容和合同约定合理自主安排，不设置劳务费比例限制；办理结题后形成的结余经费可用于持续研究，也可部分或全部用于绩效奖励；允许和规范科技人员兼职从事科技成果转化活动。完善的机制、激励的政策、创新的平台、配套的服务，这一切让医院步入了科技成果转化的快车道。

创新是发展的引擎，创新是发展的动力。只有以人民的生命健康为中心，通过创新管理机制引导、破除定式思维、实现创新制度激励、落实创新项目，才能使一系列为人民服务的理念落实为为人民群众提供更加优质便捷服务的行为。这是医院创新文化的核心要义，这一文化也推动着医院迈向高质量发展。

## 【文化与职业精神】

## 使命文化——医院高质量发展的方向

无私奉献有大爱，舍我其谁有担当。

西部地区资源匮乏、优质医疗资源不足，作为国家布局此处的大型三级综合医院，华西医院一直肩负着"国家医疗队"的使命担当。在百余年积淀形成的华西文化体系中，在任何一个国家、社会、人民需要的危急时刻冲锋在前，以家国情怀为担当；在每一个需要积极落实社会公益责任的时刻默默奉献，以平民情感为己任，早已成为每一位华西干部、员工、学生的自觉行为和目标追求。

### 一、家国情怀，华西担当

### （一）从抗美援朝到历次地震

自 1892 年建院以来，历代华西人在国家民族重大事件中始终冲锋在前、勇于担当，作出了突出贡献，体现出一脉相承的医者仁心、家国情怀和社会担当。

1950 年 6 月，朝鲜战争爆发，当时的华西协合大学师生群情激愤，与全国人民一道掀起了反美爱国的热潮，先后有詹振声、刘开政等多名医学生参加中国人民志愿军担任翻译工作，有百余名师生参军参干。1951 年及 1953 年，华西协合大学派出两支医疗队奔赴朝鲜战场，为朝鲜人民军和中国人民志愿军的伤病员服务，并为志愿军培训医务人员。

2008 年 5 月 12 日，四川汶川发生 8.0 级特大地震，作为离震中最近的国家级大型综合医院，我院承担了复杂危重伤员的救治中心、灾区医院的技术支持中心和省外医疗队后勤保障中心的重任。共接诊伤员 2 779 人，住院治疗 1 907 人，其中危重伤员 1 153 人，完成各类手术 1 457 台次，死亡率仅为 1.57%。救治危重伤员数量最多，救治成功率最高，创下世界重大灾难医疗救援史上的许多奇迹。被中共中央、国务院、中央军委授予"抗震救灾英雄群体"的称号。

2012 年 9 月 7 日，云南彝良发生 5.7 级地震。医院当日派出两批专家组赴彝良进行救援。在救灾过程中，医疗队不畏艰险、勇挑重担，受到灾区群众的高度赞扬。云南省委省政府领导称赞他们是一支"来得最早、走得最晚、级别最高、坚持最久、表现最好"的医疗队。

2013 年 4 月 20 日，四川芦山发生 7.0 级强烈地震。两小时后，医院就派出了第一支医疗队奔赴震中，此后又派出十余支医疗队从陆地、空中进驻极重灾区。院内备足床位 24 小时接治伤病员，组织多科联合救治团队，制定危重伤员个性化的救治方案，以"零死亡、少致残"为目标付出艰苦努力。4 月 27 日，时任国家卫生计生委副主任马晓伟来院视察时给予极高评价。

2015 年 4 月 25 日，尼泊尔发生 8.1 级特大地震。次日，医院抽调具有多次抗震救灾医疗救援经验的医务人员组成医疗小分队，赴尼泊尔参加抗震救灾医疗救援工作，赢得了当地群众、尼泊尔政府和国际社会的广泛好评和高度赞誉。

无论是抗美援朝还是地震紧急救援，华西人始终将家国安危、人民健康作为永恒的初心和使命，用"中流砥柱"的强大战斗力，传承和践行着使命文化。

## （二）抗击新冠肺炎疫情——华西人交上合格答卷

自新冠肺炎疫情发生以来，始终将人民群众生命安全和身体健康放在第一位，高度重视疫情防控工作，严格按照"迅速响应、全面部署；党员带头、先锋引领；全院联动、系统防控；创新机制、科学决策"的防控思路，坚决打赢新冠肺炎疫情防控的人民战争、总体战、阻击战。

让红色旗帜在疫情防控第一线高高飘扬。疫情发生后，党委书记张伟、院长李为民同志立即行动，亲自动员部署，主持推进抗疫工作，困难面前班子带头上。党委副书记罗凤鸣同志大年初一带领医疗队出征，两赴武汉，坚守抗疫最前线70天；党委副书记程永忠同志担任中国援助阿塞拜疆医疗队队长；党委常委曾勇同志担任中国援助埃塞俄比亚与吉布提抗疫专家组组长，用实际行动践行人类命运共同体的理念，展现中国责任和中国担当。全院1万余名教职员工怀揣使命担当和家国情怀，英勇无畏、众志成城，投身到抗疫阻击战第一线。重点科室职工大年初一主动返岗，3 713名党员干部职工主动请战，7名党支部书记、11名党支部委员、11名党员干部勇敢迎战武汉一线。组建287名医护人员，护佑四川省内的同时，还驰援湖北、重庆、西藏、黑龙江、新疆、河北等国内疫情严重的地区，并派出医疗队前往意大利、埃塞俄比亚、吉布提和阿塞拜疆等国支援。外派人员中，党员188人，展现出"最美逆行者"的风采。第三批医疗队在接到紧急通知后，1个小时内就完成了130名队员的遴选和组建，成为我院历史上派出的最大规模成建制的医疗队。

让战斗堡垒作用和先锋模范作用彰显在抗疫最前沿。"抗疫卫士"们在战术上通过进一步建立完善核心制度、规范救治流程等有力举措，切实提升医疗安全和防护安全水平。战略上直面疫情，党员带头申请到疫情最严重、工作最繁重的岗位。"最美逆行者"中，63人在疫情防控一线向党组织递交入党申请，并被确定为入党积极分子，发展预备党员27人。前方成立1个临时党总支、8个临时党支部，不畏抢救可能对医务人员带来的高风险，迎难而上抢救患者，充分彰显了党员的先锋模范作用。

让合力攻坚和众志成城书写在疫情防控的先锋榜上。全院不讲条件、不计代价，全力打好全国总体战、湖北保卫战、四川阻击战，彰显了"生命至上、人民至上"的价值理念，取得了援鄂医疗队零感染、整建制接管病区、接管病区新冠肺炎患者死亡率远低于武汉平均死亡率、整体接管成都市公共卫生临床医疗中心后患者零死亡等成绩，展示了国家队的责任与担当，也体现了医护人员的价值追求和时代精神，获评"全国抗击新冠肺炎疫情先进集体"等多项奖励。

通过一系列严防死守的举措，实现医护人员零感染，实现门诊、手术、住院等各项业务工作平稳运行，实现教学秩序、招生就业、科学研究、党政重点工作等各项部署稳步落实，实现疫情防控的阶段性胜利，向党和人民交出了一份满意的答卷，也检验了近年来加强公立医院党的建设工作的实际成效。

**（三）援非 45 年，留下"带不走的医疗队"**

自 1976 年以来，我院向莫桑比克、圣多美和普林西比、安哥拉等多个非洲国家派出共 24 批 47 人次的医疗队员，使 3 070.4 万居民得到了无偿医疗援助。仅 2019 年，华西援非医疗队接待门诊患者 13 018 人次，开展手术 1 725 例，抢救危重患者 200 人次，培训医务人才 240 人次，填补受援医院技术空白 9 项，获当地国家电视台等媒体报道 30 余次。

2019 年我院分别向圣多美和普林西比艾瑞斯·德·梅内泽国家中心医院、莫桑比克马普托中心医院捐赠远程诊疗设备，挂牌建立远程会诊服务平台，使得受援国医院患者不出国门就能够享受到华西医院一流的医疗技术服务。

在非洲地区新冠肺炎疫情防控中，我院援非人员起到重要积极作用。我院金涛队长所在的援莫桑比克医疗队第 22 队联合莫桑比克中国商会举行了首次抗击新冠肺炎的在线直播宣讲。我院和莫桑比克马普托中心医院举行新冠肺炎疫情防控国际远程培训；我院为中国驻莫桑比克大使馆、在莫中资企业负责人、华侨等举办新冠肺炎疫情防控和心理疏导在线讲座。2020 年 5 月 7 日，中国赴吉布提抗疫医疗专家组与中国援圣多美和普林西比医疗队、农业组、抗疟专家组及大使馆、华侨代表等相关人员举行了视频连线，就当地新冠肺炎疫情防控难点和问题进行沟通。

由此形成了援非医疗队、援建医院、医疗人员培训和远程会诊平台等全方位立体式医疗援助体系，培养了"带不走的医疗队"，为改善当地民众的医疗健康状况，为非洲受援国卫生部门基础设施和人员能力建设发挥了重要作用。

**（四）一地一策，精准健康扶贫**

十八大以来，我院直面最难攻克的"三区三州"深度贫困地区，针对"因病致贫、因病返贫"突出问题，积极担负起"国家队"的责任和使命，建立深度扶贫、精准扶贫、智慧扶贫、党建扶贫的华西扶贫体系，聚焦民族贫困地区、坚持需求导向、构建顶层设计，推进"一地一策"精准健康扶贫。

一是以最典型最需要解决的地方疾病（肝包虫病）为切入点，形成甘孜州—县—乡—村四级卫生医疗机构多级联动的"华西－甘孜"模式。我院派出专家驻点，指导开展新技术，借助互联网平台指导制定治疗方案。肝包虫病最严重的石渠县患病率下降至6.421%，本需转至成都的患者90%能在当地得到治疗，基本做到治疗不出州。

二是以树立健康卫生习惯为抓手，建立艾滋病防治"三级组织（院长、行政团队、多学科技术团队）、五位一体（构建团队、推广模式、督导培训、提升学术、搭建平台）"的"华西－昭觉"综合帮扶工作模式。艾滋病三项核心指标治疗覆盖率由39%上升到89%，抗病毒治疗有效率由71%升至86%，母婴传播率由7.12%降至4.43%。

三是以培养基层"健康卫士"为目标，打造"华西－马边"模式。我院与马边县人民医院创造性地提出建立嵌合型医联体模式，助其成功创建二级甲等医院，使当地群众医疗满意度由56%提升至92%。

四是探索"多学科组团，以科技为支撑，精细化管理平台"相结合的"华西－援疆"医院管理新模式。从大数据领域出发，以克拉玛依市为切入点，通过系统平台建设、数据分析，助力当地流行病及传染病的防治、疾病诊断预警预测、临床路径优化以及医院精细化管理。

五是以"三级联动、辐射帮扶"方式构建"华西－援藏"的"健康维护网络"。将西藏成办医院作为定点扶持医院，实行一个机构、两块牌子（成办医院、华西分院）的联合办院模式。

六是首创由党委领导、农工民主党华西支部主导、其他民主党派和党外知识分子专家共同组建"华西－镇雄"模式。同心同行的帮扶模式，协同整合的帮扶方案，久久为功的帮扶计划，帮扶载体在线在位的"华西同心行动"，获得上级领导的高度肯定。

### 二、平民情感，无私奉献

#### （一）国家医疗队巡回医疗

自 2013 年以来，医院开始连续 8 年组织国家医疗队赴四川藏区开展巡回医疗活动，此项工作以目标需求为导向，始终坚持"六个务必"工作原则：务必做到四川藏区全覆盖；务必借鉴援藏工作成功经验；务必以巡回医疗地区医疗需求为目标；务必实现医护技管的全面支撑；务必提升藏区医疗机构的造血功能；务必做好支撑保障工作。

在"六个务必"工作原则的科学指导下，巡回医疗队 8 年间足迹遍及四川甘孜、阿坝、凉山藏区及西藏林芝，每次巡回医疗周期长达 1 个多月。医疗队员克服路途远、海拔高、路况复杂、气候多变、工作生活设施简陋、语言沟通困难等带来的不便，以高度的责任感和使命感为藏区群众实施优质巡回医疗服务。门诊总量超过 20 000 人次，大型疑难病例会诊 600 余人次，完成手术及各类操作 2 000 余例，下乡义诊 30 余次，服务 9 000 余人次，免费发放药品价值超 10 万元，开展卫生适宜技术专题讲座 600 余次，业务培训 40 000 余人次，指导开展新技术 100 余项，教学查房 2 000 余次。

#### （二）品牌志愿服务

医院的志愿服务工作起源于 2 000 年，经过 20 余年发展，逐步建立了"管理信息化、队伍多样化、项目品牌化、服务标准化"的志愿服务管理体系与运行模式。"红马甲"门急诊导医及陪同就诊志愿服务项目，为就诊过程中遇到困难的患者提供及时帮助，针对老弱病残孕等特殊人群患者提供全流程陪同就诊服务；"解语花"藏语助医项目，为有语言沟通障碍的藏族患者提供陪同就诊和翻译服务，同时利用微信公众号面向川内藏区百姓开展藏语医疗卫生科普宣传；"爱心乐园"病友关爱志愿服务项目，关注肿瘤患者群体，参与病友之间的同伴教育，分享抗癌经验、开展各类活动，相互鼓励、给予心理支持；"应急志愿服务队"多次参与四川地区的自然灾害、公共卫生事件应急医疗救援工作，尤其在"5·12"汶川地震、"4·14"玉树地震、"4·20"雅安地震、2017 年九寨沟地震等紧急医疗救援、新冠肺炎疫情防控工作中发挥了巨大的作用。

"'解语花'藏语翻译及陪同就诊"项目获得共青团中央、中央文明办、国家卫生健康委员会、中国志愿服务联合会等多部门的联合表彰；四川大学华西医院"新冠肺炎疫情防控应急志愿者队"获共青团中央、中国青年志愿者协会颁发的"抗击新冠肺炎疫情青年志愿服务先进集体"称号。

### （三）博士快车

医院自 2001 年组建"博士快车"专家博士服务团，连续 20 年不忘初心，风雨兼程，90 余名专家、377 名在读博士生怀揣仰望星空的梦想，脚踏实地地深入祖国基层，赶赴新疆、西藏、湖北、云南等 9 省（自治区）20 余个深度贫困地区开展精准医疗扶贫、抗震救灾、青年红色筑梦之旅、博士讲师团、医疗卫生调研、健康宣讲、义诊、捐助等社会实践活动，服务群众万余次，助力老少边穷地区医疗卫生体系建设。该团队先后获评"四川省抗震救灾大学生志愿服务工作优秀团队""全国大中专学生志愿者暑期'三下乡'社会实践活动优秀团队"。

为满足人民群众日益增长的医疗服务需求，为实现"健康中国 2030"战略目标贡献力量，华西人秉承"厚德精业、求实创新"的院训，以"扎根西部、强化特色、创新引领、世界一流"为目标，正在为实现从国内领先到世界一流、从"跟跑"到"领跑"的全新跨越，为建设世界一流医院谱写出新时代的华西乐章。

第
九
章

医病医身医心，救人救国救世
　　——中山大学附属第一医院百年公医之路

中山大学附属第一医院（以下简称中山一院）始建于 1910 年，至今已有 111 年历史，前身是广东公医学堂附设公医院，这是由中国人最早创办以普及公众医学为目标的公医院之一。以"公医"为名，服务人民大众，跨越两个世纪，赓续不变的是中山医人"医病医身医心，救人救国救世"的医者仁心和家国情怀。著名革命家、医学教育家柯麟曾主政中山医，奠定了中山医的振兴之基，成为世人敬仰学习的楷模。新中国成立之初，全国医科 56 位一级教授中有 8 位曾在中山医行医执教，名医名家，毓仁作圣，使中山医以"技精德高"享誉海内外。当下医院正积极响应"健康中国"号召，朝着建设具有国际一流水平的国家医学中心的目标迈进。

# 第一节　医院历史与文化传承

## 一、百年"公医"之路

百十年以降，中山一院经历了"兴公医，济苍生""历抗战，为救国""重调整，新阶段""促改革，立潮头""新理念，新征程"五大发展阶段。111 年的发展历程，医院 3 次迁址、13 次更名（表 9-1），然而"立院为公""医者爱民""心系家国"的思想始终在中山医人中代代传承。

表 9-1　中山大学附属第一医院名称沿革表

| 时间 | 名称 |
| --- | --- |
| 1910.10—1918.3 | 广东公医学堂附设医院（广东公医院） |
| 1918.3—1921.8 | 广东公医学堂附设医院（广东新公医院） |
| 1921.8—1925.7 | 广东公医医科大学附属第一医院 |
| 1925.7—1926.10 | 国立广东大学医科学院附属第一医院 |
| 1926.10—1939.7 | 国立中山大学医科（医学院）第一医院 |
| 1939.7—1951.9 | 国立中山大学医学院附属医院 |
| 1951.9—1953.8 | 中山大学医学院附属医院 |
| 1953.8—1955.7 | 华南医学院第一医院 |
| 1955.7—1956.9 | 华南医学院附属第一医院 |

| 时间 | 名称 |
| --- | --- |
| 1956.9—1957.3 | 广州医学院附属第一医院 |
| 1957.3—1985.6 | 中山医学院第一附属医院 |
| 1985.6—2001.11 | 中山医科大学附属第一医院 |
| 2001.11 至今 | 中山大学附属第一医院 |

### （一）1910—1938 年：兴公医，济苍生

1909 年（清宣统元年）冬，广州发生了一起医校风潮。因不满博济医学堂负责人美国医生关约翰故意开除学生和威胁停办医学堂的举动，潘佩如、钟宰荃、李煜堂、李树芬等 40 多位绅商决定每人捐募百金，在广州西关十三甫设立一间由中国人开办的公医学堂——广东公医学堂（又称"广东公医医学专门学校"）。

1910 年春，广东公医学堂附设公医院奠基，1911 年闰六月落成，命名为"广东公医医学专门学校附设公医院"（简称广东公医院），聘请美国医生达保罗为院长。

1918 年，广东公医学堂迁往广州百子岗新址，医院也落址于此，命名为"广东新公医院"。

二十世纪二十年代，广东新公医院以一副"医病医身医心，救人救国救世"的对联，展现出大医济苍生的精神，这副对联也成为中山医人奉行至今的医训。

1921 年，广东公医学堂升格为广东公医医科大学，医院成为广东公医医科大学的附属医院。

1924 年，孙中山先生成立广东大学后，广东公医医科大学并入广东大学，成为广东大学医科学院，医院成为国立广东大学医科学院附属第一医院。

1926 年，为纪念孙中山先生，广东大学更名为"国立中山大学"，医院成为国立中山大学医科（医学院）第一医院。

### （二）1938—1949 年：历抗战，为救国

1938—1945 年，中山大学医学院先后迁至云南澄江小西城以及粤北坪

石、乐昌县、连县等地办学，医院亦随迁，直到 1945 年抗战胜利后才迁回广州百子岗原址。

1938 年 10 月，日军南侵，广州失守，医院辗转搬迁。1939 年 5 月，随中山大学将院址迁往云南省澄江县城之西北，7 月，中山大学第一、第二附属医院合并为"国立中山大学医学院附属医院"。

当时的附属医院已经体现出不凡的医疗水平。据资料记载，在云南澄江期间，有一名产妇难产，命悬一线，情况危急，产妇家属辗转找到附属医院的医生。医生接诊后马上进行剖宫产手术，最终母子平安。此外，医学院医生曾为一名患有甲状腺肿大的妇女进行切除手术。此类手术在当时均属首例，轰动一时。

1940 年，医院迁回粤北，定址于乐昌县。1945 年 1 月，乐昌复沦陷日寇之手，医院仓促之间迁往仁化。

1945 年 8 月，日军投降，经过七年的颠沛流离，医院得以迁回广州百子岗原址。

1946 年 1 月，医院恢复门诊，2 月恢复留医部（住院部），手术室经修复后能完成各类简单手术。其时，黄榕增任医学院院长兼附属医院院长，著名医学家梁伯强、康白清、叶少芙等人都曾任教于医学院。

### （三）1949—1978 年：重调整，新阶段

中华人民共和国成立后，百废待兴，一名具有传奇色彩的医生从澳门来到广州，担任中山医学院院长和附属第一医院院长，他就是著名革命家、医学教育家柯麟。柯麟一到医院，即将自己多年积蓄的 10 万元港币交给党组织，一半作为党费，另一半资助学院建设。

1952 年，在柯麟主持下，中山大学医学院、岭南大学医学院和广东光华医学院合并，成立新的华南医学院。三校合并后，中山医学院和中山一院迈入了新的发展阶段，许多学科纷纷成立。

1966—1976 年期间，医院受到冲击，但医务人员仍然恪守救死扶伤的本职，积极参与抗洪、抗震等工作。中山医学院在广东石坳、连县等地设立分院，培训"赤脚医生"，协助博罗县举办函授教育、培训学员，提升了基层地区的医疗卫生水平。许多中山医人深入农村，在极为简陋的条件

下，以农舍为手术室，靠手电筒照明实施手术，医治了大批农村患者。

### （四）1978—2000 年：促改革，立潮头

改革开放后，中山一院增设业务科室、完善制度规范。1985 年 2 月，医院开始实行党委领导下的院长负责制。行政领导认真贯彻执行党的路线、方针和政策，对医院的医疗、教学和科研等工作担负全面责任。

1985 年 6 月，中山医学院更名为中山医科大学，邓小平同志亲笔题写校名。医院随之更名为"中山医科大学附属第一医院"，同时挂牌"中山医科大学第一临床学院"。

1993 年 11 月，医院被评为三级甲等医院。

1994—2000 年间，医院进行了一系列管理改革，以患者为中心，以缩短平均住院日为突破口，进一步深化改革，探索城市大医院质量效益运行机制改革，着重优化职工队伍素质，实行规范化和目标责任制管理，走优质、高效、低耗的可持续发展之路，坚持科技兴院和文化强院，促进医院各项工作全面、协调和可持续发展，在医疗、教学、科研和管理等方面取得了可喜的成就，翻开了医院发展史上的新篇章。

### （五）2000—2020 年：新理念，新征程

新世纪的第一个十年，中山医科大学与中山大学再一次合并，组建新的中山大学。医院以合校为契机，积极贯彻落实新时期医疗卫生工作的方针、政策和任务，全面深化以患者为中心理念，深入开展医院管理年活动，积极创建平安医院，医院呈现出和谐向上、奋发进取的良好发展局面。

在此期间，医院先后融并了原黄埔区人民医院和原东山区人民医院，成立了中山大学附属第一医院黄埔院区和东山院区，借助雄厚的技术力量，缓解了老百姓看病难、看病贵的问题，形成"政府满意、百姓受益、医院发展"的多赢局面。

新世纪的第二个十年，医院以"引领疑难重症救治""引领医学科学研究""引领医学人才培养""引领社会服务能力提升"为抓手，实施广东省高水平医院建设"登峰计划"，成为全国首批委省共建综合类国家区域医疗中心。与此同时，医院联合牵头建设国家脑科学区域医疗中心，医学综合

楼、恒大医疗中心、医疗大数据中心和南沙新院区等一批重点工程项目先后落地或动工建设，医院大平台功能布局不断完善，满足了人民群众对高水平医疗服务的需求，为建成国际一流的国家医学中心打下了良好基础。

## 二、丹心从来系家国

中山一院的百年发展历史，是一部大医济苍生、救国救民的历史，无论是在战争年代，还是在和平时期，红色始终是中山一院的文化底色，家国情怀始终是中山一院人最深的情怀。

### （一）红色医生柯麟：革命行医之典范

柯麟（1901—1991年），原名柯辉萼，广东海丰县人。中国共产党杰出的地下工作者，著名革命家、医学教育家，被誉为中山医的"一代宗师"。历任澳门镜湖医院慈善会副主席、镜湖医院院长、澳门华侨协会主席、澳门南通银行董事长，中山大学医学院、华南医学院、中山医学院兼附属一院院长，中华医学会广东分会会长，广东省科协主席，原卫生部顾问，澳门镜湖慈善会名誉主席、镜湖医院名誉院长，第一至三届全国人大代表，第五、六届全国政协常委。

柯麟是华南医学教育的扛鼎者、实践者。他曾提出："作为一个好医生，既要有好思想，又要有好技术。"这句话充分体现了"柯麟精神"的内涵：红色基因、家国情怀；仁心精诚、人民情结；治学育人、精益求精；尊重知识，爱护人才。

红色是柯麟一生的本色。在革命战争年代，他一颗红心向党，以赤子之心忠于党和人民，忠于祖国解放事业。柯麟青年时期即投身革命，把自己的一生无私奉献给了伟大的共产主义事业，一生为党的事业奋斗，为中国共产党领导中国人民取得革命胜利、为新中国的建立与发展建设作出了特殊的贡献。

二十世纪二十年代，柯麟经彭湃介绍，成为广东公医大学第一名共青团员，不久又成为学校第一批共产党员之一。大学毕业后，柯麟留在附属医院当医生，以医生身份为掩护从事党的地下工作，在国民党反动派的屠刀下掩护转移了大批进步学生和革命群众，其后追随国民革命军第四军参加广州起义。起义失败后，柯麟先后来到上海、香港、澳门等地，一边行医一边从事党的秘密工作。

抗日战争期间，柯麟暗中配合中共澳门地方组织，联合镜湖值理会徐伟卿主席，组建"澳门中国青年救护团"，担任训练部长，讲授抗日救国道理、进行救护技术训练。他成立了镜湖医院西医顾问团，极大地支持了镜湖医院战时救济、后方支援等医务工作。随着抗日游击队的发展，在中共澳门地方组织安排和柯麟的支持下，镜湖医院先后派出五位护士到珠江纵队活动的中山县五桂山游击区、一位护士到东江纵队，中山县一带的抗日游击队还经常把伤员秘密送到镜湖医院治疗。

1941 年底香港沦陷后，大批爱国民主人士和进步文化人士滞留香港，中共地下党在周恩来的亲自指挥下，完成了被誉为"抗战以来最伟大抢救"的"香港文化名人大营救"行动。在这场大营救中，澳门成为举足轻重的"中转站"，柯麟与澳门爱国进步人士以镜湖医院作掩护，暗中安排接待经由澳门撤离的文化人士。

中华人民共和国成立前夕，新中国即将成立的消息传到澳门，此时葡萄牙政府严格禁止共产党活动，国民党特务也采取了各种暗杀行动。面对种种危险，柯麟在镜湖医院主持召开庆祝新中国成立大会，会场中央悬挂孙中山先生、毛泽东主席画像，两边悬挂五星红旗，公开宣布支持新中国，镜湖医院和诊所也挂起了第一面五星红旗。此时广州尚未解放，镜湖医院的五星红旗比广州还要早挂起一个多月。

新中国成立后，柯麟积极投身新中国医疗卫生建设事业。1951 年，柯麟回到广州后，仍兼顾澳门的爱国民主统一战线工作，争取、团结了许多著名爱国民主人士。抗美援朝期间，中山大学师生踊跃捐资购买飞机大炮以支援朝鲜战争，柯麟捐出 8 个月全薪，并组派了邝公道、蔡纪辕、吴梅珍等在内的两批志愿医疗队开赴抗美援朝前线。

### （二）心系家国：忠于祖国之楷模

周寿恺（1906—1970 年），福建厦门人，医学博士，我国首批一级教授，著名内科学专家，卓越的医学教育家，内分泌学科的先驱。1933 年获得北京协和医学院医学博士学位，他热衷于公共事业，多次被推选为学生组织领导。

　　周寿恺热爱祖国，具有强烈的民族情感。1937年，抗日战争全面爆发，这个热血青年毅然离开协和医学院，以满腔热情投身抗日救亡运动，先后担任过中国红十字会救护总队部内科指导员、战时卫生人员训练所内科主任。在贵州图云关，周寿恺协助爱国华侨林可胜博士，将卫训所这间山区野战医院建设成为最强野战医院，堪比同期"南京中央医院"，曾保护新中国外交部副部长、驻美大使章文晋等大批共产党员撤离。

　　抗战胜利后，周寿恺担任"上海国防医学院"内科主任、教授兼教育长。1949年人民解放军席卷大江南北，由于向往新中国，他随"上海国防医学院"到台湾后，借口处理搬迁的善后事情，又返回大陆，同人民一起迎接中华人民共和国的成立。这段时间，在台湾的"国防医学院"多次派人请他回去，并购买好其全家飞往台湾的机票。但周寿恺决心已定，不但表示自己不回去，还成功劝说来人也留在了大陆，表现出一名爱国医生的崇高风范。

　　新中国成立后，周寿恺历任广州岭南大学医学院内科教授、副院长、院长，并兼博济医学院院长。1953年中山大学医学院、岭南大学医学院和光华医学院合并，改名华南医学院，周寿恺任内科教授兼校务委员会副主任。华南医学院改名中山医学院后，周寿恺任副院长兼第二附属医院院长，担任系统内科教研室主任、内科教授。周寿恺为学院八个最有名望的一级教授之一，为搞好医学院的管理工作，他放弃了几乎全部专业工作的时间，出任副院长，投身教学管理工作。

　　二十世纪五十年代中期，内分泌学还是一门新兴学科，周寿恺与同事们在物质条件困难、设备简陋的情况下一起创建了内分泌实验室，并开展糖尿病糖代谢、自主神经功能状态对糖代谢的影响、席汉氏病（现称希恩综合征）动物模型的制备等课题研究，中山医的内分泌学科逐步得到完善。

### （三）誓灭虫害：矢志不渝之典型

　　新中国成立伊始，血吸虫病、麻风病等传染性疾病一度肆虐神州，人民群众饱受其害，中山医"八大教授"中的陈心陶教授、秦光煜教授立志消灭虫害，开展了创造性工作，为人民健康事业作出了突出贡献。

陈心陶（1904—1977 年），福建古田人，医学寄生虫学家，医学教育家。1925 年，在福建协和大学生物系毕业后到广州岭南大学任教。1928 年被选送赴美留学，在明尼苏达大学攻读寄生虫学一年，获理学硕士学位。1929 年转入哈佛大学医学院进修比较病理学，1931 年获哲学博士学位后回国，任广州岭南大学医学院寄生虫学、细菌学教授，生物系主任和理科研究所所长。1946 年，岭南大学复校，他回到岭南大学医学院任寄生虫学科主任、教授、代院长。

早在二十世纪三十年代，陈心陶就开始调查并整理华南地区蠕虫区系，对并殖吸虫及异形吸虫等进行了形态学和实验生态学研究，发现了广州管圆线虫、怡乐村并殖吸虫等并殖吸虫新种，为中国吸虫区系分类奠定了基础。

中华人民共和国成立后不久，日本血吸虫疾病肆虐长江及长江以南 12 省市，时任中山医学院寄生虫学教研室主任的陈心陶冒着被感染的危险，用了三年时间做钉螺生态学基础研究，开创出"水、垦、种、灭、治、管"六字方针。广东省采用了上述综合治理措施，成为我国第一批消灭血吸虫病并能巩固成果的省份，陈心陶因此三次受到毛泽东主席的接见。

秦光煜（1902—1969 年），江苏无锡人，一级教授，博士生导师。1930 年毕业于北京协和医学院，获医学博士学位，留协和医学院病理科，历任助教、讲师、副教授。1940 年赴美国，先后在哈佛大学、耶鲁大学和蒙桑纳医学院研修脑病理学和脑肿瘤病理学。1942 年任北京大学医学院病理科教授兼主任，1948 年任广州岭南大学医学院病理科教授兼主任。1953 年 8 月起，任广州华南医学院（其后改称中山医学院）教授兼病理教研组主任。

秦光煜最主要的科学成就在于对麻风病进行开拓性研究。中华人民共和国成立初，麻风病肆虐广东，为了尽早消灭麻风病，广东省委成立了麻风病防治领导小组，秦光煜是领导小组成员之一。由于历史原因，中国对麻风病的基础研究没有很好开展，麻风病的病理诊断标准、分类、临床与病理关系、患者出入院标准、病变组织发生等方面认识不一致。

秦光煜为了取得第一手材料，广泛收集麻风病患者的皮肤病变组织。

为了全面观察麻风病患者全身各器官的病理变化，他首先提出开展患者的尸体解剖。尸体解剖本身是一项艰苦的工作，麻风病患者的尸体解剖则更加困难，要克服很大的心理压力。

经过多年努力，秦光煜收集到 100 例麻风病患者尸解材料。秦光煜及其助手在荒郊茅屋内将尸体垫上木板，然后蹲在地上进行解剖操作。他从大量的活检和尸检材料研究中，结合临床资料，对麻风病的病变发生、发展、各类型及其亚型的病理组织学改变提出了独到的见解，被国际麻风学界誉为"创造性工作"。

### （四）抗美援朝：保家卫国之后盾

1950 年，中国人民志愿军赴朝参战，全国掀起抗美援朝的热潮，中山大学师生踊跃捐献资金，支援志愿军购买飞机大炮。至 1951 年 6 月 23 日，全校共捐款 592 156 000 元（旧币）。中山一院先后选派了两批医疗队参加抗美援朝医疗工作，为抗美援朝作出了重大贡献。邝公道教授、蔡纪辕教授、古枢兴教授、李国材教授、罗伯诚医生、余群雁护士、刘凤影护士等众多医务人员踏上保家卫国的征程。其中，李国材教授参加中南军区首批抗美援朝医疗手术队，任副队长和 51 战地医疗手术队队长，在朝鲜三登前线，参加第五次抗美援朝战役中荣获三等功；蔡纪辕教授参加中南地区抗美援朝手术队，任大队长；邝公道教授参加抗美援朝手术队，任中南医疗队队长；余群雁护士报名参加志愿医疗队时还是学生。

特别值得一提的是当时的外科护士长吴梅珍。吴梅珍 1929 年出生于江门新会县。1941 年，当侵华日军占领江门时，吴梅珍在老师的带领下一路辗转来到韶关，在那里考上了当时的广东省立高级护士助产职业学校，毕业后被分配到中山一院工作，成为一名外科和妇产科护士。1950 年 10 月，为响应"抗美援朝，保家卫国"号召，时年 21 岁的吴梅珍带头报名，参加了医院组织的抗美援朝医疗队。出发前，她一直瞒着家人，其母亲是在队伍出发后从报纸中获知这一消息的。

吴梅珍随队友一路辗转来到安东（今辽宁丹东），在那里，她们一边学习朝鲜语言，一边等待入朝命令。1951 年 3 月，医疗队终于迎来了入朝命令，吴梅珍和队友搭乘运送粮食的火车跨过鸭绿江。

在朝鲜战场上，吴梅珍见证了战争的残酷。据她后来回忆，印象最深的是一所小学遭遇轰炸，当医疗队员们背着医疗箱赶到现场时，放眼望去，皆是燃烧的房屋、模糊的血肉。"太惨了，好多小孩子被炸得身首异处，家长哭着在废墟里找自己的孩子。"但这种惨状反而激起了吴梅珍的斗志："我当时就想帮助这些无辜的群众。"

吴梅珍工作的场所是一所建立在山沟里的前线兵站医院。医院的手术室建在防空洞里，条件简陋，只能进行止血、取弹头等简单手术，处理包扎后再将伤员送往后方医院。因为地处前线，医院经常遭遇敌机轰炸，但她和队员们迅速适应了严酷的战争环境，总结敌机出没的规律，最大限度地抢救伤员。战地医疗队进行得最多的手术是为冻伤的志愿军战士截肢。因为最早一批志愿军出发时，天气不是很冷，穿着单鞋跑步跨过了鸭绿江，后来朝鲜天气越来越冷，很多人的腿被冻坏了。为此，战地医院的截肢手术通常是通宵达旦，但从未有人抱怨或出逃过。由于出色工作，吴梅珍被授予三等功军功章一枚。

1951年8月，按照上级的轮换要求，吴梅珍随医疗队回到广州。当年年底，她被保送到华西医学院学习护士教育，毕业后再回到中山医学院附属护士学校成为一名护理专业教师。

随着医院规模的不断扩大，吴梅珍所培育的学生也不断增多，在很长一段时间里，她每天都要在中山大学三个附属医院之间往返，工作任务极为繁重。但吴梅珍乐在其中，她后来回忆这段历史时称，"我在朝鲜战场上连生死都经历过了，还有什么困难能打倒我？"

### （五）慷慨赴疫：科学抗疫之战队

2020年，面对突如其来的新冠肺炎疫情，中山一院以慷慨赴疫、战之必胜的精神，成为广东乃至全国医疗战线上当仁不让的主力军，谱写了一首可歌可泣的壮歌。

疫情发生之初，中山一院医护人员以实际行动响应习近平总书记"生命至上，人民至上""把人民群众生命安全和身体健康放在第一位"的号召，举全院之力抗击疫情。为科学有效地抗击疫情，中山一院全方位地出台各项措施，比如，制定《新冠肺炎疫情防控工作方案》等数十项制度规定，织密疫情防控网；强化场所及人员管理，在市内首先开展病毒核酸检测；开辟"云诊室"义诊通道，防止院内交叉感染；建立"前后一体化"多学科远程会诊机制，指导前线开展重症诊治；捐赠价值超 1 200 万元设备和物资支援湖北；开展全员全方位全流程培训，线上培训超 25 万人次，确保医务人员"零感染"，并做到了"零漏诊"和"零扩散"；成立专业化应急医疗队，先后派出 196 人次支援武汉、北京、东莞、喀什、乌鲁木齐、绥芬河、沈阳、香港、瑞丽等疫情防控最前线，两批专家赴塞尔维亚指导疫情防控；在疫情研判、疫苗研发、潜在抗病毒药物筛选等方面开展科研攻关与协同研究，为世界抗疫提供中国方案；成立"春曦心理工作组"，呵护医务人员心理健康。医院根据疫情发展规律和防控需要，完成了发热门诊升级改造、核酸检验能力提升等，建立起常态化疫情防控机制等。

抗疫过程中，中山一院医护人员挺进最危险的地方，如接管武汉汉口医院呼吸六病区、支援武汉协和医院西院区等。武汉汉口医院一开始并不具备传染病医院的隔离条件，病房老旧、缺乏隔离防护、人手严重不足、危重症患者占比高。但面对逆境，中山一院医护人员从未退却，他们积极改造病区设置、规范诊疗流程，同时应用氧疗、重症超声等重症抢救技术及方案，使一个又一个患者病情迅速稳定。中山一院留守人员则带头向广东支援湖北武汉、荆州医疗队捐赠急需医疗物资，一千多名医护人员无偿献血，建立"前后一体化"多学科远程会诊机制，开展全员全方位全流程培训以确保医院医务人员"零感染"，开展科研协同专项攻关与国际合作等，充分建立起"科学救治、前后联动"的科学抗疫机制。

中山一院坚持科学抗疫精神，把医病、医身和医心"三医"有机结合在一起，即不把救治完全当作技术活，而是在其中倾注情感力量。"请放心，你们不出院，我们不撤离！"是医疗队员查房时最常挂在嘴边的一句话，不仅表达出使命至上的信念，而且为患者送上"定心丸"。

在科学抗疫原则的指导下，中山一院在这场战役中取得了巨大的成效。比如，医院受邀在国务院联防联控机制新闻发布会介绍医院医疗队的工作经验；管向东、成守珍等 5 人次获国家级先进个人表彰，9 人次获省级先进个人表彰；重症救治团队等 5 个团体获国家级、省级荣誉；5 人获塞尔维亚国防部象征"保卫国家"的最高荣誉勋章以及塞尔维亚国家"金质功勋奖章"等。

### 三、敢为人先的精气神

一百多年来，中山一院秉承孙中山先生"敢为人先"的精神，勇于突破、追求卓越，在医疗创新的道路上矢志不移，从大师到无数工作岗位上的普通医务人员，留下了许多创新的故事，创新精神成为驱动医院不断向前发展的内在动力。仅新中国成立以来，中山一院就填补了 150 多项省级以上技术空白，其中不乏亚洲、国际首创技术，尤其是近 3 年来，医院先后成功探索新技术 382 项，填补省级以上技术空白 55 项，回顾这些首创和第一，无不令人振奋鼓舞。

#### （一）谢志光与"谢氏位"

谢志光（1899—1967 年），广东东莞人，我国放射学的奠基者。1917 年考入长沙湘雅医学院，获医学博士学位，1923 年到北京协和医学院放射科跟随著名放射学家保罗·霍奇斯（Paul C. Hodges）工作，其后在美国密西根大学医学院进修，获医学科学硕士学位，是第一个取得美国放射学会会员资格的中国人。回国后曾担任北京协和医学院放射科主任，是第一个在该院任放射科主任的中国学者。1948 年 10 月，为改变中国南方放射学基础薄弱的局面，谢志光接受广州岭南大学校长陈序经和岭南大学医学院李延安的邀请，任岭南大学放射学教授、放射科主任。1949 年广州解放后，谢志光出任岭南大学医学院院长、放射学教授及放射科主任，并兼任广州市第一人民医院放射科主任，1953 年出任中山医学院放射学教研室主任及附属第一、第二医院放射科主任。

二十世纪三十年代初，X 线的临床应用在中国大多数地区尚处于起步阶段，谢志光对临床放射学的各个领域已有比较深入的研究，他最早对国人肠结核、长骨结核的 X 线表现提出全面而系统的论述，否定了国外专家认为长骨结核罕见的观点；他首先提出髋关节后脱位的特殊投照位置，能清晰地显示脱位的股骨头和髋臼的关系，引起国内外学者的重视，被称为"谢氏位"，至今仍被国内外学者和书刊所沿用。

谢志光认为，放射学是一门综合性学科。二十世纪三十年代初，放射线在临床方面的应用，主要在 X 线诊断和放射治疗两方面。在 X 线诊断工作中，谢志光强调要有优良的投照质量，要周密观察和全面分析 X 线表现，并结合临床资料作出诊断结论，反对那种主观片面罗列 X 线征象的诊断方法。他提出的分析 X 线征象的六项基本原则，即位置、大小、边缘、密度、与邻近器官的关系、结合临床，受到了业界广泛的肯定，并被写进教科书中沿用至今。

同时，谢志光还是中国首批报告原发性肺癌、肺与骨的寄生虫 X 线表现的学者之一；首创了对白内障及角膜混浊患者进行手术前，把 X 线用于测定视网膜有无萎缩的检查，以及对中心盲点检查的先进技术；他对心脏面积测量进行研究，提出了中国人正常心脏测量值的标准范围；在当时抗生素尚未在中国使用的情况下，成功地应用 X 线治疗疖和痈。

谢志光在医疗、科研、教学领域三者并举。在医疗上强调严格的操作规程、精益求精的医疗质量，在教学上强调加强基础学习，在科研上倡议开展临床、X 线、病理的三结合。当广东临床放射学已有一定的基础时，他又致力于开拓肿瘤防治工作。1956—1958 年间，在他的筹划下，中山医学院第一、第二附属医院分别成立了肿瘤科，并由他兼任科主任。1961 年他积极向广东省委建议成立肿瘤医院，得到省委书记陶铸的重视和支持，于 1964 年成立了中国南方第一家医治和研究肿瘤的科学基地——华南肿瘤医院（现为中山大学附属肿瘤医院），由谢志光担任首任院长。

**（二）钟世藩与最早的儿科病毒实验室**

钟世藩（1901—1987 年），福建厦门人，国家一级教授，著名儿科学教授。1930 年毕业于北京协和医学院，同时取得美国纽约州立大学医学博士学位。1935 年任"南京中央医院"儿科主任，抗战时随"中央医院"迁往贵阳，任该院院长兼儿科主任。1944 年考取公费留学，在美国辛辛那提大学医学院进修病毒学，1945 年回国。1946 年随"中央医院"迁往广州，任"广州中央医院"（广东省人民医院的前身）院长兼儿科主任，同时受聘为岭南大学医学院儿科教授。

中华人民共和国成立前夕，国民党命令时任"广州中央医院"院长的钟世藩携带医院的巨额资金撤往台湾，钟院长毅然拒绝命令，全家留在了广州。1949年被世界卫生组织聘为医学顾问，1953年院系调整后任中山医学院儿科主任。曾任中华医学会儿科学会委员、《中华儿科杂志》编辑委员、中华医学会广东分会儿科学会主任委员、广东省政协第四届委员等职。

二十世纪三十年代，钟世藩与谢和平在北京协和医学院研究肺炎球菌时发现，用加有不同型别肺炎球菌抗血清的琼脂平板来培养肺炎球菌，在相同血清型别的菌落周围形成一个沉淀环，细菌繁殖受到抑制，认为这是一种特异性的抗原抗体反应。这种方法不仅缩短了鉴定该菌的时间，且提高了实验的特异性及可靠性。从方法学上来说，这种实验诊断就是目前广泛应用于临床和实验研究的免疫单向扩散技术的先驱。

二十世纪四十年代，病毒学开始发展，钟世藩在美国进修病毒学期间，发现了细菌保护病毒活力的作用，是在细菌活跃繁殖状态下产生的，这一发现得到当时在辛辛那提大学的病毒学家赛宾（A. B. Sabin）的重视，美国约翰斯·霍普金斯大学（Johns Hopkins University）的病毒学家豪威（H. A. Howe）也认为这一发现是一个重大贡献。

二十世纪五十年代，钟世藩创办了中山医学院儿科病毒实验室，利用实验室从事病毒研究及研究生培养，这是全国最早创办的临床病毒实验室之一。直到二十世纪八十年代，在身体有病、行动不便的情况下，他还将病毒实验搬到家中进行观察。

**（三）梁伯强与中国病理学**

梁伯强（1899—1968年），广东梅县人，医学教育家、病理学家、中国科学院学部委员，中国病理学奠基人之一，1922年毕业于同济医工专门学校，1923年到德国慕尼黑大学研修病理学，获慕尼黑大学医学博士学位。1925年回国后受聘为同济大学病理学副教授。1932年，33岁的梁伯强南下广州，被聘为当时国立中山大学医学院教授兼病理学研究所主任，1955年被选为中国科学院学部委员。

在建立我国病理学学科方面，梁伯强强调开展尸体解剖研究，为了建立病理学资料库，在国立中山大学医学院任教期间，他每年都要完成150

例的尸解和 500 多例的活体组织检验，最多时竟一天解剖 17 例之多。为此，他常常在白天实验、讲学，夜间便在实验室里席地而睡。抗战爆发后，中山大学被迫内迁。梁伯强途经越南河内时，顺道到印度支那医院访问，2 个月内共解剖尸体 30 例，制成 9 箱标本，甚至大年初一也在太平间里度过。几经周折，梁伯强最终将这些在越南制作的标本悉数运回国内，成为教学和科学研究的宝贵资料。

梁伯强的成绩，最主要是在对鼻咽癌的研究上。他组织了一个"鼻咽癌调查组"，发动师生跑遍珠三角和粤西县城。1962 年，在莫斯科第八届国际肿瘤大会上，他宣读了《鼻咽癌的组织学类型、生物学特性和组织发生学的研究》论文，在国际上首次提出鼻咽癌的组织学分类，并详细描述各类型的病理组织学特点和组织发生，阐明不同的组织学类型具有不同的生物学特性，并辩证地论述了肿瘤实质和间质的互相关系，肿瘤间质对瘤组织发生、发展和分化的影响，获得国际肿瘤学家的广泛赞誉。此文与 1960 年发表在《中华病理学杂志》的《鼻咽癌发生学的研究》，至今仍被视为鼻咽癌病理组织学研究的经典文献。

### （四）新中国成立后的那些"第一"

新中国成立后，中山一院秉承老一辈学人的创新精神，在医疗技术创新方面继续开拓进取，取得了令人瞩目的成就（表 9-2）。

表 9-2　中华人民共和国成立后，中山一院代表性技术创新一览表（部分）

| 时间 | 内容 |
| --- | --- |
| 1962 年 | 世界首次研究出同源无机骨和人造骨应用于临床 |
| 1965 年 | 国内首例断脚再植成功 |
| 1972 年 | 国内首例肾移植成功 |
| 1973 年 | 世界第一台体外反搏装置研制成功 |
| 1987 年 | 世界首例 100% 烧伤面积患者抢救成功 |
| 1996 年 | 亚洲首例肝肾联合移植成功 |
| 2000 年 | 国内第三代试管婴儿诞生 |
| 2001 年 | 国内首例连头婴分离手术成功 |
| 2004 年 | 亚洲首例多器官移植成功 |

续表

| 时间 | 内容 |
| --- | --- |
| 2007 年 | 世界上年龄最小的原发性腹主动脉瘤患者在医院获得成功手术治疗 |
| 2012 年 | 国内首个新型周围神经修复材料"神桥"研发成功 |
| 2017 年 | 全球首创"无缺血"移植技术并成功应用于临床 |
| 2019 年 | 全球第二例、全国首例通过体外循环、体外肝切除、自体肝移植、肾静脉切断重建、下腔静脉切除、人工血管移植治疗下腔静脉平滑肌肉瘤病例 |

1962 年，黄承达教授成功研制出世界第一例同源无机骨和人造骨，并应用于临床。黄承达教授在骨肿瘤学方面有较深的造诣，曾担任中华医学会骨科学会副主任委员、原卫生部创伤骨科专题委员会委员、骨肿瘤学组主席。1955 年，黄承达教授还研制出外科止血海绵，填补了我国医学领域的空白。

1964 年，黄承达、邝公道、黎秉衡成功为广州黄埔港务局船队工人梁锦开施行"断脚再植"手术，为当时我国医学界的首例，即便在当时国际医学界也是罕见。同年施行的世界首例断腿再植亦获成功。中山一院在断肢再植的临床和理论方面都取得了新的突破，并开创了周围神经外科及淋巴管外科。

1972 年 12 月，泌尿外科收治一位在其他医院错切右侧独肾的男性患者，梅骅教授与北京友谊医院的于惠元、侯宗昌教授合作，成功施行了我国首例亲属供肾肾移植手术。术后患者生存了一年。这例手术开创了我国器官移植领域的新纪元，并获得 1978 年全国科学大会奖。

1975 年，郑振声教授与广州市 7 家单位合作，成功研制出我国第一台主动脉内气囊反搏器（即体外反搏装置），并首次在我国应用于临床，取得了良好的效果。仪器的性能达到世界先进水平，有些技术指标超过国外产品，该项目也因此获得国家科学技术进步奖三等奖。

1978 年，血管外科陈国锐教授成功为一位患者施行带血管同种异体甲状旁腺移植术，治疗甲状旁腺功能减退症，患者术前不断抽搐的症状完全消失。当时的条件下，这种术式为国内首创，并在全国得到广泛应用，开辟了器官移植的新领域。

　　1979年，国内第一例卵巢移植手术在中山一院获得成功，使一位失去生育能力的女性患者重获"新生"。手术由显微外科黄承达、朱家恺、于国中、刘均墀等主持。在妇科的密切配合下，找到了一位需要切除一侧卵巢、与患者血型相同且年龄相仿的女性。两台手术同时进行，手术成功后，医生们进一步做好术后的抗排斥预防。患者身体恢复良好，术后3个月出院。

　　1987年，烧伤科收治了一位因油罐爆炸导致全身100%烧伤、Ⅲ度烧伤面积达96%且并发严重吸入性损伤的患者。过去，烧伤面积达90%以上的患者一般难以救活。然而，经过连续88天的奋战，利天增教授将患者从死神手中抢了回来，成为成功挑战抢救100%烧伤面积患者的第一人。当时，德国卫生部代表团、瑞典皇家医学会代表团的专家在该病例鉴定会上对医院的烧伤治疗方法给予了充分肯定。这一事件被评为当年的全国十大新闻之一。1989年，"大面积深度烧伤新疗法"在国内外首次报道，并多次获得省部级以上奖励。

　　1987年，小儿外科的医护人员抱回了一对七八个月大的连体婴儿，她们刚出生就被送到福利院。这对连体婴儿有两个头、三条腿和三只脚，从腹部开始一直连体到骨盆和肛门，形似"Y"字。医院小儿外科、普外科、骨科、泌尿外科和麻醉科的医护人员经过近1年的准备，成功完成了国内首例连体婴儿分离手术。连体婴中的妹妹因患有多种疾病，术后一个月不幸夭折，而姐姐则幸运地活了下来。医院为她安装了义肢和人工肛，并帮助她顺利成长并完成学业。

　　1994年，器官移植科黄洁夫教授成功施行全国首例"威尔逊病"（现称肝豆状核变性）原位全肝移植术。手术首次采用国际上先进的"UW溶液灌注"保存肝脏，使供肝在冷缺血11.5小时后仍保留良好功能；采用国外先进的"离心泵"和"恒温器"作静脉转流，减少了生理紊乱，术中输血仅为传统方法的四分之一。这一手术填补了国内空白，标志着我国肝移植进入一个新阶段。

　　1996年，在亚洲尚无成功经验的情况下，黄洁夫、郑克立教授联手实施了亚洲首例同种异体肝肾联合移植并获得成功，再次轰动全国。该手术的成功施行也开创了我国乃至亚洲地区器官联合移植的先河，使医院的器官移植水平迈入世界先进行列。

1996 年和 2000 年，国内第二、三代试管婴儿先后在中山一院诞生，庄广伦教授团队培育出国内首个"第三代试管婴儿"，这标志着显微辅助授精与现代分子生物学技术结合的成功。此外，庄广伦教授还大力推动国内试管婴儿技术的发展，培养出大批生殖医学骨干，帮助建立与发展了国内 70% 的生殖中心，从而获得"中国试管婴儿之父"的美誉。

2001 年，全国首例连头婴分离手术在中山一院神经外科、麻醉科等 10 余个学科组成的手术团队联合攻关下取得成功。这对连头女婴双颅骨相连，形成一个颅腔，双侧脑组织相连，脑内大静脉相融合，这是极为罕见的各类连头畸形中最为复杂的一种类型（D 型）。同时，该例还并发右婴肾衰竭，大大增加了手术难度和风险。

2004 年，中山一院成功施行了亚洲首例腹部多器官移植。经过 10 小时的手术，患者的肝、胆、脾、胰腺、全胃、十二指肠、大小网膜及部分小肠等上腹部全部组织器官被完整切下，然后移植器官簇被原位移植入患者腹腔。

2017 年，何晓顺教授团队全球首创"无缺血"器官移植技术让器官移植跨入"热移植"时代，大大提升了移植疗效。

2019 年，世界第二例、全国首例多术式治疗下腔静脉平滑肌肉瘤获得成功……

正是一代代中山医人敢为人先、追求卓越的努力，医院的医疗水平不断得到提升，造福了一方百姓。近年来，中山一院疑难危重患者收治率达到 85% 以上，住院患者治愈好转率维持在 98% 以上，依托 28 个国家临床重点专科的优势，组建覆盖全国 250 多家医疗机构的全国重症医学专科联盟，将专科技术优势辐射至省内及全国的基层医院。仁心仁术，铸就了今日百年中山医的金字招牌。

**（五）"工字楼"里的创新故事**

2015 年以前，中山一院在医疗技术领域创下的许多"第一"都是在一栋叫"工字楼"的老楼里完成的。究竟是一栋什么样的老楼，能够有如此多的传奇故事？

这座"工字楼"曾经涵盖了医院麻醉手术室和大部分内、外、妇、儿住院病房。它的传奇与岭南建筑大师夏昌世主持设计的全国"样板工程"联系在一起，但更与 60 余年间从这里诞生的一例例具有开创意义的病例密不可分。

中山一院位于广州市越秀区中山二路 58 号，自二十世纪初就选址于此开始营建，从 1916 年的广东新公医院，到 1925 年的国立中山大学医学院附属第一医院，再到 1952 年院系调整后的华南医学院附属第一医院，直至 2001 年中山大学与中山医科大学合并始称中山大学附属第一医院，医院的营建跨越了一个多世纪的时间。1952 年，岭南建筑大师夏昌世应华南医学院（后改称中山医学院）院长柯麟的邀请，主持医学院及其附属医院的规划设计，并设计了华南医学院附属医院的门诊楼。1953—1954 年，夏昌世先后主持设计了华南医学院的生理生化楼、病理科楼、解剖科楼的扩建工程、药物科及寄生虫科楼；1955 年再次主持了医学院附属第一医院的规划设计；1957 年又主持了中山医学院解剖科楼第二次扩建及基础科楼的设计。应该说，当年包括附属第一医院在内的整个中山医校园的建筑和规划格局都出自夏昌世先生之手。1988 年，夏昌世主持设计的中山医学院医疗教学建筑群获得中国建筑学会优秀建筑创作奖。

中山一院的"工字楼"始建于二十世纪五十年代，1956 年建成并投入使用，楼高五层，建筑面积约 1.2 万平方米，涵盖了中山一院麻醉手术室和大部分内、外、妇、儿科住院病房。夏昌世采用"工"字型的平面布局方式，完全基于对地形的考量和功能的分区。医院位于中山二路北侧至东风路南侧的岗地上，地势起伏，南面陡峭，北侧较低缓。医疗建筑位于南面坡上，使其获得最好的朝向。岗地没有被削平，所有建筑物都依地势而建，东西轴线上有较大起落，而南北方向上房屋则呈阶梯状，因而保证良好的通风。

建筑本身的南北前后座布置病房单元，中段布置供应部门和教学用房，在交通上成为一个较少交错的"十字"形状。同时夏昌世还较系统地设计和实施了由其所创造的横向、竖向遮阳技术，解决了岭南亚热带地区建筑的遮阳问题。工字楼成为他创作生涯中的一座里程碑。

在那个年代，工字楼的建筑本身或许就是一个令人叹服的经典作品，然而属于它的传奇并不止于此。工字楼投入使用后，这里诞生了太多国内、亚洲乃至世界首创的成功医疗案例，如前文提到的世界首例人造骨应用于临床，我国第一个心脏重病监护室，亚洲首例肾移植手术、卵巢移植手术、连体婴儿分离手术、小儿肝移植手术、肝肾联合移植……

2015 年，工字楼正式退出了历史舞台，取而代之的是于 2014 年 8 月启用的新手术科大楼。但此时，工字楼已见证了中国医学发展的许多奇迹，隐藏其后的，则是"医病医身医心，救人救国救世"的医训精神。

# 第二节　党建与文化促进医院高质量发展

加强公立医院党的领导是健全现代医院管理制度的重要内容和基本特征，是深化公立医院综合改革的政治保障和方向。中山一院党委充分发挥把方向、管大局、作决策、促改革、保落实的作用，推动党建与医院管理机制、与业务技术、与社会服务、与人才队伍、与医院文化、与疫情防控等深度融合，引领医院高质量发展，为创建国际一流的国家医学中心提供了坚强的政治保障。

## 【党建与基层组织建设】

### 筑牢医院基层组织的战斗堡垒

#### 一、党建机制与组织创新

中山一院贯彻党中央要求，严格落实党委领导下的院长负责制，修订完善医院章程，制定党委会议、院长办公会议的议事决策规则，明确决策范围和决策程序，充分发挥医院党委的领导作用。医院党委出台了《全面从严治党清单》，明确医院党委、党委书记以及党委班子其他成员的从严治党责任，发挥专家治院作用，设立医疗质量安全、药事、护理等 50 多个专业委员会，为决策提供技术咨询和可行性论证。

同时，围绕"强基层"的工作目标，医院党委坚持党的一切工作到支部去的鲜明导向，把党建重心下移，通过优化基层党组织结构、抓好党员队伍建设、发挥党建带头人作用，夯实基层党组织的战斗堡垒。针对原来有些支部设置不够合理、支部党员数量过大等问题，医院党委按照"把支部建在专科上"的工作思路，对全院党支部架构进行优化调整，党组织数量从原来3个党总支49个党支部调整为12个党总支87个党支部，每个党支部党员数量由原来平均50人调整为27人，实现党建工作覆盖所有科室。医院党委把这一工作思路同时延伸到团队建设上，在国家医疗队、援外医疗队成立临时党支部，由威望高、政治强和业务精的党员担任支部书记，促进党组织在提升团队凝聚力和战斗力方面发挥模范带头作用。

"双带头人"培育工程是实现基层党建工作与业务工作双促进、双提高的重要抓手。医院党委大力推动"双带头人"培育，把优秀学术带头人培养成为"党建带头人"，把党支部书记、支部委员培养成为优秀"学术带头人"。目前，全院临床科室53位支部书记100%具有高级职称，其中正高占75%，70%的党支部书记兼任学术骨干或科室主任。这些"双带头人"在党建和学术上都起到了"领头雁"的作用，带动党建和业务水平双重提升。

### 二、党建引领人才队伍发展

人才是第一资源，医院党委坚持党管干部、党管人才的原则，创新干部人才工作机制，构建医学专业人才队伍梯队，推动干部人才队伍发展壮大，为医院发展提供源源不断的动力。

在干部工作方面，医院党委坚持"德才兼备"的选人用人导向，从政治标准、专业水平、管理能力三个维度综合考察干部，要求广大干部新时代有新担当、新作为。主要做法是：选优配强领导班子，现任党政领导班子成员政治合格、专业过硬、管理能力突出，确保医院决策的科学性；加强干部考核，实行干部年度考核、届中考核及新提拔试用期考核的"三考核"与离任审计相结合，规范干部考核机制和离任审计机制，推动干部管理常态化、制度化；强化后备干部培养，实施"柯麟菁英人才培养计划""柯麟培英人才计划"，每年选拔一批优秀临床青年人才、行政后勤人才通过管理培训、岗位实践进行系统化学习培养，为医院发展储备懂业务、精管理的优秀干部。

在专业人才队伍建设方面，医院围绕服务"双一流"大学和国家医学中心建设目标，实施人才强院战略，坚持引育并重。一方面，医院加大人才引进力度，书记、院长亲自抓人才引进工作，院领导分别带队到国内外知名高校招聘医学人才，每年举办国际青年学者论坛和院士论坛吸引国内外优秀青年人才，集聚一批创新型高素质人才。另一方面，医院以立德树人为根本，以"三基三严"为抓手，创新培养模式，实施一体化卓越医师人才培养体系。作为中山大学最大的临床教学基地，医院承担中山大学医学本科40%以上的临床教学任务，拥有博士学位二级学科授权点26个、硕士学位二级学科授权点28个，在职博士生导师293人，硕士生导师567人，年均培养硕博研究生344人，进修生1 200多人。医院先后与美国得克萨斯大学西南医学中心、约翰斯·霍普金斯大学医学院、英国伯明翰大学等国际知名教育机构开展联合培养项目，目前出国进修或科研合作已达100余人；实施"柯麟计划"，每年从八年制毕业生中选拔优秀人才进行为期两年的出国深造，实施学科带头人、科主任短期出国学术交流计划，培养了一批具有国际视野的医学人才，推动医院发展与国际接轨；针对高端人才及团队，医院出台专门文件，实施大团队建设的人才和科研经费全方位支持工程，针对青年人才，实施"柯麟新锐计划""柯麟新星计划"和"柯麟新苗计划"，到目前为止，已组建领军人才领衔的大团队38个，106名青年人才得到资助。

多措并举，医院形成了合理的人才梯队，"人才蓄水池"效应不断放大。有20余人入选国家级各项人才计划，拥有国家杰青、优青、国家卫生计生突出贡献中青年专家、国家重点研发计划项目首席科学家10余人，"广东特支计划"杰出人才、领军人才、青年拔尖人才、广东省珠江学者、青年珠江学者、杰出青年基金获得者、广东"千百十工程"培养对象、优秀青年教师、高层次人才40余人，南粤优秀教师、南粤教坛新秀、教学名师20余人。

这些优秀人才在医疗、教学和学科建设等领域发挥了重要的作用，形成了一系列具有高显示度的成果。在医疗技术创新方面，近 3 年来医院共开展了新技术 382 项，填补 55 项省级以上技术空白，牵头或参与制定国家级指南、专家共识 100 余项，全球首创"无缺血"移植技术等一批重大的技术突破引人注目。在医学教育成果方面，医院拥有国家和省级教学项目 27 项、精品资源共享课程 15 门，临床医学教师团队入选首批"全国高校黄大年式教师团队"，是中国住院医师精英联盟七家创始医院之一，获得全国高等医学院校大学生临床技能大赛四连冠，连续八年执业医师资格考试通过率居全国前三，肖海鹏教授担任世界顶尖医学教育杂志 *Medical Teacher*、*MedEdPublish* 中国区唯一编委，荣获国家教学成果二等奖 1 项。科学研究、技术创新实现跨越式发展。近 5 年医院牵头国家重大专项、重点研发计划、重点国际合作项目等 30 余项，国家自然科学基金立项总数居国内医疗机构前列，获纵向科研项目 1 600 项，开展新技术 370 项，填补 16 项国家级以上技术空白，其中"无缺血"器官移植技术荣获 2020 年国际质量创新大赛特等奖。医院的国际声誉和综合实力显著增强，在复旦大学医院管理研究所发布的"2019 年度全国医院综合排行榜"中，中山一院综合排名居全国第六、华南地区第一。

## 【党建与医院文化建设】

### 弘扬文化精神，讲好医院故事

近年来，医院高度重视文化建设。医院党委设立了"医院文化建设委员会"，把医院文化建设列入医院发展规划，成为医院管理的重要组成部分，作为一种高层次的医院管理内容进行不断探索和实践。医院领导班子将文化建设内容作为党委和行政年度工作计划的重要组成部分，让广大职工在落实工作和完成任务中体验医院文化，参与医院文化建设，使医院文化建设活动成为医院常态工作内容。通过多年探索，医院逐步构建了包括医训、院训、院徽、院歌、院史、愿景目标以及制度文化在内的一套较为完整的文化体系。

医院文化建设委员会近年来联合党支部、中山大学师生、社会人士等力量，把文化宣传与深入开展院史文化成果的整理结合起来，先后组织策划了"柯麟与中山大学附属第一医院""医者与医道——百位老专家杏林往事""院史文化长廊"等系列院史文化宣传项目，组织拍摄医院的院史文化宣传片，以回顾老一辈为人民健康事业奉献终身的成长史、奋斗史为主线，充实医院文化内涵，取得了良好的效果。

为传承百年医院文化精神，医院党委还注重在各种文化活动中释放文化活力。近年来医院十分注重节日文化，充分利用医师节、护士节、教师节，以及医院的迎春晚会、体育节、开学第一课等重要节点，开展了丰富多彩的医院文化建设活动，让员工在文化活动中感受到医院精神的传承，增强医务人员的职业荣誉感、使命感和归属感，点燃全体员工干事创业的热情，凝聚力量为人民健康事业作出新贡献，这体现在以下两个例子上。

## 一、淬炼和弘扬院史文化

第一个例子是"院史文化长廊"。"院史文化长廊"的全称是"杏林同创院史文化长廊"，是在中山一院建院 110 年之际、历时 15 个月打造而成的，旨在深度展示中山一院的历史文化。长廊坐落于马棚岗中山一院邱德根楼旁，由一条展示医院发展历程和成就的文化长廊、一条杏林小道和一栋院史小红楼组成，并通过连廊把有近百年历史的办公楼（灰楼）和院史小红楼连成一个有机整体，沿着文化长廊可以进入院史小红楼，在竹子和花草掩映之下，亭台院落错落有致，颇有闹中取静之感。设计理念上延续了岭南园林设计的理念，通过历史文物的现代化表达，将一栋有近百年历史的小红楼重新装修盘活，并保留了小红楼民国时期的地砖、旋转楼梯等历史痕迹，与现代装修工艺完美结合，营造出浓厚的复古文艺风。院史文化长廊把中山一院的百年历史集中地呈现在人们的眼前，成为进行中山一院文化教育的新基地。

院史文化长廊中展出了一批珍贵的历史文物资料。比如著名心血管专家郑振声教授发明的体外反搏装置部件，医院一批专家数十年前发明的手术器械、手工绘制的精美手术图，中山大学容庚、商承祚教授的弟子陈伟湛老先生的书法作品等，以及一批在医学发展史上有里程碑意义的手术老病案，如世界首例100%烧伤患者抢救成功、亚洲首例腹部多器官移植成功等重大技术突破的病案，记录了当时的救治过程。

文化长廊通过数百幅新旧照片，回顾了建院以来110年的历史沿革。中山一院1910年从广州乡绅创办的"公医院"发展成为如今百年老院，"医病医身医心，救人救国救世"的家国情怀，代代传承的红色基因，成为图片展览的特色和亮点。同时，在医院发展过程中起到重要作用的宗师级人物（如红色医学教育家柯麟、八大一级教授）的历史小传也悉数展出，展现了几代中山医人为国家和人民卫生事业作出的历史贡献。

## 二、构建医院文化宣传体系

第二个例子是"医院的宣传机制"。医院宣传工作肩负着宣传医院医疗特色、引导患者就医、塑造医院品牌、凝聚员工力量的重任，在统一全院思想、凝聚全院智慧、促进医院改革发展、构建和谐医患关系等方面起着十分重要的作用。在新的时代背景下，医院党委坚持宣传工作系统性、全面性的要求，以"思想政治建设、渠道建设、队伍建设、内容策划、形式创新"为抓手，组织全体员工一起参与宣传工作，把宣传工作同医院"举旗帜、聚民心、育新人、兴文化、展形象"的具体要求结合起来，逐步探索和构建了医院的大宣传格局，实现了各种媒介资源、生产要素的有效整合，壮大了医院的主流声音，提升了医院的品牌形象和影响力。医院建立起宣传工作"党委集中统一领导、党政齐抓共管、部门各负其责"的工作机制，形成了分工明确、相互协作、优势互补、资源共享、整体联动的工作格局。医院党委负责对医院每年的重大思想政治建设、重大宣传任务、重大文化建设项目等进行集中讨论和决策，保证医院宣传工作的计划性、科学性和统一性，保证各项宣传思想工作沿着医院发展的方向贯彻执行到位。医院宣传工作特色主要有以下三个方面。

第一，坚持正确的宣传导向。医院宣传工作坚持以正确的舆论引导人，以优秀的文化塑造人，将宣传工作与服务临床工作相结合，与弘扬优秀文化精神相结合，与坚持公益性、发挥医院社会担当作用相结合，既改善了医院内部管理，又提升了医院的行业影响力。

第二，形成完备的宣传平台。贯彻党的思想政治路线是宣传工作的首要任务，构建宣传平台矩阵，以提高新闻舆论传播力、引导力、影响力和公信力为目标，搭建了线上 + 线下、院内 + 院外的全媒体宣传矩阵，与中央、省市和行业媒体建立合作关系，打造有影响力的自媒体矩阵，建立起面向大众的官方科普平台"中一 i 健康"、官方服务号"中山一院"、视频号、短视频号、官方企业号"中山一院员工之家"，同时把官方网站、院刊、手机报、电子屏和宣传橱窗，以及科室公众号、专家公众号纳入统一管理，形成了"一网一报，两刊两微，多媒多号"的矩阵格局，一体化宣传传播效能得到放大。官方微信服务号"中山一院"多次登上全国医院微信影响力（WCI）榜首，近 3 年荣获全国、省市各级奖项 20 多个。建立了覆盖全院的通讯员队伍，形成了有效管理机制，并围绕"四个基本能力"加强通讯员培训，医院宣传力量和水平得到明显提升。

第三，建立完善的宣传制度，体现在"一个中心""两个原则""四个引领"等方面。"一个中心"体现在新闻宣传围绕医院建设世界一流国家医学中心的目标而展开；"两个原则"体现在新闻宣传有利于提升医院整体品牌形象，有利于激发员工干事创业热情；"四个引领"体现在引领疑难重症救治、引领医学发展方向、引领医学人才培养、引领社会服务提升上。除此之外，医院还构建起"中央厨房式"的新闻宣传机制，大大提升了宣传效率，涌现出诸多新闻宣传报道的优秀案例。比如新中国成立 70 周年大型系列名医科普宣传引起社会广泛关注，国家卫生健康委"双提升"新闻发布，中山一院"无缺血"移植技术、腹膜透析、"神桥"神经修复材料等受到中央和省市媒体的关注报道。通过全国"最美医生"获得者、白求恩奖章获得者、器官移植创新团队、五一劳动奖状集体、最美党员医生（护士）、三八红旗手、社会主义核心价值观示范点等先进典型宣传，塑造了一批新时代在医疗行业践行社会主义核心价值观的光辉形象，成为推广医院品牌影响力的一张张名片，扩大了医院文化的辐射力和影响力。

## 【党建与业务工作融合】

# 让医疗服务有精度、有温度、有亮度

公立医院是我国医疗服务体系的主体，承担着党和政府为人民健康提供优质医疗服务的重要责任。中山一院党委牢固树立以人民为中心的工作思想，主动引导各个党支部讲责任、重担当、作奉献，在提升业务能力和为民服务中发挥党员的模范带头作用和党组织的政治保障作用，体现公立医院的公益性。医院党委号召各个党支部深入开展"立足岗位做实事""我为群众办实事"等系列主题党日活动。例如，耳鼻咽喉科支部开展"每天沟通多一点"主题党日活动，聚焦医患沟通能力提升；药学部支部设立"药品质控党员岗"，保障患者用药安全；行政后勤支部设立"党员先锋模范岗""优质服务示范岗"，接受社会监督评议；手术麻醉支部开展党员亮身份、作表率活动，落实三方核查制度等。这些活动转变了作风、提高了服务效能，实现了党建与业务工作双融合、双提升的目标，解决了党建与实际工作"两张皮"问题，使医院党建工作有精度、有温度、有亮度。

**一、"蓝帽子"亮身份作表率，提供暖心服务**

为了提高手术效率，缩短患者手术等候的时间，中山一院在原有日间手术的基础之上，整合多科室资源建立了日间手术中心。日间手术中心配置有5间专用手术室和18张术后病床，能够开展数百种手术项目。启用日间手术中心是中山一院改善医疗服务行动计划、开展"不忘初心、牢记使命"主题教育的一项重要举措。

日间手术是指医疗机构选择临床诊断明确并且具备风险低、时间短、并发症少等特点的手术类型，在1～2个工作日内完成患者的计划性住院、术前评估、手术、术后短暂恢复后出院的一种手术模式。与传统手术方式相比，日间手术可以缩短住院等候和治疗时间，降低治疗费用，同时也减少了患者的焦虑情绪和家属的护理负担。

日间手术中心的医护人员戴有专门标识身份的"蓝帽子"，佩戴党徽，主动向患者和家属进行自我介绍。通过党员医务工作者的主动亮身份、作表率，形成责任担当，接受全方位监督，也使党员医务工作者对自身提出了更高、更严的要求，时刻提醒自己必须以身作则、规范言行举止，全心全意为患者提供优质的医疗服务。

日间手术中心的建立取得了多方面的良好效果。从患者的角度而言，它体现了"以患者为中心"的医疗服务理念，改善了患者的就医体验、降低了医疗费用、减轻了家庭负担。从医院角度而言，可进一步提高病床的周转率，缓解患者入院等候时间长的困局。从国家角度而言，随着术后部分护理治疗交给社区医院，有利于促进"分级诊疗"目标的实现。

**二、以患者为中心，打通服务"最后一公里"**

在深入开展"不忘初心、牢记使命"主题教育期间，中山一院结合改善医疗服务行动计划，深化"以患者为中心"的服务理念，从实际出发，寻方法、抓落实，打通医疗服务"最后一公里"，为患者提供有温度的专业医疗服务。

中山一院重症医学科将打造"有温度的ICU"作为主题教育活动中的整改目标。在以往ICU病房的探视模式中，有的实行半封闭管理，家属可以短时间进入探视；有的则实行全封闭管理，家属完全不能入内探视，只能通过视频探视。重症医学科主动探索将所有ICU全部更改为半开放式的管理模式，让患者每天都可以见到家属。

家属入内探视后，不仅可以安慰、鼓励患者，而且可以改善医疗护理服务的质量，包括提高患者满意度、降低患者谵妄发生率等指标，护士则可以在床边进行健康宣教，指导家属协助患者做一些功能锻炼。正如该项目指导组的评价所指出的："ICU由冷冰冰变得热乎乎了。"

打造"有温度的ICU"是中山一院努力践行为患者提供个性化、专业化、无缝隙、高质量优质服务的一个缩影，"以患者为中心"的无微不至的服务贯穿于中山一院医疗服务全流程的各个阶段。对于患者存在健康知识获取途径少、不易懂等问题，中山一院护理部制作了宣传橱窗、健康教育单张，并拍摄专科健康教育视频，为患者和家属提供多元化、标准化、个性化的健康教育，使健康知识通俗易懂，提高了患者健康知识知晓率及依从性。

针对患者出院后存在的诸多问题和困扰，为提升出院后的宣教效果，中山一院还专门制作了"出院指引"，内容包括办理出院手续流程、用药指导、复诊指引等。此外还为患者出院后提供形式多样的延续护理，如电话随访出院患者、开展单病种随访、组织病友康复会、开展家庭访视、建立出院随访微信沟通群、出院患者小程序等，为患者排忧解难。

### 三、300多项小发明，解决群众就医难题

在2019年颁布的《中国医院协会患者安全目标（2019版）》中，第一项就是正确识别患者身份，要严格执行查对制度。这项工作通常由护士来执行，因此护士在医患关系中承担着比较重要的责任。除了通过"三查九对"等保障患者安全的基础制度外，中山一院还创新性地推出了诸多为患者安全保驾护航的"小发明"。

比如，常规病服通常无法满足危重症患者的治疗和护理需求，为解决这一问题，中山一院心血管医学部创新小组在原病服的两个袖子和正面两边做了开口，并用扣子进行固定。这样改造后，普通的病服变身为方便抢救、方便护理、方便穿脱与术后观察的多功能危重患者服。在医院推广使用后，获得临床护士、患者及陪护人员的一致好评。

除此之外，还有修改病服裤脚以防止患者跌倒、设计注射器取用装置以清晰分辨不同生产日期等小发明。据统计，医院每年都会举行患者安全创新比赛，累计创新300多项护理操作工具。

300多项小发明，是中山一院将主题教育与业务工作相结合的代表。开展主题教育以来，中山一院党支部和党员充分发挥表率作用，从群众反映强烈的"看病难"问题着手，扎实推进多项工程，取得了丰硕的成果，呈现出诸多亮点，受到患者和家属的一致好评。

## 【党建与基层帮扶】

## 扎根基层，让更多人共享医疗"国家队"服务

中山一院坚持公立医院的公益性，近年来通过国家医疗队巡回医疗、

"组团式"帮扶、对口帮扶、柔性扶持等方式，对西藏、新疆及广东省内多家县级医院进行"输血＋造血"式的帮扶。仅 2020 年，全院就有 300 多位医生参与对外支援，医院不惜将最一流的专家和资源送到抗疫前线，送到边疆基层，送到人民群众最需要的地方。中山一院从基层地区、基层医院的实际出发，制订帮扶计划，精挑骨干人才，发挥党员干部的先锋模范作用，帮助受援医院规范和改进医院管理，健全管理制度，提升医务人员的诊疗质量。特别是在重点专科建设、新学科建设、人员培训、疑难重症救治、新技术新项目开展等领域进行重点帮扶，以高度的责任感和紧迫感来提升帮扶质量，取得了显著的工作成效。

**一、援藏：留下一支带不走的医疗队**

对于中山一院而言，西藏是一个使命必达的地方。在海拔三千多米的高原上，中山一院医疗队开展接力帮扶，坚持"输血与造血相结合"的原则，带动了当地医疗水平的快速提升，留下了一支真正带不走的医疗队，也涌现了大量的先进典型和感人事迹。

第一，心系患者的典型。2017 年 5 月，中山一院肾内科专家刘庆华和检验科专家廖康赴林芝参加由中共中央组织部组织开展的为期一年的"组团式"援藏工作。面对朴实的藏民们和相对落后的医疗条件，作为医生，他们感到责任重大。但一开始，他们自身也经历了极大的挑战。恶劣的自然条件、持续不断的高原反应、干燥的气候等，常让他们感到胸闷、气促、失眠或者鼻腔出血等，除此之外，工作上也给他们带来了较大的压力。尽管每天面对的患者没有在广州时多，但由于当地医疗人才匮乏、技术相对落后，他们除专科工作外，还要承担全科医生的职责。正如刘庆华所指出的："除了肾脏病患者，我收治了好几个专科的患者，比如脑血管疾病患者、呼吸道疾病患者等。"在援藏的一年多时间里，有无数的瞬间让刘庆华无法忘怀。比如，曾经有一名患者因胸痛、腹痛入院，当地医生按心脏病处理，患者没有好转。刘庆华检查发现，患者左腹压痛明显。他立即为其安排 CT 检查，结果发现，患者肾包膜下巨大血肿，而且伴有高钾血症、急性肾衰，情况非常危急。他当即为患者开展透析。但患者病情稍稳定后，家属却提出要转往成都，且已买好机票准备出院。刘庆华清楚地知道，此时患者身上的血肿就像一个"定时炸弹"。时间就是生命，他立即向家属说明情况，并成功说服家属同意让患者留下来治疗。结局是完美的，患者及时进行手术后成功脱险。

　　在西藏林芝市人民医院，刘庆华主持完成了西藏地级市医院首例腹膜透析置管手术。那是一名来自墨脱县的患者，身患尿毒症，转诊过来时已神志不清，经过紧急血透，患者病情稍稍稳定。不过，因林芝海拔比墨脱高，患者无法适应，坚持要求回墨脱治疗，但墨脱根本不具备血透的能力，回去就等于是放弃治疗。刘庆华和家属反复沟通后，为患者开展了腹膜透析置管手术，并手把手教会家属在家里为患者做腹膜透析。

　　在这些成功病例的背后，饱含了刘庆华付出的巨大努力。一年多时间里，在刘庆华教授的推动下，林芝市人民医院扩大了血透中心规模，成立了西藏自治区首个"中国肾脏病防治联盟腹膜透析示范中心"，同时还在当地开展了腹膜透析置管术、腹膜透析治疗等新技术或新疗法，显著提升了当地的医疗技术水平。刘庆华的贡献得到了中共中央组织部的肯定，并被西藏自治区政府评为"援藏首席专家"。

　　第二，新技术推广的典范。为提升当地医疗水平，中山一院的援藏医生们还积极将新的治疗办法和技术带到藏区。邢世会是中山一院神经二科副主任。2019年6月底，邢世会作为广东省第五批"组团式"援藏专家团队一员抵达西藏林芝，在林芝市人民医院开展援藏工作。该院虽是林芝市唯一的三甲医院，但卒中中心仍是空白。邢世会在回顾对口帮扶工作时指出："一方面是当地的地理环境和交通状况不佳，普通患者就医往往要翻过几座大山，条件差一点的家庭因此放弃了，许多患者没能及时收治；另一方面是缺乏专业人才，没有专门的神经科专家。"在邢世会教授的推动下，中山一院积极筹划，以"院包科"的形式与当地医院协调合作，在西藏高原上帮助筹建了"卒中防治中心"，留下一支带不走的神经科专业队伍。除此之外，中山一院副院长、神经科主任曾进胜教授也曾多次到林芝开展实地指导和授课，通过专家团队的无私奉献和与当地的通力合作，终于建立起卒中中心。

　　在距离林芝市900多公里的昌都市边坝县，中山一院的另一支医疗队驻扎在这里。雪域之上，由于医疗条件和人才匮乏，很多常见的医疗手段无法实现。其中最突出的问题就是没有普及产检，很多产妇临产时才来到医院，搞不清楚怀孕周期。遇到紧急情况，县医院缺乏能够施行剖宫产的医生，需要辗转到几百公里之外的昌都市人民医院进行生产。

但妇产科大部分病例是突发性的，等不了那么长时间，当地医院能否掌握剖宫产手术技术变得至关重要。中山一院援藏妇科专家王伟坚持"授人以渔"，带着县医院妇产科的两位藏族女医生，一点点地学着做手术。王伟先主刀做演示，然后择机让学员尝试，学员一开始心里有点怕，但他鼓励道："我会一直看着，有差错会立即纠正你。你要能用好这把刀，边坝这里的产妇就有了更好的医疗保障。"在他的鼓励下，两个藏族姑娘的手术技术得到了明显提升，边坝县医院第一次具备了施行剖宫产的人才条件。

一次，一个藏族妇女在下地干活的时候，突发难产，送到县医院时已出现严重的宫内感染和脑水肿，随时有生命危险。王伟立即召集团队，赶紧做手术抢救。有了之前的手术基础，藏族医生和中山一院的医生配合良好，最后顺利保住了产妇的性命。出院的时候，产妇的父母把王伟的手拉过来，放在自己的额头上，用藏语说了感谢的话。后来他才知道，原来藏族人的额头一般不允许外人触碰，这个动作就表达了他们最崇高的敬意。王伟谈到这段经历时，眼睛里闪动着泪花。

除了在医院里"传帮带"，医疗队员还翻山越岭、送医送药。他们在山涧溪水旁，用便携式超声机免费给藏区牧民做超声检查；也曾一连三天早出晚归，翻越一座座海拔5 000多米的高山，到藏族同胞家里看病问诊。组团式帮扶不仅让当地一批危重患者得到救治，也大大改善了当地的医疗条件和专业水平。2017年6月，中山一院吕鉴尧医生第二次援藏支医，他主动选择了去最远、条件最艰苦的察隅县。他在援藏日记中写道："这里的人们大多数没有见过超声机，更不会去做超声检查。"由于条件有限，很多时候，吕鉴尧只能坐在地上开展工作。交通不便让他们每一次送医送药都充满艰险，好几次遭遇塌方、倒树，甚至泥石流，几乎是冒着生命危险走进深山，为藏族同胞做检查。吕鉴尧的工作加强了西藏自治区肝包虫病的诊断检查和藏族同胞对肝包虫病的认识，还填补了当地超声检查的空白。他后来回忆道："在西藏行医的日子，我将记一辈子。如果有机会，我还想再来，哪怕前方困难重重。"

第三，赴藏进行高规格义诊。除了长期定点接力帮扶之外，中山一院还组建高规格的医疗队赴藏区进行义诊，将一流医疗技术送到藏区百姓的家门口，大大缓解了藏区的看病难问题。

2018 年 8 月 19 日是首个中国医师节。一支由中山大学副校长、中山一院院长肖海鹏，党委书记骆腾，副院长陈旻湖带队，20 多名学科带头人、科主任、医疗骨干组成的高规格援藏医疗队赴林芝市人民医院开展送医送药活动，以特别的方式庆祝自己的首个节日。这是中山一院援藏医疗队历次送医送药活动中规格最高、规模最大的一次。

8 月 20 日下午，林芝市人民医院门诊大厅里挤满了从周边各地赶来的藏区百姓，有的甚至全家老小出动。"听说这里有广州专家来义诊，我们早上六点就从家里出发了。"索朗带着 5 岁的女儿卓玛和 60 多岁的母亲来看病，小卓玛经常走路气促，母亲则有腹痛腹泻症状。

消化道疾病、肝包虫病、妇科病、肾脏病和先天性心脏病等是西藏的常见病、多发病，不少人甚至不知道自己患有疾病，直到出现了严重症状才来就诊。专家们来不及休整，不顾旅途劳累和高原反应便迅速投入到工作中。他们详细询问每一位患者的病情，耐心为他们解释病因和治疗方法。在超声诊室，检查单排满了整个桌子，超声科主任谢晓燕教授顶着严重的高原反应开展超声检查。有些藏族同胞听不懂汉语，专家们便找来当地医生一句一句翻译，一遍一遍地嘱咐他们如何治疗，还将用药和治疗方法写下来交给他们，直到他们点头听懂为止。由于不断有患者赶来，义诊结束的时间一再拖延。在这次义诊活动中，专家们接诊患者 300 多人次，让藏族同胞们深受感动。副院长陈旻湖表示，此次义诊让他深切感受到林芝老百姓对高水平医疗的渴望，也体会到基层医务人员对高水平医疗技术的渴求，中山一院有责任到西藏来，帮助基层医院提高技术水平。

除义诊外，专家们还走进病房，为当地医生授课、做手术示教等。一位患有心力衰竭和肾衰竭的老人见专家走进病房，努力挣扎着坐起来，急诊科主任詹红教授连忙上前握住他的手，竖起拇指说："你好棒，要继续加油！"听不懂汉语的老人在藏族医生翻译后，竖起拇指表示感谢。妇科姚书忠教授为一名患有子宫腺肌病的藏族患者成功切除子宫和输卵管，"当时患者腹痛难忍，经评估已达到手术指征，经她本人和家属同意，我们为她实施了手术。"这是姚书忠第二次进藏支医，十几年前，他曾以广东省援藏干部的身份援藏一年多。时隔多年再次入藏，姚书忠感慨万分："现在的医疗水平和当年比已经发生了翻天覆地的变化，如果有机会，我还愿意去援藏支医。"

### 二、援疆：派出一个医生，送去整个团队

从 2011 年开始，新疆喀什地区第一人民医院就成为中山一院的对口帮扶医院。近年来中山一院先后派出重症医学科、胆胰外科、心脏外科、神经外科、胃肠外科、血液内科等学科的 13 位帮扶专家支援该院，促进了当地医疗卫生水平的整体提升。不仅如此，援疆工程依托中山一院强大的多学科实力，帮扶专家提出的任何问题都可以随时得到中山一院整个医疗团队的支持，帮助当地医院解决了大量医疗难题。在援疆过程中，中山一院的医护人员同样谱写了诸多动人的篇章。

刘金龙教授为中山一院神经外科专家，2014 年 2 月，他带着中山一院的嘱托来到喀什地区第一人民医院的神经外科。初到该院，虽然手术器械落后，麻醉和手术配合也较为欠缺，但为了尽快开展工作，他便利用自己从广州带来的部分器械，完成了 10 余例高难度手术，如中央回区旁复发脑膜瘤切除术、松果体区海绵状血管瘤切除术、侵犯横窦的巨大天幕脑膜瘤切除术、鞍内鞍上三脑室内型颅咽管瘤切除术、巨大髓内脂肪瘤切除术、巨大脑室内脑膜瘤切除术、破裂动脉瘤早期夹闭术，分期经蝶和经颅垂体瘤切除术、89 岁高龄患者的三叉神经显微血管减压术等。2015 年 3 月，刘金龙再一次来到该院，并在这一段时间高强度地完成了一系列高难度手术，包括为神经外一科做第一台脊髓栓系综合征患者手术、脑恶性胶质瘤患者的开颅手术、抢救头面颈部复合伤并休克患者等，创造了 3 天内完成 5 台脑肿瘤和脑神经疾病手术等复杂手术的记录。当时有人问刘金龙为什么要这么拼命地工作，他的回答是："我只想用我的医疗技术为边疆

人民的健康多做点事，培养更多的医务人员，治疗更多的患者。"

在积极挽救危重患者的同时，刘金龙还积极帮助喀什地区第一人民医院改善医院设施和提升医疗技术。到目前为止，到该院就诊的神经外科患者再也不用花费巨额的资金到其他大城市医院住院或请大医院专家来院进行手术，节省了人力财力，而且治疗效果理想。刘金龙高超的医疗技术、良好的医风医德赢得了人们的赞誉，他被该院医护人员亲切地称为"脑外科金龙刀"，新疆人民口中的"儿子娃娃"。

2020年3月，为了使疫情得到及早控制，血液内科的苏畅和胃肠外科的吴晖第一次踏上了喀什这片土地。虽然当时已是春天，但当地的沙漠气候仍然特别干燥。他们来不及慢慢适应就积极展开工作。通过他们的铺垫和对接，"中山大学附属喀什医院"得以正式挂牌，南疆地区开始拥有了最先进的医疗设备和技术。除此之外，苏畅等人还进行深入调查，发现该院血液科是南疆唯一能收治各类血液系统疾病的专科，但因各种客观原因，整体诊疗水平与广州等大城市三甲医院血液专科仍有较大差距。他们便与后方团队联系，积极帮助喀什地区第一人民医院发展造血干细胞移植这一关键性技术。通过他们的努力，该院在造血干细胞移植技术方面取得了重大突破，其中包括进行移植的基础理论知识培训、血细胞分离机采干细胞技术、层流房设计等关键环节。

医院内科七支部书记李娟教授受聘为喀什地区第一人民医院客座教授，多次以线上方式解决对方的关键技术难题。2020年11月3日，一场"粤喀情深交流会"在线上召开。李娟教授针对当地一例多发性骨髓瘤病例进行"隔空坐诊"，结合当地医院的实际情况，对移植的各个环节进行详细指导和严格把关，为这名患者制定了可行的移植方案。同时，她还多次通过"云课堂"为当地医生讲授血液系统疾病诊疗，使当地医生获得来自中山一院的优质技术指导。

派出的是一个医生，送去的是一个科室和团队的力量，这是中山一院援疆工作的真实写照。

### 三、援基层："三送"模式破解基层看病难

大医院人满为患，小医院门可罗雀，医疗资源"上大下小"导致基层

百姓看病难现象比较突出。为了帮扶基层医疗机构，形成以点带线、以线带面的医疗格局，从而提升区域性的医疗水平，近年来，按照国家卫生健康委对口支援工作的要求，中山一院以"带好一所医院、培育一批人才、造福一方百姓"的目标，大力开展对口扶持工作，先后对口支援全国各地多家医院，向这些受帮扶的医院开展"三送"帮扶，即"送医疗"——以开设专家门诊、教授查房、救治危重病患者、手术、义诊等形式开展巡回医疗；"送培训"——在受援地区和医院举办学术讲座、培训班、研讨会、疑难病例讨论、接收进修人员等；"送管理"——医疗队不仅送医疗服务到基层，还关注当地医院建设，把建章立制、改进管理、加强内涵建设贯穿于扶助基层医疗工作的全过程。通过"三送"帮扶，对口帮扶基层医院工作取得了明显的成效，不仅受援医院的医务业务水平和管理水平实现了大幅提升，而且还加强了基层医院的专科建设，实现了基层医院整体医疗水平的提升。

惠东县人民医院是中山一院对口帮扶的定点医院，持续帮扶至今已走过了17个年头。该院是一家县级人民医院，由于历史原因，基础设施、技术水平较为薄弱，医疗人才也较为缺乏。为了提升该院的整体医疗水平，中山一院建立了专家下乡、医生进城的"双通道"，整个帮扶过程包括"三部曲"：一是从中山一院下派专家名医，挂职半年、每月7天，17年来已派出专家500多人次；二是要求县医院医护人员去中山一院进修半年或者一年，目前全院85%以上中层医生都已参加培训；三是2009年起共同开展专科建设，每年帮扶两个专科，聘请一名中山一院教授担任专科主任，目前已对该院20多个专科进行了全方位帮扶。

中山一院已形成了一套行之有效的帮扶经验：一是"现场培训"。对口帮扶注重实际操作，把"课堂"延伸到病房和手术台。耳鼻喉科主任医师熊观霞自制的考卷给"学生们"留下了深刻的印象。惠东县人民医院五官科主任王德乐说："熊教授经常一边查房一边上课，大家对她的考试最为紧张，题目是根据具体病例设计的，考不及格必须重考，一下子把大家学习的劲头都调动起来了。"微创外科主治医师赵振献挂职期间完成了48台腹腔镜手术，帮助惠东县人民医院填补了这项技术空白。据惠东县普外科医生说，早在 2007 年该院就购买了腹腔镜手术设备，但由于不懂技术，一直没有人敢上手术台，在赵振献的帮助下，医生们不仅学到了技术要领，还在临床实践中积累了经验。二是变"拿来主义"为"学以致用"，即要求骨干医生发挥领头羊作用，在每次进修时必须带回一项新的医疗技术。在这种要求下，五官科现在开展的功能性鼻内镜手术、显微外科手术等项目，在惠州市已处于领先地位，部分已经达到省级先进水平。同时，先进医院的管理理念也被传输到该院。如今的惠东县人民医院新生儿科病房被划分为工作区、生活区、缓冲区，对消毒、隔离、洗手都有完整的隔离规范，这些都得益于中山一院的样板作用。

通过这种帮扶机制，基层医院的医生不仅提升了医疗技术，而且养成了正确的临床思维，同时还提高了医院的管理水平，整体实力得到大幅提升。到目前为止，惠东县人民医院已成为当地实力最强的一家三级综合医院，连续多年进入"中国县级医院竞争力排行榜 100 强医院"，该榜单涵盖了全国近三千家县级医院。

除惠东县人民医院外，广东的德庆县人民医院、封开县人民医院、揭阳市人民医院，江西的南康区第一人民医院，广西的防城港市第一人民医院等县市一级医院近年来也得到了中山一院的对口帮扶，医疗技术水平和医院管理水平得到大幅度提升。

利用信息技术，建立"高端远程会诊中心"，把优质医疗技术辐射进基层地区，是中山一院开展帮扶的第二种形式。原国家卫生计生委在国内少数区域中心大医院建立了"高端远程医学中心"，华南地区的中心即设在中山一院。目前，该中心已联通全国 230 多家医院，其中通过帮扶等形式联系的欠发达地区的医疗机构近一半，中山一院每天都有医生通过这一平台与来自全国各地的医生和家属进行交流。

这是一个来自云南曲靖的病例。23 岁的云南曲靖人阿云怀孕 11 周时咽后壁出现脓肿。医生为她切开引流，没想到病情没有得到有效控制，反而越来越严重。阿云开始出现高热、气促，血液中白细胞数量急剧增加，被诊断为气胸、脓胸。"病情如此严重，用药、拍片会不会危及孕妇肚子里的孩子？"当地医生在治疗上犹豫不决，只好通过高端远程会诊系统向中山一院的专家求助。高端远程会诊系统除了能通过视频"面对面"地问诊，还可以调阅患者的病历、检验报告和各种影像检查结果。中山一院呼吸病专家曾勉网上问诊后作出诊断："孕妇病情已很危重，抑制感染刻不容缓，否则可能一尸两命！"云南同行采纳了曾勉的指导意见，阿云的病情很快得到有效控制。几天后，千里之外传来信息：阿云已转危为安。阿云的丈夫事后感叹道："没想到请广州的大专家会诊这么方便，我们只花了 300 元会诊费。"

来自云南省第一人民医院的一个病例同样表明了高端远程帮扶的便利性。"你打开编号 15 的那张 CT 片，可以看到患者双侧胸腔的积液。再对比最近的这张，就能发现患者最近明显有肺部炎症的渗出和间质性炎症的改变。"这是中山一院呼吸内科首席专家谢灿茂教授通过远程会诊系统与云南省第一人民医院的医生和患者家属进行的交流。在会诊室工作人员的帮助下，谢灿茂提到的 CT 片即时出现在显示屏上，当谢灿茂询问患者胸腔积液检查情况时，对面医生翻看检查结果的"沙沙"声清晰可闻，就像是面对面在诊断患者。远程会诊系统拉近了会诊医生与患者的距离，对医生作出正确的病情判断极为重要。它解决了以往到外地会诊疑难病例时必须一来一回，将时间和精力都浪费在路上和贻误治疗时机的问题。通过高端远程会诊系统，既不耽误本地患者，又能高效率地帮助外地患者。参加会诊的不仅有中山一院专家，而且只要有需要，其他医院的专家也可以参与会诊，从而大大减少了会诊成本、提高了诊断效率。更为重要的是，高端远程会诊系统不仅能在远程会诊中发挥平台作用，而且在针对基层医院医务人员和患者的远程教育、健康宣教上也能展示其优势。

为了给帮扶工作提供根本保障，中山一院还积极加强自身建设，建立起完善的帮扶计划和保障体系。整个基层帮扶工作由分管医疗的副院长进行主抓，医务处则负责统筹。在这一基础上，将帮扶责任分配到各个临床科室，与科室的绩效挂钩。科室则鼓励中青年专家主动报名参加帮扶任务，在职称晋升中作为重要参照指标，把选派干部下基层锻炼作为培养中青年干部的有效途径。除业务领域外，医院还常年派出管理干部帮助受援医院加强制度建设和提高管理水平，在进修方面则优先安排帮扶地区的医院等。

第
九
章

此外，中山一院还建立起因地制宜的帮扶机制，根据受援医院的实际情况派出中青年专家到基层医院担任为期为一年的挂职副院长，或者派遣专家团队进驻基层医院，采用"院包科""组团式"等方式建立轮流或集中的专科帮扶模式。

## 【党建与抗疫工作】

## 在"战疫"大考中彰显党的力量

新冠肺炎疫情发生后，党中央高度重视，习近平总书记多次作出重要指示，把人民群众生命安全和身体健康放在第一位。中山一院党委紧紧围绕抗疫主线开展工作，以高度的政治责任感全面落实党中央的决策部署，以"三个有力"（组织有力、战斗有力、保障有力）切实做好各项抗疫工作，党员干部带领广大医务人员临危受命、冲锋在前，充分展现了共产党人不忘初心、牢记使命的勇毅担当，展现了中山医人"医病医身医心，救人救国救世"的家国情怀，在"战疫"大考中彰显了党的力量。

一、组织有力，配强战疫"主心骨"

习近平总书记强调，各级党委要认真贯彻落实党中央决策部署，把疫情防控工作作为当前最重要的工作来抓，按照坚定信心、同舟共济、科学防治、精准施策的要求，切实做好各项防控工作，坚决打赢疫情防控阻击战。中山一院党委以高度的政治责任感全面落实党中央的决策部署，统一思想、统一领导、统一行动，切实做好各项防控工作，牢牢掌握疫情防控主动权。具体体现在以下几个方面。

第一，统一指挥，迅速部署。疫情发生以来，医院党委每周召开党委会、党委中心组学习会议，深入学习习近平总书记重要指示精神和党中央决策部署，研究部署疫情防控工作。医院成立书记、院长为组长的领导小组，分设医疗防控、物资筹备、人员培训、心理辅导等多个专项小组，每天召开多部门联席协调工作会议，实行"日报制""清单制"，推进疫情防控各项工作落到实处。第一时间召开动员部署大会，把全院职工思想行动统一到中央决策部署上来。医院领导班子成员靠前指挥，副校长、院长肖海鹏，党委书记骆腾多次深入发热门诊、急诊、隔离病房等重点区域巡查指导，医院领导班子成员陈旻湖、祁少海、曾进胜、匡铭等主动放弃春节休假协调工作推进，大大增强了全院职工战胜疫情的信心和决心。

第二，有章有法，专业制胜。应对疫情，中山一院拿出了一系列实招硬招，出台《新型冠状病毒感染的肺炎诊疗与防护手册》，并根据疫情发展动态修订了8次；制定30多项应急预案、医疗流程和防控方案，组织开展全员全方位全流程培训，面授3 583人，线上培训超25万人次，实战演练84场，全员覆盖，全员"零感染"；科学规划场地设备，严格把关防控管理，在全院构筑起联防联控、群防群治的严密体系；加强患者疏导，推出线上问诊和权威科普指导，500多名专家"云端"服务19 159例患者，其中包括发热义诊3 240例；积极开展相关科研工作，成果在国际顶级医学期刊 *The BMJ* 发表，为全球医护人员防护提供中国方案；制作16项双语培训视频，得到国内外权威推荐，反响强烈；"新型冠状病毒肺炎综合防控诊治体系"通过广东省科技进步一等奖专家评审。

第三，精锐尽出，多线作战。从2020年1月24日（除夕夜）开始，医院先后派出190多名医疗队员挺进武汉，驰援武汉市汉口医院、华中科技大学同济医学院附属协和医院西院，派出专家赴东莞、绥芬河、喀什、乌鲁木齐、北京、香港、沈阳、瑞丽等地支援，组建多学科远程会诊团队指导各地重症救治，成为广东战疫的先遣队、主力军。受国家卫生健康委指派，中山一院还先后派出5名专家赴塞尔维亚支援，带去中国经验、广东做法，有效推动了塞尔维亚抗疫取得阶段性胜利。在后方，医院成立专业化"抗疫特战队"，全院超过2 000名职工响应党委号召报名"请战"，"百人团"为患者线上答疑，"春曦小组"提供心理咨询，1 000多名医务人员接力献血25万毫升，党员自愿捐款31万余元，留校学生当起防控培训志愿者，退休老同志走上社区防控第一道岗……在推进复工复产阶段，行政后勤200多名员工志愿走上一线维持诊疗秩序。

**二、战斗有力，党员干部"淬火成金"**

习近平总书记指出，各级党组织、广大党员和干部要不忘初心、牢记使命、扛起责任、经受考验，在这场大考中磨砺责任担当之勇、科学防控之智、统筹兼顾之谋、组织实施之能，做到守土有责、守土有方。中山一院各级党组织、广大共产党员在"战疫"中践行初心使命，在大考中交出满意答卷。

第一，第一时间成立临时党组织，筑牢战斗堡垒。哪里有党员，哪里就有组织。医疗队出发时，医院党委第一时间成立了驰援武汉医疗总队临时党总支，下设四个临时党支部，加强医疗队政治保障。临时党总支在前线异常繁忙的医疗工作之外，每周定期开展"三会一课"，强化党员的思想政治理论武装，凝聚力量，鼓舞斗志，使医疗队成为一支冲锋陷阵、敢打硬仗、能打胜仗的强大队伍。

第二，共产党员迎难而上，发挥先锋模范作用。在中山一院援助武汉的150名医疗队员中，共产党员占总人数82%，党员以实际行动践行初心使命。①科学防控，党员勇挑重担。管向东同志八度出征，在结束武汉保卫战后，又转战黑龙江绥芬河，随后陆续赴新疆、辽宁、云南等地指导抗疫，整整一年都在抗疫路上；刘大钺同志到达武汉后第一个进入病区，改造病区、制定院感指南，让队员防感染有了科学指引。②直面危险，党员冲锋在前。在危重患者抢救的危急时刻，成守珍同志把最危险的操作留给自己；在患者血压突降、鼻腔出血的紧要关头，马仁强同志冒着被感染风险投入抢救。③治病救人，党员给予温暖。吴健锋同志向患者承诺"你们不出院，我们不撤离"，给患者极大信心；在全国支援力量陆续完成任务撤离武汉后，朱庆棠同志和130多位队员作为"殿后"国家队坚守到最后一刻。④队友安全，党员惦记于心。"不能冷着每一位队员！"大雪前夜，郑莹、陈振光同志连夜把羽绒服逐一送到队员房门口；林指山、杨璐同志克服重重困难把保障物资运抵驻地，保障医疗队工作生活所需……在组织感召和党员带领下，医疗队员纷纷向党组织靠拢，63名队员申请入党，54名队员"火线入党"，他们经受住了战疫严峻考验，彰显了共产党员的本色。

第三，凝聚战疫正能量。做好舆论宣传引导，统一思想、鼓舞斗志，是打赢疫情防控阻击战的关键一步。医院宣传部门抓住宣传主线，搭建起全院信息报送渠道、媒体宣传渠道，据不完全统计，疫情发生以来，相关媒体报道达 3 500 多篇次，其中 22 次登上央视，大量报道受到人民日报、新华社等媒体关注，50 多篇被"学习强国"转载，《光明日报》两次专版发表肖海鹏院长、骆腾书记署名文章，朱庆棠同志在国务院联防联控机制新闻发布会上介绍抗疫经验，引起社会强烈反响。中山一院联合中山大学艺术学院共同策划创作了《我们是中国，我们是一家人》《中华医魂》《天使之光》等讴歌医者大爱的歌曲，广州艺术家以中山一院医务人员为原型创作了一批感人肺腑的艺术作品。疫情防控进入常态化后，迅速开展抗疫总结工作，策划了"六个一"：一部抗疫宣传片、一次抗疫图片展、一本抗疫日记、一本抗疫报道集、一本抗疫画册、一部抗疫队员口述史，系列成果回顾了"无敌中山医"的抗疫全过程，为全面打赢疫情防控的人民战争凝聚起众志成城、同心抗疫的强大正能量。

中山一院抗疫"国家队"经受住重大考验，激发出强大的战斗力，在华中科技大学同济医学院附属协和医院西院，医疗队通过建立多学科专家远程会诊机制、搭建具有 ICU 功能的高级生命支持单元、开展一系列先进救治技术，大大提高了危重患者抢救成功率，显著降低了病亡率，成功救治了多例有多种基础病、并发症的高龄高危患者，年龄最大的患者 97 岁。医院先后收到国务院联防联控机制、国家卫生健康委等发来的感谢信，多个集体和个人荣获全国和广东省抗击新冠肺炎疫情先进集体、先进个人，抗击新冠肺炎疫情全国三八红旗手、广东省先进基层党组织、广东省优秀共产党员等荣誉，援塞专家获颁塞尔维亚国防部"保卫国家"最高荣誉勋章。

### 三、保障有力，让白衣战士暖心放心

习近平总书记多次就关心爱护医务人员作出重要指示，强调务必高度重视对他们的保护、关心、爱护，确保他们持续健康投入战胜疫情斗争。从物质保障到身心健康和人文关怀，来自组织的关爱持续温暖着每一位中山一院医疗队员。

第一，各方力量铸造"战疫铠甲"。疫情防控阻击战也是后勤保障战、物资保障战。在抗疫初期，面对医疗物资紧缺，全院职工积极响应医院党

委号召，纷纷捐款捐物、筹措物资，一大批社会爱心企业、爱心人士纷纷伸出援手，医院物资需求得到了充分保障。医疗队驰援武汉期间，医院向前线发送物资达 1 400 多箱，同时向武汉当地医疗机构和援助荆州的广东医疗队捐出价值 1 300 万元的设备和防护物资，把社会爱心回馈给社会，有力地支持了湖北疫情防控。

第二，用贴心换放心。医院领导每天通过远程视频、电话、短信等关心队员的工作生活，为他们加油打气，医疗队 60 多名合同员工全部转为事业编制。医院党委组织各个党支部、科室负责人开展"一对一"关爱医疗队员活动，行政后勤部门组成后方支持小组，迅速解决队员和家属实际问题。驰援武汉医疗队临时党组织建立了健康评估、机动预备队、轮换机制等工作机制，搭建队员心理疏导和康复平台"心灵小栈"，保障队员身心健康，发起"三八"国际妇女节"一花赠巾帼"活动，向全体女队员送上玫瑰花表达关爱。一系列贴心暖心的关怀行动换来了队员们的放心，让他们坚定信心、心无旁骛地投入到抗疫斗争中。

习近平总书记指出，疫情防控是人民的战争，是总体战、阻击战。对医院而言，这次疫情也是对综合治理能力的一次大考。面对突如其来的疫情，中山一院党委坚强领导、科学决策、协调各方，各级党组织和全体党员迅速行动，党建引领抗疫斗争不断深入开展，取得了疫情防控阻击战、攻坚战的重大战略成果，让党旗真正高高飘扬在防控疫情第一线。

进入"战疫后"时期，中山一院将继续坚持人民至上、生命至上，把人民健康和生命安全放在第一位，把抗疫精神、"战疫"经验转化为守护人民健康、建设健康中国的强大动力，为实现中华民族伟大复兴的中国梦作出新的更大的贡献。

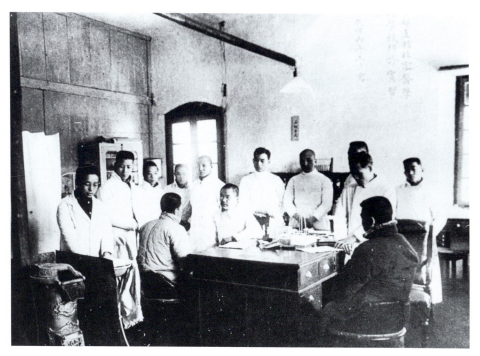

　　1915 年 2 月 15 日，国立北京医学专门学校设立附设诊察所（北京大学第一医院前身）正式创建并于当日开诊，图为内科诊室。

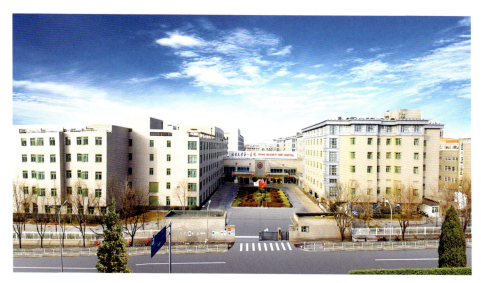

　　北京大学第一医院第二住院部。

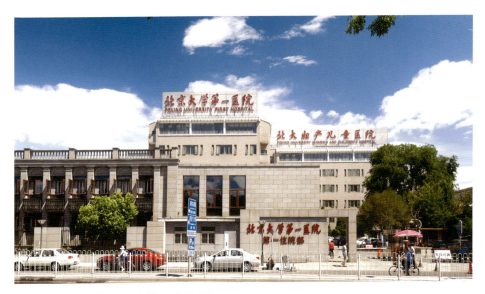

北京大学第一医院第一住院部。

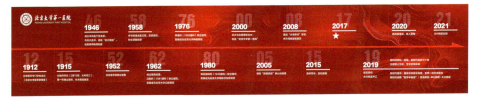

北京大学第一医院发展时间轴。

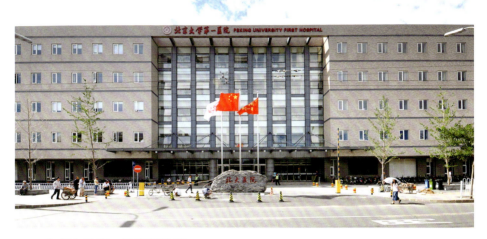

北京大学第一医院门诊楼。

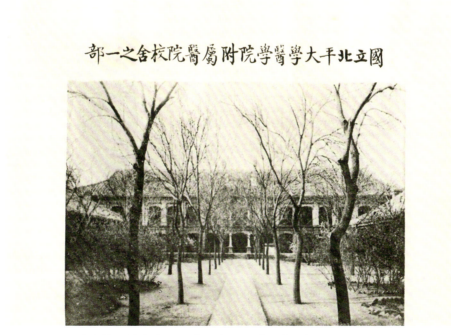

国立北平大学医学院附属医院校舍——背阴胡同。

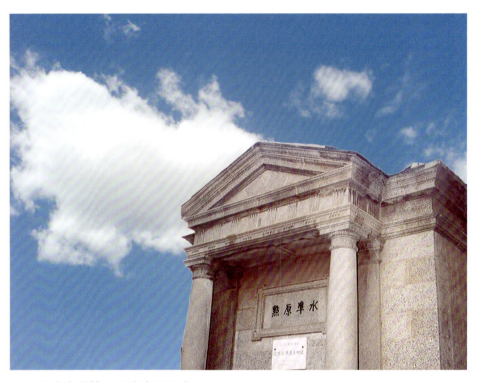

北京大学第一医院水准原点。

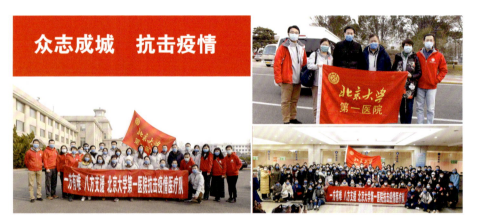

2020 年，新冠肺炎疫情爆发，北京大学第一医院援鄂抗疫国家医疗队分三批共计 135 人出征武汉，众志成城、抗击疫情。

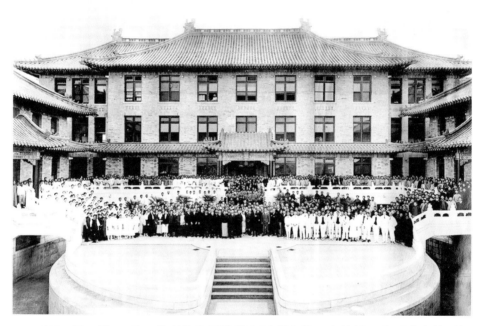

　　1921 年 9 月 16 日，北京协和医院举办开幕典礼，全体员工在医院老楼西门合影留念。

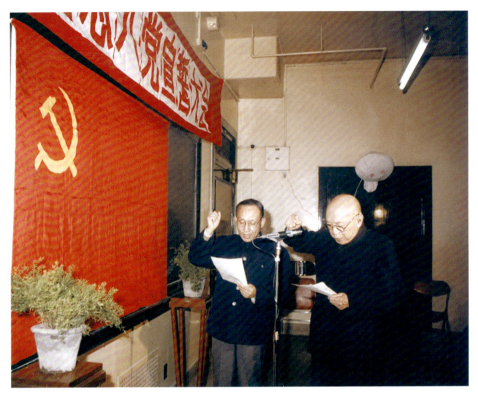

1985年12月18日，88周岁的生日当天，张孝骞在鲜红的党旗下庄严宣誓。

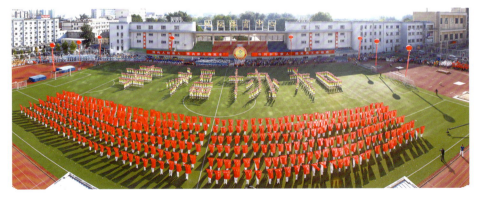

2012年9月16日，北京协和医院第二十四届职工运动会在地坛体育场举行。开幕式上，协和人用花束组成"幸福协和"字样。

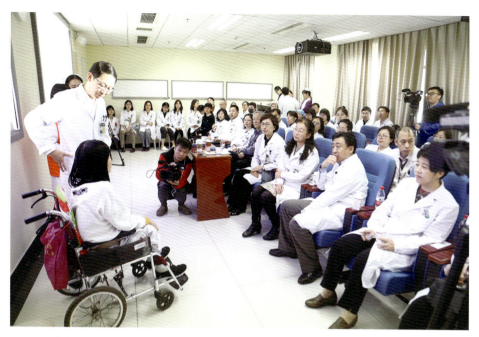

北京协和医院大力推动疑难病多学科诊疗，牵头成立"中国罕见病联盟"。图为 2019 年 10 月 31 日，11 个相关科室正在为脊髓型肌萎缩症（SMA）患者制定诊疗方案。

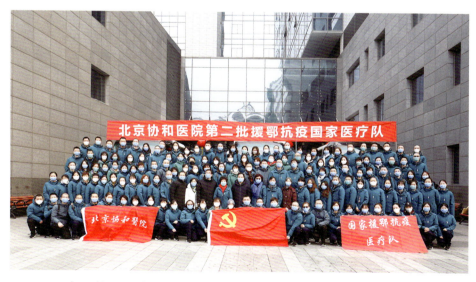

2020 年 1 月 26 日起，北京协和医院先后派出 4 批、共 186 位医务人员驰援湖北武汉。图为第二批医疗队出发前与院领导在外科楼西门合影。

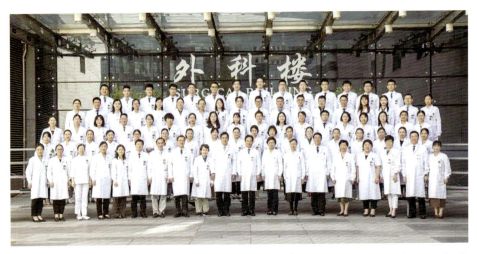

　　2016 年，北京协和医院在全国创立了临床医学博士后项目。图为 2020 级临床医学博士后入站典礼前，院领导与 68 位临床医学博士后合影。

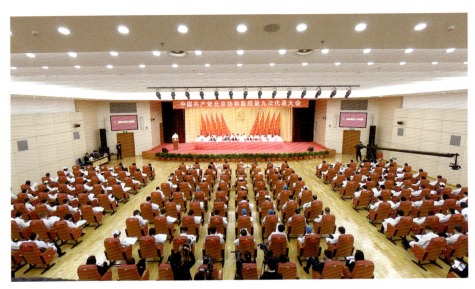

　　2020 年 12 月 16 日，中国共产党北京协和医院第九次代表大会在协和学术会堂胜利召开。

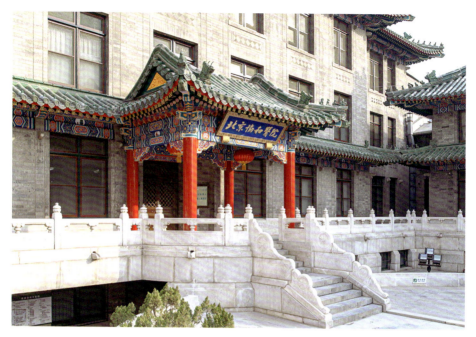

北京协和医院老楼西门。

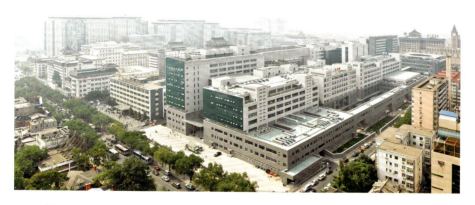

蔚为壮观的协和医学城。图为北京协和医院东单院区鸟瞰图。

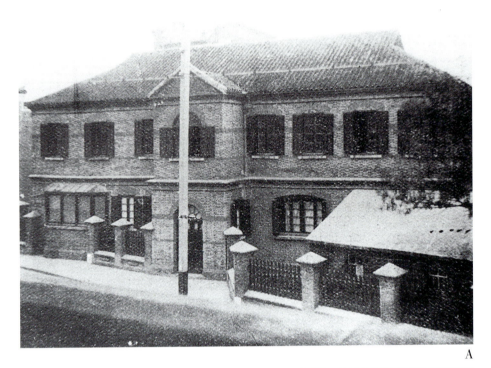

A

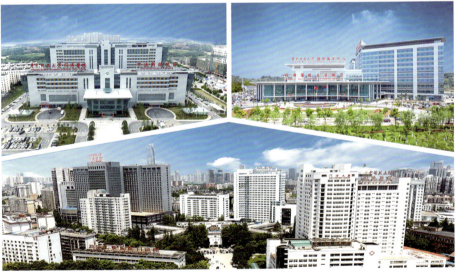

B

同济医院 1900 年建院于上海，经过 120 多年的建设发展，已经成为集医疗、教学、科研、培干和公共卫生于一体的大型综合性国家卫生健康委员会预算管理医院。图 A 为同济医院在上海最初的楼房；图 B 为新时代同济医院"一院三区"全景图。

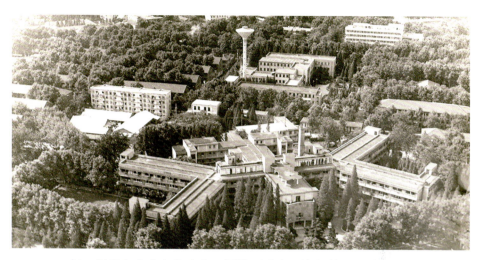

　　1955 年，根据中央政务院决定，同济医院由上海整体迁至武汉，发挥出"中心、示范、辐射、引领"作用，践行着"胸怀全局，无私奉献，艰苦创业，护佑生命"的迁汉精神。2000 年随原同济医科大学与华中理工大学等合并组建为华中科技大学。图为医院迁汉时的住院部大楼，也称"飞机楼"。

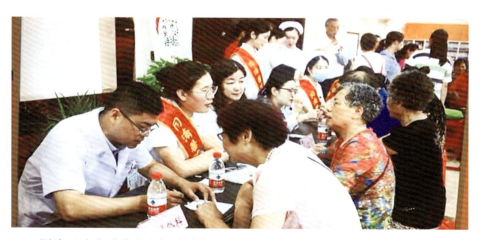

　　同济医院党委着力发挥党支部战斗堡垒作用和党员先锋模范作用，坚持 30 余年于"七一"前夕开展"党员奉献日"活动，这一同济特色的党建活动品牌入选 2018 年中宣部等举办的《砥砺奋进的五年大型成就展》。

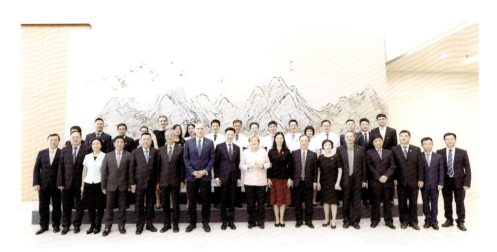

　　基于源远流长的历史，同济医院在中德医学交流中发挥着桥梁和纽带作用，与德国医学界保持着长期而广泛的交流合作。2019 年，德国总理默克尔访问同济医院，对医院的发展和为推动中德医学交流所作的贡献给予充分肯定。

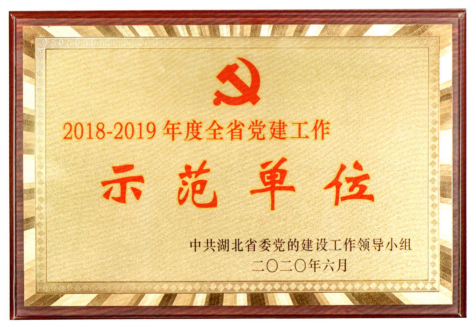

　　同济医院党委持续推进"支部建在专科上""党支部书记责任制"等党建创新，党的十八大以来，以政治建设为统领，全面加强医院党的领导，认真组织开展各种专题教育。增强"四个意识"，坚定"四个自信"，做到"两个维护"。2020 年获"湖北省党建工作示范单位"荣誉称号。

同济医院坚持文化建院，弘扬优秀传统、传承同济文化，推进文明创建，获批首批"全国文明单位"，持续16年保留这一称号。图为中国邮政以同济医院院训"格物穷理 同舟共济"为主题、以"飞机楼"为背景发行的全国医疗卫生系统首个邮资信封。

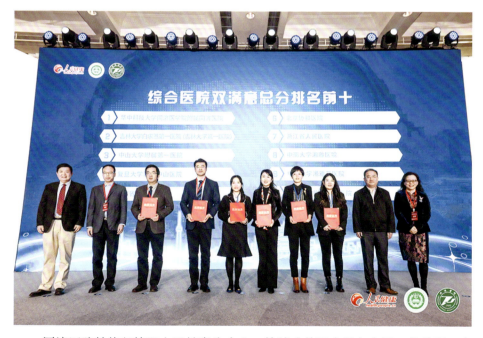

同济医院始终坚持以人民健康为中心，持续改善医疗服务水平，关爱职工身心健康，着力提升患者就医获得感和职工满意度，在2021年国家卫生健康委公布的"患者、医务人员双满意"排名中名列全国第一。

13

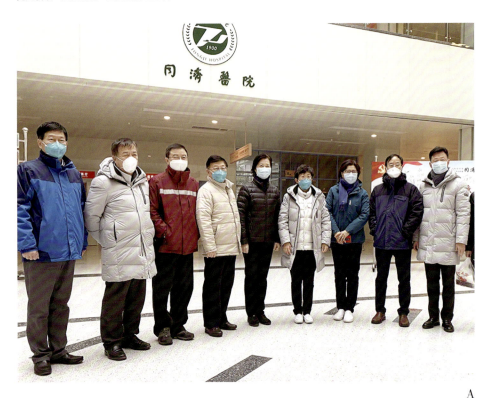

A

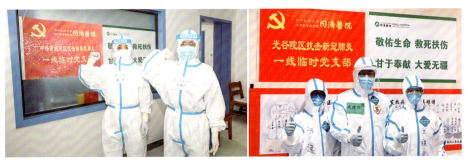

B

　　同济医院党委团结带领全院职工一心赴救，全力投身抗疫斗争，协同 42 支援鄂医疗队并肩作战，发挥了中流砥柱作用，被中共中央、国务院、中央军委授予"全国抗击新冠肺炎疫情先进集体"，重症救治"尖刀连"获评中宣部"时代楷模"，一大批集体和个人获得各级表彰。

　　图 A. 同济医院与援鄂国家医疗队并肩作战，建立了深厚的战斗友谊。图为 2020 年 2 月 15 日，国家医疗队领队在中法新城院区合影。

　　图 B. 中法新城院区和光谷院区的每个隔离病区都张贴有火红的"一线临时党支部"旗帜和 16 字医者精神标识，成为激励医护人员勇敢前行的强大动力。

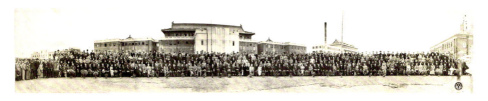

**中山缘起**

图片时间：1937 年 4 月 1 日

地点：现复旦大学附属中山医院西院区

内容：上海中山医院成立开幕式于 1937 年 4 月 1 日举行，颜福庆等要人出席。这是最早由中国人自己创建和管理的大型综合性医院之一，医院秉承"一切为了平民"的服务精神，解决社会之需要，救死扶伤，为纪念中国民主革命先驱孙中山先生，医院命名为中山医院。

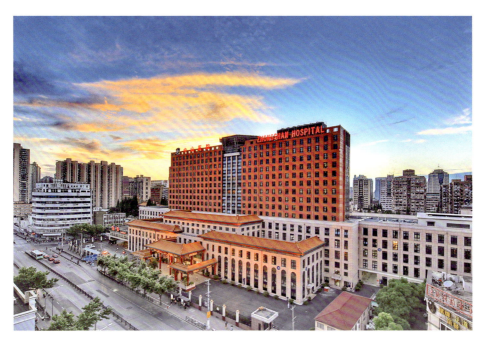

**中山新貌**

图片时间：2015 年

地点：复旦大学附属中山医院东院区

内容：2014 年，复旦大学附属中山医院东院区新急诊大楼落成。大楼严格按照三级甲等医院急诊科的建设和空间布局要求进行设计，各急救通道各自独立，空间布局和流程设计合理，并设有直升机停机坪，可供急危重症患者的空中快速转运和救治。

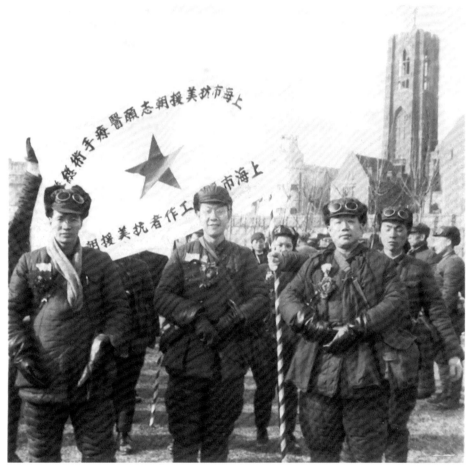

**抗美援朝志愿医疗队**

图片时间：1950 年

地点：鸭绿江边

内容：由黄家驷院长带领的上海市抗美援朝志愿医疗手术队奔赴东北前线，半年中，全队施行手术近千次，疗效优异，成绩显著。这支中坚救助力量中活跃着一群中山人的身影，他们帮助部队医院建立正规化的制度，将内科、外科重新编组，以达到专科治疗、专科教学的目的，同时确定了军医分级制度，为抗美援朝的胜利贡献了重要力量。

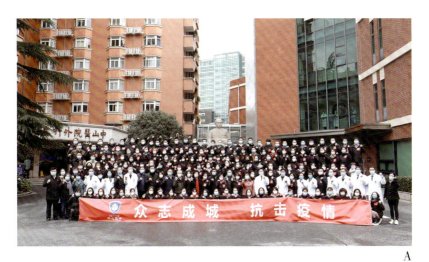

A

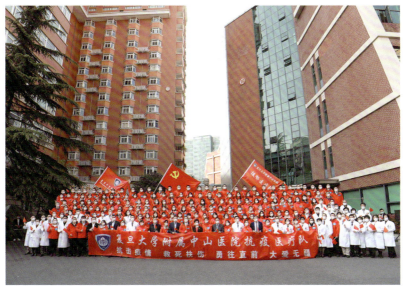

B

### 抗击新冠肺炎疫情援鄂医疗队

图片时间：2020 年 2 月 7 日（图 A）/2020 年 4 月 15 日（图 B）

地点：复旦大学附属中山医院孙中山像前

内容：2020 年 2 月 7 日，按照国家卫生健康委统一部署，由我院副院长朱畴文带队的第 4 批赴鄂医疗队出发前往武汉投入医疗援助，医疗队共 136 人，由 30 名医生、100 名护士、6 名行政管理人员组成，涵盖重症医学科、呼吸科、传染病科、护理等学科，均为科室骨干，队员里有将近一半是"90 后"，还有很多"80 后"（图 A）。2020 年 4 月 15 日，是复旦大学附属中山医院第四批赴武汉医疗队抵沪后顺利解除隔离的日子，136 人，一个不少，从隔离点平安回到医院。中山像前，再次留下合影，"风雨过后是彩虹，春回大地，再接再厉、慎终如始"（图 B）。

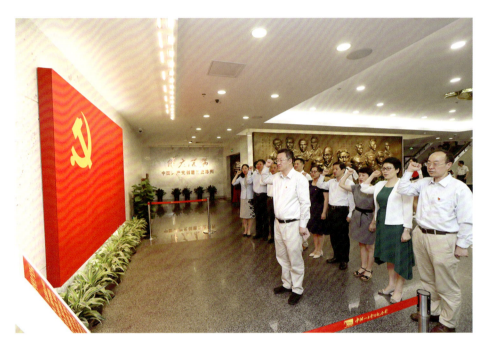

**不忘初心、牢记使命**

图片时间：2019 年 7 月 17 日

地点：中共一大会址

内容：在"不忘初心、牢记使命"主题教育期间，复旦大学附属中山医院领导班子成员、党委委员等前往中共一大会址参观学习，重温建党历史，再忆党的征程。在中共一大会址纪念馆宣誓厅，在院党委汪昕书记带领下，党员领导干部面向党旗，重温入党誓词。

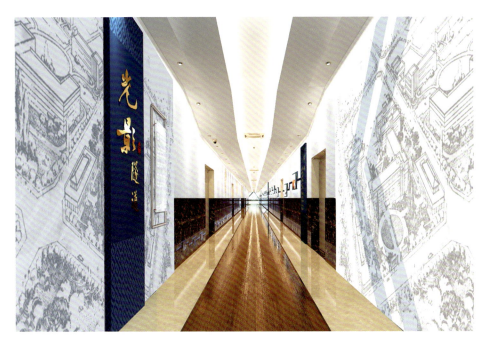

**复旦大学附属中山医院文化长廊**

图片时间：2021 年 3 月

地点：复旦大学附属中山医院 17 号楼 2 楼

内容：2017 年 9 月，复旦大学附属中山医院文化长廊正式上线，将医院的光荣历史、科技成果、文化传统及规划蓝图进行宣传介绍。2021 年，文化长廊在院党委的策划下进一步扩容和升级，以党建为引领，涵盖光影隧道、流金岁月走廊、科技创新之路、医院文化大道、中山风云榜和山中新鲜事六大版块，力争打造成党建宣传的平台、文化展示的高地、精神文明的家园。

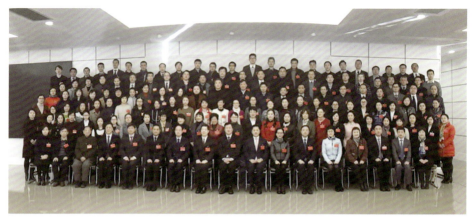

**中国共产党复旦大学附属中山医院第二次代表大会**

图片时间：2018 年 2 月 3 日

地点：复旦大学附属中山医院 19 号楼大厅

内容：2018 年 2 月 3 日上午，中国共产党复旦大学附属中山医院第二次代表大会开幕，本次大会审议了上届党委会工作报告、纪律检查委员会工作报告，围绕在十九大精神引导下如何进一步加强新形势下医院党建工作进行讨论，并选举产生新一届党委委员、纪委委员。

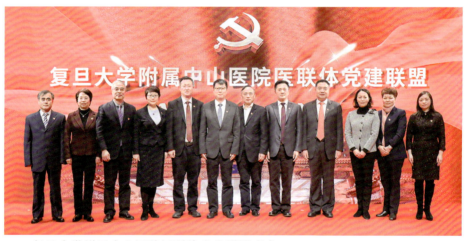

**复旦大学附属中山医院医联体党建联盟成立**

图片时间：2020 年 12 月 29 日

地点：复旦大学附属中山医院 5 号楼 6 楼惠生厅

内容：2020 年 12 月 29 日，复旦大学附属中山医院召开医联体党建联盟成立大会。以优秀党建资源共建共融共享，党建引领医联体单位新一轮高质量发展；进一步推动医联体建设成效，形成医联体建设与党建共建互融互促的良性循环为具体目标。联盟将建立组织党建、精神文明、纪检监督、医院文化、人才成长等多个平台，以具体党建项目为抓手，探索合作主题与形式，促进党建工作的综合性提升。

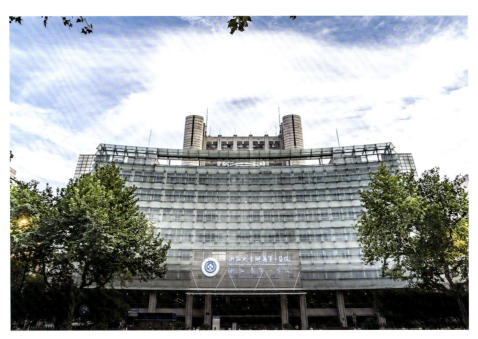

浙大一院庆春院区
占地面积 5.1 万平方米，开放床位 2 500 张。

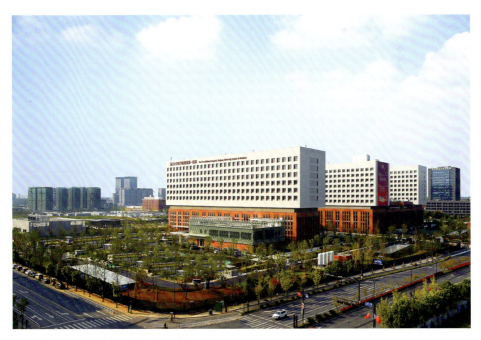

浙大一院总部一期（余杭）
一期占地面积 13.47 万平方米，开放床位 1 200 张。

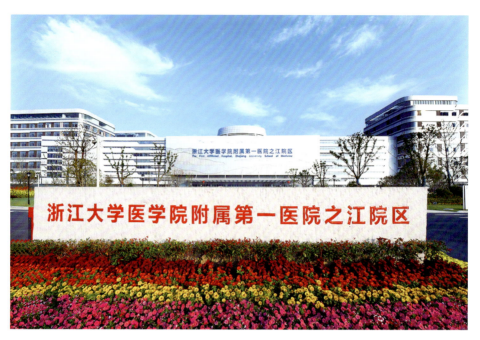

浙大一院之江院区
占地面积 10 万平方米，开放床位 1 000 张。

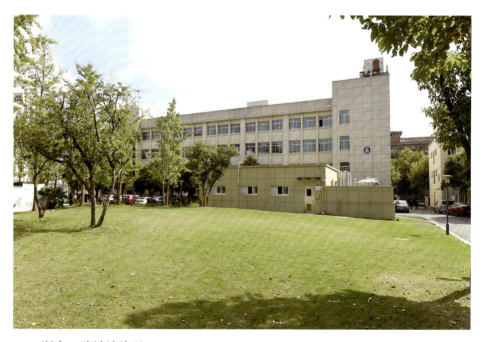

浙大一院城站院区
占地面积 3.6 万平方米，开放床位 700 张。

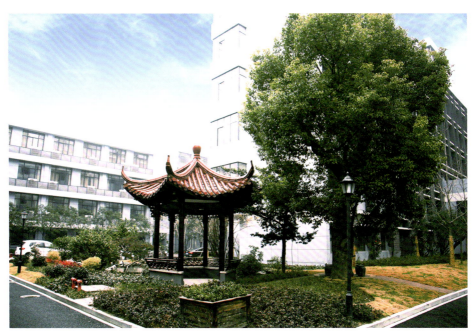

浙大一院大学路院区。
占地面积 1.27 万平方米，为医院科研教学中心、医教协同示范基地。

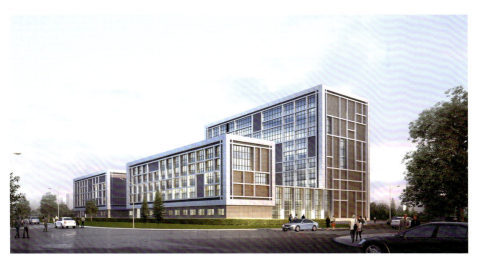

浙大一院钱塘院区。
占地面积 1.33 万平方米，为医院创新转化中心及制剂中心。

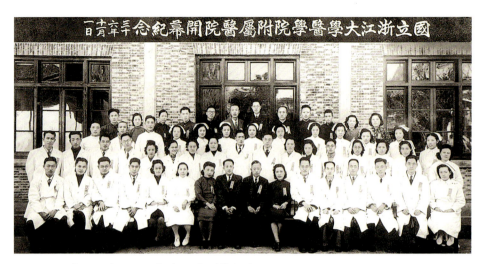

1947 年 11 月 1 日，浙大一院开幕纪念。

（前排中右：原浙江大学校长竺可桢教授及夫人；前排中左：原浙江大学医学院院长兼附属医院院长王季午教授及夫人）

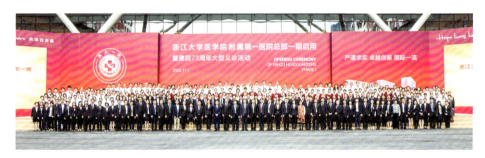

2020 年 11 月 1 日，浙大一院总部一期正式启用。

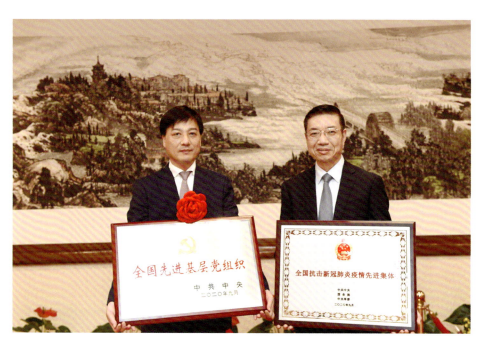

2020年9月，浙大一院获得全国先进基层党组织、全国抗击新冠肺炎先进集体称号。

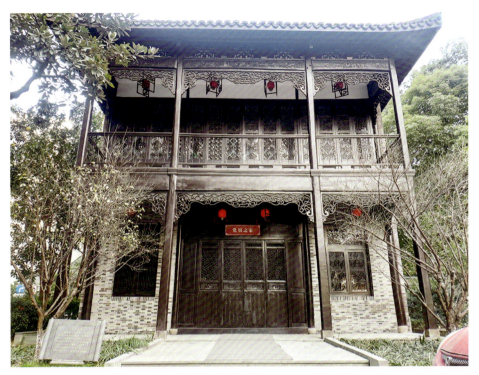

2019 年 10 月，在浙大一院院内原有历史文物遗存——小八千卷楼建设"党员之家"。

面积 80 平方米，分上下两层，设有主题墙、宣誓墙、多媒体播放区、学习区以及中国共产党光辉历程展示区，作为全院各级党组织学习活动基地。

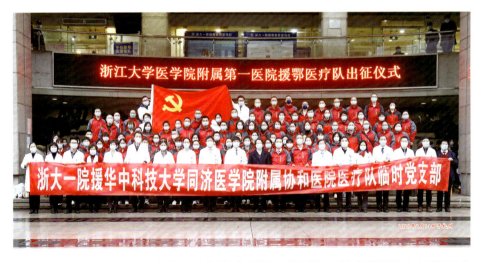

2020 年 2 月 14 日，浙大一院援华中科技大学同济医学院附属协和医院医疗队临时党支部出征仪式。

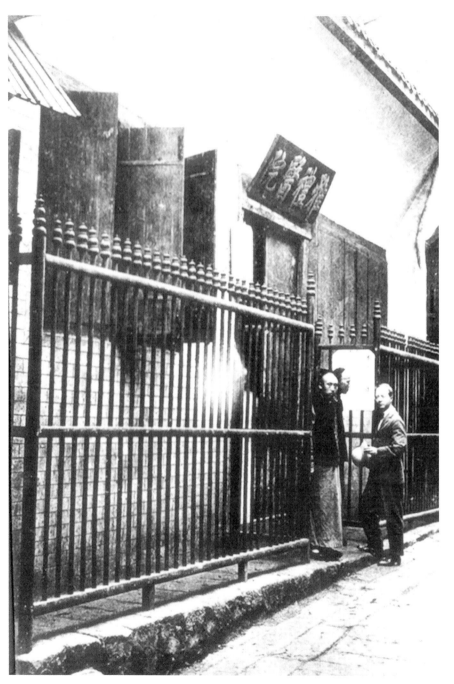

　　1906 年，受美国耶鲁大学雅礼协会派遣，胡美在长沙西牌楼租房开办雅礼医院（湘雅医院前身），并任院长。图为胡美（右）在雅礼医院门口留影。

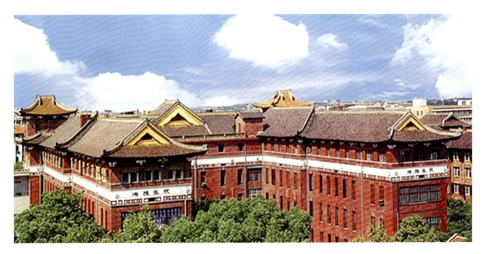

中南大学湘雅医院红楼自 1918 年投入使用，始终作为医疗业务用房，历经百年沧桑，沉香愈浓。2019 年，湘雅医院红楼入选第八批全国重点文物保护单位。

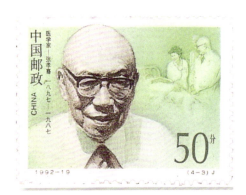 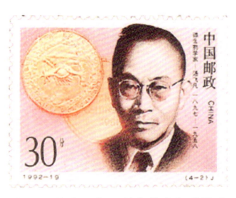

1992 年中国邮政发行现代科学家纪念邮票，其中两位医学家均为湘雅毕业生——张孝骞（左）和汤飞凡（右）。

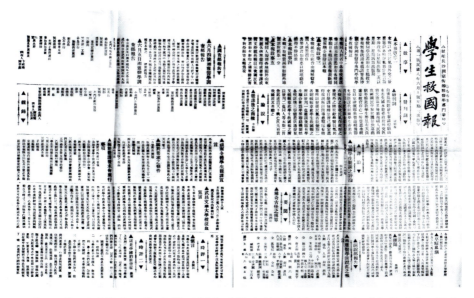

"五四"运动前夕，湘雅学子创办《学生救国报》，后改名《新湖南》，第七期起邀请时年 26 岁的毛泽东担任主编。

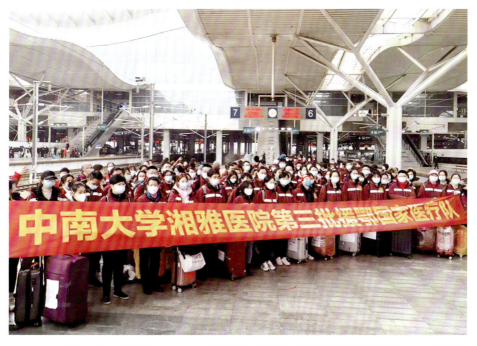

2020 年 2 月 7 日下午，中南大学湘雅医院第三批援鄂国家医疗队 130 位医护人员奔赴武汉抗击新冠肺炎。

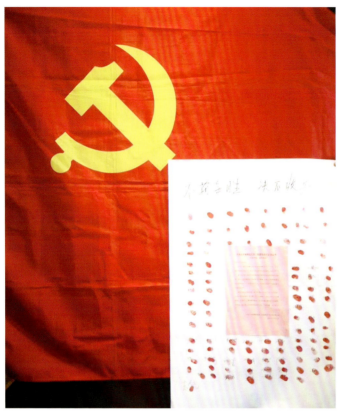

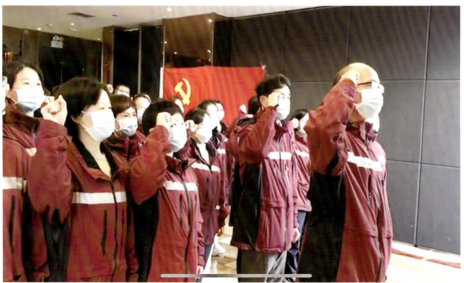

　　2020 年 3 月 7 日，中南大学湘雅医院第三批支援湖北国家医疗队在武汉抗疫前线誓师：不获全胜决不收兵！

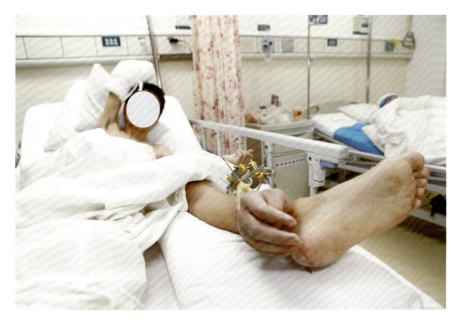

由湘雅医院手显微外科专家唐举玉教授率领的团队，通过分期手术，成功将一名25岁患者的断肢（手）寄养于小腿上，再回植于右前臂获成功，让患者的右手"失而复得"。

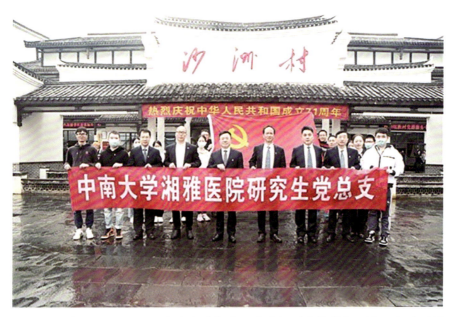

2020年10月15日，中南大学湘雅医院院长雷光华带领研究生部党员博士团赴汝城县义诊，弘扬"半条被子"精神，守护医者初心使命。

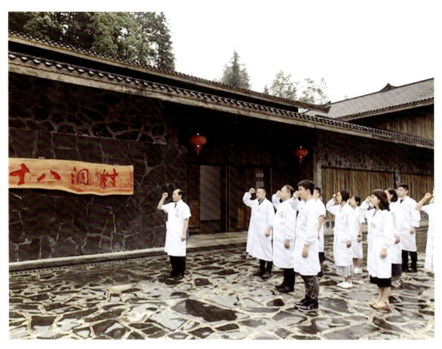

2019 年 8 月 27 日，中南大学湘雅医院党委书记张欣带领教授和博士生服务团走进十八洞村开展"精准扶贫"。

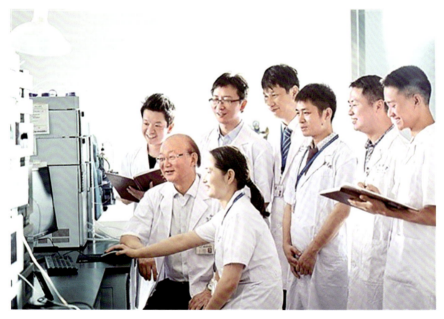

中国工程院院士、中南大学湘雅医院终身教授周宏灏指导学生开展科学研究。

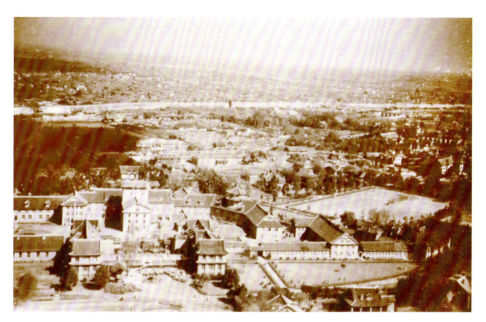

二十世纪三十年代的华西"医学城堡"全景图。

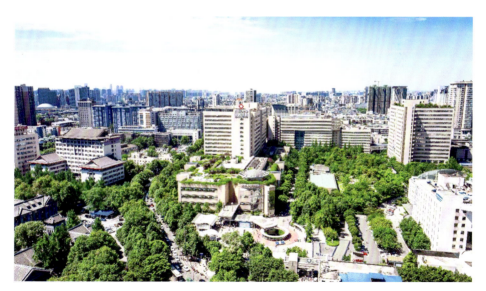

现今的四川大学华西临床医学院 / 华西医院本部医疗园区。

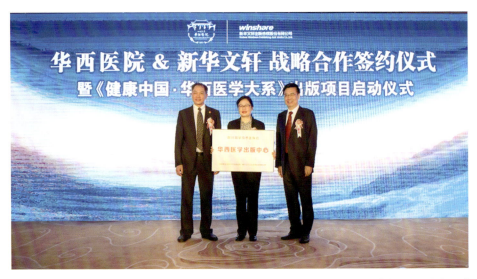

2018 年 4 月 18 日，四川大学华西医院与新华文轩签订出版《华西医学大系》系列丛书的战略合作协议。

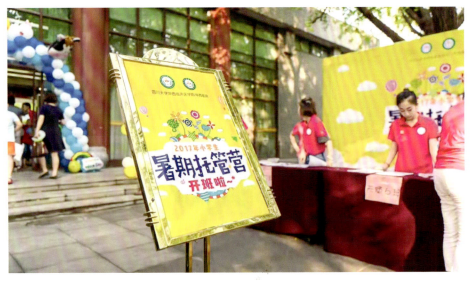

2017 年 7 月 17 日，针对医院适龄职工子女打造的华西首届"小学生暑期托管营"开营，314 名正在上小学的医二代们报名入营。

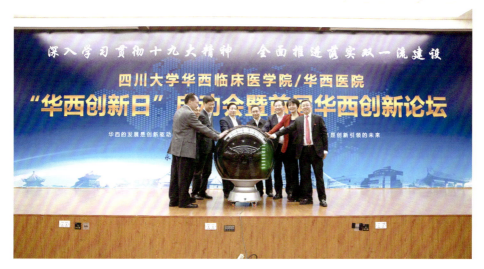

2017 年 11 月 3 日，四川大学华西医院"华西创新日"正式启动。

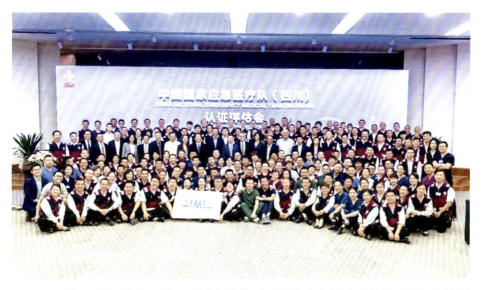

　　2018 年 5 月 4 日至 5 日，四川大学华西医院成功申报通过世界卫生组织认证的全球首支非军方最高级别的国际应急医疗队——中国国际应急医疗队（四川）。

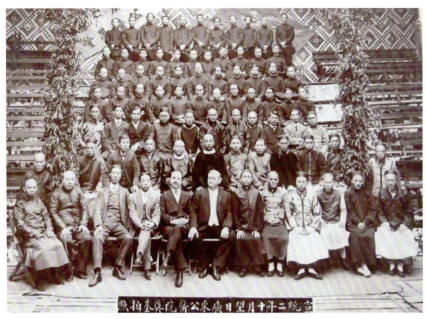

　　1910 年，广东公医学堂附设公医院在广州长堤奠基，图为出席奠基仪式的各界人士。1911 年闰六月，医院落成，聘请美国医生达保罗为院长。

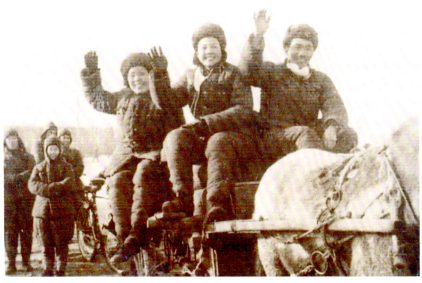

右一李国材（任中南军区赴朝51医疗手术队队长）；右二吴梅珍（原中山一院护理部主任）；右三刘凤影（原中山一院手术室护长）1951年1月乘此马车在辽宁丹东过鸭绿江赴朝鲜三登前线，参加抗美援朝。

　　1951 年，中山医医疗队赴朝鲜参加抗美援朝。抗美援朝期间，中山大学师生踊跃捐资购买飞机、大炮以支援朝鲜战争，组派了邝公道、蔡纪辕、吴梅珍等在内的两批志愿医疗队开赴前线。

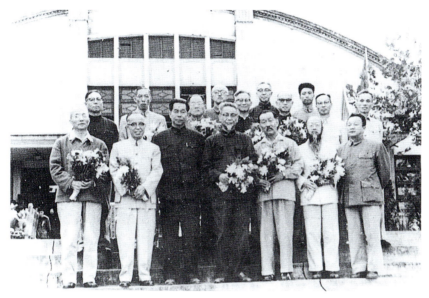

1963年校庆日，柯麟（前排左3）与30年教龄以上的教授合影。其中包括中山医的八大一级教授陈心陶（前排左1）、梁伯强（前排左2）、谢志光（前排左4）、林树模（前排左5）、陈耀真（前排左6）、周寿恺（后排左1）、钟世藩（后排左2）、秦光煜（后排左3）。

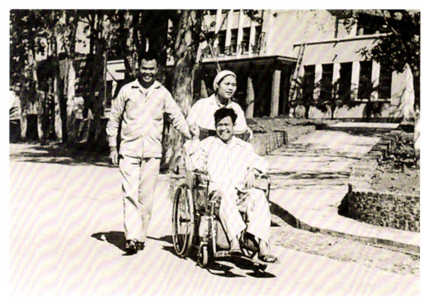

1972年，梅骅教授与北京友谊医院的于惠元、侯宗昌教授合作，成功实施我国首例亲属供肾肾移植手术。这例手术开创了我国器官移植领域的新纪元，并获得1978年全国科学大会奖。

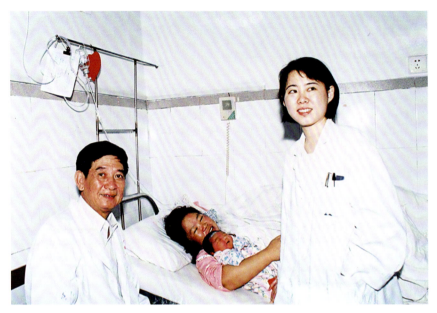

　　1996年和2000年，国内第二、三代试管婴儿先后在中山一院诞生，图为2000年，庄广伦教授团队培育出国内首个"第三代试管婴儿"。庄广伦教授大力推动国内试管婴儿技术的发展，培养出大批生殖医学骨干，帮助建立与发展了国内70%的生殖中心，被誉为"中国试管婴儿之父"。

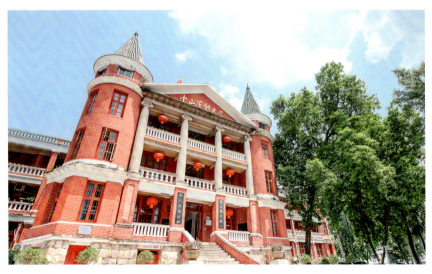

　　在中山二路中山大学医学部红楼门前，这副"医病医身医心、救人救国救世"对联所体现的内涵，是一代代中山医人践行孙中山先生"天下为公"精神的真实写照。

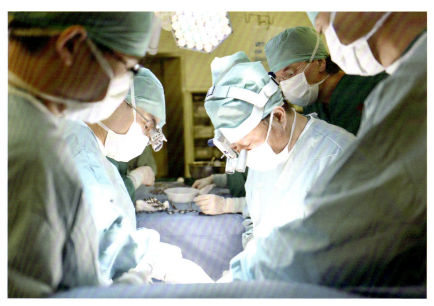

2017年，何晓顺教授团队全球首创"无缺血"器官移植技术，带领器官移植迈入"热移植"时代，该技术荣获2020年国际质量创新大赛特等奖。

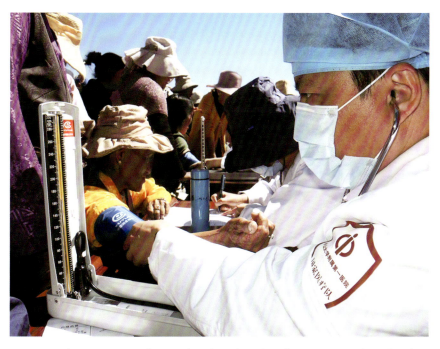

2015年9月29日，中山一院国家医疗队在西藏开展巡回医疗。受国家卫生健康委委托，2011年以来，中山一院先后组建了16支国家医疗队，到新疆、西藏、贵州、广西、江西、福建等省份的基层地区开展巡回医疗，将高水平医疗服务送进千家万户。

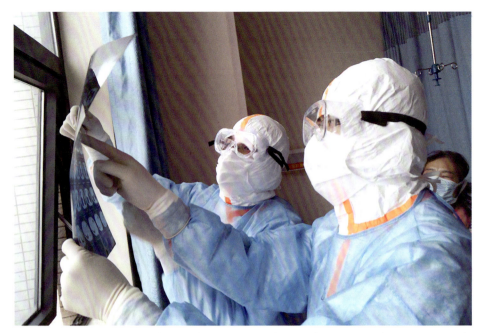

　　2020年2月12日，中山一院驰援武汉医疗队员李海（右）、谭卫平（左）在武汉前线讨论患者病情。

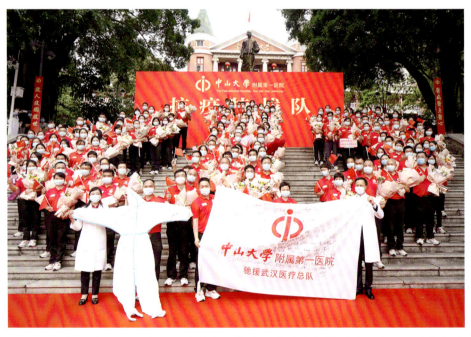

　　2020年4月31日，中山一院赴武汉抗疫医疗总队凯旋返院，中山一院举行全体援鄂医疗队员归队欢迎仪式，武汉保卫战取得了重大战略成果。

55检